AF393619

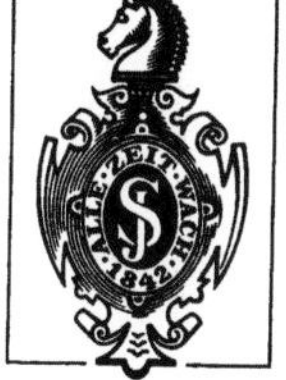

I. Pichlmayr   P. Lehmkuhl

EEG-Überwachung des Intensivpatienten

Mit 216 Abbildungen

Springer-Verlag
Berlin Heidelberg New York
London Paris Tokyo

Prof. Dr. med. Ina Pichlmayr
Dr. med. Peter Lehmkuhl

Zentrum für Anästhesiologie
der Medizinischen Hochschule Hannover
Abteilung IV, Krankenhaus Oststadt
Podbielskistraße 380, D-3000 Hannover 51

ISBN-13: 978-3-642-83289-5   e-ISBN-13: 978-3-642-83288-8
DOI: 10.1007/978-3-642-83288-8

Die Wiedergabe von Gebrauchsnamen, Handelsnamen, Warenbezeichnungen usw. in diesem Werk berechtigt auch ohne besondere Kennzeichnung nicht zu der Annahme, daß solche Namen im Sinne der Warenzeichen- und Markenschutz-Gesetzgebung als frei zu betrachten wären und daher von jedermann benutzt werden dürften.

Produkthaftung: Für Angaben über Dosierungsanweisungen und Applikationsformen kann vom Verlag keine Gewähr übernommen werden. Derartige Angaben müssen vom jeweiligen Anwender im Einzelfall anhand anderer Literaturstellen auf ihre Richtigkeit überprüft werden.

Gesamtherstellung: Konrad Triltsch, Graphischer Betrieb, Würzburg
2119/3130-543210

Vorwort

Der routinemäßige Einsatz des EEG zur Überwachung des Intensivpatienten hat sich als entscheidende Hilfe für die fortlaufende aktuelle Beurteilung der cerebralen Situation im Verlauf einer Intensivtherapie erwiesen. Fortschritte für Therapieansätze sind durch die Erkennung von Ab- oder Ausfällen der Gehirnfunktion einerseits und durch die verbesserte Steuerung cerebral wirksamer Therapieformen andererseits ermöglicht worden.

Dynamische Abläufe cerebraler Funktionsänderungen werden durch regelmäßige EEG-Registrierung in definierten Zeitabständen bzw. durch kontinuierliche Registrierung während Phasen schneller Veränderungen erfaßt. Akute und protrahierte Störungen der Gehirnfunktion werden hierdurch sichtbar. Ihre Ursache kann ermittelt, gezielt behandelt und damit möglicherweise sogar ausgeschaltet werden. Auslöser cerebraler Funktionsstörungen bis zu organischen Veränderungen sind passagere oder anhaltende Versorgungsmängel durch schwere kardiovaskuläre, respiratorische, hypovolämische und metabolische Notsituationen wie auch allgemeine toxische Komplikationen im Erkrankungsverlauf. Der elektroencephalographisch kontrollierte Einsatz prophylaktischer oder spezifischer Behandlungsformen kann wesentlich dazu beitragen, psychische und neurologische Folgezustände schwerer Intensivbehandlungsverläufe zu mildern oder zu vermeiden. Dies erscheint besonders wichtig bei der Steuerung sedierender Therapieformen, zur Auswahl geeigneter Medikamentenkombinationen, zur Einhaltung individuell erforderlicher Schlaftiefen und zur Vermeidung von Medikamentenkumulation.

Darüber hinaus gibt die EEG-Überwachung der Gehirnfunktion Aufschlüsse über – meist positive – cerebrale Nebeneffekte von Therapiemaßnahmen, die primär andere Organfunktionen verbessern sollen.

Das vorliegende Buch ist als Leitfaden für den Einsatz eines EEG- Monitoring in der Intensivüberwachung gedacht. Es ergänzt die vorhandenen beiden EEG-Bände zur elektroencephalographischen Narkoseüberwachung: I. Pichlmayr, U. Lips, H. Künkel: *Das Elektroenzephalogramm in der Anästhesie* (Springer-Verlag 1983) sowie I. Pichlmayr: *EEG-Atlas für Anästhesisten* (Springer-Verlag 1985).

Für ihre engagierte Hilfe bei der Fertigstellung dieses Buches danken wir Frau R. Wulff, Frau U. Lessing und Frau S. Jeck-Thole.

Hannover, Frühjahr 1988

INA PICHLMAYR
PETER LEHMKUHL

Inhaltsverzeichnis

G. EEG-Überwachung bei speziellen Patientengruppen

H.   Ergänzende Untersuchungen und Diagnoseschemata

A. Grundlagen der Elektroencephalographie bei Intensivpatienten

I. Bedeutung der EEG-Überwachung in der Anästhesiologie, insbesondere während der Intensivbehandlung

Die Schlüsselrolle einer ungestörten Hirnfunktion für die geistige und soziale Entwicklung und für das persönliche Schicksal eines Menschen ist unbestritten.

Das Gehirn ist gleichzeitig das feinste Instrument des Körpers und sein empfindlichstes Organ. Dies dokumentieren bereits physiologische Übersichtsdaten: Bei nur 2% des Körpergewichts beansprucht das Gehirn 20% der Gesamtsauerstoffversorgung und 15% der Herzleistung. Bereits 10 s nach Unterbrechung von Durchblutung und Substratzufuhr sind die cerebralen Energiereserven erschöpft. Die totale Ausschaltung der Hirnfunktion erfolgt nach 30 s. Die hohe Gefährdung des Organs Gehirn durch allgemeine Notsituationen des Körpers, die innerhalb anästhesiologischer Versorgungsbereiche und speziell in der Intensivmedizin vielfach unvermeidlich sind, bedingt die Notwendigkeit, während dieser Zeiträume die Hirnfunktion sorgfältig zu überwachen.

Indikationsgebiete für das EEG in der Intensivüberwachung und -therapie

1. Kontrolle und Steuerung therapeutischer Maßnahmen (z. B. sedierende und hirnprotektive Substanzen).
2. Beurteilung des Schweregrades einer cerebralen Beeinträchtigung
   – durch die Grundkrankheit,
   – durch akute Komplikationen mit cerebraler Mangelversorgung.
3. Verlaufskontrolle mit möglichen Hinweisen auf die Prognose.

Für die praktische Anwendung kann heute als einfachste Methode der cerebralen Funktionsüberwachung das Elektroencephalogramm, d. h. die Registrierung der elektrischen Hirnströme, eingesetzt werden.

Elektrische Hirnströme wurden 1924 erstmals von Hans Berger über dem Schädel abgeleitet. Sie sind Ausdruck der Gehirntätigkeit. Substanzen, die das Bewußtsein verändern, wie Narkotika, Sedativa und Psychopharmaka, haben ihren Hauptangriffspunkt im Gehirn. In den Aufzeichnungen der Gehirnströme verursachen sie Änderungen der elektrischen Leistung, deren Ausmaß – parallel zum Grad der Bewußtseinsdämpfung – Stadien der Sedierungs-, Narkose- und Komatiefe definiert. Diese Beeinflussungen des Bewußtseins, die bisher nach klinischen Symptomen erkannt und gesteuert wurden, sind somit aufgrund ihrer spezifischen Äquivalente im EEG besser beurteilbar.

Allgemeinerkrankungen wie auch therapeutische Maßnahmen zur Regulation vitaler Körperfunktionen finden im Verhalten der Gehirnfunktion ihren

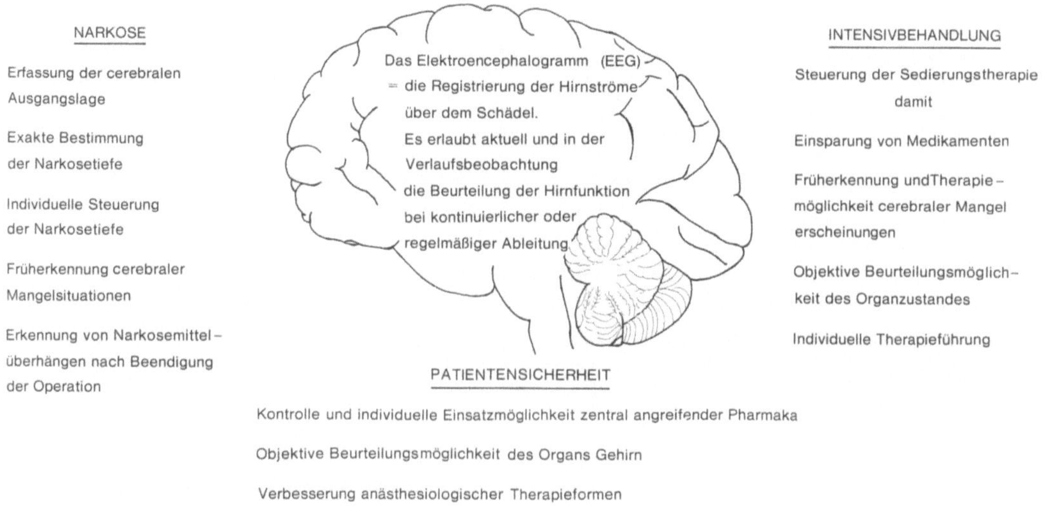

Abb. 1. Vorteile der EEG-Überwachung

Niederschlag. Versorgungsmängel des Gehirns führen zu Einschränkungen der Gehirnfunktion. Sie können im EEG besonders früh entdeckt und in ihrem individuellen Ausmaß beurteilt werden.

Im Rahmen der Anästhesiologie bewährt sich der Einsatz des EEG als Überwachungsparameter schon während der Narkose und besonders während der häufig langen und komplizierten Nachbehandlung vital gefährdeter Patienten auf der Intensivstation.

Das Ausgangs-EEG vor der Narkoseeinleitung zeigt, ob eine normale Grundaktivität oder bereits bestehende Abweichungen vorliegen. Bei verändertem oder pathologischem EEG ist die Empfindlichkeit des Gehirns gegen zentral wirksame Medikamente größer, die Kompensationsmöglichkeiten gegenüber Mangelzuständen sind geringer. Fortlaufende Narkosemittelzufuhr bedingt zunächst Bewußtseinsverlust und führt über leichte in immer tiefere Narkosestadien bis zur völligen, zunächst reversiblen, dann irreversiblen Ausschaltung der Gehirnfunktion. Für die meisten Operationen werden mittlere Narkosestadien eingehalten. Die aktuelle Narkosetiefe ist im EEG präziser als durch klinische Parameter bestimmbar und kann deshalb mit Hilfe der EEG-Kontrolle individuell gesteuert werden.

Bei gleichmäßiger Narkosetiefe bedingt jeder Sauerstoffmangel des Gehirns einen deutlichen Frequenzabfall im EEG. Intraoperative Komplikationen von Herz, Kreislauf, Atmung können in Grenzbereichen individuell unterschiedlich kompensiert werden. Das EEG zeigt hier an, wann die Toleranzgrenze für das Gehirn erreicht ist. Bei schweren Graden von cerebraler Mangelversorgung wird das Ausmaß der Funktionsbeeinträchtigung, der Erfolg der eingeleiteten Therapie und der Zeitpunkt der Erholung im EEG sichtbar.

Auch bei optimaler Steuerung des Narkoseverlaufs sind zum Operationsende Narkosemittelüberhänge vorhanden, die Bewußtseinseinschränkung und

Nachschlaf bedingen. Zu diesem Zeitpunkt gibt das EEG Aufschluß über die Stärke der noch vorhandenen Narkosemittelrestwirkung. Die Entscheidung, ob ein Patient nach einem schweren Eingriff seine Eigenfunktionen sofort oder erst verzögert — nach einer Zeitspanne intensiver Nachbetreuung — übernehmen kann, wird hierdurch erleichtert.

Ein großer Vorteil regelmäßiger EEG-Kontrollen im Rahmen von langdauernden, schweren Intensivbehandlungen ist die Steuerung therapeutischer Maßnahmen wie Sedierung und Hirnprotektion. Sedierungen haben sich zur Ausschaltung des Erlebens der Krankheitssituation und zur Angleichung an die apparative Beatmung bewährt. Sie sind durch eine gezielte EEG-Überwachung in ihrer Stärke individuell einstellbar und auch exakt dosierbar. Dies ermöglicht eine beträchtliche Medikamenteneinsparung mit entsprechend geringerer Belastung der Stoffwechselorgane Leber und Niere.

Im Rahmen einer Behandlung zur Hirnprotektion wird nicht nur die vorliegende Primärschädigung, sondern auch das Ausmaß der funktionellen Depression des Gehirns durch die therapeutisch induzierte Stoffwechselsenkung und die Dynamik des weiteren Verlaufs der cerebralen Situation der Beurteilung zugänglich.

Weiter ergeben sich aus der EEG-Überwachung Kontrollmöglichkeiten für das Vorhandensein und das Ausmaß von krankheitsbedingten negativen Einflüssen auf das Gehirn bei bewußtlosen, beatmeten Patienten mit Frühentdeckung akuter cerebraler Versorgungsmängel. Dies ermöglicht einen rechtzeitigen Therapieeinsatz, eine speziell auch für das Gehirn adäquate Steuerung der Gesamtbehandlung und die Erfassung des irreversiblen Hirntodes.

Die cerebrale Funktionsüberwachung während Narkose und Intensivbehandlung erhöht insgesamt die Sicherheit des Patienten, sie vermindert Vorkommen und Ausmaß cerebraler Schäden durch Früherkennung und rechtzeitigen Therapieeinsatz und erlaubt eine individuelle und schonende Ausrichtung von Narkose und Intensivtherapie entsprechend dem cerebralen Zustand des Patienten.

Literaturübersicht

Prien T, Lawin P, Schoeppner H (1984) Hirnfunktion und Beatmung. Anästh Intensivther Notfallmed 19:289–296
Prüll G (1976) Elektroenzephalographische Diagnostik und Überwachung auf Intensivstationen. Z EEG–EMG 7:122–132
Zschocke S, Janzen RWC (1978) Zentralisiertes System zur EEG-Diagnostik und -überwachung in einer neurologischen Intensivstation. Z EEG–EMG 9:113–119

II. Technik der EEG-Ableitung auf der Intensivstation

1. Allgemeine Voraussetzungen

Monitoring-Systeme zur Beurteilung des cerebralen Zustands von Intensivpatienten müssen bestimmte Forderungen erfüllen:

- Dynamische Veränderungen sollen durch wiederholte – in einzelnen Intensivphasen auch kontinuierliche – Registrierungen erfaßt werden können.
- Die Untersuchungstechnik soll nicht invasiv, möglichst einfach, in ihrer Anwendungsform genormt und in ihren Ergebnissen reproduzierbar sein. Artefaktarme Datenaufnahme und -wiedergabe werden gefordert.
- Die registrierten Befunde sollen klinisch relevant und eindeutig interpretierbar sein.
- Die apparative Ausstattung soll bei angemessenem Preis-Leistungs-Verhältnis handlich, raumsparend und einfach in der Bedienung sein, wobei Speicher- und Wiedergabemöglichkeiten zur Dokumentation berücksichtigt werden sollen.

Die cerebrale Überwachung durch das Elektroencephalogramm erfüllt einen Teil dieser Forderungen. Nachteile sind – trotz standardisierter und quantifizierbarer Kriterien – z. Z. die Notwendigkeit eines geschulten Befunders für die visuelle Auswertung und Interpretation von EEG-Daten sowie Unzulänglichkeiten in der Technik und Bedienbarkeit konventioneller und weiterverarbeitender EEG-Geräte.

2. Technische Besonderheiten der EEG-Ableitung

Vorbemerkungen:

- Die zentrale Erdung der Intensivstation und der auf ihr betriebenen Geräte ist Voraussetzung zur Ableitung brauchbarer EEG.
- Die Anzahl der Ableitungen hängt vom gewünschten Informationsgehalt ab. Die *Ableitung einer Spur* (2 Elektroden und Erde) genügt für die Verlaufskontrollen von zentral wirksamen Therapieformen und von globalem cerebralen Funktionsverhalten im Krankheitsverlauf. Hierbei wird die elektrische Aktivität über einem gewählten Hirnabschnitt als repräsentativ für das ganze Organ gewertet (konventionelle Ableitung und/oder Spektralanalyse). *Die Ableitung von 2 Spuren* (4 Elektroden und Erde) ermöglicht eine Kontrol-

le, die gelegentlich zur Erkennung von Artefakten hilfreich ist (konventionelle Ableitung und/oder Spektralanalyse). Eine *flächendeckende Ableitung* erfordert mindestens 8 Spuren (16 Elektroden und Erde sind das als ausreichend erachtete Mindestmaß). Sie wird angewandt, wenn lokale cerebrale Veränderungen erwartet und miterfaßt werden sollen und in Situationen, in denen aus dem EEG-Befund wesentliche therapeutische Entscheidungen für den Patienten resultieren, z. B. in der Hirntoddiagnostik (konventionelle Ableitung).

– *Das Vorgehen bei der EEG-Ableitung folgt standardisierten Richtlinien.* Die Ableitetechnik orientiert sich an dem internationalen 10/20-System. Die Standardisierung ist Voraussetzung für eigene und interdisziplinäre Ergebnisvergleiche.

3. Methoden der EEG-Ableitung

Als Ableitungsarten können gewählt werden:

– unipolare Ableitung;
– bipolare Ableitung;
– Ableitung gegen eine Durchschnittsreferenz.

Unipolare Ableitung

Messung von Spannungsdifferenzen zwischen aktiven Elektroden (Ableitepunkte an der Schädelkonvexität) gegenüber einer (möglichst wenig aktiven) Bezugselektrode als gemeinsame Referenzelektrode (Ohr, Nasenwurzel, Kinn).

Vorteil: Größe, Form, Polungsrichtung der Potentialschwankungen werden wiedergegeben.
Nachteil: Unzuverlässigkeit in der Lokalisation einer fokalen Veränderung.

Bipolare Ableitung

Messung der Potentialdifferenzen zwischen benachbarten Elektroden der Konvexität. Die Elektroden werden in Serienschaltung gekoppelt. Eine Elektrode kommt jeweils mit umgekehrten Vorzeichen auf benachbarte Kanäle (mit B-Eingang des einen, mit A-Eingang des nächsten Verstärkers verbunden). Potentiale aus der unmittelbaren Nachbarschaft einer Elektrode werden so mit Phasenumkehr über 2 Verstärkerkanäle wiedergegeben.

Vorteil: Exakte Lokalisationen können angegeben werden.
Nachteil: Die Amplituden sind bei bipolaren Ableitungen kleiner als bei unipolaren.

Ableitung gegen eine Durchschnittsreferenz

Bei der Ableitung gegen eine Durchschnittsreferenz werden alle Kopfelektroden über gleich große Widerstände an einem Punkt verbunden (Sammelschiene
im EEG-Gerät), der als gemeinsame Referenz dient. Das Potential an diesem
Punkt ist das Durchschnittspotential aller Kopfelektroden.

Vorteil: Richtige Wiedergabe der Polungsrichtung der Potentialschwankungen.
  Amplituden sind größer als bei der bipolaren Ableitung.
Nachteil: Unzuverlässigkeit in der Lokalisation einer fokalen Veränderung.

4. Elektrodenanordnung, Ableitepunkte nach dem 10/20-System

Die internationale Standardposition (festgelegt von der Internationalen Födera-
tion der Gesellschaft für Elektroencephalographie und klinische Neurophysiologie) entspricht einer Vierteilung der Meridiane: Bei Vermessung des Schädels
werden sagittale Mittellinie und mittlere Querreihe durch die Verbindung von
Nasion und Inion bzw. der präaurikulären Punkte links und rechts definiert.
Auf diesen Linien werden durch Teilung in 10%- bzw. 20%-Schritten die Elektrodenpositionen bestimmt. Die temporalen Elektroden werden durch die Verbindung zwischen den Punkten, die 10% der Gesamtstrecke über Nasion,
präaurikulären Punkten und Inion liegen, festgelegt. Diese „temporale" Strecke
wird wiederum in 10%- bzw. 20%-Schritte unterteilt. Zwischen temporaler und
mittlerer Längsreihe wird − durch Halbierung ihres Abstands − eine weitere

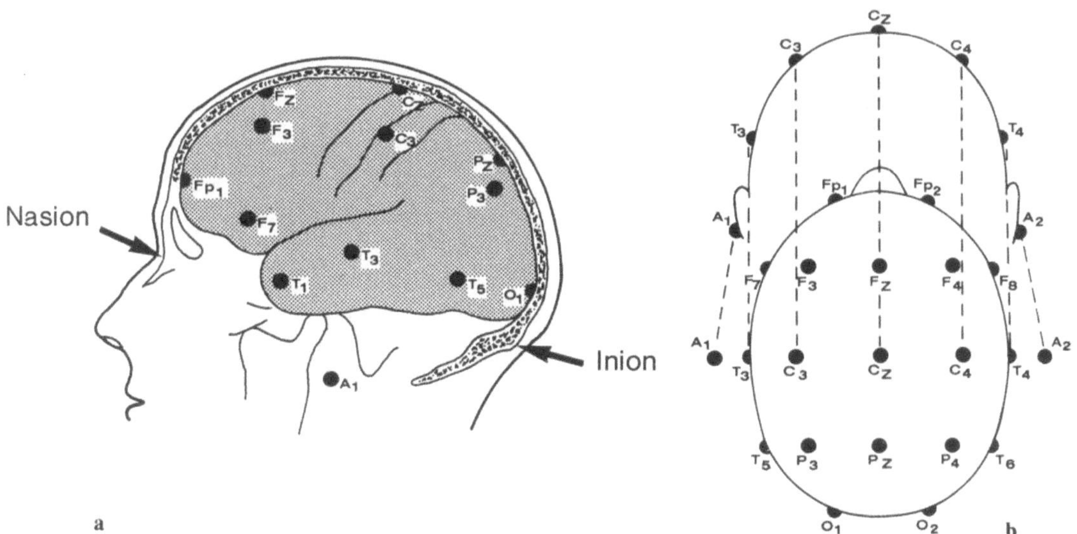

Abb. 1a, b. Darstellung der Elektrodenanordnung nach dem Internationalen 10/20-System:
a linkshemisphärische Ansicht, **b** Aufsicht

Längsreihe links und rechts festgelegt. Auch diese Strecke wird zur Elektrodenpositionierung in 20%-Schritte unterteilt. Die Abstände zwischen allen Elektroden sollten somit gleich sein. Aufgrund der einheitlichen Abstände wird das Verfahren 10/20 oder Ten-twenty-System benannt (Abb. 1 a, b).

Auch die Bezeichnungen der Ableitepunkte in Buchstaben und Zahlen sind genormt. Im Bereich der rechten Hemisphäre werden gerade, im Bereich der linken ungerade Zahlen benutzt. Die Buchstaben bezeichnen die Kopfregion, über der abgeleitet wird (die erhaltene Information muß nicht aus der darunterliegenden Hirnregion stammen). Frontalpole (Fp); Frontal (F); Temporal (T); Central (C); Parietal (P); Occipital (O). In der Mittellinie wird jeweils ein kleines z (zero) beigefüft (Fz, Cz, Pz). Die Ohrläppchen werden mit A 1 und A 2 (*A* auricular) bezeichnet. Die im 10/20-System festgelegten Elektrodenpositionen müssen nicht alle belegt sein. Ihre Anzahl wird frei gewählt. Es können mehrere Ableiteprogramme (frei wählbar oder fest verdrahtet) kombiniert werden. Bei der Verschaltung wird die Reihenfolge der Ableitungen in der Längsreihe von vorn nach hinten, in der Querreihe von rechts nach links vorgenommen.

5. Artefakte

Das EEG ist störanfällig für Artefakte. Ein Artefakt ist jedes aufgezeichnete Potential, das nicht im Gehirn entsteht.

Entstehungsmöglichkeiten:

− Ableiteperson	− biologische Artefakte
− Gerätestörung − Externe Einstreuungen − Elektroden und Anschlüsse	} − technisch bedingte Artefakte

6. Inhalte der EEG-Registrierung

Das EEG mißt Art und Ausmaß der elektrischen Spannungsschwankungen der Hirnrinde über einen Frequenzbereich von 0,5 − 32 Hz (Frequenz = die Schwingungszahl in der Zeiteinheit; 1 Hertz = 1 Schwingung/s). Es erlaubt Aussagen über die Grundaktivität und die dominante Frequenz; über dynamische Veränderungen von Lokalisation, Frequenz und Spannungsniveau der in 4 Frequenzbereiche eingeteilten Wellen Delta, Theta, Alpha, Beta z. B. unter bewußtseinsverändernden Einflüssen − und über Auftreten, Lokalisation und Art pathologischer Graphoelemente und Frequenzmuster.

7. EEG-Analyse

Die computergestützte EEG-Analyse ergänzt in der klinischen EEG-Diagnostik und -Überwachung zunehmend die konventionelle EEG-Auswertung. Sie nimmt in der wissenschaftlichen EEG-Beurteilung (z. B. Medikationswirkungen, Schlafforschung) den 1. Platz ein.

Zur quantitativen EEG-Analyse können grundsätzlich 2 Arten der Aufarbeitung benutzt werden:

- Verfahren im Zeitbereich,
- Verfahren im Frequenzbereich.

7.1 Analyseverfahren im Zeitbereich

Amplitudenintegration

Vorgehen:

- Hochpaßfilterung mit Eliminierung von Frequenzen < 0,75 Hz (dadurch Artefaktreduktion),
- Zweiweggleichrichtung des EEG-Signals,
- Integration über frei wählbare Zeitspannen.

Ergebnis:

Die Analyse ergibt für jedes Integrationsintervall einen Zahlenwert, der der Fläche unter der gleichgerichteten EEG-Kurve entspricht. Die fortlaufende EEG-Kurve liefert damit eine Folge von Zahlenwerten, die mathematisch weiterverarbeitet werden können.

Vorteile: Die Amplitudenintegration ist apparativ leicht realisierbar. Ihre Resultate sind anschaulich und gut interpretierbar. Sie können mit einfachen statistischen Methoden weiterverarbeitet werden.

Nachteil: Die Amplitudenintegration nutzt nur einen geringen Teil der im EEG enthaltenen Informationen.

Perioden-/Intervallanalyse

Es werden Intervalle zwischen Zeitpunkten gemessen, an denen das EEG-Signal einen vorgegebenen Level (z. B. elektrische Nullinie) kreuzt.

- Das EEG-Signal wird auf in gleicher Richtung gehende Durchgänge durch eine Referenzlinie (Nullinie) untersucht.
- Die zeitlichen Abstände der Durchgänge definieren „Perioden" oder Intervalle, die in geeignete Frequenzklassen unterteilbar sind (klassische Frequenzbänder oder Beta zusätzlich unterteilt in 13−20 Hz, 20−26 Hz, 26,6−30 Hz, 30−40 Hz).

– Bei bekannter Dauer der einzelnen Perioden kann der prozentuale Anteil der einzelnen Intervallklassen für die Registrierzeit errechnet und dargestellt werden.

Vorteile: Geringer rechentechnischer Aufwand, Resultate einfach interpretierbar und weiterverarbeitbar, wenn das EEG-Signal aus einem kontinuierlichen dominanten Rhythmus besteht.

Nachteile: Unvollständige bzw. irreführende Resultate bei komplexen Frequenzmustern. Notwendigkeit hoher Abtastrate von 700 Hz (vgl. Spektralanalyse 80–90 Hz). Der Nachteil des Verfahrens kann nur durch hohen rechentechnischen Aufwand ausgeglichen werden (erst Trennung der Frequenzbereiche, dann Berechnung).

7.2 Analyseverfahren im Frequenzbereich: Spektralanalyse

Prinzip

Das EEG-Signal in seiner Ganzheit kann durch die Summe von Funktionen mit spezifischen Eigenschaften dargestellt werden. Von praktischer Bedeutung sind die trigonometrischen Funktionen in ihrem zeitlichen Ablauf.

Die kontinuierlich ablaufende cerebrale Grundaktivität ist ein stochastisches, in der Zeit zufallsmäßig ablaufendes Signal, das sich nicht exakt voraussagen, sondern nur durch statistische Kenngrößen (Mittelwert, Varianz) beschreiben läßt. Die Signalvarianz wird nach ihren Spektren aufgelöst (der statistische Begriff der Varianz entspricht dem physikalischen Begriff der Leistung oder Power). Wenn die statistischen Eigenschaften von Rationalität (im Zeitablauf konstante Varianz des Signals) und Normalität (Normalverteilung der Amplituden) vorliegen, ist die Beschreibung erschöpfend. Dieses kann nur für kurze Zeitstrecken von ca. 20 s vorausgesetzt werden.

Vorgehen (Abb. 2):

– Ein über mehrere Minuten registriertes EEG-Signal wird in mehrere aufeinanderfolgende Segmente von Sekunden (T-Punkte) aufgeteilt. Die Frequenzauflösung der Analyse beträgt 1/T und ist durch geeignete Wahl der Segmente T variierbar. Der interessierende Frequenzbereich (bis 32 Hz) muß für die digitale Verarbeitung im Rechner abgetastet werden. Die Abtastrate muß doppelt so groß sein (64 Hz).

– Das EEG-Signal muß vor der Digitalisierung und Weiterverarbeitung so gefiltert werden, daß die nicht interessierenden schnellen Frequenzen ausgefiltert werden (Tiefpaßfilterung).

– Es folgt die Berechnung der Koeffizienten (a_1, a_2, a_3 usw.). Dies geschieht mit Hilfe der Fast-Fourier-Transformation (FFT). Das Endresultat der Analyse stellt das Leistungs- oder Powerspektrum dar.

Bei nicht normaler Amplitudenverteilung liefert das Spektrum eine unvollständige aber korrekte Beschreibung der statistischen Signaleigenschaften. Die

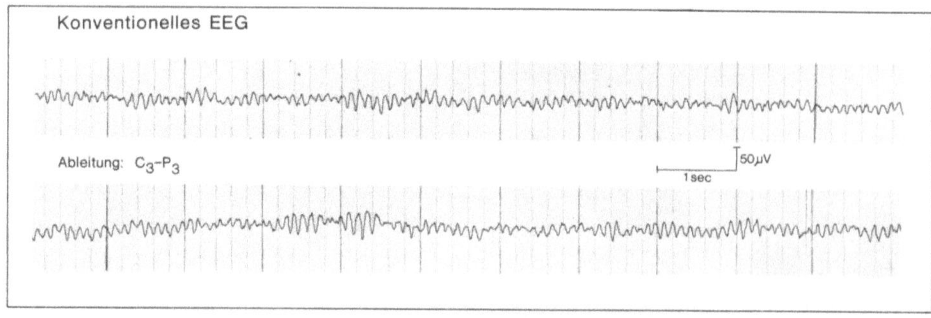

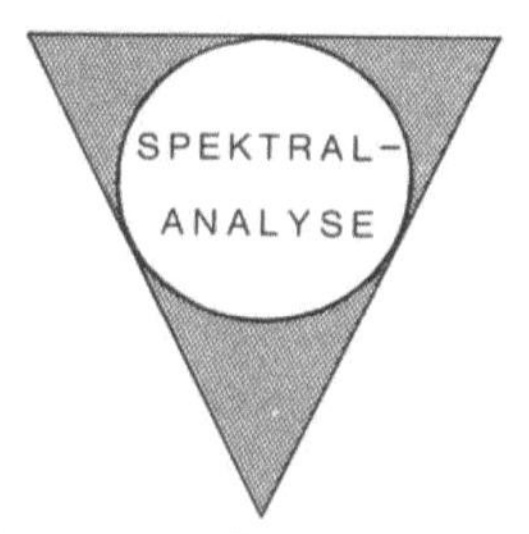

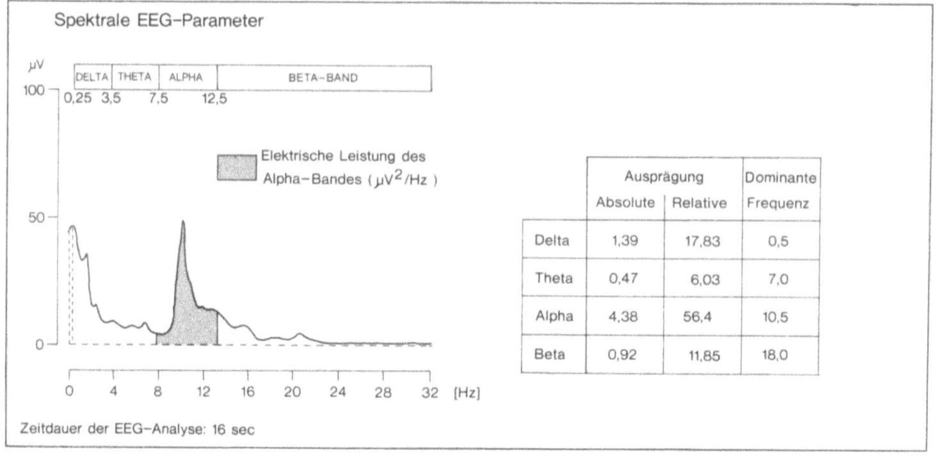

| | Ausprägung | | Dominante |
	Absolute	Relative	Frequenz
Delta	1,39	17,83	0,5
Theta	0,47	6,03	7,0
Alpha	4,38	56,4	10,5
Beta	0,92	11,85	18,0

Abb. 2. Prinzip der Spektralanalyse. Durch die Fast-Fourier-Transformation entstehen ein Spektralgebirge mit Angabe der elektrischen Leistung in Abhängigkeit von der Frequenz und abgeleitete Parameter

Kurve zeigt keinen glatten Verlauf. Eine Verbesserung durch Glättungsverfahren und Auflösung in 0,5 Hz Schritten ist möglich. Durch die Darstellung von Spektrensequenzen als CSA (compressed spectral array) lassen sich dynamische Vorgänge über einen wählbaren Zeitraum optisch aufzeichnen.

Diese Darstellungsform eignet sich besonders dazu, EEG-Verläufe unter dynamischen Aspekten (z. B. Narkoseverläufe) wiederzugeben.

Für mathematisch-wissenschaftliche Auswertungen muß eine Datenreduktion erfolgen (z. B. Zusammenfassung in Frequenzbereiche). Die spektrale Fre-

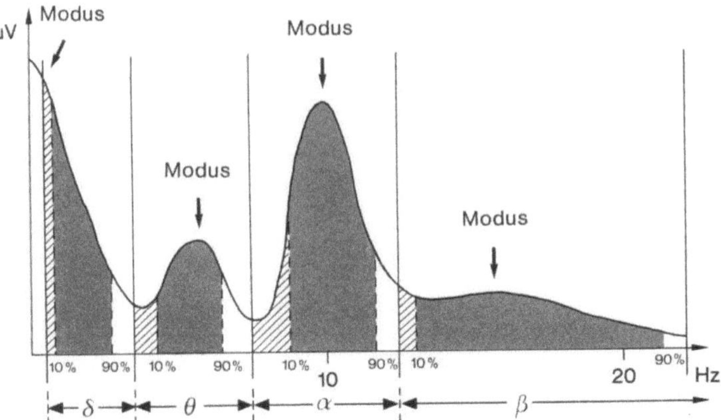

Abb. 3. Definition des Modus (dominante Frequenz) als Maximum der Frequenzverteilung im jeweiligen Band und Bestimmung der Frequenzvariabilität als Differenz der 10%- bzw. 90%-Perzentile der spektralen Verteilung

quenzverteilung wird dann innerhalb der Bänder durch eine Anzahl von Parametern beschrieben (Abb. 3):

- Fläche unter der Kurve zwischen den Bandgrenzen = absolute Bandleistung (Ausprägung),
- Fläche unter der Kurve zwischen den Bandgrenzen dividiert durch die Fläche des gesamten Spektrums = relative Bandleistung (Ausprägung),
- Maximum in der Frequenzverteilung im jeweiligen Band = Modus oder dominante Frequenz,
- Differenz der 10%- bzw. 90%-Perzentile der spektralen Verteilung (Maß für die Frequenzvariabilität).

8. Terminologie

8.1 Frequenz und Amplitude

Das Hirnstrombild zeigt Frequenzen zwischen 1 und 32 Hz, die seit Berger in folgende Frequenzbereiche eingeteilt werden:

$$
\begin{aligned}
\text{unter } 0{,}5 \text{ s} &= \text{Subdelta-Wellen,} \\
0{,}5 - 3{,}5 \text{ s} &= \text{Delta-Wellen,} \\
3{,}5 - 7{,}5 \text{ s} &= \text{Theta-Wellen,} \\
7{,}5 - 12{,}5 \text{ s} &= \text{Alpha-Wellen,} \\
12{,}5 - 32 \text{ s} &= \text{Beta-Wellen.}
\end{aligned}
$$

Die Frequenzbereiche sind nach praktischen Gesichtspunkten eingeteilt. Zwischen ihnen gibt es fließende Übergänge. Einzelne Frequenzbereiche haben für bestimmte medizinische Fragestellungen besondere Bedeutung.

Die Amplituden liegen zwischen $10-150\ \mu V$; schnellere Frequenzen zeigen meist niedrige, langsame zeigen höhere Amplituden.

8.2 Morphologie

- gleichförmig: monomorph,
- vielgestaltig: polymorph,
- steilansteigend, flacher abfallend: Sharp waves,
- Spitzen: Spikes.

8.3 Chronologie

Durch die Chronologie der Wellenfolge wird das EEG-Muster gebildet. Kontinuierliches oder diskontinuierliches Auftreten einer Wellenform mit mäßiger bis geringer Schwankungsbreite ist Hauptbestandteil der Grundaktivität.

In dieses kontinuierliche Wellenmuster können andere Wellenarten verteilt sein (paroxysmale Aktivität). Sie können vereinzelt oder gruppiert mit regelmäßigen oder unregelmäßigen Intervallen erscheinen. Wellen, die sich in ihrer Morphologie von den Wellen der Grundaktivität unterscheiden, können eine Dysrhythmie (wechselnde Wellenform) oder eine abnorme Rhythmisierung (gleichförmige Wellen) bilden. Diese können gruppiert (< 20 s) oder bei fortlaufender (> 20 s) Verteilung der Wellen kontinuierlich eingestreut auftreten.

8.4 Graphoelemente

Gleichförmige oder unregelmäßige langsame hochamplitudige Wellen oder vereinzelte oder gehäuft auftretende spezifische Graphoelemente treten als paroxysmale Aktivität auf. Eine Dysrhythmie besteht aus einer Mischung langsamer und schneller Wellen mit unterschiedlicher und wechselnder Amplitude. Die Wellen unterscheiden sich in Amplitude, Frequenz und Steilheit von den Wellen der Grundaktivität. Dies ist auch der Fall bei der abnormen Rhythmisierung; hier sind die Wellen jedoch weitgehend einheitlich.

Bei gleichmäßiger Zu- und Abnahme der Amplitude von gruppierten Wellen spricht man von Spindeln.

Spezifische Graphoelemente sind Spikes und Sharp waves, sie heben sich durch die Steilheit des Amplitudenanstiegs und die Amplitudenhöhe aus der Grundaktivität hervor.

8.5 Topographie

Potentialveränderungen im Gehirn können über mehreren Ableitepunkten zugleich (synchron) oder mit zeitlicher Verschiebung (asynchron) über beiden Hemisphären (generalisiert) oder umschrieben (herdförmig, fokal) und diffus eingestreut auftreten.

Ausprägungsschwerpunkte für bestimmte Frequenzbereiche sind

für Alpha: Occipitalregion,

für Beta: Frontal-, Präzentralregion,
arkadenförmiges Alpha: Zentralregion,
(= μ-Arkadenrhythmus, blockiert durch Bewegungen oder die Intention dazu, unbeeinflußt durch Augenöffnen oder Photostimulation);
Lambda-Wellen: parietooccipitale Region,
(= positive steile Wellen von langsamer oder schnellerer Theta-Frequenz — bei offenen Augen besonders bei Kindern; Zusammenhang mit optischen Eindrükken),
Beta-Schlafspindeln: Präzentralregion,
Vertexzacken (im Schlaf): symmetrisch über Scheitelregion.

9. Visuelle EEG-Auswertung und Befundung

Sie erfolgt in 3 Schritten:

9.1 Beschreibung des Kurvenablaufs

Vorherrschende Aktivität (Grundaktivität): Frequenz, Ausbreitung über einzelne Hirnregionen, Morphologie, Chronologie, *Wellenfolgen anderer Frequenzbereiche* als der vorherrschenden Frequenz, Ausbreitung (Asymmetrien oder Seitendifferenzen), Amplitude, Lokalisation, Chronologie.

Paroxysmale Veränderungen: Frequenz, Amplitude, Wellenform (hohe langsame Wellen, Phasenumkehr, besonders spezifische Graphoelemente), örtliche Verteilung und Ausbreitung (generalisiert, asymmetrisch, fokal). Zeitlicher Ablauf (Gruppen, Serien, bilateral synchron), Anordnung der Wellen (regelmäßig oder unregelmäßig in Frequenz und Amplitude).

Kurvenablauf unter Provokation (Hyperventilation, Photostimulation, Schmerzreiz). Veränderungen gegenüber dem Ausgangsbefund.

9.2 Beurteilung

Normales EEG

Grundaktivität: Alpha oder altersentsprechende Normvariante,
Paroxysmale Aktivität: keine.

Pathologisches EEG

Grundaktivität: Allgemeinveränderung. Schweregrade (nach Frequenzanteilen)
— leicht (Theta und Delta, noch Alpha);
— mittel (überwiegend Theta);
— schwer (überwiegend Delta).

Paroxysmale Aktivität:
- gruppierte Dysrhythmie,
- kontinuierliche Dysrhythmie (leicht, mittel, schwer),
- gruppierte abnorme Rhythmisierung (leicht, mittel, schwer),
- kontinuierliche abnorme Rhythmisierung (leicht, mittel, schwer);

Spezifische Graphoelemente: Spike, Spike waves,
- Seitendifferenzen und Herdbefunde.

9.3 Interpretation des EEG im Hinblick auf die klinische Fragestellung

Dabei ist zu berücksichtigen, daß das EEG ein Funktionsdiagramm bzw. eine Momentaufnahme darstellt. Eine Interpretation kann daher nur im Zusammenhang mit dem Allgemeinzustand, dem klinischen Krankheitsbild und der Medikation des Patienten erfolgen.

10. Praxis der EEG-Registrierung

Der heutige Stand der EEG-Technik erlaubt die zuverlässige Registrierung minimaler elektrischer Signalschwankungen, die durch Stoffwechsel- und Funktionsvorgänge im Gehirn entstehen. Die im Mikrovoltbereich liegenden Potentialschwankungen können trotz der signaldämpfenden Schichten der Hirnhäute, des knöchernen Schädels und der äußeren Haut noch in ausreichender Stärke über der Kopfhaut mit geeigneten Geräten registriert werden. In der Ableitungskette von der Aufnahme der elektrischen Signale bis zu ihrer Aufzeichnung müssen Übergangswiderstände verringert, Störfaktoren beseitigt, Verstärkungen und Filterungen eingebaut sein.

Die *Senkung des Übergangswiderstandes* beginnt mit der Vorbereitung der Kopfhaut. Schuppen und Fettablagerungen werden an den Ableitestellen durch Behandlung mit einem Hartfaserstift oder Alkohol beseitigt. Durch Elektrodencreme bzw. kochsalzgetränkte Mull-Schaumgummilagen wird zwischen Kopfhaut und Abnahmeelektrode eine leitende Elektrolytbrücke hergestellt. Die Wahl des Elektrodenmaterials berücksichtigt die Forderungen nach guter Leitfähigkeit.

Als *Elektroden* (Abb. 4) können für begrenzte Ableitezeiten schnell anzubringende Pilz- oder Z-Elektroden benutzt werden (Abb. 4a), die durch eine Gummihaube über den Ableitestellen fixiert werden (Abb. 4b). Für Langzeitableitungen bewähren sich auf der Intensivstation Napfelektroden, die mit einer wasserlöslichen Elektrolytpaste (Grass Paste, Fa. Schwarzer) über den Ableitpunkten fixiert und nach Beendigung der EEG-Registrierung leicht gelöst werden können (Abb. 4c).

Der Widerstand über den Elektroden muß primär und in regelmäßigen Abständen während der Messung kontrolliert werden. Er soll weniger als 10 kOhm betragen. Neuere EEG-Geräte sehen die automatische Messung und Aufzeichnung der Elektrodenimpedanzen über ein 10 Hz-Sinussignal und das Schreibersystem vor.

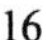

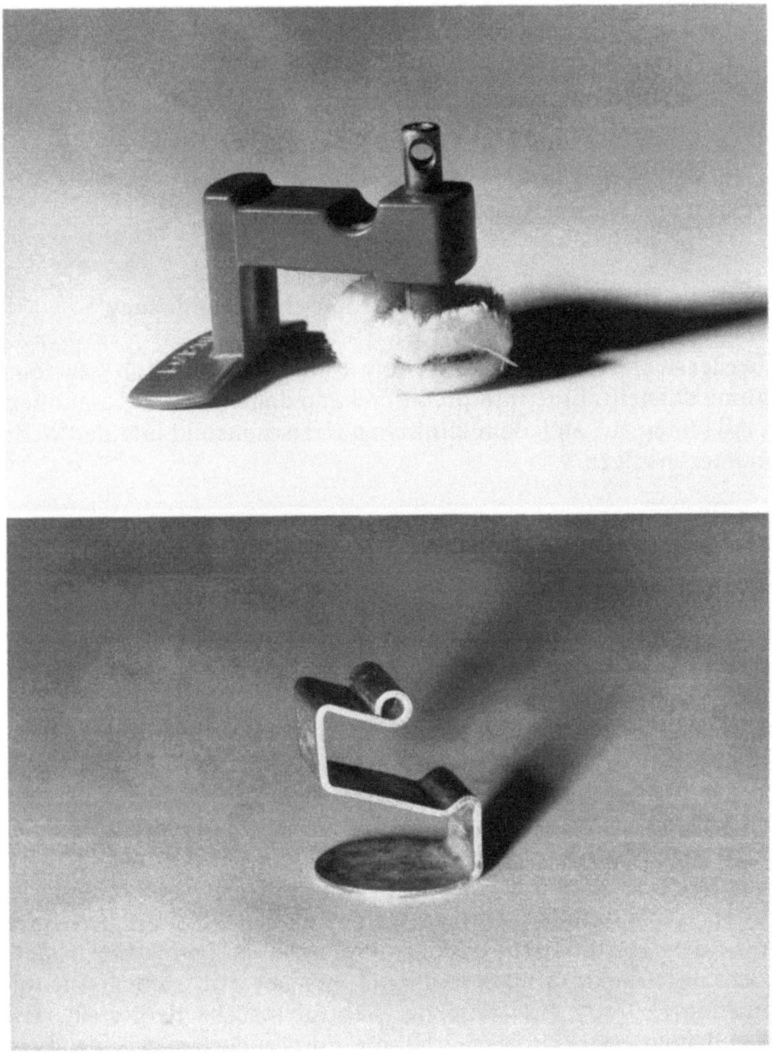

Abb. 4a. Brücken- und Z-Elektroden, die zu Kurzzeit-EEG-Ableitungen verwendet werden

Durch millionenfache *Verstärkung* ist es möglich, die geringen EEG-Spannungen direkt aufzuzeichnen. Hierbei wird das EEG-Signal über aufeinanderfolgende Schaltstufen in der Verstärkerkette (Kanal) verstärkt. Vorverstärker im Aufnahmekopf (Impedanzwandler mit Impedanzsenkung von 10000 auf 50−100 Ohm) erleichtern den Signaltransport. An den Verstärkern können Verstärkungsgrad, Zeitkonstanten und Filter (Blenden) gewählt werden. Haupt- und Endverstärker sind mit dem Schreibsystem verbunden. Hier können stufenloser Verstärkungsausgleich und Nullagenzentrierung geregelt werden.

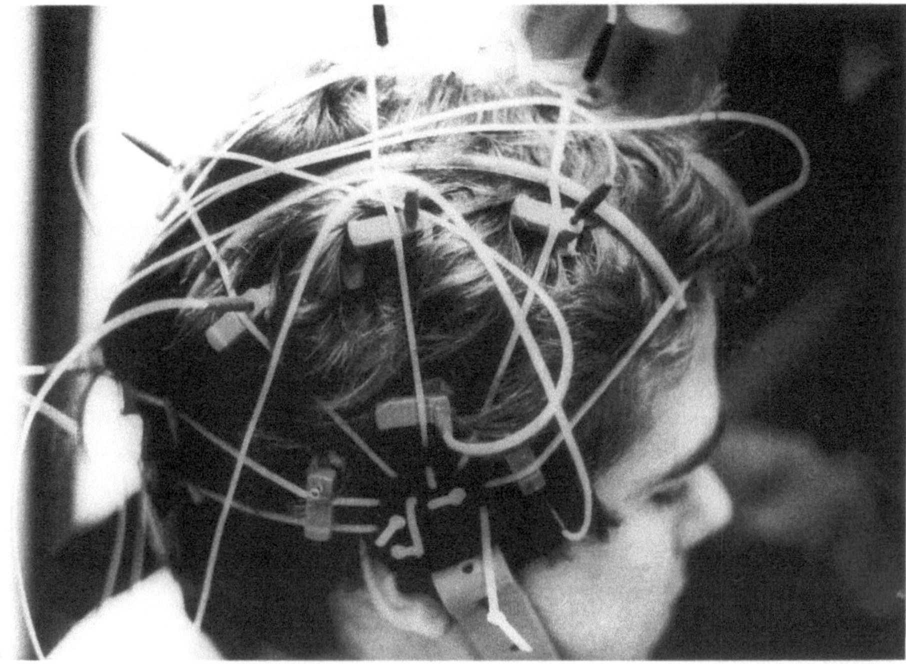

Abb. 4b. Fixierung der Elektroden über den Ableitepunkten mit einer Gummihaube

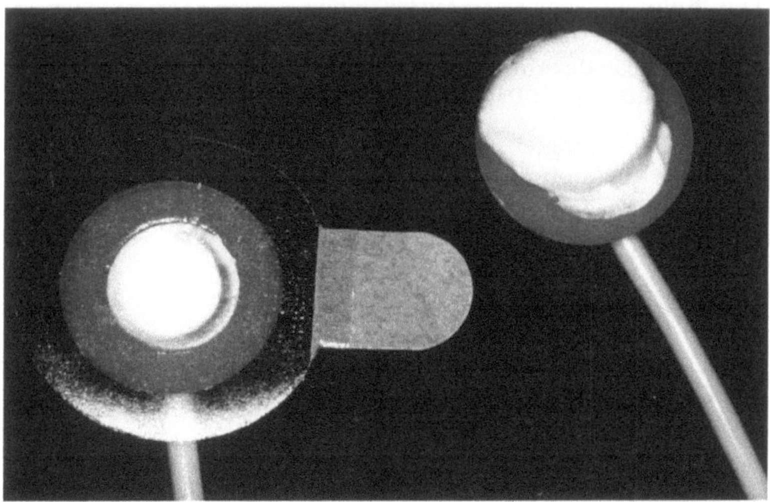

Abb. 4c. Gesinterte Napfelektroden, die mit einer wasserlöslichen leitfähigen Elektrodenpaste gefüllt sind. An unbehaarten Ableitepunkten werden die Elektroden mit einem Klebering (links) fixiert. Auf behaarten Stellen verbindet sich die eintrocknende Paste mit den Haaren, eine zusätzliche Fixierung ist nicht erforderlich

Durch Änderung der Verstärkereigenschaften kann eine *Filterung* im schnellen und langsamen Frequenzbereich vorgenommen werden. Am Filter für schnelle Frequenzen können Grenzfrequenzen von 70, 30 und 15 Hz gewählt werden. Dies bewirkt, daß ein Signal mit der genannten Frequenz in seiner Amplitude auf ⅔ des Ausgangswertes reduziert wird. Am Filter für langsame Frequenzen kann eine *Zeitkonstante* von 0,1, 0,3 und 1 s eingestellt werden. Damit wird die unte Grenzfrequenz auf 1,6, 0,5 und 0,16 Hz festgelegt.

Störfaktoren im Operationssaal oder auf Intensiveinheiten zeigen Frequenzen im Bereich von Potentialschwankungen cerebraler Herkunft. Deshalb ist eine gründliche *Erdung* der Patienten und die Ausschaltung möglicher Störquellen nötig. Wechselstromeinflüsse können durch Differentialverstärker gefiltert werden.

Durch das Schreibsystem werden Stromschwankungen am Ausgang der letzten Verstärkerstufe in die Auslenkungen eines Schreibers umgewandelt. Dabei wird die Eichung durch eine vorgegebene Spannungsänderung, die zu einer definierten Auslenkung des Schreibsystems führt, vorgenommen.

In Deutschland übliche Parameter:

Verstärkung:	50 µV ≙ 7 mm Zeigerausschlag;
Zeitkonstante:	0,3 s;
Filter:	70 Hz;
Papiervorschub:	30 mm/s.

11. Graphische Darstellung und Dokumentation

11.1 Konventionelle EEG-Aufzeichnung

Flächendeckende Ableitung über der Hirnregion, simultane Aufzeichnung von bis zu 16 Spuren auf Papier mit wählbarer Geschwindigkeit.

Vorteile: Vollkommene Erfassung allgemeiner und lokaler Veränderungen.
Nachteile: Befundung setzt eine gründliche neurophysiologische Ausbildung
    voraus.

11.2 Telemetrie

Aufzeichnung der über eine Sende- und Empfangseinrichtung übermittelten EEG-Kurve auf Papier oder Band.

Vorteile: Möglichkeit von Langzeitmessungen auch beim ambulanten Patienten.
Nachteile: Störungsmöglichkeit der Registrierung durch Bewegungsartefakte.
    Befundung setzt eine neurophysiologische Ausbildung voraus.

11.3 EEG-Schmierkurve

Prinzip: Konventionelle EEG-Schreibung in sehr niedriger Geschwindigkeit.
Aussagemöglichkeit: Die Amplitude wird dargestellt.
Vorteile: Technisch einfach, Verlaufskontrollen möglich.
Nachteile: Frequenz und Wellenform sind nicht mehr beurteilbar.

11.4 Cerebral Function Monitor (CFM)

Darstellung der elektrischen Gesamtleistung als Integral (μV/s), unabhängig
von Frequenz und Wellenform.

Aussagemöglichkeit: Der Kurvenverlauf gibt Informationen über die gesamte
elektrische Leistung des Gehirns. Die Breite der Kurve ist ein unspezifisches
Maß für die Frequenzvariabilität innerhalb des EEG.
Vorteile: Technisch einfach, leichte Erkennung von groben Veränderungen im
Verlauf der Aufzeichnung. Auch für Ungeübte interpretierbare Aussagen.
Nachteile: Aus technischen Gründen wird zur Artefaktausblendung ein Hoch-
paßfilter mit einer Grenzfrequenz von 2 Hz benutzt. Dadurch wird nahezu
der gesamte Delta-Anteil ausgeblendet. Hierdurch sind über den speziell in
der Narkose wichtigen Delta-Anteil keine Aussagen möglich. Keine Erkennung der Wellenform.

11.5 EEG-Spektralanalyse

Die EEG-Spektralanalyse zeichnet die elektrische Leistung in Abhängigkeit
von der Frequenz für einen vorgegebenen Zeitraum auf. Es wird dabei von der
Annahme ausgegangen, daß sich das EEG aus einzelnen Sinusschwingungen
verschiedener Frequenzen zusammensetzt. Nach Digitalisierung des Signals
werden mittels der FFT die Frequenzanteile zu einem Powerspektrum umge-
setzt. Im Anschluß daran können weitere Zeiträume analysiert und auf diese
Weise als Wellengebirge hintereinander geschrieben werden.
Vorteile: Da das menschliche Auge Veränderungen über Zeitabläufe nur
sehr schwer registrieren kann, ist die Spektralanalyse eine wertvolle Bereiche-
rung zur Erkennung von Veränderungen der Grundaktivität. Leistungsänderun-
gen sowie Frequenzverschiebungen werden deutlicher sichtbar.
Nachteile: Die Spektralanalyse ist nicht in der Lage, spezielle Wellenformen
und Muster zu erkennen. Unter ungünstigen Umständen werden Muster falsch
beurteilt wie z.B. durch die Wiedergabe von Burst-Suppression Phasen durch
die isolierte Darstellung der schnellen Frequenzkomponenten. Nullinien sind in
der Spektralanalyse nicht deutlich erkennbar.
Der *Median des Powerspektrums* ist eine statistisch definierte Größe: Der
Median ist die mittlere Zahl einer der Größe nach geordneten Stichprobe. Bei
einer geraden Anzahl von Werten wird der Median definiert als das arithmeti-
sche Mittel der beiden mittleren Werte. Im Bereich des Powerspektrums wird

dieses Prinzip folgendermaßen angewendet: Es wird die Reihe der Frequenzen so aufgeschrieben, daß der Median die Frequenz darstellt, die die Gesamtleistung in 50% teilt, d. h. 50% der Gesamtleistung liegen unterhalb der Medianfrequenz und 50% der Gesamtleistung liegen oberhalb der Medianfrequenz.

Vorteile: Reduktion der Daten auf eine Steuergröße, leichte Interpretierbarkeit, gute Verlaufskontrolle.

Nachteile: Informationsverlust über Wellenform und einzelne Frequenzanteile des EEG. Schlechte Erkennung von Burst-Suppression Phasen.

Wertung der angeführten Aufzeichnungsmöglichkeiten für den klinischen Gebrauch:

Die *konventionelle EEG-Registrierung* ist die älteste Ableitetechnik. Sie erlaubt eine lückenlose Aussage über die elektrische Leistung und ihre Ausprägungsformen über der gesamten Gehirnrinde und ihrer Einzelabschnitte.

Die *EEG-Schmierkurve* erlaubt lediglich eine globale Aussage über die Hirnfunktion. Niederspannung und völlige Depression der Hirnfunktion sind nicht unterscheidbar.

Der *Cerebral Function Monitor (CFM)* gibt Auskunft über die elektrische Gesamtleistung des Gehirns und zeigt auch den Abfall auf eine Nullinie bei völliger Depression der cerebralen Funktion an. Frequenz und Wellenform können jedoch nicht beurteilt werden.

Die *EEG-Spektralanalyse* ist unter den computergestützten Verfahren eine besonders günstige Methode. Sie erfaßt in komprimierter Form das Verhalten von Gesamtleistung und Frequenz über allen oder über ausgewählten Hirnabschnitten. Zur Beurteilung spezieller EEG-Muster ist die parallele Betrachtung der konventionellen Originalableitung noch nötig.

11.6 Eigene Technik

In den in Abb. 5a–c vorgestellten Beispielen wurden zur Überwachung der Hirnfunktion neben der Aufzeichnung der konventionellen EEG-Kurve eine Digitalisierung und eine Spektralanalyse durch den Neurotrac Cerebral Monitor durchgeführt, der die Spektralanalyse von 2 EEG-Ableitungen in 2-s- bis 4-min-Abschnitten ermöglicht. Die Peak- zu Peakverstärkung ist wählbar: von $10-1280\ \mu V$ bei Signalen vom integrierten Verstärker, von $20-156\ \mu V$ bei Signalen eines vorgeschalteten EEG-Gerätes. Darstellungsmöglichkeiten sind CSA (Compressed Spectral Array) mit einer Bandbreite von $1-15$ Hz bzw. $1-30$ Hz, das Spektrum als Histogramm und 4 Powerbänder in frei wählbaren Bandbreiten. Zusätzlich können die absolute oder die relative Leistung der gewählten Powerbänder sowie die Gesamtleistung über einen angeschlossenen Drucker als Zahlenwert ausgegeben werden. Die Ausgabe der Spectral-Edge-Frequenz liefert einen zusätzlichen Berechnungsparameter für das Gesamtspektrum. Die Spectral-Edge-Frequenz bezeichnet die Frequenz, bis zu der sich 97% der Gesamtpower angesammelt haben.

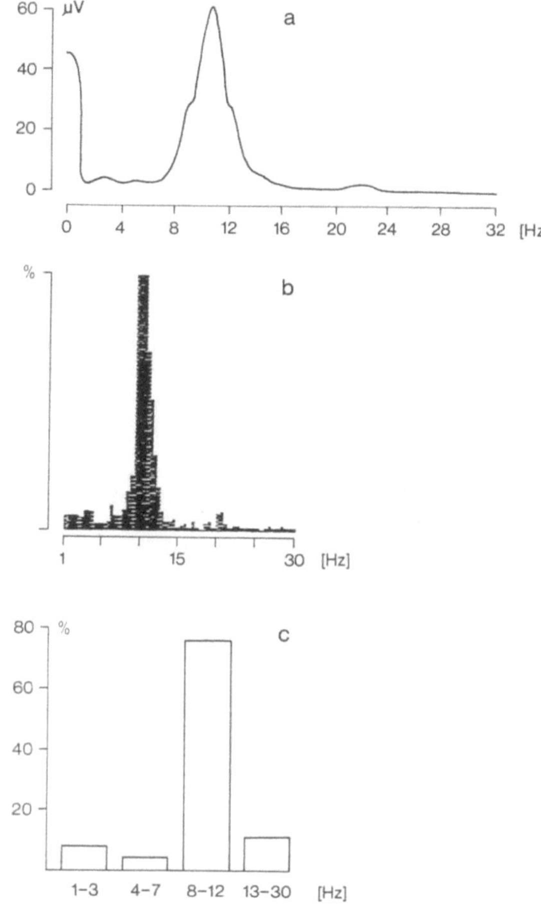

Abb. 5. a Spektralgebirge (CSA) eines Alpha-EEG; **b** Histogramm des Spektrums eines Alpha-EEG; **c** Powerbänder von 4 Frequenzbereichen eines Alpha-EEG

Sämtliche Powerspektren werden, unterteilt in ½ Hz Schritte, als 2-s-Segmente über eine Schnittstelle einem nachgeschalteten Computer zur Weiterverarbeitung zugeleitet.

Durch die Kombination der visuellen Analyse des konventionellen EEG mit der computerverarbeitenden spektralen Frequenzanalyse der gleichen Spuren wird eine optimale Beurteilungsmöglichkeit für Verlaufsbeobachtungen der cerebralen Funktion bei Intensivpatienten gegeben.

Für die flächendeckende Gesamtbeurteilung der Hirnfunktion und die Analyse von Graphoelementen wird die konventionelle EEG-Registrierung von 12 Spuren und die Befundung durch geschultes ärztliches Personal eingesetzt.

Literaturübersicht

Christian W (1982) Klinische Elektroenzephalographie. Thieme, Stuttgart

Cooper R, Osselton JW, Shaw JC (1978) Elektroenzephalographie. Fischer, Stuttgart

Hector ML (1979) Elektroenzephalographie. Thieme, Stuttgart

Homan RW, Herman J, Purdy P (1987) Cerebral location of international 10−20-system electrode placement. Electroencephalogr Clin Neurophysiol 66:376−382

Klass DW, Daly DD (1984) Klinische Elektroenzephalographie. Fischer, Stuttgart

Kugler J (1981) Elektroenzephalographie in Klinik und Praxis. Thieme, Stuttgart

Künkel H (1972) Die Spektraldarstellung des EEG. EEG-EMG 3:15−24

Künkel H, EEG Project Group (1975) Hybrid computing system for EEG-Analysis. In: Dolce G, Künkel H (eds) CEAN-computerized EEG analysis. Fischer, Stuttgart New York, S 365−383

Lutzenberger W, Elbert T, Rockstroh B, Birbaumer N (1985) Das EEG. Psychophysiologie und Methodik von Spontan-EEG. Springer, Berlin Heidelberg New York

Neundörfer B (1982) EEG-Fibel. Fischer, Stuttgart

Pichlmayr I, Lips U, Künkel H (1983) Das Elektroenzephalogramm in der Anästhesie. Springer, Berlin Heidelberg New York

Prior DF (1979) Monitoring cerebral function. Elsevier, Amsterdam

Pronk RAF (1982) EEG processing in cardiac surgery. Institute of Medical Physics TNO, Utrecht

Simon O (1977) Das Elektroenzephalogramm. Urban & Schwarzenberg, München

III. EEG-Befunde bei Intensivpatienten

1. EEG-Grundaktivität

Die EEG-Grundaktivität, die als kontinuierlich ablaufende hirnelektrische Aktivität definiert ist, wird durch Art und Anteil der in ihr enthaltenen Frequenzen, deren Amplitude, Rhythmik und Reaktivität beschrieben.

Unter Intensivbedingungen ergeben sich parallel zu klinisch wahrnehmbaren Einwirkungen auf Denkleistung, Vigilanz und Bewußtsein unterschiedliche Formen und Grade von EEG-Abweichungen. Sie betreffen die Frequenzanteile allein oder zusätzlich deren Ausprägungs-, Verteilungs- und Reaktionsformen.

Der Aussagewert von EEG-Veränderungen und ihren Verlaufsformen während individueller Intensivbehandlungsverläufe ergibt sich aus der zusammenfassenden Beurteilung von EEG-Befund und allen klinischen Einflußgrößen und Parametern.

1.1 Frequenz

Verschiebungen der dominanten Frequenz sind besonders eng mit Bewußtseinsänderungen verknüpft. In der Regel kann von Alpha-Dominanz als EEG-Ausgangsfrequenz ausgegangen werden. Beschleunigungen deuten auf Erregungszustände, die sowohl durch angenehme als auch durch unangenehme Erlebnisinhalte ausgelöst und unterhalten werden. Medikamentinduzierte *Frequenzanstiege* sind in An- und Abflutungsphasen hypnotisch-narkotisch wirkender Stoffgruppen als vorübergehendes Phänomen zu beobachten; sie repräsentieren ein Durchgangsstadium cerebraler Erregung, das der beabsichtigten Dämpfung vorausgeht und beim Nachlassen der Wirkung wieder durchlaufen wird. Medikamentspezifische Frequenzanstiege sind typisch für Benzodiazepine in ihrer Vollwirkung. Hierbei differiert der elektroencephalographische Befund „cerebraler Anregung" mit der klinisch feststellbaren ausgleichend-beruhigenden Wirkung auf das Befinden.

Frequenzabfall ist mit Einschränkungen von Bewußtsein und den damit gekoppelten Leistungen verbunden. Das Ausmaß der Frequenzverlangsamung zeigt die Abnahme des Bewußtseins direkt an und ist zu dessen Definition einsetzbar. Zunehmende Frequenzverlangsamung tritt unter physiologischen Bedingungen ein, z.B. bei Vigilanzschwankungen von Schläfrigkeit bis zum Tiefschlaf. Pathologische, durch unterschiedliche Ursachen ausgelöste Frequenzabfälle sind auf Störungen cerebraler Funktionssysteme über die verschiedensten

Pathomechanismen zurückzuführen. Sie sind Ausdruck von Vorhandensein und Ausmaß cerebraler Versorgungsmängel und signalisieren damit Gefahrensituationen für die cerebrale Integrität. Medikamentinduzierte Frequenzsenkungen resultieren unter allen Sedativa, Hypnotika, Narkotika und Psychopharmaka in hoher Dosierung. Dabei ist wieder das Ausmaß der Wirkung zu definieren und Bewußtseins- bzw. Narkosestadien zuzuordnen. Auch im Bereich niedriger Frequenzen gibt es medikamentspezifische Wirkungen, wie z. B. den ketaminspezifischen Anstieg des Anteils von Theta-Wellen.

1.2 Amplitude

Die Ausprägung aller Frequenzanteile ist ein Maß für die elektrische Leistung des Gehirns. Die definierten Frequenzbänder Delta, Theta, Alpha und Beta unterscheiden sich in ihrer Ausprägung. Die Amplitude verändert sich — ebenso wie die Frequenz — in physiologischen Bereichen mit Lebensgefühl und Vigilanz unter den täglichen und jahreszeitlichen Bedingungen sowie in den verschiedenen Lebensabschnitten. So drücken sich Augenblicke der Entspanntheit und Lebensfreude ebenso in einem *Amplitudenanstieg* der dominanten Frequenz aus, wie umgekehrt Niedergeschlagenheit und Streßsituationen in einer *Amplitudenreduktion*. Niederamplitudige EEG werden bei 10% der Bevölkerung registriert.

Erkrankungen mit zentralen Auswirkungen sind je nach Schweregrad von Amplitudenabfällen bis zum isoelektrischen EEG begleitet. Psychopharmaka können die Ausprägung der Grundaktivität erhöhen; Überdosierungen zentral wirksamer Substanzen führen zum Abfall der cerebralen elektrischen Leistung und damit zur Amplitudenreduktion.

1.3 Rhythmus

Die Rhythmik der Gehirnwellen ist ein weiterer Parameter zur Beurteilung cerebraler Funktionsabläufe. Normalerweise liegt *Regelmäßigkeit* der Wellenabläufe vor. *Unregelmäßigkeit* tritt ein, wenn die dominante Frequenz zugunsten anderer, vorher nicht vorhandener Frequenzanteile zurücktritt. Ein unregelmäßiges EEG beschreibt dann ein Mischbild aus verschiedenen Frequenzanteilen ohne Überwiegen eines Frequenzbandes. Der rhythmische Frequenzablauf im EEG wird durch Veränderungen der Lebensbedingungen, durch Erkrankungen und durch Pharmaka beeinflußt. Das Erscheinen paroxysmaler Aktivität muß als pathologisch gewertet werden.

1.4 Reaktivität

Die elektrische Aktivität des Gehirns zeigt Reaktionen gegenüber physiologischen Schwankungen unterschiedlicher Ursache und gegenüber peripheren Reizen. Letzteres wird diagnostisch in den sog. Provokationsmethoden (Anruf, taktile Reize etc.) benützt. Bei Erkrankungen, die das Gehirn mit einbeziehen, aber auch medikamentös bedingt, wird die cerebrale Reaktivität im Sinne einer Erregbarkeit oder einer Dämpfung (Koma, Intoxikationen) beeinflußt. Verschwinden der cerebralen Reaktionsfähigkeit wird als prognostisch schlechtes Zeichen gewertet. Veränderungen der Krampfbereitschaft werden durch Medikamente, Anfallserkrankungen und akute Noxen verursacht. Durch Stimulation können spezifische Graphoelemente ausgelöst werden (Hyperventilation, Photostimulation und die heute nicht mehr übliche Wasserstoßprovokation).

1.5 Frequenzbänder

Alpha-Wellen sind als Frequenzen zwischen 7,5 und 12,5 Hz definiert. In der erwachsenen Bevölkerung liegt ihr Vorkommen als dominante Frequenz bei 75−90%. Im höheren Alter (65−94 Jahre) sinkt der Anteil an Alpha-EEG auf 51−65%; wobei hierin schon die Alpha-Varianten zwischen 7−8 Hz, die bereits auf altersbedingte Veränderungen hinweisen, mit 17−36% enthalten sind.

Bei Intensivpatienten ist das Vorkommen eines Alpha-EEG deutlich vermindert, meist zusammen mit einer Verlangsamung der Alpha-Frequenz. In eigenen Untersuchungen betrug der postoperative Anteil bei 20- bis 50jährigen Patienten (n = 43) 32,6%, bei über 70jährigen Patienten (n = 74) 15,4%. Der deutliche Abfall gegenüber Normwerten und auch gegenüber den unmittelbar präoperativ gewonnenen − durch Grundkrankheit und therapeutische Maßnahmen schon veränderten − individuellen Vergleichswerten (48,8%/52,6%) sind vorwiegend auf die Nachwirkungen von Narkose und Operation zurückzuführen. Dazu kommen im weiteren Verlauf vielfach Interaktionen durch die Intensivbehandlung, die eine Alpha-Reduktion und Verlangsamung der Alpha-Frequenz bedingen. Ursachen sind hier − wie bei Alterungsprozessen − metabolische Veränderungen. Entgleisungen bei Hypoglykämie, Hypothyreose, Urämie, nephrogenen und hepatischen Störungen bedingen zunächst einen Alpha-Frequenzabfall. Dies gilt auch für hier gebräuchliche Medikamente, z. B. Sedativa und Opiate. Traumatische, infektiöse, durchblutungsbedingte und hypoxisch degenerative Ursachen verschieben ebenfalls die dominante Alpha-Frequenz in niedrige Bereiche. Das Ausmaß der Alpha-Verlangsamung entspricht dem Schweregrad der zu beobachtenden Störung des Bewußtseins. Ein Alpha-Frequenzabfall kann aber auch als frühes isoliertes Zeichen einer cerebralen Funktionsstörung auftreten, bevor klinische Symptome beobachtet werden.

1.6 Paroxymale Aktivität

Die Amplitude der Alpha-Wellen liegt zwischen 30 und 70 μV. Sie verändert sich vigilanzabhängig. Im entspannten Wachsein, vor allem unter Augenschluß, ist sie im individuellen oberen Normbereich; bei Anspannung und Angst wird sie kleiner. Pharmakologisch kann die Alpha-Amplitude durch Psychopharmaka und Opiate in niedriger Dosierung erhöht werden; unter der Einleitung von Narkosen, speziell Inhalationsnarkosen, findet im Stadium der Analgesie eine Amplitudenreduktion bis zum Verschwinden von Alpha statt.

Beim gesunden Erwachsenen zeigt sich in der Regel ein kontinuierlicher Alpha-Rhythmus. Unter Ermüdung tritt Alpha phasenweise zugunsten einer Theta-Beteiligung zurück. Unter Intensivbedingungen mit sedierender Therapie können Alpha-Wellen intermittierend bei spontanen Vigilanzschwankungen und als Reaktion auf Weckreize vorkommen. Bei Patienten in flachen Komastadien ist ein Wiedererscheinen eines intermittierenden Alpha-Rhythmus (8 – 9 Hz) mit einer guten Prognose zu korrelieren. Alpha-Spindeln treten im Koma als Zeichen erhaltener Biorhythmen auf und deuten ebenfalls auf eine cerebrale Erholungstendenz und -fähigkeit. Intermittierendes Auftreten von Alpha wird mit Vertiefung eines komatösen Zustandes seltener und kann im weiteren Verlauf mit Verschlechterung der Prognose verschwinden.

Das Alpha-Koma mit Dominanz eines unmodulierbaren Alpha-Rhythmus wird als besondere Komaform eingestuft. Es stellt eine prognostisch infauste Störung der cerebralen Funktion dar und ist mit den klinischen Zeichen des apallischen Syndroms verbunden.

Hauptlokalisation des Alpha-Rhythmus ist die temporo-parieto-occipital-Region. Eine Verlagerung in frontale EEG-Ableitungen läßt sich unter Medikamenteinfluß (z. B. unter Barbituraten) beobachten. Im Koma kann ein verbliebener Alpha-Rhythmus u. U. nur temporal oder zentral auftreten. Im Vergleich zur konventionellen EEG-Registrierung kann durch die spektralanalytische Verarbeitung der Anteil der Alpha-Frequenzen an der Gesamtleistung des EEG dargestellt werden. Dadurch sind auch geringe Alpha-Vorkommen quantitativ als absolute oder relative Leistung des Alpha-Bandes erkennbar. Dies verbessert die Dokumentation nur leichter Veränderungen des Alpha-Anteils, wie unter sedierenden Effekten oder bei Schwankungen der Komatiefe. Auch Frequenzverschiebungen innerhalb des Alpha-Bandes lassen sich hiermit erfassen. Dies kann während der Dauersedierung von Intensivpatienten zum Nachweis spezifischer Medikamentwirkungen wichtig sein.

Beta-Frequenzen liegen über 12,5 Hz. Sie finden sich beinahe in jedem EEG, wobei ihr Anteil wiederum von Stimmungslage, Vigilanz und dem Lebensalter abhängt. In der Bevölkerung liegen Beta-Vorkommen bei 3%. Bei geöffneten Augen, bei Anspannung, unter unangenehmen Empfindungen ist der Beta-Anteil im EEG erhöht. Entspannung reduziert Beta-Aktivität. Der Alterungsprozeß wird in den Umstellungsphasen häufig von Beta-Zunahme – wohl als Kompensationsmechanismus – begleitet.

Unter Klinikbedingungen, besonders in Intensiveinheiten, wird Beta als Folge medikamentöser Therapie und der Streßsituation gesehen. Besonders durch beginnende bzw. sehr leichte sedierende Behandlungen kann der Beta-Anteil im EEG stark und langanhaltend frontal und occipital erhöht sein (z. B. durch niedrige Barbituratgaben). Durch Benzodiazepine wird der Beta-Anteil nach eigenen Untersuchungen medikamentspezifisch und dosisabhängig erhöht. Unmittelbar präoperativ liegt nach den eigenen Befunden bei jungen Patienten (n = 43; 20 – 50 Jahre) in 9,3% ein reines Beta-EEG, in 27,9% ein partielles Beta-EEG (d. h. eine Mischung von Alpha- und Beta-Wellen in nahezu gleichen Anteilen) vor. Geriatrische Patienten (n = 74; > 70 Jahre) haben vor der Operation in 11,5% ein Beta-EEG, in 15,4% ein partielles Beta-EEG. Ursachen für das bereits präoperativ erhöhte Beta-Vorkommen sind einerseits die medikamentöse Operationsvorbereitung, andererseits die unmittelbar vor Narkose und Operation mögliche Angstsituation. Der Anteil überwiegender Beta-Tätigkeit sinkt in beiden Altersgruppen innerhalb weniger Tage postoperativ auf 3,8% Beta und 9% partiell Beta, d.h. auf Normwerte ab. Der Anteil an Beta-Einstreuungen über die gesamte Konvexität nimmt dagegen im Laufe einer Intensivbehandlung zu, mit stärkerer Ausprägung bei geriatrischen Patienten. Mögliche Ursachen sind sowohl Nachwirkungen von Narkotika, sedierende Therapie sowie Einflüsse von Streßfaktoren und Schmerzen.

Der physiologische Beta-Rhythmus zeigt eine niedrige Amplitude zwischen $5-20\,\mu V$. Medikamentinduziert können Beta-Wellen auch hohe Amplituden erreichen (z.B. Barbiturate, Benzodiazepine). Beta-Frequenzen treten kontinuierlich oder intermittierend auf. Beta-Aktivität ist besonders in frontalen Ableitungen sichtbar. Occipital gelagerte Beta-Wellen können sich wie Alpha-Frequenzen verhalten und werden gelegentlich auch als schneller Alpha-Rhythmus interpretiert. Durch die spektrale Frequenzanalyse ist auch der Beta-Anteil in einem aus vielen Frequenzbereichen bestehenden EEG deutlich erkennbar. Die Darstellung der elektrischen Energie liegt jedoch in diesem Frequenzbereich – bedingt durch die niedrige Amplitude – nicht hoch. Dies führt dazu, daß der relative Anteil der Leistung im Beta-Bereich gegenüber der Gesamtleistung auch bei gehäuftem Vorkommen schneller Wellen gering ist. Beta-Spindeln, eine typische Erscheinungsform medikamentinduzierter Beta-Aktivität, sind nur in konventionellen Ableitungen erkennbar, sie zeichnen sich durch eine auffallend hohe Amplitude aus.

Als μ-Rhythmus werden selten auftretende, arkadenförmig gewölbte Wellen beschrieben, bei denen Frequenzen von $(7)-9-11$ Hz mit doppelt so schnellen verknüpft sind. μ-Rhythmus, der auch einseitig auftreten kann, hat nur geringe pathologische Relevanz. Er wird durch Faustschluß bzw. auch den Gedanken an Faustschluß blockiert.

Theta-Wellen liegen im Frequenzbereich von $3,5-7,5$ Hz. Bis zum Alter von ca. 6 Jahren bilden sie die dominierende Aktivität. Später kommen sie als variabler Bestandteil der Grundaktivität in sog. unregelmäßigen EEG vor, die bei jüngeren Menschen in $5-7\%$, bei älteren (>65 Jahre) in $9-17\%$ vorliegen. In noch weiter fortschreitendem Lebensalter treten diffuse Frequenzabnahmen mit Einstreuungen von $4-7$ Hz Aktivität auf; dieser Befund ist mit Einschränkungen der intellektuellen Leistung evtl. mit Verwirrung gekoppelt. Unter Vigilanzabnahme ist – beginnend im Stadium der Schläfrigkeit, vermehrt mit Zunahme der Schlaftiefe – Theta-Aktivität vorhanden. Bei Patienten mit Epilepsie ist im anfallsfreien Intervall eine überwiegende diffuse Theta-Aktivität ein häufiger Befund. Lokalisierte pathologische Veränderungen können sich in einer fokalen unilateralen Theta-Tätigkeit äußern.

Unter Intensivbedingungen haben wir bei jungen Patienten ($n=43$; $20-50$ Jahre) in 35%, bei alten ($n=74$; >70 Jahre) in 56,4% unregelmäßige EEG-Grundaktivität mit wechselnden Theta-Anteilen gefunden. Dies ist unmittelbar postoperativ durch Narkotikanachwirkungen, im weiteren Verlauf durch die Krankheitssituation der Intensivpatienten mit Veränderungen der cerebralen

Durchblutung und Sauerstoffversorgung bedingt. Klinisches Äquivalent dieser EEG-Veränderungen sind Somnolenz bzw. Zustände mit stark schwankender Vigilanz. Bei zunehmender Komatiefe steigt zunächst der Theta-Anteil in gleichem Maß, in denen Frequenzen aus dem Alpha-Bereich zurücktreten. Bei einer weiteren Verschlechterung der Bewußtseinslage weichen Theta-Wellen langsameren Wellen aus dem Delta-Bereich.

Unter medikamentöser Sedierung steigt der Anteil an Theta-Wellen mit dem Grad der bewußtseinsdämpfenden Wirkung. Eine ideal gesteuerte Sedierungstherapie für Intensivpatienten strebt die Dominanz von Theta-Aktivität als steady state an.

Plötzlich auftretende Verlangsamungen der mittleren Frequenz im Theta-Bereich sind unter dieser Voraussetzung Indiz für eine zusätzliche Beeinträchtigung der Hirnfunktion durch Entgleisungen im Krankheitsverlauf.

Die Amplitude von Theta-Wellen reicht von $20 - > 100\ \mu V$, sie übersteigt in der Regel diejenige der Alpha-Wellen. Der Theta-Bereich ist vorwiegender Bestandteil einer multifrequenten Grundaktivität. Seine spontane Variabilität stellt im Koma mittlerer Tiefe eine günstige Prognose dar. Das Auftreten monomorpher Theta-Wellen von $4 - 5$ Hz spricht dagegen für eine entscheidende cerebrale Leistungsminderung. Intermittierendes Theta-Auftreten bzw. vermehrte Theta-Einstreuungen sind bei Patienten mit beginnender Hypoxie, im Frühstadium der Sepsis und im Schock zu beobachten. Mit Verschlechterung der klinischen Situation steigt der Theta-Anteil, um bei fortschreitender Verschlechterung in ein Überwiegen von Delta-Frequenzen überzugehen.

Die Lokalisation von Theta-Wellen ist vorwiegend in temporalen und temporo-basalen EEG-Ableitungen. Zusätzliches Auftreten in occipitalen und zentralen Ableitungen deutet auf eine verstärkte Einschränkung der cerebralen Funktion hin.

In der spektralanalytischen Darstellung machen Theta-Wellen aufgrund ihrer hohen Amplitude einen Großteil der elektrischen Gesamtaktivität aus. Geringe Verschiebungen innerhalb des Theta-Bereiches sind besonders deutlich zu erkennen. Dies ist insofern wichtig, als die prognostische Wertigkeit solcher Minimalveränderungen bei sedierten oder komatösen Patienten hoch ist.

Delta-Wellen umfassen den Frequenzbereich von $0,5 - 3,5$ Hz. Ihr Auftreten ist pathologisch; es spricht für eine starke Einschränkung der cerebralen Funktion. Entsprechend wird der Befund als mittlere bis schwere Allgemeinveränderung der Grundaktivität gewertet. Das Auftreten von Delta-Wellen korreliert mit tiefen Komastadien und hat − mit Ausnahme des medikamentös bedingten Koma (z. B. Barbiturat-Intoxikation) − eine schlechte Prognose.

Delta-Wellen haben in der Regel hohe Amplituden bis zu mehreren $100\ \mu V$, die mit Vertiefung des Koma stark abfallen. Delta-Wellen sind als generalisierter Befund in allen EEG-Ableitungen registrierbar, bei lokalisierten Schädigungen, wie z. B. Gewalteinwirkung, treten sie auch unilateral oder fokal auf.

Aufgrund seiner zumeist hohen elektrischen Energie ist der Delta-Bereich durch die spektralanalytische Auswertung gut repräsentiert, ist allerdings auch häufig durch Artefakte überlagert.

Das „flache" oder *niedergespannte EEG* wird aus nicht eindeutig erkennbaren Frequenzen mit Spannungen $< 10\ \mu V$ gebildet. Es findet sich in der Durchschnittsbevölkerung in 9−19%. Differentialdiagnostisch ist das „flache" EEG von einer pathologischen Suppression der hirnelektrischen Aktivität durch Beurteilung der klinischen Situation und durch Wiederholung der EEG-Ableitungen abzugrenzen. Die pathologische Senkung cerebraler Aktivität wird durch Versorgungsmängel unterschiedlicher Ursache hervorgerufen. Medikamentös ausgelöst deutet sie auf individuelle oder absolute Überdosierungen hin. In der EEG-Spektralanalyse resultiert entsprechend der konventionellen Ableitung ebenfalls ein flacher Spektrenverlauf mit einem bei entsprechender Verstärkung artefaktbedingten Peak im langsamen Delta-Bereich.

2. Veränderungen der Grundaktivität

Generalisiert, diffus und kontinuierlich auftretende pathologische EEG-Veränderungen äußern sich zunächst am auffallendsten in einer Frequenzverlangsamung (Abb. 1a−c).

In geringer Zahl sind Wellen unter 8 Hz mit einer niedrigeren Amplitude in Abhängigkeit von Vigilanz und Alter zwar auch in den EEG-Registrierungen gesunder Probanden vorhanden, doch andererseits ist die Herkunft gehäufter langsamer Wellen häufig in einer pathologisch veränderten Funktion von Nervenzellverbänden zu sehen. Die zugrunde liegende Störung kann sowohl Überleitungsmechanismen als auch Membran- oder Zellvorgänge betreffen. Auch Veränderungen des Gleichgewichts zwischen kortikalen und subkortikalen Strukturen zugunsten der letzteren können für das Auftreten langsamer Wellen verantwortlich sein. Die Frequenzverlangsamung als Zeichen einer metaboli-

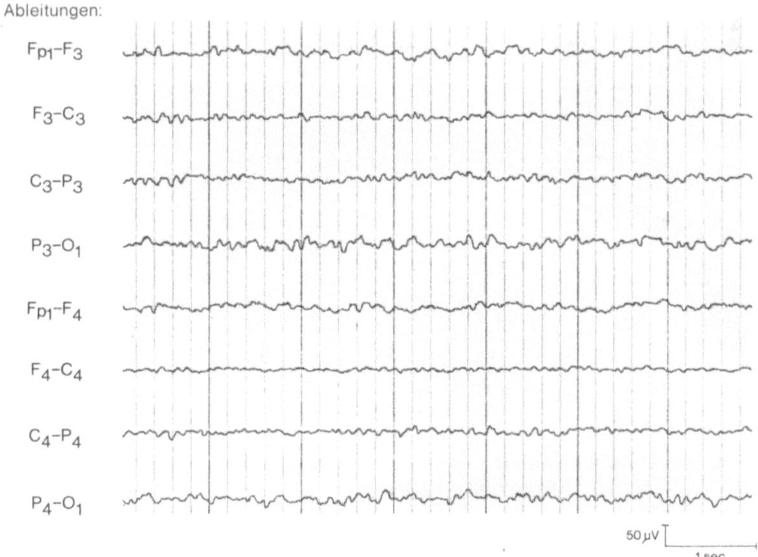

Abb. 1a. Unterschiedliche Grade der Frequenzverlangsamung als generalisierte EEG-Veränderung − unregelmäßiges EEG

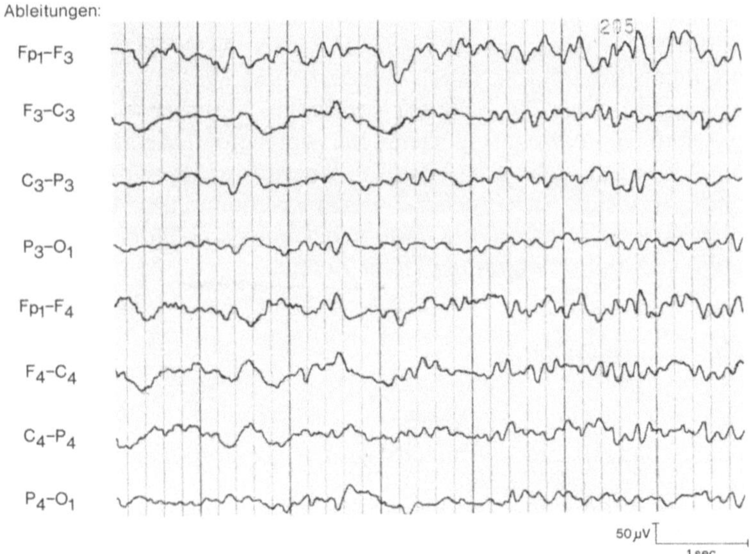

Abb. 1 b. Unterschiedliche Grade der Frequenzverlangsamung als generalisierte EEG-Veränderung – leichte Allgemeinveränderung

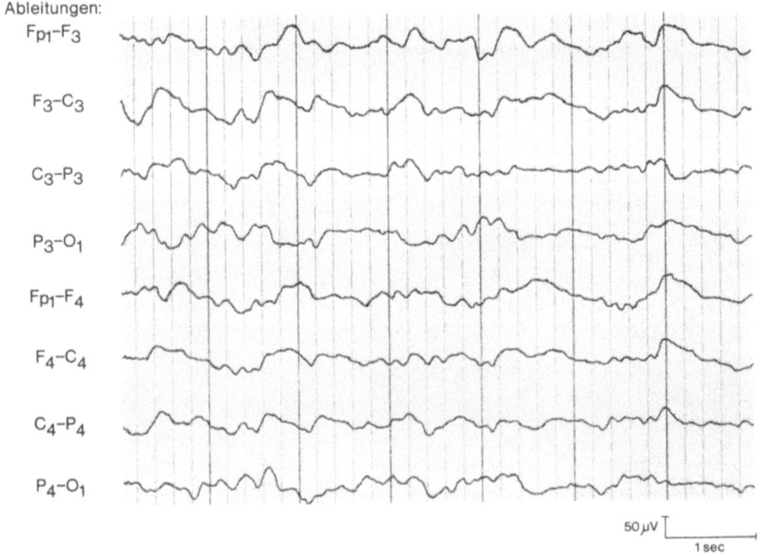

Abb. 1 c. Unterschiedliche Grade der Frequenzverlangsamung als generalisierte EEG-Veränderung – mittlere Allgemeinveränderung

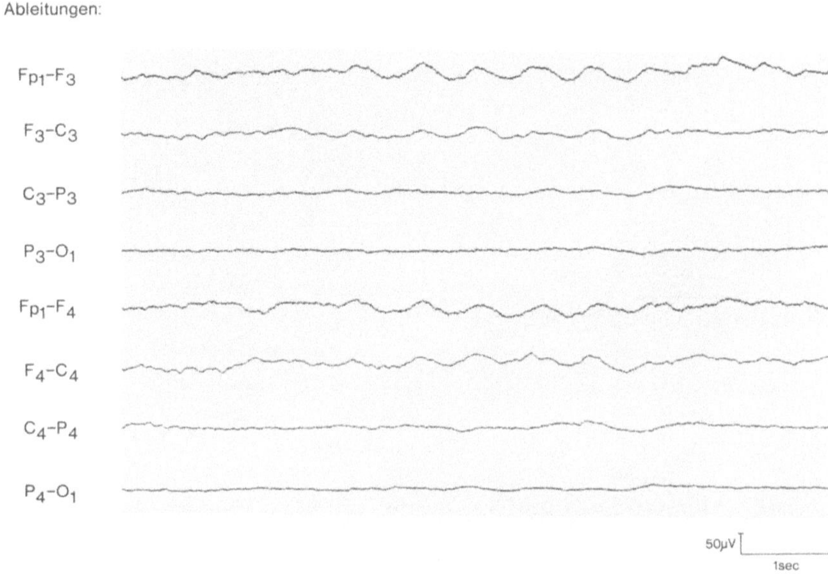

Abb. 2. Monomorphe bilaterale Wellen bei flacher Grundaktivität

schen Störung von Hirnzellverbänden kann verschiedene Ursachen, wie Mangel an Sauerstoff und Glukose oder toxische Schädigungen unterschiedlicher Genese haben. Parallel zum Frequenzabfall tritt häufig als Ausdruck der elektrischen Gesamtleistungseinschränkung eine Amplitudenreduktion auf. Die Veränderungen verlaufen in unregelmäßigem diskontinuierlichem Rhythmus. Sie sind primär gering ausgeprägt und werden mit Einschränkung des Zellmetabolismus auf 50% — verbunden mit klinischen Zeichen cerebraler Dysfunktion — stärker ausgeprägt. Perioden hirnelektrischer Stille setzen bei Reduzierung des Metabolismus auf 15% des Normwertes ein. Auftreten und Art generalisierter EEG-Veränderungen werden auch von der Zeitspanne zwischen Auftreten der Noxe bis zum Einsetzen einer cerebralen Dysfunktion beeinflußt. Akut einsetzende Störungen verursachen kurze Serien langsamer bilateral auftretender monomorpher Aktivität (Abb. 2), die in der Folge zunehmend unregelmäßig wird (z. B. ischämische Hypoxie bei Karotisverschluß).

Bei protrahiert eintretender Störung sind die auftretenden langsamen Frequenzen primär unregelmäßiger, haben eine höhere Amplitude und nehmen im Verlauf zu (Abb. 3). Mögliche Ursachen sind vielfältig: Hypoxie, Anämie, Ischämie, Stoffwechselstörungen, Intoxikationen, Traumata.

Das Auftreten langsamer flacher Wellen (Abb. 4) stellt im Koma ein schlechtes prognostisches Zeichen dar. Hirnstrukturveränderungen nach cerebraler Schädigung führen zu bleibenden pathologischen EEG-Befunden mit Frequenzverlangsamung und Amplitudenabflachung. Das Ausmaß der EEG-Veränderungen spiegelt das der Hirnschädigung. Dies kann bis zum Auftreten eines isoelektrischen EEG als Zeichen des Funktionsverlustes fortschreiten.

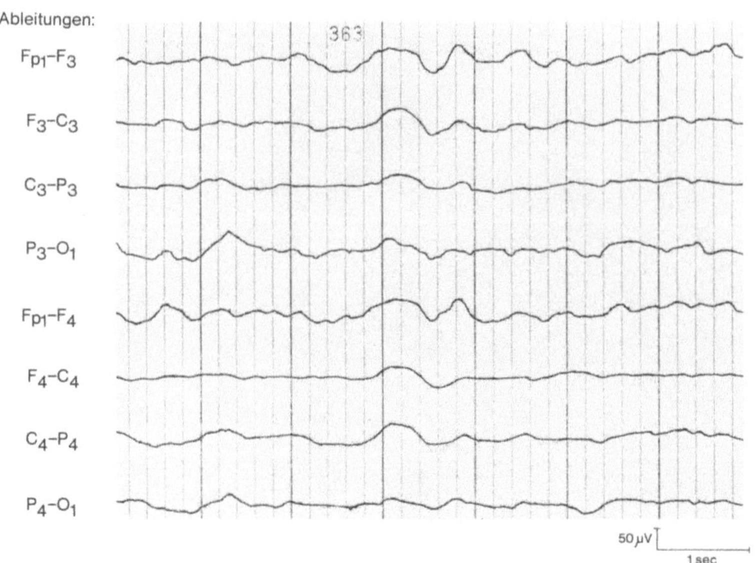

Abb. 3. Unregelmäßige langsame Wellen hoher Amplitude

Paroxysmale Aktivität wird sowohl durch gleichförmige oder unregelmäßige, langsame, hochamplitudige Wellen als auch durch vereinzelt oder gehäuft auftretende spezifische Graphoelemente gebildet. Paroxysmale Aktivität besteht somit aus einzelnen Wellengruppen, die durch Wellenform, Frequenz und Amplitude deutlich aus der Grundaktivität herausragen. Generalisierte paroxysmale Aktivität kann sowohl asynchron als auch bilateral synchron auftreten. Formen generalisierter paroxysmaler Aktivität sind mit wenigen Ausnahmen (sog. Kernkomplexe, durch Hyperventilation induzierte langsame Wellen gemischter Frequenz beim Frühgeborenen) als pathologisch zu werten.

Als generalisierte bilateral synchrone paroxysmale Entladungen werden paroxysmale Rhythmen im Frequenzbereich von $1-5-8$ Hz bezeichnet. Dabei auftretende Graphoelemente weisen große Vielfalt auf: Spikes, Spike-wave Komplexe, Sharp waves, triphasische Wellen und Burst-Suppression Komplexe (Abb. 5). Sie werden durch Störungen im Bereich des oberen Hirnstammes oder im Dienzephalon verursacht. Auch zahlreiche Erkrankungen ohne gleichzeitige Veränderungen in den genannten Strukturen können eine paroxysmale Aktivität auslösen.

Monomorphe bilateral auftretende langsame Wellen — gelegentlich auch Delta-Bursts — werden z.B. durch Tumore im Bereich des Dienzephalon und oberen Hirnstammes, durch Hirndruck oder Enzephalopathien ausgelöst. Letztere können auch zu Spikes, Spike waves, Sharp- und Slow waves und triphasischen Wellen führen, da sie entzündliche, metabolisch-toxische und postanoxische Krankheitsbilder einschließen.

Spike-wave Komplexe, multiple Spikes und Waves, seltener multiple Spikes oder Sharp waves, finden sich im EEG als wichtiger Nachweis verschiedener Formen einer generalisierten Epilepsie in allen Altersgruppen. Die elek-

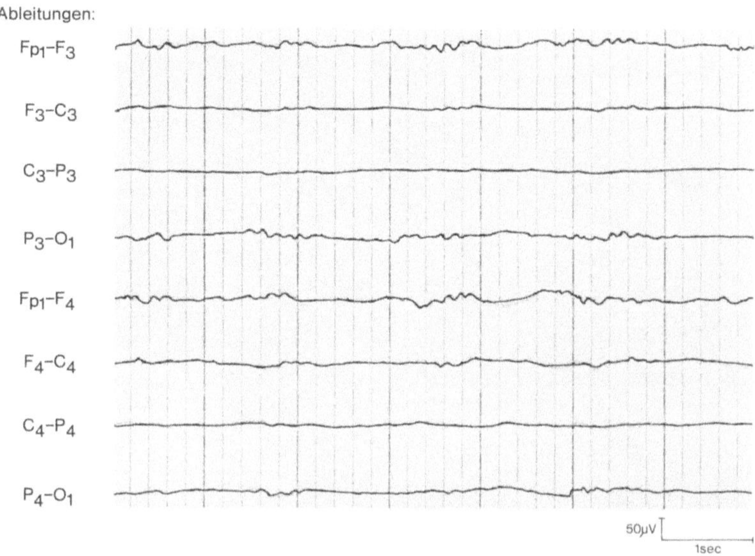

Abb. 4. Sehr schwere Allgemeinveränderung, langsame, flache Wellen

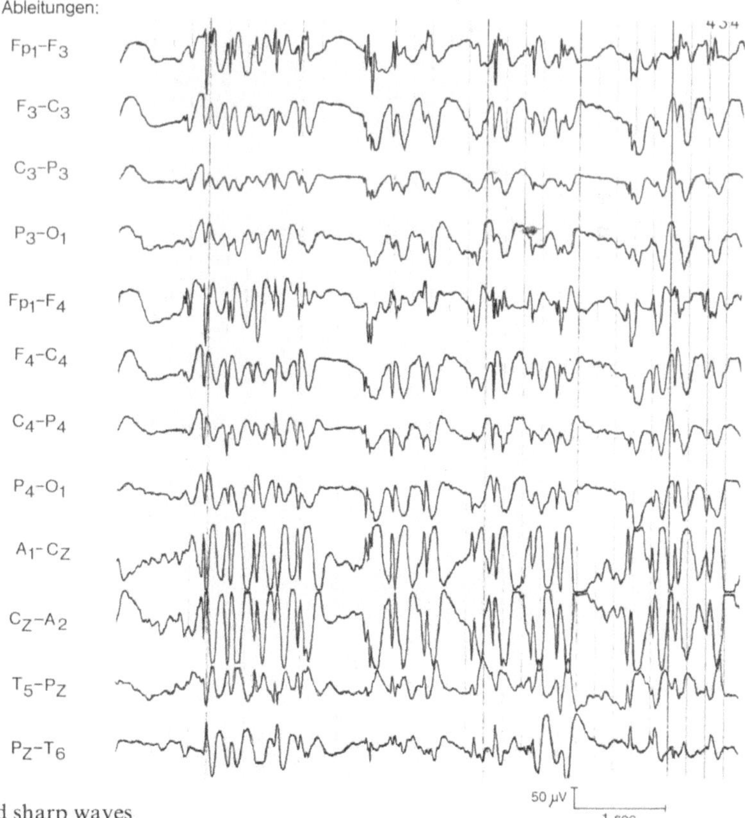

Abb. 5a. Spikes und sharp waves

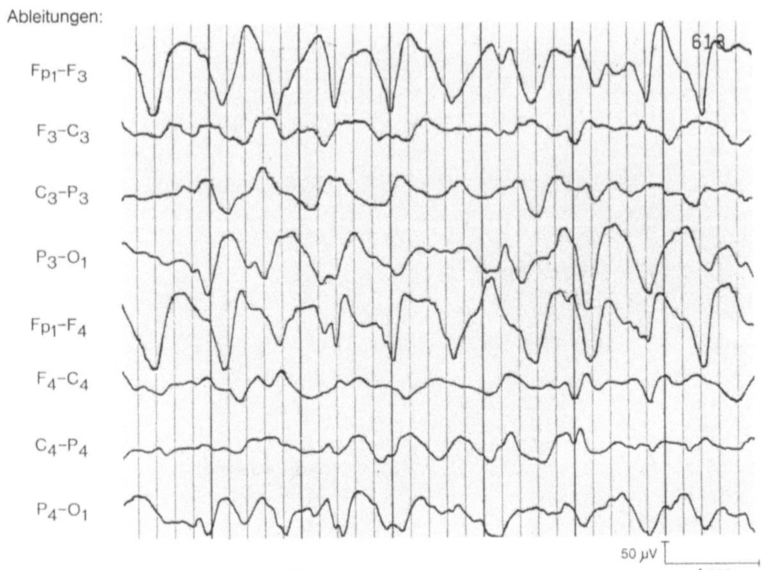

Abb. 5b. Triphasische Wellen

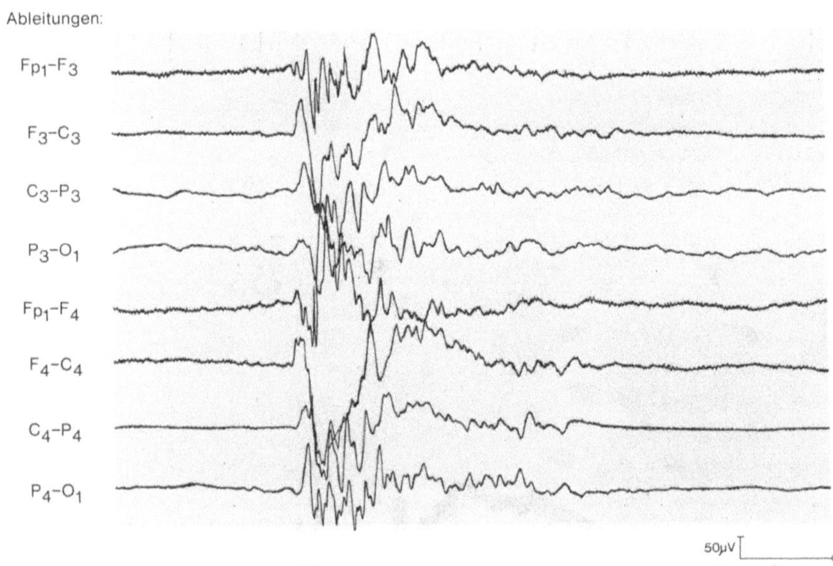

Abb. 5c. Burst-Suppression Phasen

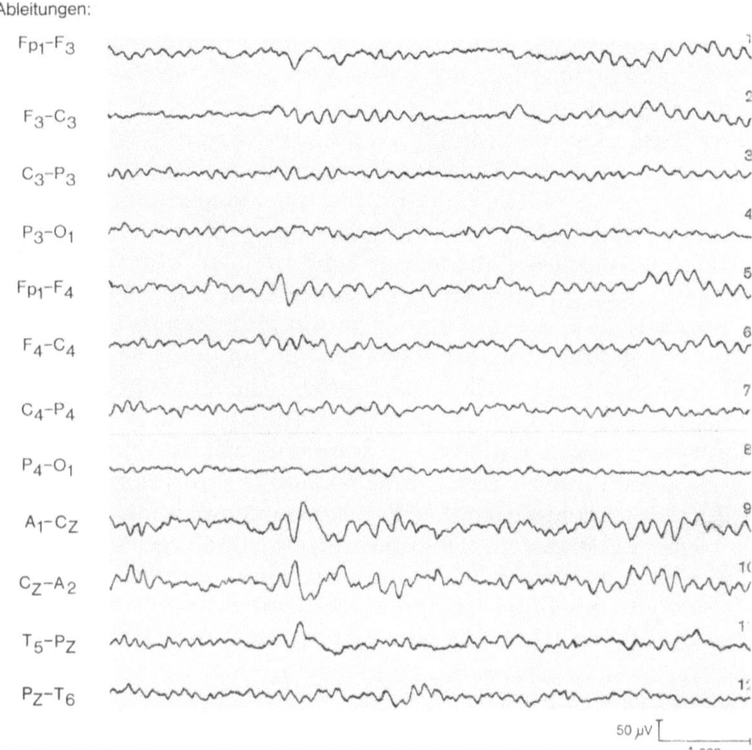

Abb. 6a. Gruppierte Dysrhythmie, vorwiegend frontal und in A_1-C_Z; C_Z-A_2

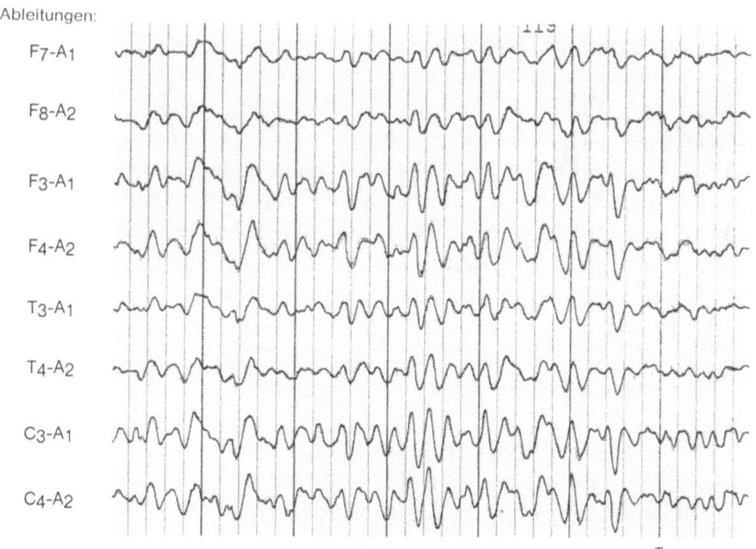

Abb. 6b. Gruppierte abnorme Rhythmisierung, vorwiegend temporal

trischen Entladungen können sowohl iktal als auch interiktal vorhanden sein. Unter generalisierten tonisch-klonischen Krämpfen treten multiple Spikes oder rhythmische Sharp waves generalisiert auf. Generalisierte, paroxysmale Aktivität von asynchronen Entladungen wie paroxysmale polymorphe Delta-Wellen sind charakterisiert durch generalisierte Bursts mit hoher Amplitude. Die Grundaktivität zwischen den Bursts ist in der Regel abnorm (z. B. unregelmäßige Alpha-Theta-Aktivität, polymorphe niederamplitudige Delta/Theta-Wellen). In frühen Stadien von diffusen Enzephalopathien kann die Grundaktivität allerdings noch normal sein und die initialen EEG-Zeichen der Funktionsstörung in den auftretenden Paroxysmen bestehen. Bursts treten in der Regel als Antwort auf kurze sensorische, auditorische, seltener optische Stimuli auf. Klinisch liegt Stupor oder tiefes Koma vor. Im tiefsten Koma kann als Zeichen der Verschlechterung auch diese pathologische Antwort auf Reize fehlen. Unregelmäßige paroxysmale Delta-Wellen werden häufig nach Schädel-Hirntraumen mit Hirnstammkontusion, bei Tumoren entsprechender Lokalisation, durch systemische Erkrankungen mit metabolisch-histotoxischen Wirkungen sowie durch Intoxikationen mit zentral wirksamen Pharmaka gesehen.

Als Zeichen von Funktionsstörungen tiefergelegener Hirnabschnitte kann die eher unspezifische Dysrhythmie mit unterschiedlicher Länge auftreten, ebenso die abnorme Rhythmisierung. Beide werden von unregelmäßigen bzw. regelmäßigen Wellen langsamer Frequenz und hoher Amplitude gebildet. Sie treten bevorzugt temporal auf, können jedoch auch die gesamte Konvexität betreffen (Abb. 6).

3. Biorhythmen

Rhythmisch ablaufende physiologische Muster − sog. circadiane und ultradiane Rhythmen − haben Einfluß auf den Allgemeinzustand, das Befinden und das individuelle Verhalten. Bei Intensivpatienten sind Störungen entsprechender physiologischer Abläufe durch die vital gefährdenden Komplikationen sowie durch äußere Einflüsse des Behandlungsablaufes gegeben und zunehmend Gegenstand klinisch-wissenschaftlicher Forschung.

Genauere Kenntnisse über Häufigkeit, Schweregrad und jeweilige Ursache entsprechender Verschiebungen physiologischer Rhythmen können zur aktuellen Statuswertung und Prognosestellung in schweren Phasen des Intensivverlaufs beitragen und Therapieansätze ermöglichen, die ihrerseits Krankheitsablauf und Rekonvaleszenz günstig beeinflussen.

3.1 Allgemeine rhythmische Komponenten

Cerebrale Steuerungsmechanismen regulieren biorhythmische Modulationen von Atmung, Herzfrequenz, Plasmahormonspiegeln und Vigilanz [1, 3, 5, 6].

Das Schlaf-Wachverhalten besteht aus Subrhythmen von zyklischen − dem Schlafzustand zugeordneten Abfolgen definierter Schlafphasen [16, 21] − und 4-h-Rhythmen erhöhter Schlafbereitschaft während der Wachperiode [22] und ist ein der klinischen Beobachtung leicht zugänglicher Biorhythmus. Die dem Vigilanzspektrum entsprechenden Veränderungen im EEG lassen präzise wissenschaftliche Auswertungen und Aussagen zu. Wachzustand, Übergangsstadien zu Schlaf sowie der Schlaf mit zu- und abnehmenden Schlaftiefen I–IV nach Rechtschaffen und Kales und dem traumaktiven REM-Schlaf sind mit charakteristischen EEG-Äquivalenten gekoppelt, die sich nach den in Tabelle 1 aufgeführten Kriterien einordnen lassen. Die Schlaftiefenstadien I–IV haben zusammen mit dem REM-Schlaf eine Periodenlänge von 90–120 min und werden 4- bis 5mal/Nacht durchlaufen.

Auch der Mittagsschlaf zeigt die gleiche Abfolge tiefer und flacher werdender Schlafstadien mit folgender Traumphase; die Periodenlänge von 90 min wird dabei 1mal, höchstens 2mal durchlaufen [22]. Steuerungsmechanismen für das Schlaf-Wachverhalten sind in Thalamus und dem aufsteigenden retikulären System lokalisiert. Abhängig von Lebensalter, mancherlei individuellen Faktoren, Umgebung und Medikamenten variieren die einzelnen Schlafzyklen in Länge und Ausprägung. Unter Ausschaltung exogener Zeitgeber bleibt die Dauer des Gesamtschlafes mit 6–8 h relativ stabil. Dieses Phänomen sowie entsprechende Beobachtungen an Schichtarbeitern und Flugzeugpersonal veranlaßten Kleitmann et al. [7] zu der Hypothese, daß ein Basic rest activity cycle (BRAC) von 90–100 min neurohumoral durch die pontine Formatio reticula-

Tabelle 1. Schematische Darstellung der Schlafstufen unter Berücksichtigung der von Rechtschaffen und Kales (1968) empfohlenen Kriterien [16]

Elektroencephalogramm			Elektrookulogramm	Elektromyogramm (Tonus)
Schlaf-stufe	Vorherrschende Frequenz- und Spannungsbereiche	Charakteristische Wellenformationen		
Wach	Frequenzbereich: 8–12 Hz Spannungsbereich: 10–20 µV	Alpha-Wellen	oft schnelle Augenbewegungen	relativ hoch
1	Frequenzbereich: 2–7 Hz Spannungsbereich: 20–75 µV	scharfe Vertex-Wellen	z. T. langsame Augenbewegungen	relativ hoch
2	Frequenzbereich: 2–7 Hz Spannungsbereich: 20–75 µV	K-Komplexe, Spindeln (12–14 Hz, =5 s)		relativ hoch
3	20–50% der Epoche: Frequenzbereich: 0,5–2 Hz Spannungsbereich: >75 µV sonst wie Stadium 2	Spindeln und K-Komplexe möglich		mittelhoch
4	>50% der Epoche: Frequenzbereich: 0,5–2 Hz Spannungsbereich: >75 µV sonst wie Stadium 2	Spindeln und K-Komplexe möglich		mittelhoch bis gering
REM	Frequenzbereich: 2–7 Hz Spannungsbereich: 20–75 µV	Sägezahnwellen	schnelle Augenbewegungen	gering, sporadische Anhebung

Tabelle 2. Schlafveränderungen durch Intensivüberwachungsmaßnahmen, Narkose und Operation. Eigene Untersuchungen (n = 58)

Gruppe	Maßnahmen	Ergebnisse	Schlafdauer	Schlafqualität	Schlafmuster
Normalwerte	–	Schlafdauer: 360 min Schlaftiefe: wach: 0,5% I: 4,2% II: 52,4% III: 5,3% IV: 12,4% REM: 25,2%	normal	normal	Zyklische Schlafveränderungen in 90 min Rhythmus: Beginn mit Stadium IV. Gegen Ende der Nacht Abflachen der Schlaftiefe, Zunahme der REM-Phasen-Dauer.
Kontrolle n = 12 Alter: x̄ = 29 Jahre	Intensivstation, routinemäßige Überwachungsmaßnahmen	Schlafdauer 358 min Schlaftiefe: wach: 8% I: 10,3% II: 38,7% III: 10,9% IV: 7,7% REM: 17,6%	unverändert	Geringe Verschiebungen mit Zunahme der Wachphase sowie der Schlaftiefen I und III bei gleichzeitiger Abnahme der Schlafstadien II und IV sowie des REM-Schlafs. Insgesamt: *noch physiologischer Schlaf.*	Die zyklischen Schlafveränderungen bleiben erhalten. Der Schlaf beginnt mit Stadium IV und flacht gegen Morgen bei Zunahme der REM-Phasen ab. *Überwachungsmaßnahmen unterbrechen die zyklischen Schlafmuster*
Gruppe II Narkose und Operation < 120 min n = 34 Alter: x̄ = 32 Jahre IIa Halothan n = 10 IIb Halothan/ Fentanyl n = 12 IIC NLA n = 12	Intensivstation, Überwachungsmaßnahmen	Schlafdauer: 334 min (304–372 min) Schlaftiefe: wach: 26,7% I: 13,6% II: 53,3% III: 4,5% IV: 0,4% REM: 1,7%	verkürzt	Unabhängig von dem verwendeten Narkotikum prozentualer Anstieg der Wachzeit und des Schlafstadium I bei Abnahme des Tiefschlafs (IV) und der REM-Phaseen. *Starke Abnahme der Schlafqualität.*	Nach dem Einschlafen wird das Schlafstadium II erreicht. REM-Phasen regellos verteilt und extrem kurz. *Verlust der Schlafzyklen.*

Gruppe III Narkose und Operation > 120 min n = 12 Alter: x̄ = 77 Jahre Halothan/Fentanyl	Intensivstation, Überwachungsmaßnahmen	Schlafdauer: 238 min Schlaftiefe: Wach: 41,1% I: 5,6% II: 46.4% III: 4,6% IV: 0,2% REM: 1,8%	Stark verkürzt	Schlafstadium II noch gut erhalten. Starke Zunahme der Wachzeiten bei Reduzierung von REM. *Wesentliche Beeinträchtigung der Schlafqualität.*	Bei z. T. langanhaltenden Phasen mit Stadium II-Schlaf. *Lange Wachphasen, Verlust der Schlafzyklen.*

Auflösung des physiologischen Schlafes.

ris gesteuert wird. Dieser teilt den 24-h-Tag in Perioden ein und wird dementsprechend von Erwachsenen 15- bis 16mal durchlaufen. Die Analyse von Entladungsmustern der Formatio reticularis des Hirnstammes durch Langhort et al. [10] ergab Zusammenhänge mit Atemrhythmen, atemverwandten Rhythmen, Pulsrhythmen und EEG-Rhythmen des Delta- und Theta-Bereichs. Tierexperimentell wurde ein gemeinsames Steuerungssystem für Atmung, Kreislauf und Gesamtaktivität mit einem puls- und EEG-rhythmischen Muster für die Sympathikustätigkeit gefunden [21].

Künkel [10] fand weitere Zusammenhänge vegetativer Funktionen mit hirnelektrischen Phänomenen in der engen Korrelation zwischen Atemrhythmik und Blutdruckwellen höherer Ordnung mit der Frequenz des Auftretens paroxysmaler Dysrhythmien. Machleidt [13−15] wies mit diurnalen Gipfeln der Alpha-Frequenz um 14.00 Uhr, der Theta-Frequenz um 16.00 Uhr und rhythmischen Modulationen der EEG-Grundaktivität mit Periodenlängen von 2−100 Hz bzw. 20−100 Hz weitere periodische Einflüsse auf den Ablauf der elektrischen Hirnaktivität nach (vgl. auch [18−20]). Jahreszeitliche Häufungen kontinuierlicher und gruppierter Dysrhythmien wurden bei Männern gefunden [4]. Bei Frauen sind Veränderungen der hirnelektrischen Aktivität im Zusammenhang mit dem Menstruationszyklus sowie lunaren und annularen Zyklen bekannt [5].

3.2 Veränderungen des Schlaf-EEG

können auf der Intensivstation durch die veränderte Umgebung, postoperative Gegebenheiten und vital bedrohliche Situationen ausgelöst werden.

Nach langdauernden Narkosen, schweren Operationen, Unfällen oder komplizierten Intensivbehandlungen werden Schlafstörungen beobachtet, die sich u. U. in die Rekonvaleszenz erstrecken und bei einzelnen Patienten viele Monate anhalten. Nachhaltige Störungen endogener Biorhythmen wie dem Schlaf-Wach-Verhalten bedingen körperliche und psychische Ausnahmezustände, die den klinischen Gesamtverlauf und die individuelle Erholungsmöglichkeit stark beeinträchtigen. Sie sind durch äußere Ursachen, Medikamente sowie durch pathologische Einflüsse und Komplikationen der vorliegenden Erkrankung verursacht.

Seit den 30er Jahren wurde mehrfach eine Einteilung der physiologischen Schlafstadien anhand von EEG-Veränderungen und spezifischen Verhaltenskomponenten vorgenommen [2, 10, 12, 16], die eine Unterscheidung zwischen Wachheit, Schläfrigkeit, leichten, mittleren und tiefen Schlaf- und Traum-Phasen erlaubt. Nach Einteilung der Schlafstadien durch Rechtschaffen und Kales (Tabelle 1) besteht der Schlaf junger, gesunder Erwachsener aus 4−5 Schlafzyklen mit je einer REM-Phase. Schlaftiefen von III und IV werden während des Nachtschlafes vielfach erreicht. Das 1. tiefste Schlafstadium liegt 20 min nach dem Einschlafen und wird für 15 min eingehalten. Gegen Morgen flacht der Schlaf ab; die REM-Phasen nehmen an Dauer zu.

Veränderungen dieses gesunden Schlafrhythmus finden sich mit zunehmendem Alter, unter psychischen und körperlichen Erkrankungen und nach Schlafentzug.

Unter den Umweltbedingungen einer Intensivstation mit entsprechenden Überwachungsmaßnahmen bleibt die Gesamtschlafdauer bei jungen, gesunden Erwachsenen unbeeinflußt. Die Schlafqualität zeigt nur geringe Verschiebungen. Das physiologische, zyklische Schlafmuster wird durch die Überwachungsmaßnahmen lediglich unterbrochen (Tabelle 2).

Übersicht zu den Beispielen

Beispiel 1:   Schlafveränderungen durch Umwelteinflüsse
Beispiel 2:   Schlafveränderungen durch Nachwirkungen von Narkose und Operation
Beispiel 3 (A, B):   Schlafveränderungen durch Nachwirkungen von Narkose und Operation
Beispiel 4 (A, B):   Schlafveränderungen durch Nachwirkungen von Narkose und Operation
                       im hohen Alter

Beispiel 1
Schlafveränderungen durch Umwelteinflüsse

Klinische Situation	Freiwillige Versuchsperson, 31 Jahre, m. Nachtschlaf auf einer Intensivstation mit routinemäßigen Überwachungsmaßnahmen. Schlafdauer: 370 min

Schlafstadienverteilung:

wach:	9,1 %
I:	9,8 %
II:	37,8 %
III:	6,8 %
IV:	12,2 %
REM:	24,3 %

Beurteilung	Die Schlafdauer liegt im Normbereich; die Schlafstadienverteilung entspricht dem physiologischen Muster. Überwachungsmaßnahmen wie Blutdruckmessung und andere Kontrollen führen zu Störungen oder Abflachung des Schlafes. Entsprechend sind Stadium I und Wachstadium vermehrt. REM-Schlaf und Tiefschlaf (Stadium IV) bleiben jedoch nahezu unverändert erhalten. Der Schlafzyklus ist weitgehend intakt. REM-Phasen sind – wie auch im ungestörten Schlaf – gegen Ende der Nacht verlängert; Tiefschlafphasen treten mit zunehmender Dauer des Schlafes kürzer und seltener auf. Die typischen 90-min-Zyklen des REM-Schlafes sind durch die störenden Überwachungsmaßnahmen verschoben. Der Proband ist am Ende der Nacht ausgeruht und ohne Beeinträchtigungen der Vigilanz erwacht.

Nach kurzen Operationen (unter 120 min) ist, unabhängig von der gewählten Narkoseart, bei jungen Erwachsenen in der ersten postoperativen Nacht die Gesamtschlafdauer verkürzt, die Schlafqualität hat bei Verlust der zyklischen Schlafabläufe stark abgenommen (Tabelle 2).

Beispiel 2
Schlafveränderungen durch Nachwirkungen von Narkose und Operation

Klinische Situation	Patient 35 Jahre, w. Vaginale Hysterektomie in Halothannarkose (Op.-Dauer 65 min). Nachtschlaf auf Intensivstation, routinemäßige Überwachungsmaßnahmen. Schlafdauer: 415 min

Schlafstadienverteilung:

wach:	15,3 %
I:	5,2 %
II:	68,7 %
III:	2,1 %
IV:	0,3 %
REM:	8,4 %

Beurteilung	Nach Operation und Narkose ist hier bei langer Dauer der Schlaf stark abgeflacht. REM-Phasen sind selten, Tiefschlafstadien sind kaum noch vorhanden. Dagegen hat das Schlafstadium II einen starken Zuwachs erfahren. Dies zeigt sich auch im Schlafprofil: Stadium II prägt den gesamten Nachtschlaf und wird nur durch kurze Vertiefungen jeweils nach 90 min unterbrochen. Gegen Ende der Nacht flacht der Schlaf ab; es treten als Zeichen für eine noch in Ansätzen erhaltene Schlafsteuerung REM-Phasen auf. Die Patientin gibt an, kaum geschlafen zu haben und fühlt sich müde.

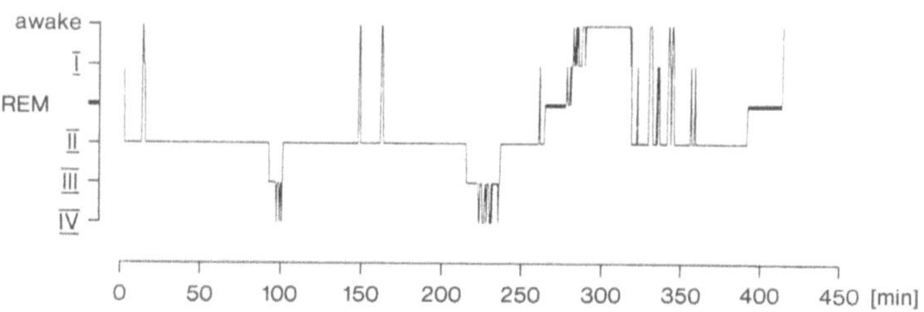

Beispiel 3 A, B
Schlafveränderungen durch Nachwirkungen von Narkose und Operation

Klinische Situation	2 Patienten, **A:** 30 Jahre, w., **B:** 24 Jahre, w. Hysterektomie in Halothan-Fentanyl-Anästhesie (Op.-Dauer 70/90 min). Nachtschlaf auf Intensivstation mit routinemäßigen Überwachungsmaßnahmen. Schlafdauer: **A** 480 min; **B** 485 min

Schlafverteilung:

A wach:	11,8 %	**B** wach:	24,9 %
I:	12,7 %	I:	8,2 %
II:	66,2 %	II:	62,0 %
III:	9,1 %	III:	5,0 %
IV:	0 %	IV:	0 %
REM:	0,3 %	REM:	0 %

Beurteilung	Beide Patientinnen weisen einen stark gestörten Nachtschlaf auf. Tiefschlaf- und REM-Phase sind nicht vorhanden, Schlafstadium II prägt das Bild. Während Patientin **A** noch häufiger Schlafvertiefungen mit Stadium III zeigt, sind bei Patientin **B** in stärkerem Maße Wachphasen vorhanden. Eine Schlafzyklik ist nicht mehr nachzuweisen. Beide Patientinnen geben an, nicht gut geschlafen zu haben; sie sind müde und dysphorisch.

Im Vergleich zu jungen Patienten bedingen bei geriatrischen Patienten Operationen gleicher Dauer eine stark verkürzte Gesamtschlafzeit. Bei wesentlicher Beeinträchtigung der Schlafqualität sowie Verlust der zyklischen Schlafabläufe erfolgt eine Auflösung des physiologischen Schlafes (Tabelle 2).

A

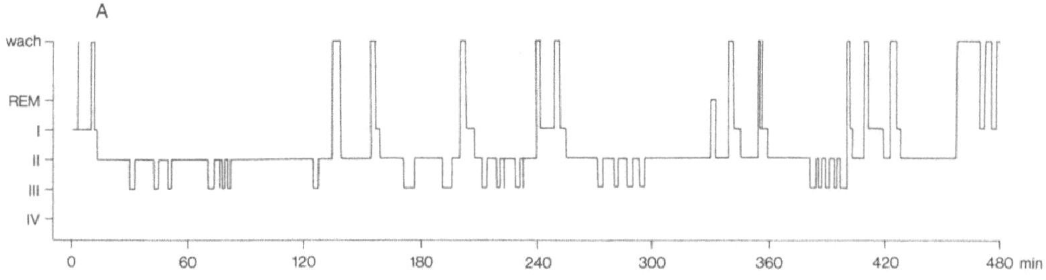

B

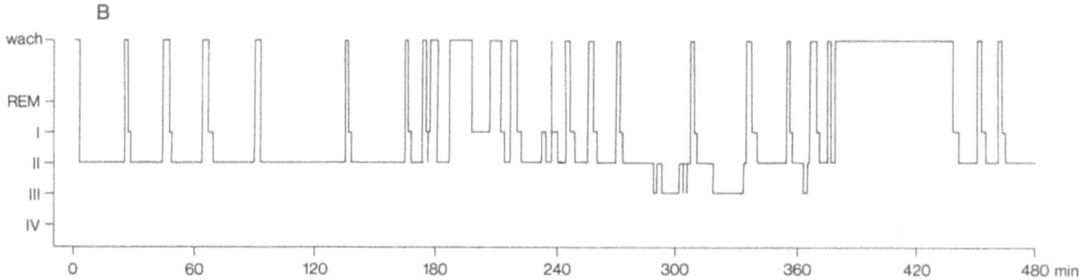

Beispiel 4 A, B
Schlafveränderungen durch Nachwirkungen von Narkose und Operation im hohen Alter

Klinische Situation	2 Patienten, **A:** 74 Jahre, w., **B:** 76 Jahre, w. Hysterektomie in Halothan-Fentanyl-Anästhesie (Op.-Dauer 65/80 min) Nachtschlaf auf Intensivstation mit routinemäßigen Überwachungsmaßnahmen.

Schlafdauer: **A** 460 min; **B** 245 min

Schlafstadienverteilung (auf 480 min berechnet):

A wach:	26,5 %	**B** wach:	55,8 %
I:	1,6 %	I:	0,8 %
II:	51 %	II:	42 %
III:	18,8 %	III:	0,4 %
IV:	0,2 %	IV:	0 %
REM:	2,1 %	REM:	0 %

Beurteilung	Bei beiden Patientinnen hat eine weitgehende Auflösung des Schlafmusters stattgefunden. Patientin **A** weist noch ähnliche Schlafmuster wie Patientin B aus Beispiel 3 auf. Patientin **B** zeigt lediglich Stadium II-Schlaf- und Wachphasen und hat damit einen qualitativ schlechteren Nachtschlaf. Alle Schlafstadien sind regellos über die Nacht verteilt. Beide Patientinnen geben an, nicht geschlafen zu haben und sind müde. Patientin **B** zeigt leichte Verwirrtheit.

Im einfachen Koma (nicht erweckbar bei erhaltenen vegetativen Funktionen) durch Schlafmittelintoxikation fanden Kubicki u. Freund [8] synchronisierte Tiefschlafphasen mit gleichzeitigem Verlust von REM-Schlaf. Sie interpretieren diesen Befund als residuale Schlafzyklik.
Bei Comavertiefung mit Zusammenbruch der vegetativen Funktion (Funktionsverlust der Raphekerne und der Loci coerulei) sistiert auch die Tiefschlafregulation.
Im posttraumatischen Coma sind ebenfalls Schlafmusterveränderungen vorhanden [17].

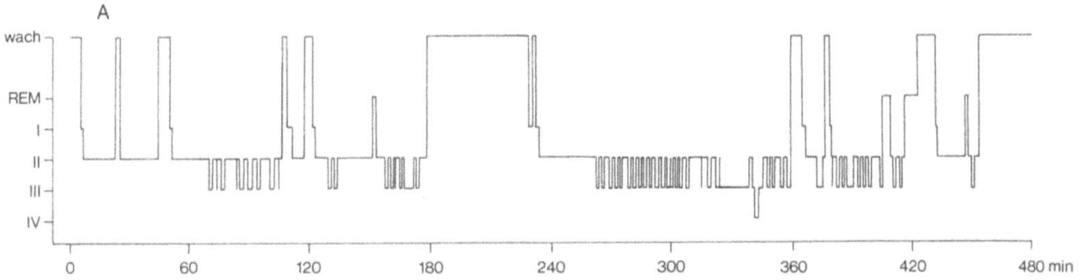
A
wach
REM
I
II
III
IV
0   60   120   180   240   300   360   420   480 min

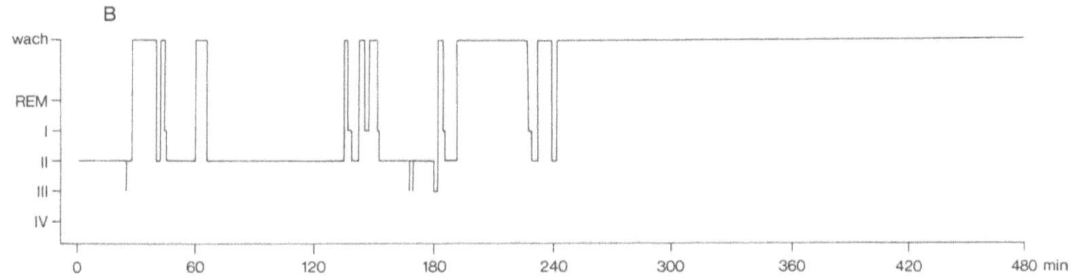
B
wach
REM
I
II
III
IV
0   60   120   180   240   300   360   420   480 min

Zitierte Literatur

1. Aschoff J (1970) Circadiane Periodik als Grundlage des Schlaf-Wach-Rhythmus. In: Baust W (Hrsg) Ermüdung, Schlaf und Traum. Fischer, Stuttgart S 59−98
2. Dement W, Kleitman N (1957) Cyclic variations in EEG during sleep and their relation to eye movements, body motility and dreaming. Electroencephalogr Clin Neurophysiol 9:673−690
3. Frank G, Halberg F, Harner R, Matthews J, Johnson E, Graven H, Andrus U (1966) Circadian periodicity, adrenal corticosteroids and the EEG of normal man. J Phsychiatr I Res 4:73−86
4. Gutjahr L, Künkel H, Machleidt W (1978) Jahresrhythmen der Häufigkeit elektroenzephalographischer Merkmale. Arzneim Forsch Drug Res 28 (II) 10 a:1857−1861
5. Harding GFA, Thompson CRS (1976) EEG-Rhythms and the internal milieu. In: Remond A (Hrsg) Handbook of electroencephalography and clinical neurophysiology, Bd 6. Elsevier, Amsterdam, S. 176−194
6. Heninger GR, McDonald RK, Goff WR, Sollberger A (1969) Diurnal variations in the cerebral evoked responses and EEG. Arch Neurol 21:330−337
7. Kleitman N (1973) The basic rest-activity-cycle in sleep and wakefulness. In: Jovanovic UJ (Hrsg) The nature of sleep. Fischer, Stuttgart, S 40−42
8. Kubicki S, Freund G (1980) Synchronisierte Tiefschlafphasen im Koma als Ausdruck einer residualen Schlafzyklik. In: Schiffer R (Hrsg) Zentral-vegetative Regulation und Syndrome. Springer, Berlin Heidelberg New York, S 118−124
9. Kugler J (1966, 1981) Elektroenzephalographie in Klinik und Praxis. Thieme, Stuttgart
10. Künkel H (1969) Die Periodik der paroxysmalen Dysrhythmie im Elektroencephalogramm. Thieme, Stuttgart
11. Langhorst P, Schulz G, Lambertz M, Krienke B (1980) Funktionelle Organisation eines gemeinsamen Hirnstammsystems für Kreislauf, Atmung und allgemeine Aktivitätssteuerung. In: Schiffer R (Hrsg) Zentral-vegetative Regulation und Syndrome. Springer, Berlin Heidelberg New York, S 39−45
12. Loomis AL, Harvey EN, Hobart CA (1938) III. Distribution of disturbance patterns in the human electroencephalogram with special reference to sleep. J Neurophysiol 1:413−417
13. Machleidt W (1975) Tagesrhythmik und periodische Komponenten der Zeitstruktur des Alpha- und Theta-Bandes im Ruhe-EEG. Inaugural Dissertation, Universität Berlin
14. Machleidt W (1980) Ultradiane Rhythmen im EEG. EEG EMG 11:148−154
15. Machleidt W (1980) Die Periodik zirkadianer und diurnaler Rhythmen im EEG. EEG EMG 11:155−161
16. Rechtschaffen A, Kales A (1968) A manual of standardized terminology, techniques and scoring system for sleep stages of human subjects. Neurological information network, Bethesda
17. Rossi F (1976) Sleep patterns in comatose states. In: Remond A (Hrsg) Handbook of electroencephalography and clinical neurophysiology, Bd 7. Elsevier, Amsterdam, S 79−87
18. Schweitzer D (1970) Beitrag zur quantitativen EEG-Analyse. Periodische Komponenten im Zeitablauf der Theta-Ausprägung. Inaugural Dissertation, Universität Berlin
19. Sternberg M (1970) Beitrag zur quantitativen EEG-Analyse. Periodische Komponenten im Zeitablauf der Beta-Ausprägung. Inaugural Dissertation, Universität Berlin
20. Sternberg P (1970) Beitrag zur quantitativen EEG-Analyse. Periodische Komponenten im Zeitablauf der Alpha-Ausprägung. Inaugural Dissertation, Universität Berlin
21. Wever RA (1985) Circadian aspects of sleep. In: Kubicki S, Herrmann K (Hrsg) Methods of sleep research. Fischer, Stuttgart, S 119−151
22. Zulley J, Campbell S (1986) Auch wer mittags schläft, sündigt nicht. MPG-Spiegel (Aktuelle Informationen für Mitarbeiter und Freunde der Max-Planck-Gesellschaft, Heft 6)

Literaturübersicht

Arfel G (1975) Introduction to clinical and EEG studies in coma. In: Harrer R, Naquet R (eds) Handbook of electroencephalography and clinical neurophysiology, vol 12. Elsevier, Amsterdam, S 5–23

Bennett DR, Hughes RG, Krein G, Merlis GK, Suter C (eds) (1976) Atlas of electroencephalography in coma and cerebral death. Raven, New York

Bickford RG, Butt HR (1955) Hepatic coma: The electroencephalographic pattern. J Clin Invest 34:790–799

Brenner RP (1985) The Electroencephalogram in altered stages of consciousness. Neurol Clin 3:615–631

Brierly JB, Graham DI, Adams JH et al. (1971) Neocortical death after cardiac arrest. Lancet 2:560–565

Britt CW (1981) Nontraumatic "specielle coma": Clinical, EEG and prognostic features. Neurology (NY) 31:393–397

Carroll WM, Mastaophia FL (1976) Alpha and beta coma in drug intoxication uncomplicated by cerebral hypoxia. Electroencephalogr Clin Neurophysiol 46:95–105

Chatrian GE, Shaw CM, Leffman H (1964) Significance of periodic lateralized epileptic form discharges in EEG. Electroencephalogr Clin Neurophysiol 15:177–193

Clarke GM (1985) Multiple system organ failure. Clinics Anaesthesiology 3/4:1027–1055

Foley JM, Watson CW, Adams RD (1950) Significance of the electroencephalographic changes in hepatic coma. Trans Am Neurol Assoc 75:161–164

Gastaut H, Tassinari CA (1975) Ictal discharges in different types of seizures. In: Gastaut H, Tassinari CA (eds) Handbook of electroencephalography and clinical neurophysiology, vol 13 A. Elsevier, Amsterdam

Grindal AB, Suter C, Martinez AJ (1977) Alpha-pattern coma: 24 cases with 9 survivors. Ann Neurol 1:371–377

Iragui VJ, McCutchen CB (1983) Physiologic and prognostic significance of "alpha coma". J Neurol Neurosurg Psychiatry 46:632–638

Jouvet M (1969) Coma and other disorders of consciousness. In: Vinken PJ, Brüyn GW (eds) Handbook of clinical neurology, vol 3. North Holland, Amsterdam, S 62–79

Karnaze DS, Bickford RG (1984) Triphasic waves: A reassessment of their significance. Electroencephalogr Clin Neurophysiol 57:193–198

Klem GH (1979) Some problems of bedside EEG recording. Am J Electroencephalogr Technol 19:19–29

Kuroiwa Y, Celesia GC (1980) Clinical significance of periodic EEG patterns. Arch Neurol 37:15–20

Lehmkuhl P, Lips U, Pichlmayr I (1985) Routinemäßige elektroenzephalographische Überwachung von Sedierungstiefe und zerebrale Funktion bei dauerbeatmeten Intensivpatienten. In: Rügheimer EL, Pasch T (Hrsg): Notwendiges und nützliches Messen in Anästhesie und Intensivmedizin. Springer, Berlin Heidelberg New York, S 518–519

Lersch DR, Kaplan AM (1984) Alpha-pattern coma in childhood and adolescence. Arch Neurol 41:68–70

MacGillivray BB (1976) The EEG in liver disease. In: Glaser GH (ed) Handbook of Electroencephalography and clinical neurophysiology, vol 15 C. Elsevier, Amsterdam

Montoya ML, Hill G (1968) EEG recording in intensive care units. Am J EEG Technol 8:85–95

Oliver S (1976) Artefacts in EEG recordings in intensive care units. Spike and wave 18:1–18

Pfurtscheller G (1985) Messung der Komatiefe. In: Rügheimer E, Pasch T (Hrsg) Notwendiges und nützliches Messen in Anästhesie und Intensivmedizin. Springer, Berlin Heidelberg New York, S 51–61

Plum F, Posner JD (1980) The diagnosis of stupor and coma, 3rd edn. Davis, Philadelphia, PA

Prior PF (1979) Monitoring in the intensive care unit. In: Prior PF (Hrsg) Monitoring cerebral function. Elsevier/North-Holland, Amsterdam New York Oxford, S 165–204

Schoeppner H, Rolf L, Hoke M (1985) Komaprognose durch Kombination elektrophysiologischer und biochemischer Meßmethoden. In: Rügheimer E, Pasch T (Hrsg)

Notwendiges und nützliches Messen in Anästhesie und Intensivmedizin. Springer, Berlin Heidelberg New York, S 513−515

Silverman D (1963) Retrospective study of the EEG in coma. Electroencephalogr Clin Neurophysiol 15:486−503

Westmoreland BF, Klass DW, Sharbrough FW et al. (1975) Alphacoma: Electroencephalographic, clinical, pathologic and etiologic correlations. Arch Neurol 32:713−718

IV. Korrelation von EEG-Veränderungen mit der klinischen Beurteilung des Intensivpatienten anhand eines Score-Systems

EEG-Befunde als Spiegel der cerebralen Funktion werden sowohl unspezifisch durch Änderungen des Allgemeinzustandes als auch spezifisch durch cerebral angreifende Therapiekonzepte oder Erkrankungen mit cerebraler Depression in Art und Ausmaß geprägt. Für die EEG-Verlaufsbeurteilung während der Intensivbehandlungen ist es deshalb besonders wichtig, die Ursachen möglicher EEG-Veränderungen zu differenzieren.

Im folgenden werden Bewertungskriterien für die Festlegung des Allgemeinzustandes und dessen Korrelation mit EEG-Veränderungen vorgestellt:

Um ein einheitliches und vergleichbares Maß für die Änderungen des Allgemeinzustandes bei Intensivpatienten zu schaffen, wurde am eigenen Krankengut ein Scoresystem entwickelt – HIS (Hannover-Intensiv-Score) [5, 6] –, welches in einfacher Weise die Bestimmung des aktuellen Allgemeinzustandes aufgrund der Funktionsbeurteilung wesentlicher Organsysteme ermöglicht (Tabelle 1). HIS erwies sich in Langzeitstudien als einfach anwendbar (AZ ist aus der Tageskurve des Patienten innerhalb von 5 min zu ermitteln) und aussagefähig. Mit bekannten – aufwendigeren – Scoresystemen (APACHE, TISS) bestand eine gute Übereinstimmung [1–4].

HIS wird aus der Funktionsbeurteilung von Gehirn,. Herz/Kreislauf, Gastrointestinaltrakt, Leber, Niere und Immunologischem System gewonnen (Tabelle 1). Jedem der Organsysteme werden je nach Funktionseinschränkung bis zu 3 Risikopunkte zugeordnet. Spezielle Komplikationen werden mit Extrapunkten bewertet. Es resultiert eine maximal mögliche Punktzahl von 32. Steigende Punktzahlen und Letalität korrelieren (Abb. 1). Anhand regelmäßig erhobener Punktesummen nach HIS sind Allgemeinveränderungen von Intensivpatienten in ihrer Dynamik erfaßbar und beurteilbar. Patienten mit Sepsis haben z. B. schon während des gesamten Verlaufes signifikant höhere Punktzahlen als solche mit kardiovaskulären Störungen (Abb. 2).

Die Anwendung von HIS erlaubt eine praktikable zuverlässige Bestimmung des aktuellen Allgemeinzustandes, eine Beurteilung des Gesamtverlaufes, der Effektivität von angewandten Therapieregimen und der Prognose sowie auch eine Aussage über den zu veranschlagenden pflegerischen Aufwand bei Intensivpatienten (Pflege – Zeitaufwand bei HIS < 13P = 655,6 + 134 min, HIS > 13P = 854,5 + 76,9 min).

Veränderungen im Allgemeinzustand beeinflussen die elektrische Leistung des Gehirns. Bei Verschlechterung des Allgemeinzustandes bzw. mit Zunahme der HIS-Punkte nimmt die cerebrale Gesamtleistung ab. Bei Betrachtung der 4 Frequenzbänder (Delta, Theta, Alpha, Beta) im EEG korreliert ein HIS-

HIS

Organ-Funktionen	Punkte 0	1	2	3	Zusatz + 1	Summe
Hirn-Funktion						
ZNS	Bewußtseins-klar Gezielte Reaktion auf Anruf	Gezielte Schmerzabwehr Ungezielte Reaktionen auf Anruf	Ungezielte Schmerzabwehr	Keine Schmerz-reaktion Weite, licht-starre Pupillen	Streckkrämpfe Zerebrale Krämpfe Zentrale Regula-tionsstörungen Babinski +	
Glasgow-Coma-Scale	13–15	7–12	4–6	< 3		
Herz-Kreislauf-Funktion						
Schockindex	≤ 0,85	0,86–0,99	1,0–1,2	> 1,2	Reanimation	
Herzfrequenz (f/min)	70–110	111–140	141–180	> 180 < 40	Dopamin > 200 mg/Tag Weitere Katecholamine	
Herzrhythmus					VES, SVES Vorhof-dysrhythmien Antiarrhythmika	
Lungen-Funktion						
Atmung	Spontan ∅ Atemhilfe	Kontrollierte Beatmung Spontanatmung mit Atemhilfe	Augment. Ventilation IRV		Pneumothorax Thoraxdrainage	
PEEP/CPAP		Bis 10 cm H_2O	Über 10 cm H_2O			
FiO_2	0,21	≤ 0,4	< 0,6	> 0,6		
Magen-Darm-, Leber-, Pankreas-Funktion						
Darmfunktion	Normal	Subileus	Ileus	Operation wegen Ileus Gastroinstestinale Blutung	Anastomosen-insuffizienz Platzbauch	
Leberfunktion	Normal	OT, PT > 200 U Bilirubin α-Amylase >500 U	OT, PT > 1000 U Manifeste Zirrhose Ikterus			
Quick (%)		< 50	< 20		Verbrauchs-koagulopathie	
PTT. (s)		> 60				
AT III (%)		< 70			Gerinnungs-faktorengabe	
Blutzucker (mmol/l)					< 2,0 > 30,0	
Nieren-Funktion						
Kreat.-Clear. (ml/min)	≥ 100	≥ 50	< 50	Dialyse		
Serumkreatinin (µmol/l)	< 200	< 400	< 700	> 700		
Serumharnstoff (mmol/l)	3,3–6,7	> 6,7		Urämie		
Urinmenge		Diuretikagabe	Oligurie Polyurie	Anurie	Makrohämaturie	
Serum-K^+ (mval/l)				> 6		
Immunologische Funktion						
Temperatur (°C)	36,5–38,5	38,5–38,9 33,9–36,4	39,0–40,9 < 34,0	> 41	Positive Blutkultur	
Leukozyten/mm²	3000–14900	15000–19900	20000–29900 < 3000	> 30000		
Thrombozyten/mm²					< 120000	

Tabelle 1

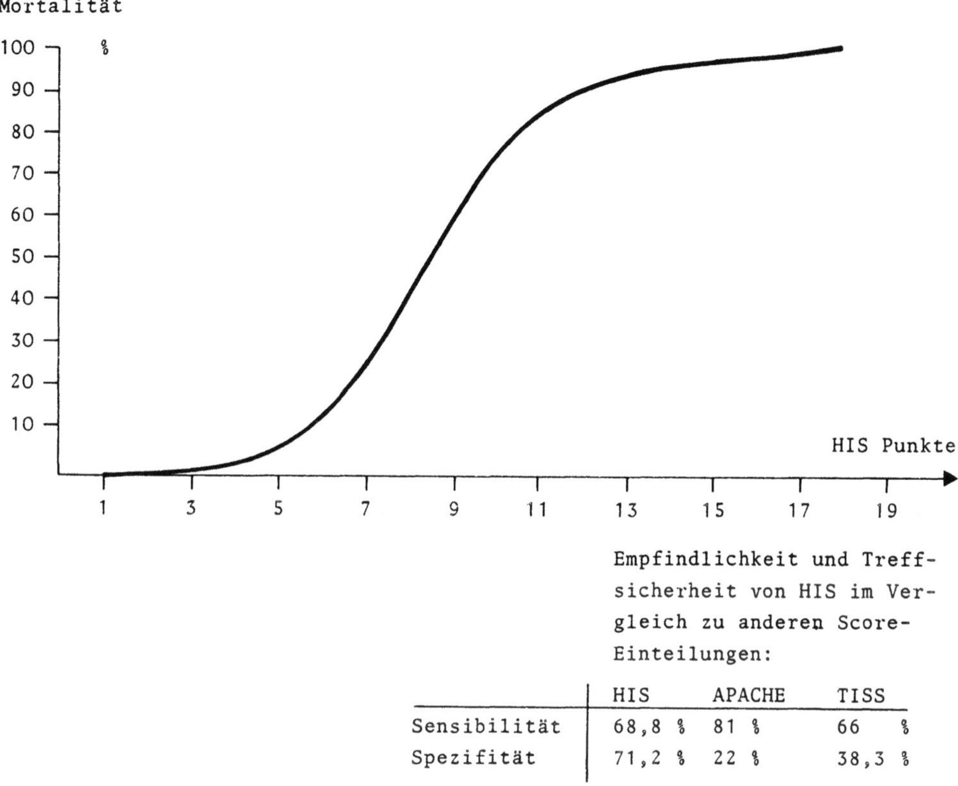

	HIS	APACHE	TISS
Sensibilität	68,8 %	81 %	66 %
Spezifität	71,2 %	22 %	38,3 %

Abb. 1. Prognostische Aussagemöglichkeiten aus der Bewertung des Allgemeinzustandes nach HIS (n = 220)

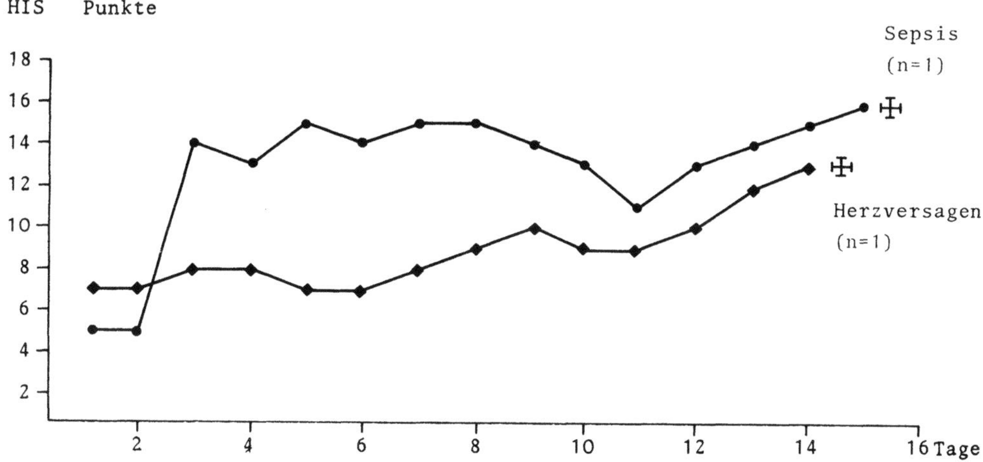

Abb. 2. Typisches Verhalten des nach HIS gewerteten Allgemeinzustandes unter Sepsis bzw. Herzinsuffizienz

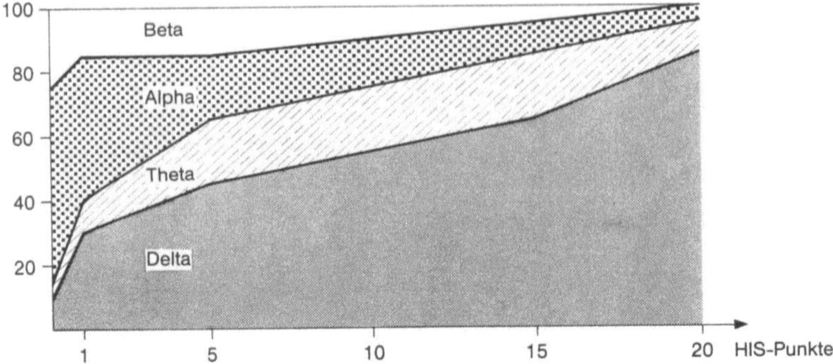

Abb. 3. Korrelation zwischen Parametern der Hirnfunktion und dem nach HIS gewerteten Allgemeinzustand

Punktzuwachs mit einem Abfall der relativen und absoluten Ausprägung in den schnellen Frequenzbereichen (Alpha, Beta) und einem Anstieg in den langsamen Frequenzbändern (Delta, Theta) (s. Abb. 3). Bei Berücksichtigung dieser Wechselwirkung können weitere Beeinflussungen des EEG-Verlaufes durch direkte oder indirekte cerebrale Störungen sowie durch therapeutische cerebrale Einflüsse erfaßt und beurteilt werden.

Literaturübersicht

1. Keene RA, Cullen DJ (1983) Therapeutic intervention scoring system: Update Crit Care Med 11:1−3
2. Knaus WA, Zimmermann JE, Wagner DP, Draper EA, Lawrence DE (1981) APACHE − acute physiology and chronic health evaluation: a physiologically based classification system. Crit Care Med 9:591−597
3. Knaus WA, Draper EA, Wagner DP, Zimmermann JE (1985) APACHE II: A severity of disease classification system. Crit Care Med 13:818−830
4. Le Gall JR, Loirat P, Alperovitch A et al. (1984) A simplified acute physiology score for ICU patients. Crit Care Med 12:975−977
5. Lehmkuhl P, Lips U, Pichlmayr I (1985) EEG-Parameter in der Überwachung beatmeter Intensivpatienten unter verschiedenen Sedierungsstrategien. Anasth Intensivther Notfallmed 20:6−11
6. Lehmkuhl P, Lips U, Pichlmayr I (1986) Der Hannover Intensiv-Score (HIS) als neues Klassifikationssystem zur Verlaufskontrolle und Prognosestellung bei Intensivpatienten. Med Klin 81 (7):235−240

B. EEG-Veränderungen durch cerebral wirksame therapeutische Maßnahmen

I. Medikamentöse Sedierung

Längerfristige Beatmungsbehandlungen, die infolge allgemeiner oder operationsspezifischer Komplikationen mit pulmonaler Auswirkung durchgeführt werden, erfordern häufig eine medikamentöse Sedierung des Patienten. Dabei sind den Vorteilen einer längerfristigen Sedierung große Nachteile zugeordnet. Erwünschte Wirkungen sind die Ausschaltung des bewußten Erlebens der vital bedrohlichen Situation, die schnellere und bessere Anpassung an die Beatmung und die Vermeidung eines übergroßen Sauerstoffverbrauchs bei mangelnder Synchronisierung mit dem Respirator. Zu den negativen Auswirkungen zählen ungenügende Steuerbarkeit mit im Einzelfall schwer kalkulierbarer Sedierungstiefe, direkte oder indirekte Beeinflussungen der parenchymatösen Stoffwechselorgane mit klinisch nachweisbaren Belastungsschäden, mögliche langanhaltende Arzneimittelüberhänge, psychomotorische Durchgangssyndrome nach Absetzen der Therapie sowie weit in die Rekonvaleszenz reichende psychische Veränderungen mit Störungen cirkadianer Rhythmen.

Das Ziel einer gut gesteuerten Dauersedierung wäre eine mäßige Dämpfung der zentralen Funktionen während des gesamten Beatmungszeitraumes. Durch gezielte EEG-Überwachung und -steuerung kann eine gewünschte Sedierungstiefe eingestellt werden. Hierbei zeigt die Verschiebung der cerebralen Grundaktivität vom Alpha- in den Theta-Bereich die beabsichtigte Wirkung. In vitalen Gefährdungsphasen bewirkt eine gezielte Vertiefung in ein Narkosestadium eine entsprechende Frequenzverschiebung in den Delta-Bereich mit gleichzeitiger zentraler Energieeinsparung. Nach Absetzen der Therapie ist die Zeitspanne bis zur Wiedererlangung des Bewußtseins und der Alpha-Frequenz kurz. Idealerweise sollten die Einflüsse der Sedierungstherapie auf die Hirnfunktion klar erkennbar sein und nicht mit sonstigen krankheitsbedingten Veränderungen der elektrischen Hirnaktivität interferieren.

Im Prinzip können zur Sedierung bei Intensivpatienten sehr viele hypnotisch-sedativ wirkende barbiturathaltige oder barbituratfreie Substanzen (z.B. Thiopental, Etomidat, Ketamin u.a.) Psychopharmaka der Benzodiazepinreihe (z.B. Valium, Dormicum, Rohypnol), Neuroleptika (z.B. Droperidol, Haloperidol, Atosil) oder für kürzere Zeiträume auch Inhalationsnarkotika verwendet werden. Darüber hinaus ist die Kombination mit Analgetika indiziert, wenn eine erhebliche Schmerzkomponente durch das lokale Krankheitsgeschehen besteht.

In EEG-Langzeitstudien wurde im eigenen Krankengut untersucht, welche Sedierungsformen dem oben beschriebenen Ideal nahekommen.

Übersicht zu den Beispielen

Medikamentöse Sedierung

1. Thiopental
    Beispiel 1:   Dauersedierung mit Thiopental.
    Beispiel 2:   Thiopental zur Hirnprotektion.
2. Etomidat
    Beispiel 3:   Dauersedierung mit Etomidat.
    Beispiel 4:   Darstellung verschiedener Sedierungsstadien im Behandlungsverlauf.
                4a: Flaches Sedierungsstadium zu Behandlungsbeginn.
                4b: Ausschleichen der Sedierung.
                4c: Medikamentüberhang nach Langzeitsedierung.
    Beispiel 5:   Diagnose einer cerebralen Mangelsituation (Hypoxie) unter Dauersedierung
                mit Etomidat.
3. Sonstige Pharmaka
    Beispiel 6:   Diazepam – Langzeitsedierung.
    Beispiel 7:   Diazepameffekte im EEG bei cerebraler Gesamtaffektion.
    Beispiel 8:   Nachweis einer cerebralen Hypoxie unter Dauersedierung mit Diazepam.
    Beispiel 9:   Midazolamsedierung (gut gesteuert).
    Beispiel 10:   Midazolamsedierung (zu tief).
    Beispiel 11:   Langzeitsedierung mit DHB.
    Beispiel 12:   Ketanest-Midazolam-Dauersedierung.

1. Thiopental

Die Thiopentalsedierung als Beispiel für den Einsatz eines Barbiturats erwies
sich auch im Gebrauch durch geschultes Intensivpersonal als ungünstig. Die
pharmakologischen Wirkungen von Barbituraten im EEG sind eine primäre
Aktivierung aller Frequenzbereiche mit nachfolgender Dominanz des Theta-/
Delta-Bandes bei weiterer Vertiefung der Sedierung. Kumulative Wirkungen
bedingen eine cerebrale Depression mit Burst-Suppression Phasen und flachen
Strecken. Nach Absetzen des Medikamentes verschiebt sich die dominante Frequenz wieder in den Alpha/Beta-Bereich. Als Nachwirkung einer Barbituratsedierung wird eine über Tage anhaltende Beta-Aktivität im EEG sichtbar. In
eigenen klinischen Studien konnte die angestrebte leichte Sedierungstiefe auch
unter täglicher EEG-Kontrolle selten eingehalten werden; zumeist trat schon
nach kurzen Intervallen eine Kumulation mit tiefen Narkosestadien ein, die
einerseits zu laborchemisch nachweisbaren Störungen der Leber- und Nierenfunktion führte, andererseits Einflüsse des Krankheitsverlaufes (z.B. einer Sepsis) auf die Gehirnfunktion im EEG nicht mehr erkennen ließ. Nach mehrwö-
chiger Sedierung mußten Durchgangssyndrome über mehrere Tage einkalku-
liert werden. Psychische Auswirkungen und soziale Wiedereingliederungs-
schwierigkeiten in der Rekonvaleszenz waren beträchtlich.

Beispiel 1
Dauersedierung mit Thiopental

Klinische Situation	Patient 69 Jahre, w. (E. K.). Zustand nach abdomino-perinealer Rektumexstirpation. Postoperativ pulmonale Insuffizienz und kontrollierte Beatmung. Die Patientin ist erweckbar. Nach 20 Tagen tritt durch Kumulation eine ungewollte Sedierungsvertiefung mit Bewußtlosigkeit ein.
EEG-Befunde	EEG am 3. 6.: Überwiegen der Frequenzen aus dem Theta-Bereich mit einigen Alpha- und Beta-Einstreuungen. EEG am 7. 6. und 11. 6.: Leichte Amplitudenzunahme im Theta-Bereich und Abbau der Beta-Anteile. Der Alpha-Anteil ist gleichbleibend. EEG am 22. 6.: Abbau der Alpha- und teilweise auch der Theta-Anteile. Überwiegen langsamer, niederamplitudiger Wellen.
Beurteilung	Zunächst kann bei gleichbleibender Thiopentalinfusion ein mittleres Sedierungsstadium unverändert eingehalten werden. Leichte Vigilanzschwankungen sind am wechselnden Alpha- und Theta-Anteil erkenntlich. Nach 20 Tagen tritt bei gleichbleibender Thiopentaldosierung eine Kumulation des Barbiturats ein. Die langsamen Wellen aus dem Delta-Bereich überwiegen. Beta-Wellen — als substanzspezifische EEG-Erscheinung — treten nur zu Beginn der Sedierung auf. Sie verschwinden mit weiterer Thiopentalgabe, wogegen die Theta-Wellen als Zeichen eines mittleren Sedierungsstadiums an Amplitude gewinnen.
Therapie	Intensivbehandlung mit kontrollierter Beatmung, Antibiotika. Spezifische Therapie: Sedierung mit Thiopental 2,5 mg/ kg KG/h.
Verlauf	Nach Feststellung der Barbituratkumulation durch die EEG-Kontrolle, Reduzierung der Thiopentalzufuhr. Im weiteren Verlauf — mit Rückbildung der pulmonalen Symptomatik — ausschleichende Sedierung, Extubation. Verlegung auf die Normalstation.
Ableitung	C_3-P_3; Spektrale Frequenzanalyse; Reg. Geschw.: 30 mm/s; ZK: 0,3 s; Filter: 70 Hz; Verst.: 50 µV/7 mm.

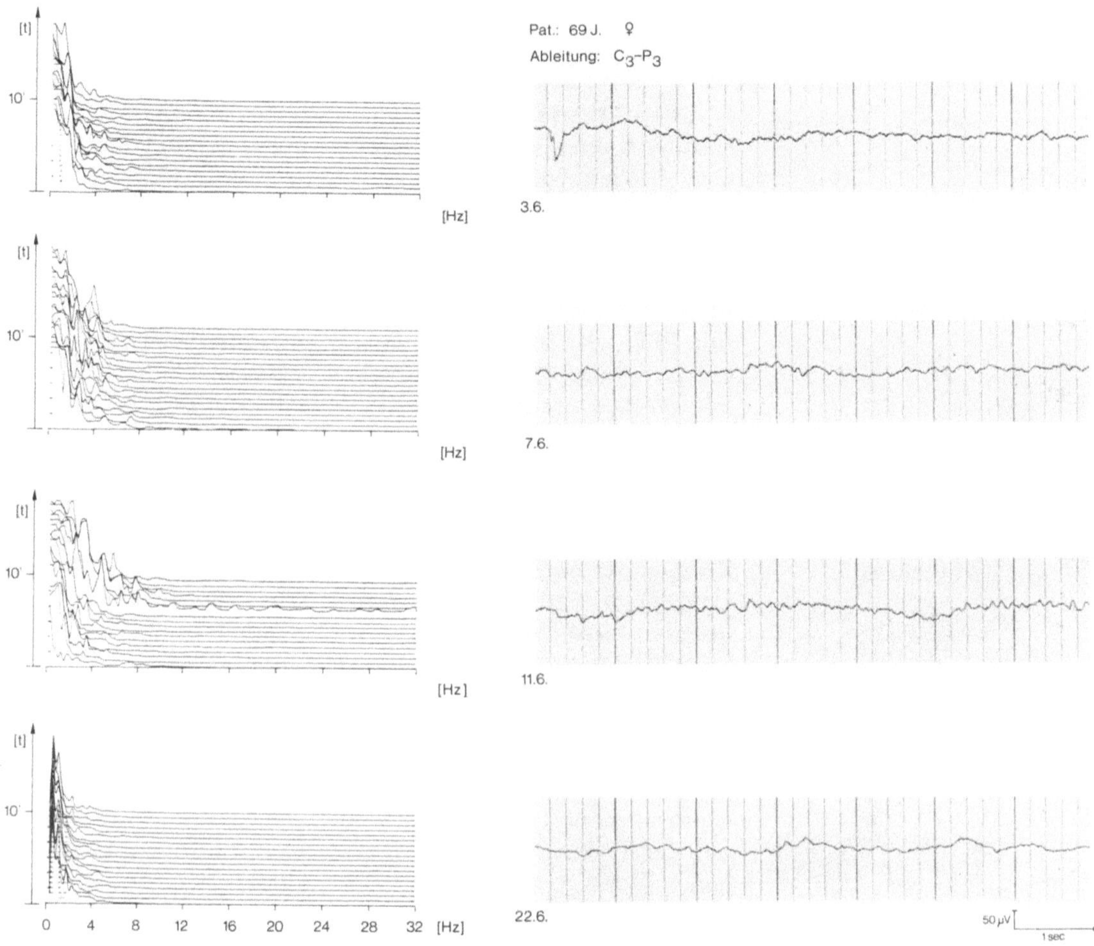
[t]
10'
[Hz]
[t]
10'
[Hz]
[t]
10'
[Hz]
[t]
10'
0   4   8   12   16   20   24   28   32   [Hz]
Pat.: 69 J.   ♀
Ableitung: C₃–P₃
3.6.
7.6.
11.6.
22.6.
50 µV
1 sec

Beispiel 2
Thiopental zur Sedierung unter dem Gesichtspunkt der Hirnprotektion

Klinische Situation	Patient 47 Jahre, m. (A. B.). Zustand nach abdomino-perinealer Rektumexstirpation mit intraoperativem Herzinfarkt durch Blutungsschock.
EEG-Befunde	EEG am Aufnahmetag: Unregelmäßiges EEG mit vermehrter Beta-Aktivität (15−18 Hz; 20 µV) und ebenfalls vermehrt vorhandenen Theta-Wellen (4−5 Hz; 70 µV). EEG 36 Stunden nach Therapiebeginn: Burst-suppression EEG. Die Bursts bestehen aus schnellen, hochamplitudigen Alpha- und Theta-Wellen. Vereinzelt sind noch Beta-Wellen unterlagert. Die Suppressionsphasen halten ca. 2 s an. EEG unter ausschleichender Therapie: Theta/Delta-Aktivität. Die Delta-Wellen treten gruppiert im Sinne einer Dysrhythmie auf.
Beurteilung	Zeichen der beginnenden Thiopentalmedikation im Ausgangs-EEG sind die Beta-Wellen. Die langsamen Frequenzen sind Ausdruck des vorliegenden posthypoxischen Koma nach ausgedehntem Herzinfarkt. Nach 36 h zeigt sich ein Kumulationseffekt, der durch das festgelegte Thiopentalinfusionsschema bedingt ist. Auch nach Absetzen der Medikation ist das EEG im Sinne einer mittleren bis schweren Allgemeinveränderung geprägt, wobei cerebrale Nachwirkungen der Hypoxie und der Sedierung nicht mehr unterschieden werden können. Das vorliegende Beispiel verdeutlicht die ungünstigen cerebralen Auswirkungen eines starren Medikationsschemas zur Hirnprotektion. Bei gleichmäßiger Thiopentalzufuhr geht durch Kumulation die zunächst leichte Allgemeinveränderung in eine schwere Allgemeinveränderung mit wechselnden Komatiefen über.
Therapie	Intensivbehandlung mit kontrollierter Beatmung. Spezifische Therapie: Hirnprotektion durch Stoffwechselsenkung mit Thiopental 2,5 mg/kg KG/h.
Ableitungen	F_{p1}-F_3; F_3-C_3; C_3P_3; P_3-O_1; F_{p1}-F_4; F_4-C_4; C_4-P_4; P_4-O_1; Reg. Geschw.: 30 mm/s; ZK: 0,3 s; Filter: 70 Hz; Verst.: 50 µV/7 mm.

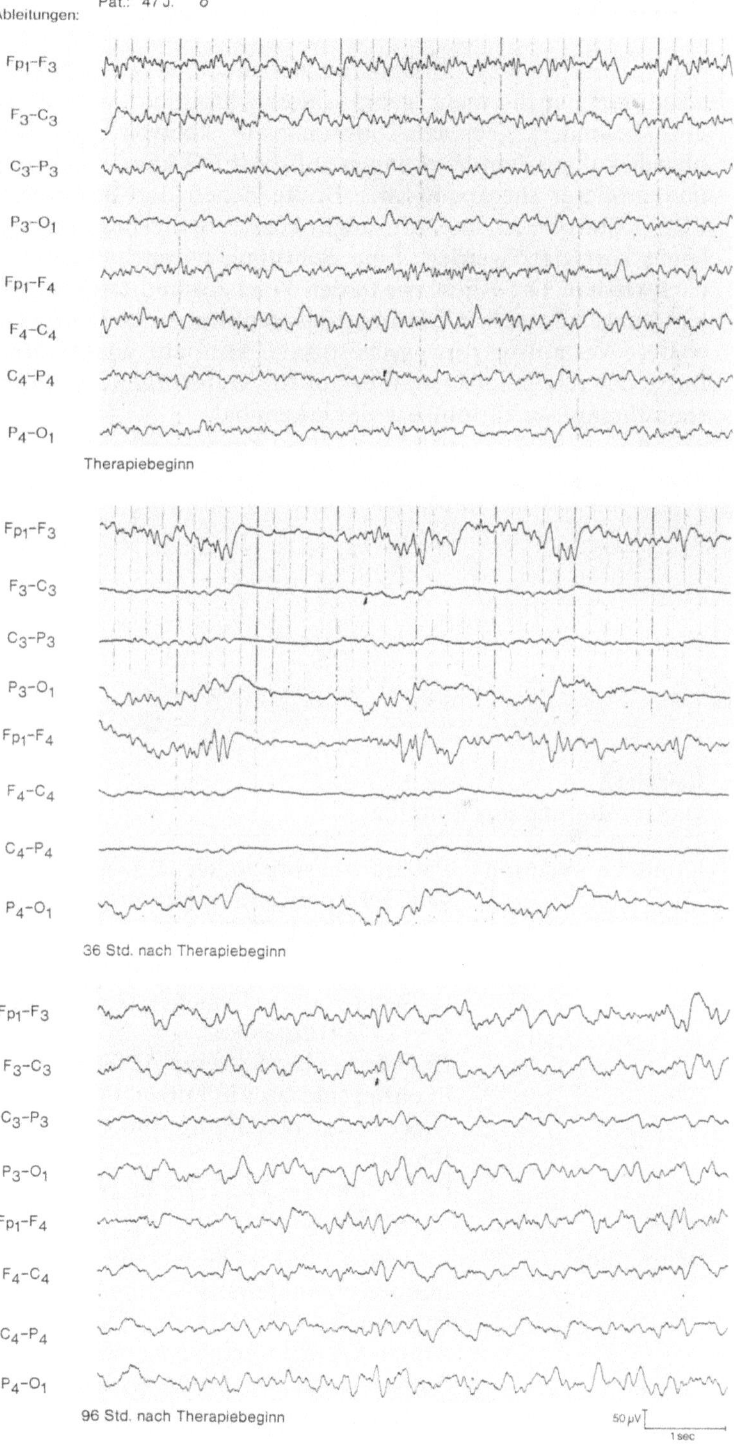

Pat.: 47 J. ♂
Ableitungen:
Fp1-F3
F3-C3
C3-P3
P3-O1
Fp1-F4
F4-C4
C4-P4
P4-O1
Therapiebeginn
Fp1-F3
F3-C3
C3-P3
P3-O1
Fp1-F4
F4-C4
C4-P4
P4-O1
36 Std. nach Therapiebeginn
Fp1-F3
F3-C3
C3-P3
P3-O1
Fp1-F4
F4-C4
C4-P4
P4-O1
96 Std. nach Therapiebeginn
50 μV
1 sec

2. Etomidat

Das inzwischen wegen möglicher Nebenwirkungen (NN-Insuffizienz) zur Dauersedierung nicht mehr gebräuchliche Etomidat war als reines Hypnotikum eine besonders geeignete Substanz zur kontrollierten Dauersedierung. Die pharmakologischen Wirkungen auf das EEG ähneln bei besserer Steuerbarkeit und größerer therapeutischer Breite denen der Barbiturate. Unter täglicher EEG-Kontrolle konnte die angesteuerte Sedierungstiefe gut eingestellt bzw. leicht korrigiert werden. Eine Belastung parenchymatöser Organe war nicht nachweisbar. Die Rückkehr in den Wachzustand erfolgte auch nach langen Behandlungen schnell mit Durchgangssymptomen von nur wenigen Stunden. Der weitere Verlauf war in psychosozialer Hinsicht unauffällig. Schädigende Einflüsse des Krankheitsverlaufes auf die Gehirnfunktion waren unter der Sedierungstherapie mit Etomidat klar erkennbar.

Beispiel 3
Dauersedierung mit Etomidat

Klinische Situation	Patient 14 Jahre, w. (K. L.). Zustand nach Operation wegen Darmperforation mit ausgedehnter Peritonitis. 7tägige kontrollierte Beatmung.
EEG-Befunde	EEG am 27. 10.: Unregelmäßiges EEG mit hohem Theta/Delta-Anteil. Daneben sind Alpha-Frequenzen von 8–12 Hz vorhanden. EEG am 1. 11.: Extreme Abflachung, die langsamen Frequenzen sind bis auf einige 5 Hz-Wellen abgebaut. Überwiegen von niederamplitudigen Wellen aus dem Beta-Bereich. EEG am 3. 11.: Theta-Wellen, Beta-Anteile von 20–22 Hz.
Beurteilung	Im ersten EEG ist bereits ein ideales Sedierungsstadium mit den charakteristischen hochamplitudigen Theta-Wellen von 3–4 Hz erreicht. Die gleichmäßig bestehende Alpha-Aktivität zeigt eine noch gut erhaltene cerebrale Funktion an. Bei Reduzierung der Etomidatdosierung kommt es zu einer streßbedingten EEG-Abflachung. Beta-Aktivität überwiegt. Niederamplitudige Theta-Wellen

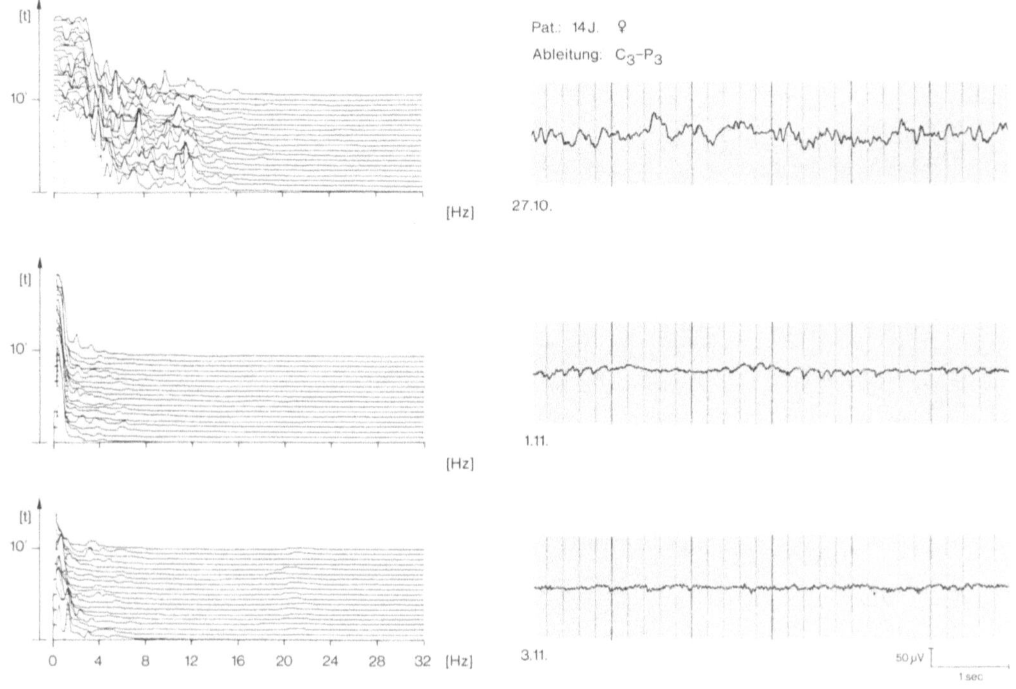

stellen Residuen der Etomidatwirkung dar. Nach Beendigung der Sedierung nimmt die Amplitude der Beta-Aktivität zu. Sie kann reaktiv nach Sedierung erhöht sein oder eine Streßsituation wiedergeben. Die noch vorhandenen langsamen EEG-Frequenzen können sowohl Restsymptom der Medikation als auch altersspezifisch sein. In der spektralen Frequenzanalyse mit CSA sind Beta-Frequenzen mit geringen Amplituden nur schlecht zu erkennen, während die Veränderungen unter optimaler Sedierung (schlafender, erweckbarer Patient) recht gut wiedergegeben werden.

Therapie
Intensivbehandlung mit kontrollierter Beatmung. Antibiotische Therapie.
Spezifische Therapie: Sedierung mit Etomidat 0,8 mg/ kg KG/h.

Verlauf
Die Patientin wird 3 Tage nach der letzten EEG-Ableitung auf die Normalstation verlegt.

Ableitung
C_3-P_3;
Spektrale Frequenzanalyse;
Reg. Geschw.: 30 mm/s; ZK: 0,3 s; Filter: 70 Hz;
Verst.: 50 µV/7 mm.

Beispiel 4 a — c. Darstellung verschiedener Sedierungsstadien während eines langen Intensivverlaufes unter Dauersedierung mit Etomidat.

Beispiel 4 a
Einstellung der Sedierungstherapie zu Behandlungsbeginn

Klinische Situation	Patient 22 Jahre, w. (S. L.). Zustand nach Kaiserschnittentbindung mit folgender Sepsis, ARDS und differenzierte Beatmungsbehandlung.
EEG-Befunde	EEG am 2. 8.: Alpha (10 − 12 Hz) Grundaktivität. EEG am 13. 8.: Überwiegen von Theta-Wellen niedriger Amplitude bei Rarefizierung und deutlicher Abflachung der Alpha-Aktivität. EEG am 16. 8.: Erneuter Aufbau höheramplitudiger Alpha-/Theta-Wellen. Überlagerung schneller Alpha- und Beta-Wellen. Seitendifferenz mit rechtsseitiger Frequenz- und Amplitudenreduktion.
Beurteilung	Zu Beginn der Etomidattherapie liegt ein flaches Sedierungsstadium vor. Die kontinuierliche Etomidatzufuhr hat nach 11 Tagen zur Kumulation mit einer unerwünscht tiefen Sedierung geführt, die durch die EEG-Kontrolle erkannt wird. Die Umstellung auf eine geringere Dosierung führt wieder in das angestrebte flachere Sedierungsstadium zurück. Zusätzlich zur Beurteilung der Sedierungseinstellung werden durch routinemäßige EEG-Kontrollen − wie auch hier − Seitendifferenzen, die auf fokale Hypoxien hindeuten können, für die Beurteilung zugänglich.
Therapie	Intensivbehandlung mit kontrollierter Beatmung und aufwendigen sonstigen Maßnahmen. Spezifische Therapie: Etomidatsedierung 0,8 mg/kg KG/h.
Verlauf	Intensivverlauf mit pulmonalen und kardiovaskulären Komplikationen.
Ableitungen	C_3-P_3; C_4-P_4; Reg. Geschw.: 30 mm/s; ZK: 0,3 s; Filter: 70 Hz; Verst.: 50 µV/7 mm.

Pat.: 22 J.   ♀
Ableitung: C_3-P_3 , C_4-P_4

2.8

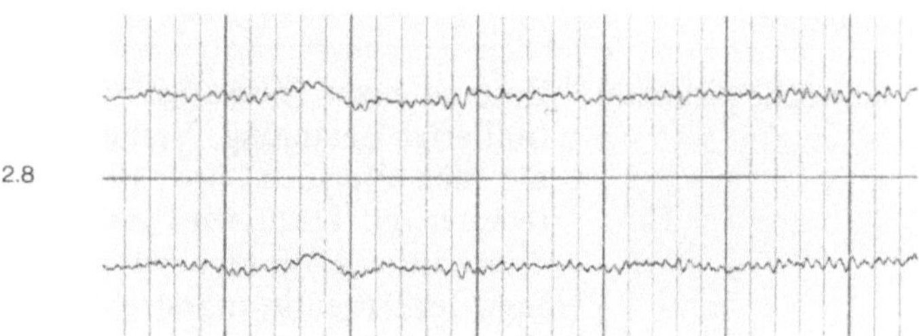

13.8.

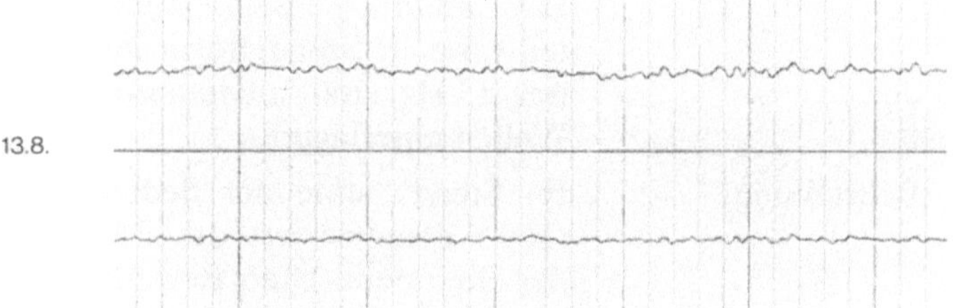

16.8.

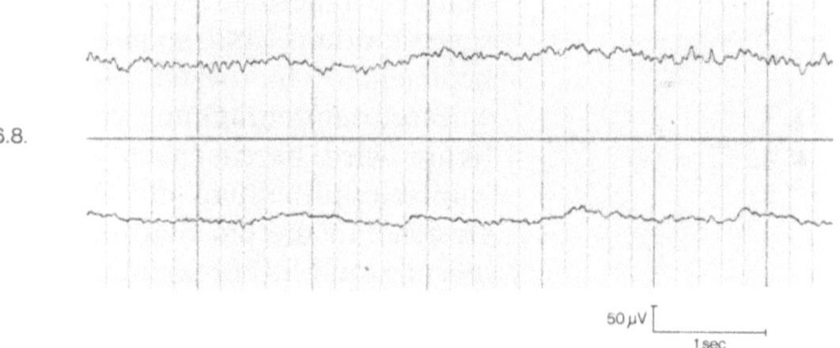

Beispiel 4 b
Ausschleichen der Sedierungsbehandlung bei Verbesserung der pulmonalen Situation

Klinische Situation	Zustand nach 1monatiger Intensivbehandlung mit kontrollierter Beatmung, Verbesserung der Lungenfunktion, die den Versuch einer Entwöhnung vom Respirator rechtfertigt. Dazu wird ein sehr flaches Sedierungsstadium durch Etomidat mit minimaler Bewußtseinsdämpfung der Patientin angestrebt.
EEG-Befunde	EEG am 1. 9.: Unregelmäßiges EEG mit Alpha/Beta- und Theta-Anteilen. Den überwiegend vorhandenen Theta-Wellen sind schnelle Frequenzen aufgelagert. EEG am 10. 9.: Beta-Grundaktivität. Den überwiegend, teilweise in Spindelform vorliegenden Beta-Frequenzen um 13 Hz sind niederamplitudige Alpha- und Theta-Wellen unterlagert.
Beurteilung	Im Steady state der Sedierungstherapie mit Etomidat (1. 9.) demonstriert das EEG das angestrebte Stadium der therapeutischen Bewußtseinsdämpfung. Durch exogene Reize läßt sich der hier vorherrschende kontinuierliche Theta-Rhythmus durchbrechen; dies wird im EEG durch Aufwachreaktionen mit schnelleren Frequenzen sichtbar. Innerhalb eines solchen „angestrebten" Sedierungsstadiums sind spontane Vigilanzschwankungen zu beobachten. In diesem Beispiel liegt eine leichte Bewußtseinseinschränkung vor. Nach Reduktion des Sedativum wird bereits nach kurzer Zeit zunehmende Bewußtseinsaufhellung mit Alpha- und Beta-Vermehrung erreicht. In diesem Stadium einer ausschleichenden Sedierung sind Streßreaktionen, die sich durch Überwiegen von Beta-Aktivität im EEG zeigen, nicht immer zu vermeiden. Eine solche Situation liegt in diesem Patientenbeispiel am 10. 9. vor und ist in der EEG-Ableitung festgehalten. Die frühzeitige Diagnose ist aus dem EEG-Befund möglich, ehe andere klinische Zeichen — wie z. B. kardiovaskuläre Reaktionen — auftreten. Dadurch ist die Möglichkeit gegeben, bei Bedarf wieder ein tieferes Sedierungsstadium einzustellen, um so möglichen Auswirkungen dieser Krankheitssituation, wie Streßulcera im Magen-Darm-Trakt, vorzubeugen.

Pat.: 22J. ♀

Ableitung: C_3-P_3 , C_4-P_4

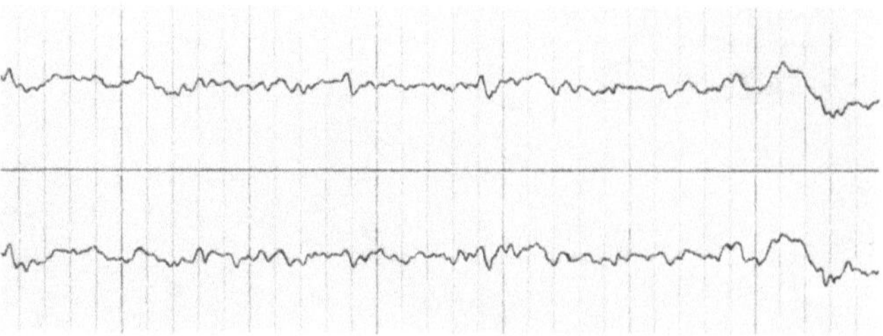

1.9.

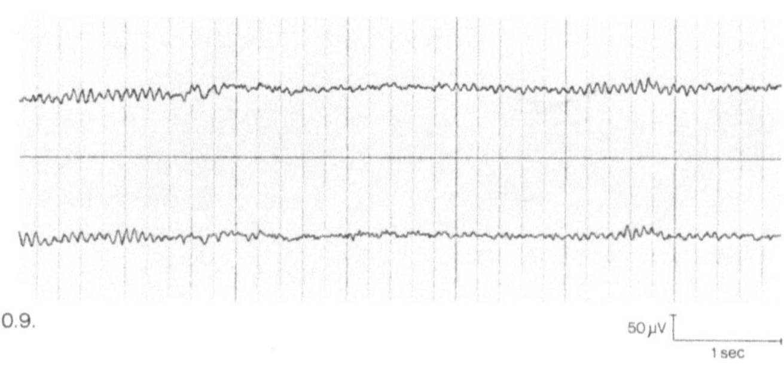

10.9.   50 µV

                                              1 sec

Therapie	Intensivbehandlung mit kontrollierter Beatmung. Jetzt: Einstellung einer niedrigen Medikamentdosierung zur Bewußtseinsdämpfung bei angestrebtem Übergang von der kontrollierten zur assistierten Beatmung und zur langsamen Übernahme der Eigenatmung. Spezifische Therapie: Etomidatsedierung 0,8 mg/kg KG/h − Etomidat 0,4 mg/kg KG/h.
Verlauf	Weiterhin komplizierter Intensivbehandlungsverlauf.
Ableitungen	C_3-P_3; C_4-P_4; Reg. Geschw.: 30 mm/s; ZK: 0,3 s; Filter: 70 Hz; Verst.: 50 µV/7 mm.

Beispiel 4 c
Restauswirkung eines schweren Intensivverlaufs mit Langzeitsedierung auf die cerebrale Funktion

Klinische Situation	Zustand nach postpartaler Sepsis mit schwerem und komplikationsreichem Intensivverlauf (ARDS; Lungenfibrose, starke Einschränkungen von Leber- und Nierenfunktion). Während des Beatmungszeitraumes von über 100 Tagen wurde 50 Tage eine Sedierung mit Etomidat durchgeführt. EEG-Kontrolle 30 Tage nach Absetzen der Sedierung bei der Entlassung zur Rehabilitation.
EEG-Befund	Alpha-Dominanz (10 Hz) in den zentralen und occipitalen Ableitungen. Frontal, nach occipital ausstrahlend, überwiegt Beta-Aktivität um $25-30$ Hz mit niedriger Amplitude.
Beurteilung	Nach langdauernder Intensivtherapie sind noch über einen längeren Zeitraum im EEG Veränderungen nachweisbar, die auf Störeinflüsse der cerebralen Funktion durch die Behandlung mit gleichzeitiger Nachwirkung der verwendeten Pharmaka — damit auch der Langzeitsedierung — zurückzuführen sind. Möglicherweise liegen als Nachwirkung der schweren Krankheit auch Störungen vigilanzregulierender Mechanismen vor, die zu einer Einstreuung von langsameren und schnelleren Frequenzen in das wiedererlangte Alpha-EEG führen, und die noch in die Rekonvaleszenz reichende Schlafstörungen und Konzentrationsschwächen der Patientin erklären würden.
Therapie	Zum Zeitpunkt der EEG-Ableitung keine Therapie. Spezifische Therapie: Letzte Sedativagabe 30 Tage vor der EEG-Ableitung.
Verlauf	Entlassung zur Rehabilitation. Danach vollständige gesundheitliche und soziale Wiedereingliederung.
Ableitung	F_{p1}-F_3; F_3-C_3; C_3-P_3; P_3-O_1; F_{p1}-F_4; F_4-C_4; C_4-P_4; P_4-O_1; Reg. Gesch.: 30 mm/s; ZK: 0,3 s; Filter: 70 Hz; Verst.: 50 µV/7 mm.

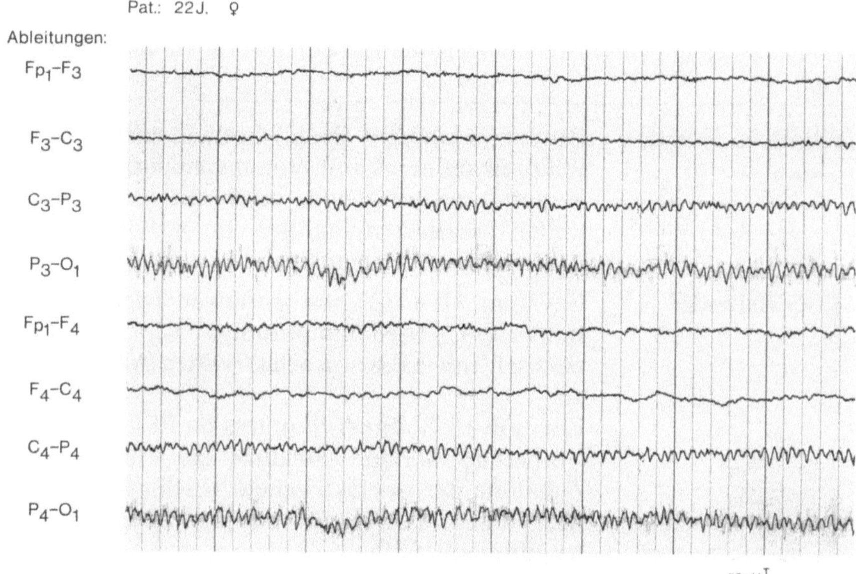
Pat.: 22 J. ♀
Ableitungen:
Fp1–F3
F3–C3
C3–P3
P3–O1
Fp1–F4
F4–C4
C4–P4
P4–O1
50 µV
1 sec

Beispiel 5
Diagnose einer cerebralen Mangelsituation durch Hypoxie unter Langzeitsedierung

Klinische Situation	Patient 64 Jahre, w. (H. E.) Zustand nach Operation eines Rektumkarzinoms mit Volumenmangelschock und wiederholter ungenügender cerebraler Blutversorgung mit weiten lichtstarren Pupillen. Im postoperativen Verlauf Auftreten einer Pneumonie.
EEG-Befunde	EEG am 11. 8. (3. postoperativer Tag); Burst-Suppression EEG. Niederamplitudige Alpha/Theta-Aktivität wechselt mit nahezu isoelektrischen Abschnitten von 3 s ab.
	EEG am 15. 8.: Burst-Suppression EEG. Gegenüber dem Vorbefund weitere Abnahme der Gesamtaktivität mit Zunahme der isoelektrischen Abschnitte (6 s Dauer) sowie kurzen (1 s) niederfrequenten Bursts mit niedriger Amplitude.
	EEG am 19. 8.: Alpha/Theta-EEG niedriger Amplitude (20 µV). Vereinzelt Beta (20−25 Hz).
Beurteilung	Die EEG-Registrierung am 11. 8. zeigt ein sehr tiefes Sedierungsstadium an, das bei dieser Patientin zur Hirnprotektion nach intraoperativer Hypoxie angestrebt wird. Im Steady state der tiefen cerebralen Dämpfung ist eine erneute − jetzt pulmonal bedingte − Hypoxie im EEG vom 15. 8. an der weiteren cerebralen Leistungsabnahme mit längeren isoelektrischen Strecken und seltenen kurzfristigen, nur niederamplitudigen Bursts erkennbar. Nach Wiederherstellung einer ausreichenden Lungenfunktion und bei gleichzeitiger Beendigung der Sedierung zeigt das 4 Tage später registrierte EEG die cerebrale Erholung. Die noch bestehende leichte Allgemeinveränderung im EEG ist Ausdruck einer geringen Störung der cerebralen Funktion, die sich klinisch in einem Verwirrtheitszustand äußert.
Therapie	Intensivbehandlung mit kontrollierter Beatmung. Spezifische Therapie: Behebung der cerebralen Hypoxie durch Veränderung der Beatmungsparameter. Etomidat-Sedierung 0,8 mg/kg KG/h.
Verlauf	Verlegung zur Rehabilitation.
Ableitungen	C_3-P_3; C_4-P_4; Reg. Geschw.: 30 mm/s; ZK: 0,3 s; Filter: 70 Hz; Verst.: 50 µV/7 mm.

Pat.: 64 J.   ♀
Ableitung: C_3-P_3 , C_4-P_4

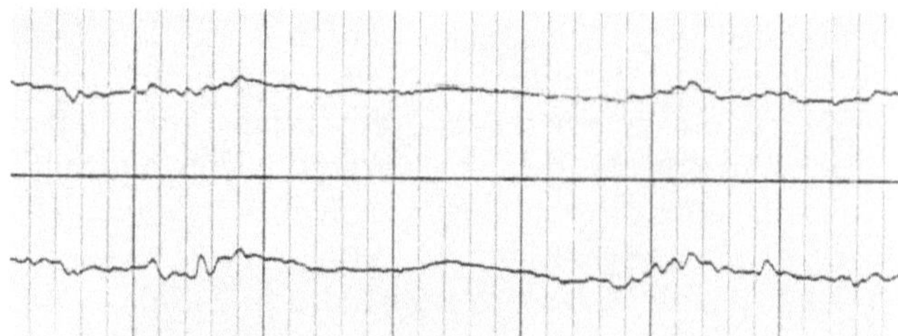

11.8.

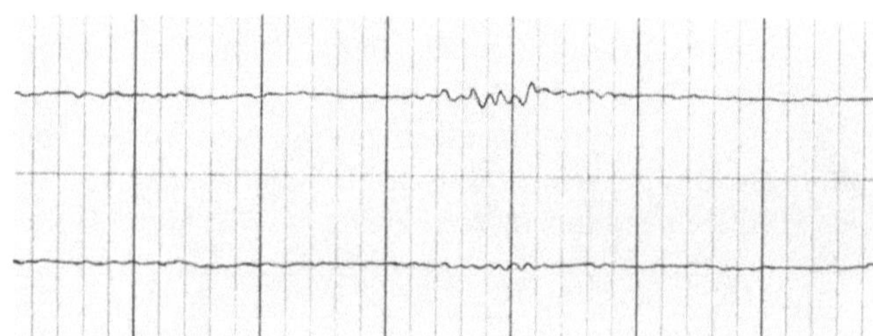

15.8.

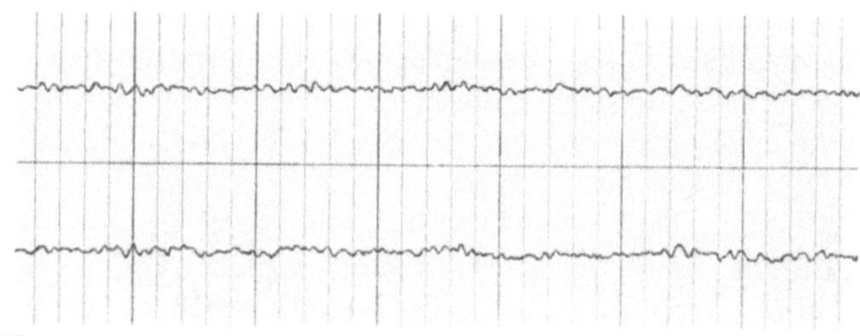

19.8.

3. Sonstige Pharmaka

Unter den Psychopharmaka werden Benzodiazepine häufig zur Sedierung von Intensivpatienten eingesetzt. Ihre pharmakologische Wirkungsweise auf das EEG besteht in einer Beta-Aktivierung sowie bei zunehmender Sedierung in einer Vermehrung des Theta-Anteiles. Bei Kumulation der Substanz wird die Grundfrequenz durch langsame Wellen aus dem Theta- bzw. Delta-Bereich geprägt. Neben psychischer Sedierung mit Müdigkeit und Schlafinduktion durch Wirkungen auf den Cortex wird die zusätzliche subkortikale Beeinflussung mit Dämpfung etwaiger zentraler Übererregungserscheinungen besonders geschätzt.

In der klinischen Anwendung zeigen sich wechselnde Behandlungsergebnisse mit sehr befriedigenden Behandlungsverläufen, d.h. guter Steuerbarkeit, schneller Erholung und leichter Rekonvaleszenz einerseits, in Einzelfällen aber auch stärkste Adaptationsschwierigkeiten an den Respirator unter Diazepamtherapie allein. Hier ist der zusätzliche Einsatz von Relaxantien unerläßlich.

Häufig werden zur Sedierung wiederholte Bolusgaben eingesetzt. Hierbei ist eine Kumulation der Substanz besonders zu beachten. Unter längerer Diazepamtherapie werden durch Gewöhnungseffekte Dosissteigerungen erforderlich. Im eigenen Krankengut führten nach klinischen Gesichtspunkten verabreichte Bolusinjektionen von Diazepam zu durchschnittlichen Tagesdosen von 40 mg. Maximalwerte lagen bei 120 mg/Tag. Unter klinischer Anwendung wird die als substanzspezifisch beschriebene Aktivierung des Beta-Bereiches nur unter leichten Sedierungsstadien wie z.B. zum Behandlungsbeginn (1. und 2. Tag) sowie nach Absetzen der Therapie beobachtet. Unter dem klinischen Vollbild der tiefen Sedierung überwiegt Delta/Theta-Aktivität (relative Ausprägung Delta 20–60%; Theta 25–40%) bei niedrigem Alpha-Anteil (3–10%). In dieser Sedierungsphase repräsentiert eine mittlere Alpha-Frequenz von 11–12 Hz die benzodiazepinspezifische EEG-Beeinflussung.

Beispiel 6
Beispiel einer Diazepamlangzeitsedierung

Klinische Situation	Patient 59 Jahre, w. (E. M.). Zustand nach abdomino-perinealer Rektumexstirpation bei ausgedehntem Karzinombefund. Intraoperativ starke Blutungen mit Schocksymptomatik. Postoperativ ARDS mit Lungenfibrose.
EEG-Befunde	EEG am 18. 10. (unmittelbar postoperativ): Unregelmäßiges EEG mit hohem Theta/Alpha-Anteil, niedriger Amplitude und geringer Beta-Aktivität. EEG am 12. 11. (unter Diazepamsedierung): Deutliche EEG-Abflachung. Überwiegende Beta-Aktivität. Vereinzelte Theta-Wellen (auf Kanal C_4-P_4 Bewegungsartefakt). EEG am 3. 12. (7 Tage nach Beendigung der Sedierungstherapie): Überwiegen von Beta-Wellen, mit leicht ange-

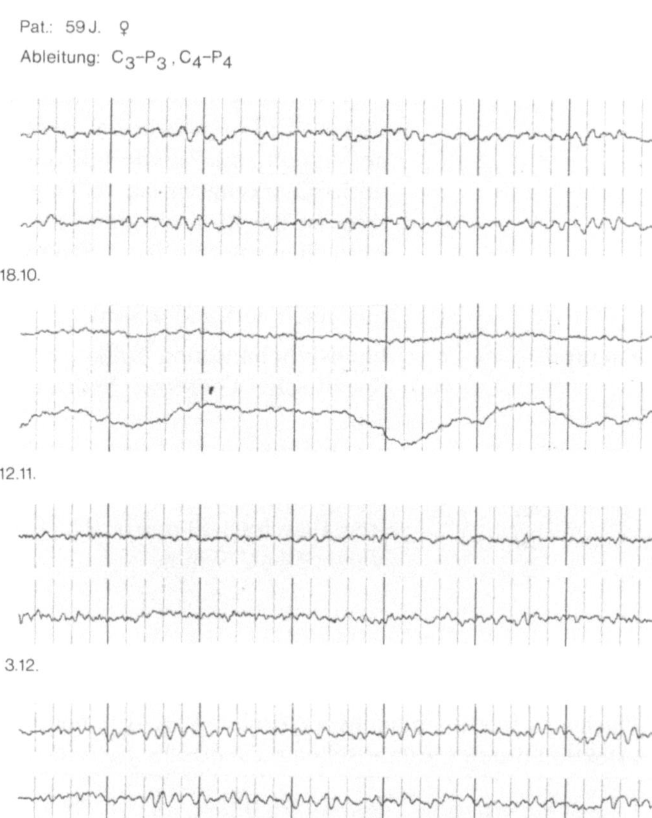

stiegener Amplitude, Überlagerung von langsameren Wellen aus dem Alpha/Theta-Bereich.
EEG am 12. 12. (16 Tage nach Beendigung der Sedierungsbehandlung): Alpha-EEG mit noch deutlich vorhandenen Beta-Anteilen, Amplitudenzunahme.

Beurteilung

Trotz intraoperativer Blutdruckkrisen zeigt das unmittelbar postoperativ registrierte EEG lediglich durch die Niederspannung die Nachwirkung der intraoperativen cerebralen Mangelversorgung. Theta-Frequenzen und Beta-Aktivität sind auf die Restwirkung der Narkotika zurückzuführen. Der hohe Alpha-Anteil entspricht einer schnellen cerebralen Erholung von den Gesamtbelastungen der Operation. Die niedrig dosierte Diazepammedikation zur Dauersedierung senkt weiterhin die Amplitude und führt zu medikamentspezifischem Beta-Aufkommen. Eine Reduktion hätte diskutiert werden können, da die vereinzelten Theta-Wellen unter der Bezodiazepinmedikation für ein unerwünscht tiefes Sedierungsstadium sprechen. 7 Tage nach Beendigung der Therapie ist noch ein deutlicher Überhang der Benzodiazepinmedikation im EEG nachweisbar, wobei die klinisch zunehmende Vigilanz am Wiederauftreten der Alpha-Wellen auch im EEG erkennbar ist. 16 Tage nach Absetzen der Sedierung ist bei klinisch guter cerebraler Erholung das EEG weitgehend normalisiert. Reste von Beta-Aktivität zeigen jedoch, daß spezifische Nachwirkungen des Benzodiazepins noch vorhanden sind.

Therapie	Intensivbehandlung mit kontrollierter Beatmung. Spezifische Therapie: Sedierung mit Diazepam 30 mg/ Tag.
Verlauf	Die Patientin wird auf die Normalstation verlegt.
Ableitungen	C_3-P_3; C_4-P_4; Reg. Geschw.: 30 mm/s; ZK: 0,3 s; Filter: 70 Hz; Verst.: 50 µV/7 mm.

Beispiel 7

Nachweis medikamentenspezifischer EEG-Elemente unter cerebraler Gesamtaffektion durch traumatische und septische Einwirkungen

Klinische Situation	Patient 16 Jahre, m. (T. W.). Zustand nach Polytrauma mit SHT III°; Sepsis. Langzeitsedierung mit Diazepam.
EEG-Befund	(10 Tage nach dem Unfall): Delta/Theta-Aktivität mit in über die gesamte Konvexität verteilten niederamplitudigen Beta-Wellen. Puls- und Schwitzartefakte stören das Bild.
Beurteilung	Bei stark eingeschränkter cerebraler Funktion durch ein Schädel-Hirn-Trauma 3. Grades und die komplizierende septische Affektion überwiegen im EEG langsame Frequenzen, die die cerebrale Dämpfung anzeigen. Die Beta-Aktivität ist der pharmakologische Effekt der Diazepamsedierung.
Therapie	Intensivbehandlung mit kontrollierter Beatmung. Spezifische Therapie: Diazepam-Sedierung 60 mg/Tag, Corticoide.
Verlauf	Zögernde Bewußtseinsaufhellung. Entlassung zur Rehabilitation mit Restdefekt.
Ableitungen	F_{p1}-F_3; F_3-C_3; C_3-P_3; P_3-O_1; F_{p1}-F_4; F_4-C_4; C_4-P_4; P_4-O_1; Reg. Geschw.: 30 mm/s; ZK: 0,3 s; Filter: 70 Hz; Verst.: 50 µV/7 mm.

Pat.: 16 J.   ♂

Ableitungen:

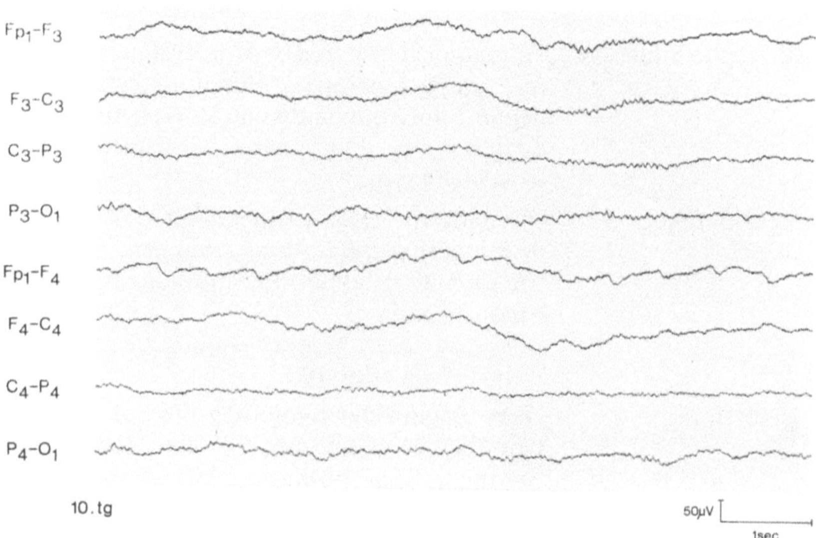

Beispiel 8

Beispiel der EEG-Symptome einer cerebralen Hypoxie unter Diazepamsedierung

Klinische Situation	Patient 66 Jahre, m. (H. H.). Zustand nach Hemicolektomie, im postoperativen Verlauf Ateminsuffizienz, mit erneuter Intubation und kontrollierter Beatmung. Unter der Sedierung mit Diazepam im Rahmen eines ARDS hypoxische Phasen.
EEG-Befunde	EEG am 27. 1.: Delta/Theta-Aktivität niedriger Amplitude mit geringen Beta-Einstreuungen. EEG am 29. 1.: Beta-EEG mit hohem Anteil langsamerer Frequenzen. EEG am 3. 2.: Starke Amplitudenreduktion. Geringe Delta/Theta-Aktivität.
Beurteilung	Nach Beginn der Sedierungstherapie mit 60 mg Diazepam/Tag zeigt sich im EEG am Überwiegen langsamer Frequenzen bei geringem Vorhandensein pharmakaspezifischer Beta-Wellen eine zu starke Bewußtseinsdämpfung. Zwei Tage später ist die Sedierung noch tief, aber im steady state. Die für die gewählte Pharmakagruppe charakteristischen Beta-Wellen stehen im Vordergrund, der hohe Anteil langsamer Wellen zeigt die immer noch bestehende Überdosierung an. Unter Hypoxie durch pulmonales Versagen signalisiert das EEG durch die Frequenz- und Amplitudenabnahme den cerebralen Sauerstoffmangel.
Therapie	Intensivtherapie mit kontrollierter Beatmung. Spezifische Therapie: Diazepamsedierung 60 mg/Tag.
Verlauf	Der Patient stirbt am Lungenfunktionsversagen bei ARDS.
Ableitungen	C_3-P_3; C_4-P_4; Reg. Geschw.: 30 mm/s; ZK: 0,3 s; Filter: 70 Hz; Verst.: 50 µV/7 mm.

Pat.: 66J.   ♂

Ableitung: C_3–P_3 , C_4–P_4

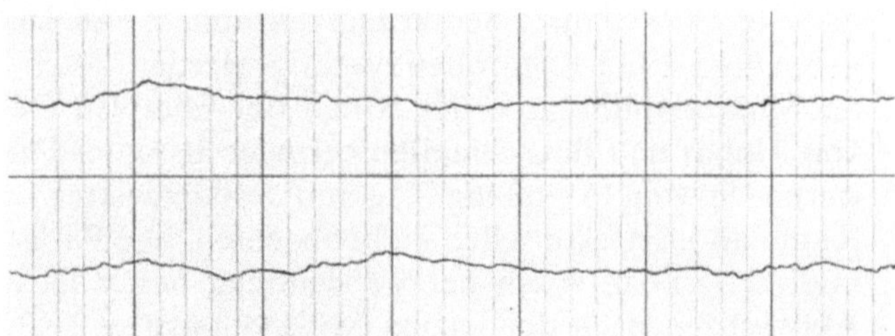

27.1.

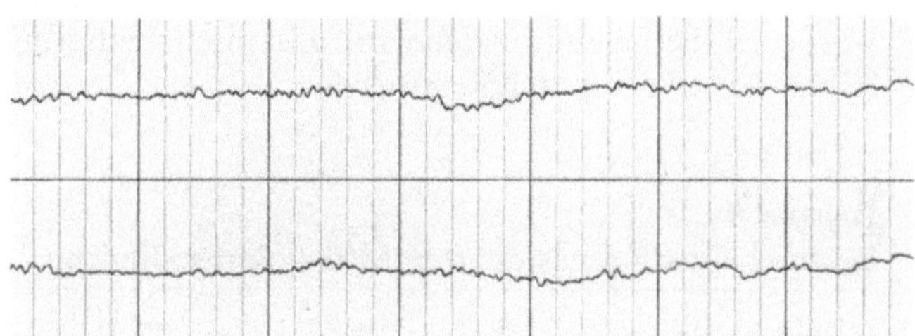

29.1.

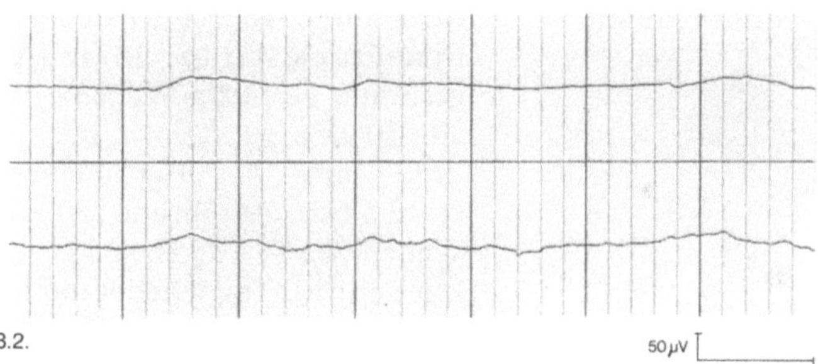

3.2.

Midazolam (Dormicum) ist ein kurzwirksames Benzodiazepin, das gegenüber Diazepam den Vorteil besserer Steuerbarkeit hat. Im eigenen Krankengut (n = 30; 53 ± 7 Jahre; Sedierungszeitraum $2-14$ Tage) konnte dies anhand regelmäßiger EEG-Kontrollen bestätigt werden. Auch bei tiefer Sedierung ist unter Midazolamtherapie der Anteil der relativen Delta-Ausprägung zugunsten von Alpha- und Beta-Anteilen geringer als unter Diazepam. Bei mittleren Dosierungen von $15-60$ mg/Tag mit Spitzenwerten von $150-160$ mg/Tag sind Kumulationseffekte selten zu beobachten. Die Patienten sind durch äußere Stimuli erweckbar. Auch bei Verwendung hoher Dosierungen überschreitet die Aufwachzeit nach der letzten Midazolamgabe $2-3$ h nicht. Das Ausmaß des relativen Alpha-Anteils kann unter Midazolamsedierung als prognostischer Hinweis für die allgemeine Entwicklung des Krankheitsverlaufes herangezogen werden. Überlebende zeigen im gesamten Sedierungszeitraum einen höheren Alpha-Anteil als später Verstorbene.

Beispiel 9
Beispiel einer gut gesteuerten Midazolamsedierung

Klinische Situation	Patient 19 Jahre, m. (S. R.). Zustand nach Schädel-Hirn-Trauma II°, Lungenkontusion.
EEG-Befunde	EEG am 1. Tag: Über den gesamten Ableitungen Beta-Frequenzen von $15-18$ Hz (Amplitude $15-25$ µV), eingestreute Delta-Wellen ($1,5-3$ Hz; Amplitude $20-30$ µV). EEG am 4. Tag: Überwiegend Delta-Aktivität ($1-2,5$ Hz; Amplitude $30-60$ µV), überlagerte Beta-Wellen von $15-25$ Hz. EEG am 12. Tag: Niederamplitudiges EEG mit überwiegenden Alpha- ($9,5-10,5$ Hz) und Beta-Frequenzen ($13-15$ Hz).
Beurteilung	Am Aufnahmetag überwiegen unter Gabe von 30 mg Midazolam die medikamentspezifischen Beta-Wellen. Die Delta-Aktivität zeigt ein adäquates Sedierungsstadium an. Nach 3 Tagen ist eine leichte Vertiefung des Sedierungsstadiums zu beobachten, die Delta-Aktivität steht im Vordergrund. Am 12. Tag, 3 Tage nach Sedierungsbeendigung, baut sich ein Alpha-EEG auf, in das, als Zeichen des Medikamentenüberhangs, noch Beta-Frequenzen eingestreut sind. Der Patient ist wach und orientiert.
Therapie	Intensivtherapie mit kontrollierter Beatmung. Spezifische Therapie: 30 mg Midazolam/Tag.
Verlauf	Der Patient wird am 13. Tag nach Aufnahme auf die Normalstation verlegt.
Ableitungen	F_{p1}-F_3; F_3-C_3; C_3-P_3; P_3-O_1; F_{p1}-F_4; F_4-C_4; C_4-P_4; P_4-O_1; Reg. Geschw.: 30 mm/s; ZK: 0,3 s; Filter: 70 Hz; Verst.: 50 µV/7 mm.

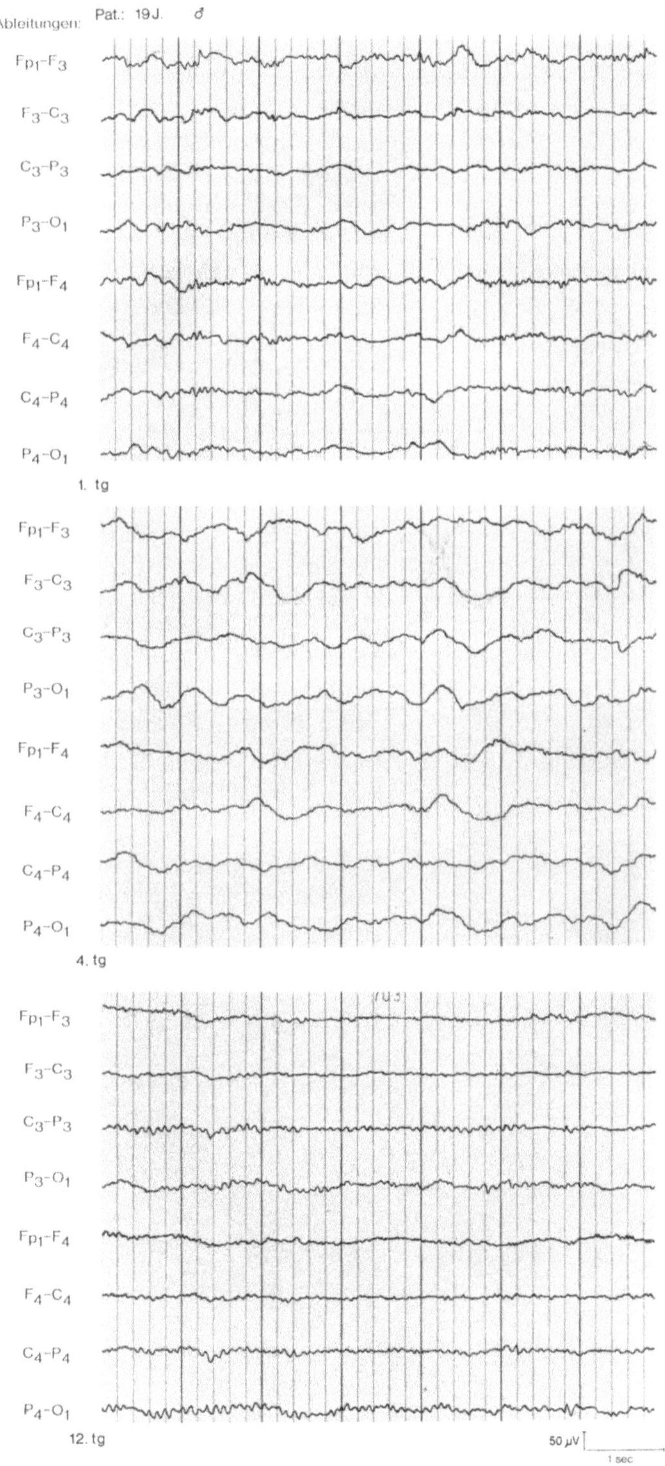
Ableitungen:
Pat.: 19 J.   ♂
Fp₁-F₃
F₃-C₃
C₃-P₃
P₃-O₁
Fp₁-F₄
F₄-C₄
C₄-P₄
P₄-O₁
1. tg
Fp₁-F₃
F₃-C₃
C₃-P₃
P₃-O₁
Fp₁-F₄
F₄-C₄
C₄-P₄
P₄-O₁
4. tg
Fp₁-F₃
F₃-C₃
C₃-P₃
P₃-O₁
Fp₁-F₄
F₄-C₄
C₄-P₄
P₄-O₁
12. tg
50 μV
1 sec

Beispiel 10
Beispiel einer zu tiefen Midazolamsedierung

Klinische Situation	Patient 25 Jahre, m. (S. Z.). Zustand nach Polytrauma mit Querschnittslähmung, partielle Verlegung der oberen Luftwege mit Ateminsuffizienz und kurzfristiger Hypotonie. Anschließende Intensivbehandlung mit kontrollierter Beatmung unter Midazolamsedierung.
EEG-Befunde	EEG am 1. Tag: Alpha-EEG (12 − 13 Hz) mit 1 − 2 s anhaltenden, sich wiederholenden Phasen abgeflachter Aktivität. EEG am 2. Tag: Insgesamt stark supprimiertes EEG. Frontal geringes Vorkommen von Alpha/Beta und Theta-Aktivität, die mit flachen Strecken abwechselt.
Beurteilung	Nach Klinikaufnahme zeigt der EEG-Befund mit streckenweiser Amplitudenreduktion der Alpha-Aktivität, eine leichte cerebrale Funktionseinschränkung nach kurzfristiger Mangelversorgung durch Hypotonie. Die klinisch erforderliche hochdosierte Midazolamsedierung führt zu erheblicher Herabsetzung der Vigilanz bei eingeschränkter cerebraler Kompensationsmöglichkeit durch den Primärschaden. Alpha- und Beta-Wellen im Frontalbereich sind als substanzspezifisch anzusehen.
Therapie	Intensivbehandlung und kontrollierte Beatmung. Spezifische Therapie: Sedierung mit Midazolam 120 mg/Tag.
Verlauf	Korrektur der Sedierung durch Reduzierung der Menge. Der Patient wird zur Rehabilitation verlegt.
Ableitungen	F_{p1}-F_3; F_3-C_3; C_3-P_3; P_3-O_1; F_{p1}-F_4; F_4-C_4; C_4-P_4; P_4-O_1; Reg. Geschw.: 30 mm/s; ZK: 0,3 s; Filter: 70 Hz; Verst.: 50 μV/7 mm.

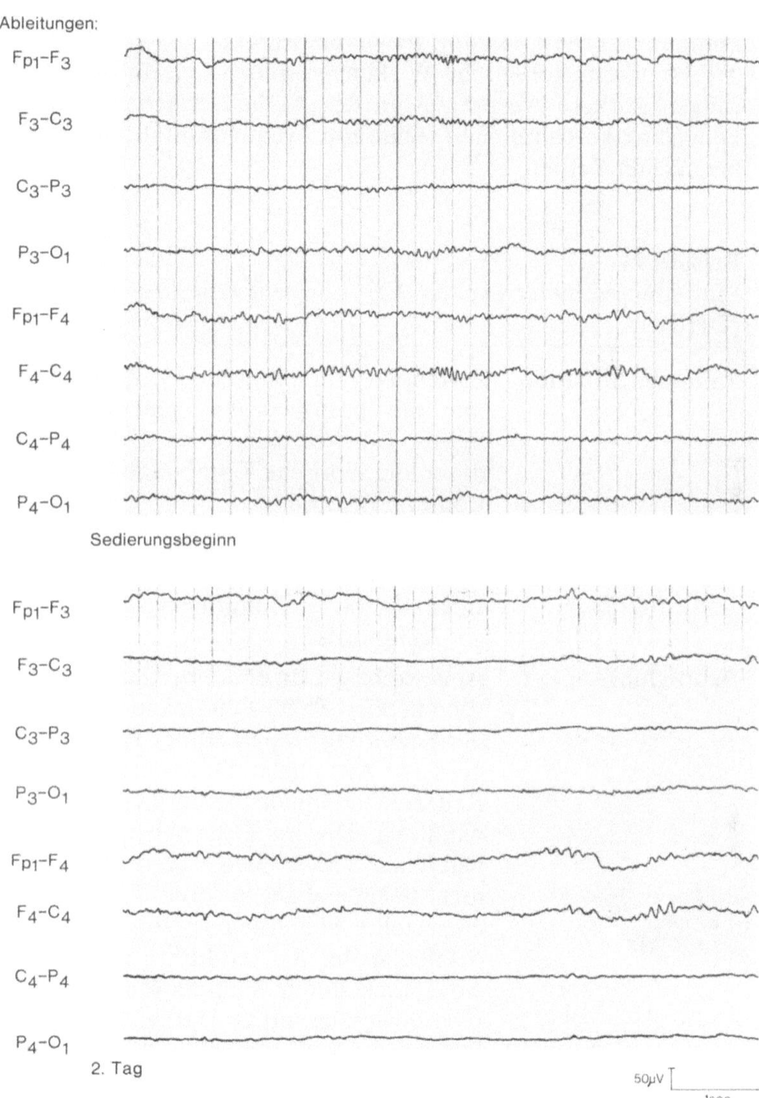

Pat.: 25J.   ♂
Ableitungen:
Fp1-F3
F3-C3
C3-P3
P3-O1
Fp1-F4
F4-C4
C4-P4
P4-O1
Sedierungsbeginn
Fp1-F3
F3-C3
C3-P3
P3-O1
Fp1-F4
F4-C4
C4-P4
P4-O1
2. Tag
50µV
1sec

Gelegentlich werden *Neuroleptika* als zentral dämpfende Substanzen allein oder in kombinierten Behandlungsformen eingesetzt, wobei Butyrophenonabkömmlinge (DHB, Haldol) bevorzugt werden.

Als pharmakologische Wirkungen finden sich im EEG unter milden Dosierungen stärkere Ausprägungen des Alpha-Bereiches, unter hoher Dosierung können narkoseähnliche Effekte mit Frequenzabfall und Amplitudenreduktion beobachtet werden.

Beispiel 11
Einstellungsschwierigkeiten bei Langzeitsedierung mit Dehydrobenzperidol (DHB)

Klinische Situation	Patient 46 Jahre, m. (H. H.). Zustand nach Hemicolektomie mit postoperativer generalisierter Peritonitis und Sepsis. Bei Verschlechterung der pulmonalen Situation durch die septische Komplikation Reintubation und kontrollierte Beatmung.
EEG-Befunde	EEG am 14. 1.: Theta-EEG (4−5 Hz) mit aufgelagerten Beta-Wellen um 15−18 Hz. EEG am 18. 1.: Delta/Theta-Aktivität (2−4 Hz) niedriger Amplitude.
Beurteilung	Angestrebt wurde eine oberflächliche Sedierung mit entsprechender Theta-Dominanz im EEG. Im steady state der Sedierung (14. 1.) ist der Patient stark gedämpft, reagiert auf Ansprache. Dies wäre eine nach den klinischen Kriterien adäquate Sedierungstiefe für die Intensivbehandlung. Die im EEG neben der Theta-Aktivität vorhandenen Beta-Wellen zeigen aber, daß der Patient noch nicht genügend gegen Streßfaktoren abgeschirmt ist. Die eingestellte Sedierung ist somit als zu flach zu werten. 4 Tage später hat daraufhin die erhöhte DHB-Gabe − wohl auch durch Kumulation − zu einer individuellen Überdosierung mit zu starker Bewußtseinsdämpfung geführt. Dies äußert sich im EEG sowohl in einem Frequenzabfall als auch in einer Amplitudenreduktion.
Therapie	Intensivbehandlung mit kontrollierter Beatmung. Antibiotikagaben. Spezifische Therapie: Sedierung mit DHB 25−50 mg/Tag.
Verlauf	Zunächst kann der septische Schub beherrscht werden. Bei einem weiteren Auftreten einer Pneumonie mit septischen Begleiterscheinungen stirbt der Patient.
Ableitungen	C_3-P_3; Reg. Geschw.: 30 mm/s; ZK: 0,3 s; Filter: 70 Hz; Verst.: 50 µV/7 mm.

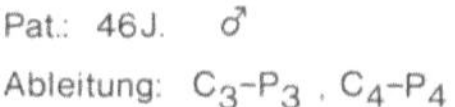

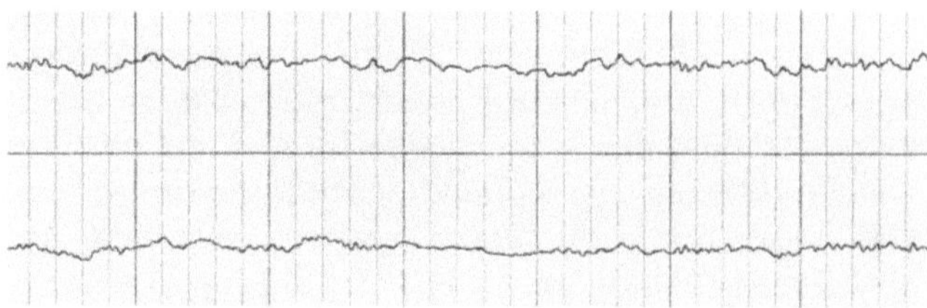

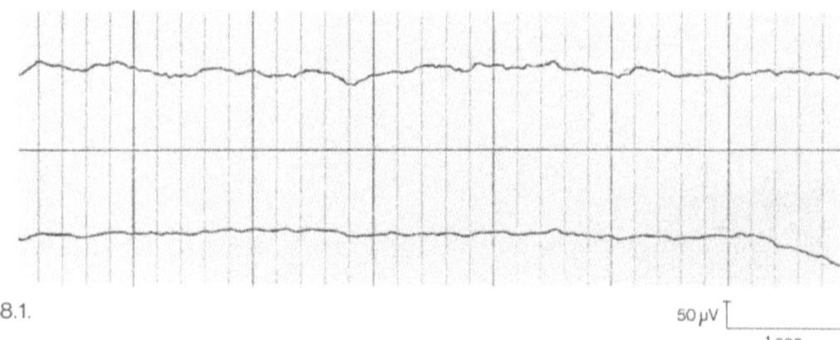

Die Suche nach geeigneten Sedierungsstrategien für Intensivpatienten führt auch zum Einsatz von Kombinationsverfahren wie z. B. der *Ketamin-Midazolam-Sedierung.*

Als substanzspezifisches EEG-Korrelat wäre für Ketamin ein Theta-Gipfel zwischen 4 − 6 Hz, für Midazolam eine Beta-Aktivierung zu erwarten.

Im eigenen Krankengut (n = 12; Alter 21 − 78 Jahre; Sedierungszeitraum 2 − 10 Tage) ergaben sich bei durchschnittlichen Dosierungen von 1 − 4 mg/kg KG/h Ketamin und 30 mg Midazolam/Tag im EEG folgende Mischbilder: Unter geringen Ketamindosierungen (2 mg/kg KG/h) trat eine starke Beta-Vermehrung (relative Ausprägung 53 − 88 %) auf, die unter Dosierungssteigerung zugunsten der Theta-Anteile absank (relative Ausprägung Beta 28 − 47 %, Theta 23 − 25 %). Die deutlichste Korrelation zwischen Sedierungstiefe bzw. Ketamindosis und EEG-Veränderung drückt sich in dem Anteil der Delta-Wellen am Frequenzspektrum aus. Unter niedrigen Ketamindosen (1 − 2 mg/kg KG/h) beträgt der Delta-Anteil 37 %; er erreicht bei Höchstdosierungen (4 mg/kg KG/h) 94 %.

Insgesamt führt die gewählte Konzentration während einer Dauersedierung unter adäquater Dosierung zu folgenden EEG-Veränderungen. Die relative Ausprägung von Alpha sinkt von 38% auf 8%, die relative Ausprägung von Delta steigt von 22% auf 42%, die relative Ausprägung von Beta nimmt von 16% auf 27% zu. Im Theta-Bereich rückt die mittlere Frequenz von 6−7 auf 4−6 Hz. Unter dieser Sedierungsform ist das zunehmende Ausmaß des Alpha-Anteiles während des Krankheitsverlaufes ein prognostisch günstiges Zeichen; eine Vermehrung des Delta-Anteiles zeigt eine ungünstige Entwicklung der Krankheitssituation an.

Während der Sedierungsphase sind die Patienten nur bedingt erweckbar. Die Aufwachzeiten nach Beendigung der Sedativazufuhr zeigen größere individuelle Schwankungen. Sie liegen gewöhnlich zwischen 1−2 h, können aber auch 24 h betragen.

Beispiel 12
Beispiel einer Dauersedierung mit Ketamin-Midazolam

Klinische Situation	Patient 50 Jahre, m. (F. R.). Zustand nach Polytrauma mit folgender Beatmung über 16 Tage.
EEG-Befund	EEG am 1. Tag (nach der stationären Aufnahme): Theta-Aktivität (4−6 Hz) mit Beta-Einstreuungen. EEG am 6. Tag: Anstieg der mittleren Frequenz im Theta-Bereich auf 7 Hz. Der Beta-Anteil beträgt 50−70%. EEG am 25. Tag: Überwiegend Alpha-Wellen mit einer dominanten Frequenz von 9 Hz und einer Amplitude von 25−50 µV. Mäßig ausgeprägte Beta-Wellen in den frontalen Ableitungen.
Beurteilung	Das 1. EEG entspricht einem tiefen Sedierungsstadium. Ketaminspezifische Theta-Wellen mit einer Frequenz von 6 Hz bestimmen das EEG-Bild. Die durch Midazolam bedingten Beta-Einstreuungen sind zurückgedrängt. Nach Reduktion der Sedativa überwiegen jetzt im EEG niederamplitudige Beta-Frequenzen, die auf einen Midazolamüberhang hinweisen. Das EEG vor Entlassung nähert sich einem altersentsprechenden Normalbefund, wobei die mäßig ausgeprägte Beta-Aktivität (15−20 Hz) die Nachwirkungen der Sedativa widerspiegelt.
Therapie	Intensivbehandlung mit kontrollierter Beatmung. Katecholamingaben. Spezifische Therapie: Sedierung mit Midazolam 45 bzw. 15 mg/kg KG und Ketamin 400 bzw. 100 mg/Tag.
Ableitung	C_3-P_3; Reg. Geschw.: 30 mm/s; ZK: 0,3 s; Filter: 70 Hz; Verst.: 50 µV/7 mm.

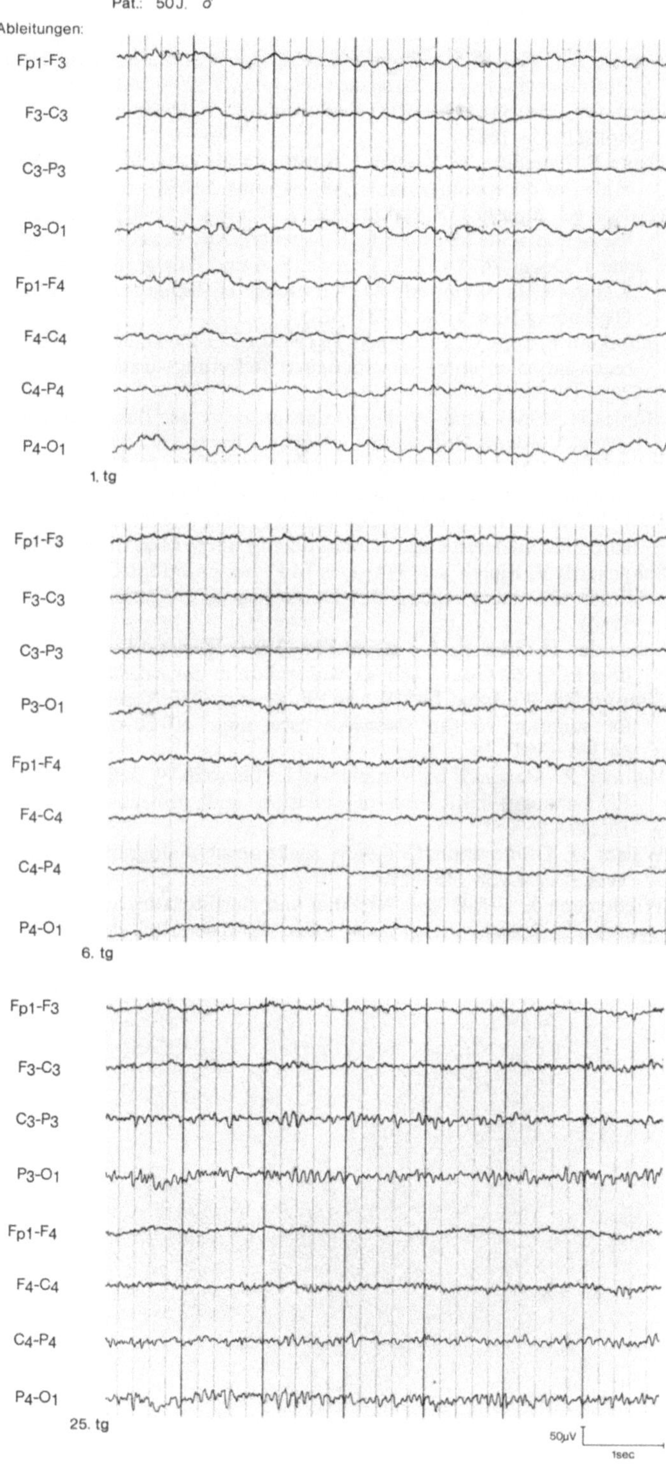
Pat.: 50 J. ♂
Ableitungen:
Fp1-F3
F3-C3
C3-P3
P3-O1
Fp1-F4
F4-C4
C4-P4
P4-O1
1. tg
Fp1-F3
F3-C3
C3-P3
P3-O1
Fp1-F4
F4-C4
C4-P4
P4-O1
6. tg
Fp1-F3
F3-C3
C3-P3
P3-O1
Fp1-F4
F4-C4
C4-P4
P4-O1
25. tg
50µV
1sec

Literaturübersicht

Amrein R (1984) Vigilanz und Plasmakonzentration. In: Kugler J, Leutner V (Hrsg) Vigilanz. Hoffmann-La Roche, Grenzach/Wyhlen, S 329–340

Dobb GF, Murphy DF (1985) Sedation and analgesia during intensive care. Clinics Anesthesiol 3:1055–1087

Grote B, Doenicke A, Kugler J, Suttmann H, Laut M (1980) Midazolam: Dosisfindung mit Hilfe des Encephalogramms. Anaesthesist 29:635–636

Hudson RJ, Stanski DR, Saidman LG, Reathe E (1983) A model for studying depth of anesthesia and acute tolerance to Thiopental. Anesthesiology 59:301–308

Kugler J, Doenicke A (1973) Enzephalose und Analgesie im klinischen Experiment mit EEG-Kontrolle. In: Gemperle M, Kreuscher H, Langrehr D (Hrsg) Ketamin. Springer, Berlin Heidelberg New York, S 231–235

Lehmkuhl P, Lips U, Pichlmayr I (1985) EEG-Parameter in der Überwachung beatmeter Intensivpatienten unter verschiedenen Sedierungsstrategien. Anasth Intensivther Notfallmed 20:6–11

Möhler H (1984) Zum Wirkungsmechanismus der Benzodiazepine. In: Kugler J, Leutner V (Hrsg) Vigilanz. Hoffmann-La Roche, Grenzach/Wyhlen, S 329–340

Rockoff MA, Marstall LF, Shapiro HM (1979) High-dose barbiturate therapy in humans: A clinical review of 60 patients. Ann Neurol 6:194–199

Roth T, Roehrs T, Zorick F, Couway M (1985) Pharmacological effects of sedative-hypnotics, narcotics, analgesics and alcohol during sleep. Med Clin North Am 69:1281–1288

Schuchardt V, Biniek R (1984) Das EEG bei Etomidat-Dauernarkose – eine Dosierungsrichtlinie? (29. Jahrestagung der Deutschen EEG-Gesellschaft, Düsseldorf 11.–13. Oktober 1984)

Schwilden H, Stöckel H, Lauven PM (1984) Dosisfindung für Midazolam und Wirkkontrolle über EEG. In: Götz E (Hrsg) Midazolam in der Anästhesiologie. Roche, Basel, S 41–49

Shapiro JM, Westphal LM, White PF, Seaden RN, Rosenthal MH (1986) Midazolam infusion for sedation in the intensive care unit: effect on adrenal function. Anesthesiology 64:394–398

Vollmer R, Matejcek M, Grunwood L, Grisold W, Jellinger K (1983) Correlation between EEG-changes indicative of sedation and subjective responses. Neuropsycholobiology 10:249–253

Walser H, Dumermuth G (1983) Elektroencephalographie in der Intensivmedizin. Biomed Tech (Berlin) 28:145–150

Wiedemann K (1984) Die Wirkung von Barbituraten auf das Gehirn. In: Lehmann C, Landauer B, Roth H (Hrsg) Intravenöse Narkosemittel. Perimed, Erlangen, S 31–46

II. Bewußtseinsausschaltung durch elektrische Nervenstimulation

Eine Bewußtseinsausschaltung ohne medikamentöse Belastung ist durch den Einsatz der elektrischen Nervenstimulation (ESA) mit Unterbrechung störender Reizeinflüsse möglich.

Übersicht zu dem Beispiel

Beispiel 1:   ESA Sedierung

Literaturübersicht

Grabow L, Burgert HT, Schäfer W (1980) The modular concept of brain cortex and high-frequency stimulation for general anesthesia. In: Rügheimer E, Wawersik J, Zindler M (Hrsg) 7th World Congress of Anaesthesiologists, Hamburg, Sep. 14−21, 1980, Excerpta Medica (International Congress Series No. 533). Amsterdam Oxford, S 466

Hernandez AR, King RA, Oropeza MA, Nunoz BF (1980) Immediate and mediate postoperative analgesia by electrostimulation. In: Rügheimer E, Wawersik J, Zindler M (Hrsg) 7th World Congress of Anaesthesiologists, Hamburg, Sep. 14−21, 1980, Excerpta Medica (International Congress Series No. 533). Amsterdam Oxford, S 467−468

Wagenender FM (1977) Elektroanästhesie und Elektroanalgesie. In: Benzer H, Frey R, Hügin W, Mayrhofer D (Hrsg) Lehrbuch der Anästhesiologie, Reanimation und Intensivtherapie, 4. Aufl. Springer, Berlin Heidelberg New York, S 396−399

Beispiel 1
Sedierungstherapie durch Elektrostimulation (ESA)

Klinische Situation	Patient 62 Jahre (H. L.). Zustand nach Implantation einer Y-Prothese. Intra- und postoperativ schwere Herz-Kreislauf-Krisen.
EEG-Befunde	EEG vor Elektrostimulation: Überwiegen langsamer Delta-Wellen. Theta-Wellen sind gering eingestreut. EEG nach 15 min unter ESA: Nahezu isoelektrisches EEG. EEG nach 30 min unter ESA: Theta-Wellen mit einer Frequenz von $4-5$ Hz. Die elektrischen Impulse zur Sedierungstherapie sind erkennbar.
Beurteilung	Vor Behandlungsbeginn zeigt das EEG entsprechend der cerebralen Funktionseinschränkung eine schwere Allgemeinveränderung. Nach Einsetzen der Elektrostimulation über C_1-C_4 erfolgt zunächst ein abrupter Amplitudenverlust. Dies könnte einer Reaktion auf die Unterbrechung einfließender Reize entsprechen. Bei weiterer Stimulierung baut sich im EEG ein Theta-Rhythmus um 4 Hz auf.
Therapie	Intensivbehandlung mit kontrollierter Beatmung. Katecholamingaben. Spezifische Therapie: Sedierung durch Elektrostimulation im Bereich C_1-C_4 mit $40-80$ Hz Wechselstrom.
Verlauf	Der Patient stirbt trotz Stabilisierung der Herz-Kreislauf-Situation an pulmonalen Komplikationen.
Ableitungen	C_3-P_4; Reg. Geschw.: 30 mm/s; ZK: 0,3 s; Filter: 70 Hz; Verst.: 50 µV/7 mm.

Pat.: 62J.   ♂
Ableitung: C_3–P_3

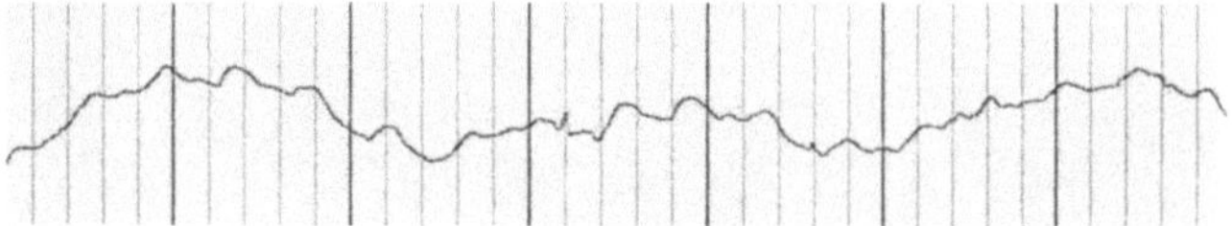

vor ESA–Sedierung

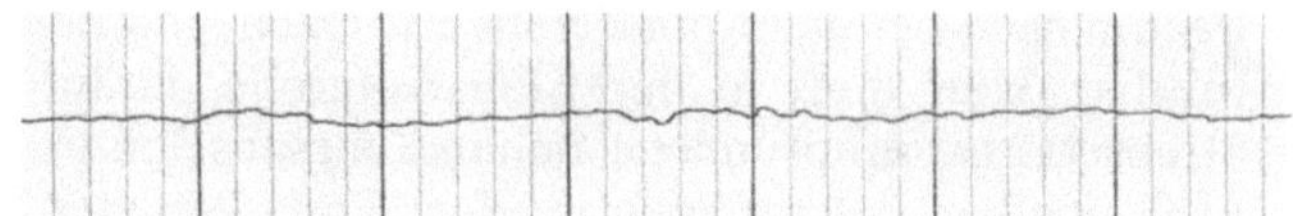

15' unter ESA–Sedierung

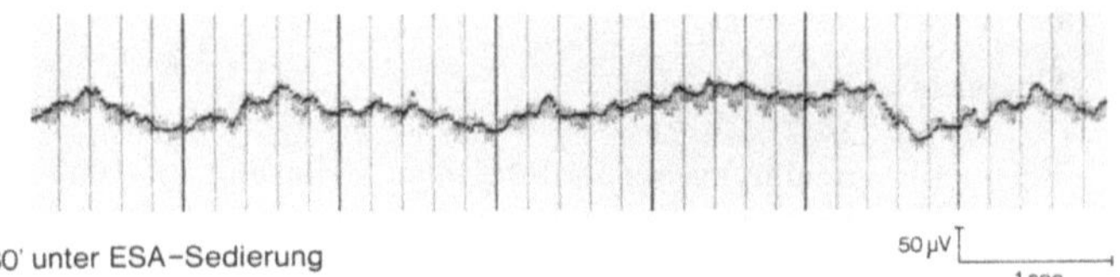

30' unter ESA–Sedierung

III. Beatmungsbehandlung ohne Sedierung

Beatmungen bei nicht operierten Patienten sind häufig ohne Sedierung durchführbar. Hier muß in der EEG-Kontrolle darauf geachtet werden, daß als Streßsituation empfundene Behandlungsabschnitte – als Beta-Aktivierung im EEG sichtbar – vermieden werden. Trotz gezielter Streßulcusprophylaxe können aufgrund der psychischen Belastung Magenulcerationen mit z.T. starken Blutungen auftreten.

Übersicht zu den Beispielen

Beispiel 1: Beatmungsbehandlung ohne Sedierung aufgrund cerebraler Vorschäden
Beispiel 2: Beatmungsbehandlung ohne Sedierung aufgrund kardialer Vorschäden
Beispiel 3: Beatmungsbehandlung ohne Sedierung bei Schocksituation

Beispiel 1
Intensivbehandlung mit kontrollierter Beatmung ohne Sedierung aufgrund cerebraler Vorschädigung

Klinische Situation	Patient 80 Jahre, m. (R. K.). Zustand nach Schädel-Hirn-Trauma II° und Lungenkontusion, kontrollierte Beatmung des bewußtlosen Patienten. Klinisch Verdacht auf Hirnödem.
EEG-Befunde	EEG am 18. 12.: Beta-EEG (20–26 Hz) niedriger Amplitude. EEG am 18. 01.: Zunahme von Delta-Aktivität, starke Amplitudenreduktion. EEG am 23. 01.: Delta/Theta-Aktivität mit geringen Alpha-Einstreuungen, Amplitudenzuwachs. EEG am 08. 02.: Delta/Theta-Aktivität mit Überlagerung von Beta-Aktivität.
Beurteilung	Nach einer direkten cerebralen Schädigung ist die Hirnfunktion so stark verändert, daß keine zusätzliche Sedierung nötig erscheint. Dennoch muß die Beta-Aktivität unter der cerebralen Ödembehandlung als Streßreaktion gewertet werden. Beim Ausschleichen der spezifischen

Pat.: 80 J.   ♂
Ableitung: C_3–P_3

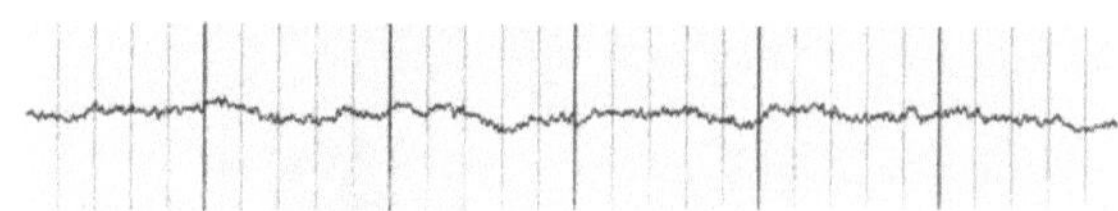

18.12.

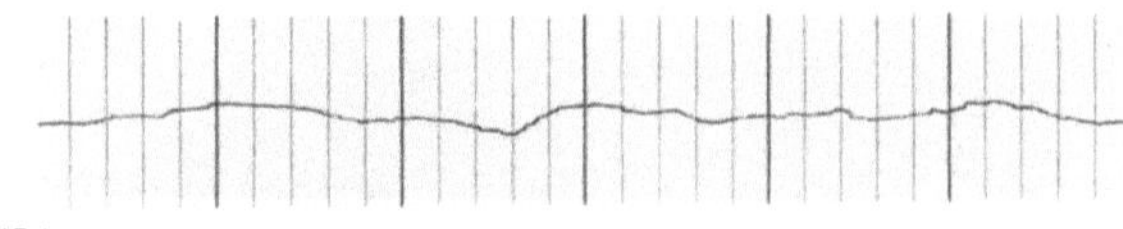

18.1.

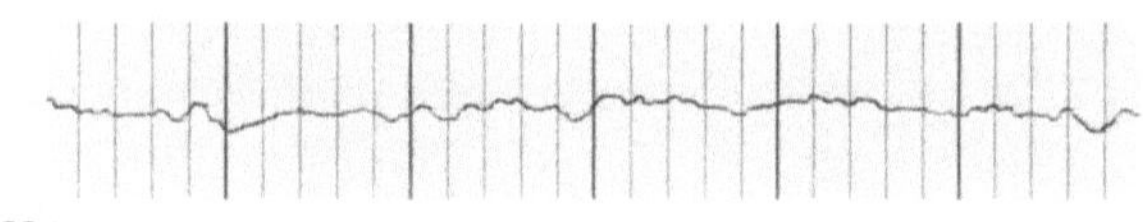

23.1.

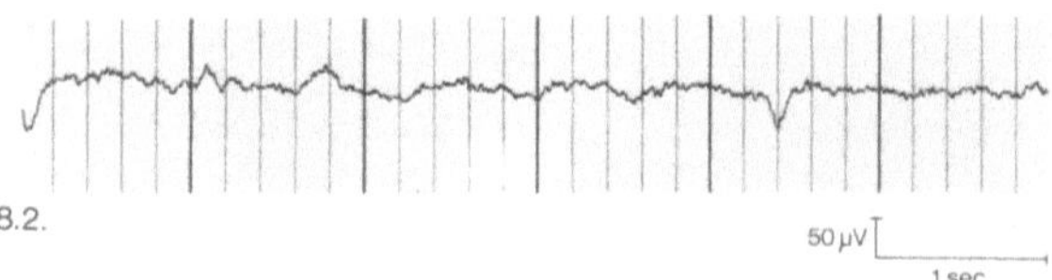

8.2.

Hirnödemtherapie am 18. 1. scheint eine erneute Schwellung einzutreten. Der EEG-Befund verschlechtert sich abrupt. In den nächsten Wochen folgt nach Wiederaufnahme der Hirnödembehandlung eine langsame Befundbesserung mit Beschleunigung der mittleren Frequenz.

Therapie	Intensivbehandlung, kontrollierte Beatmung. Spezifische Therapie: Hyperventilation, Osmofundin. Dexamethasongaben.
Verlauf	Der Patient kann extubiert werden, bleibt aber somnolent und stirbt nach 3 Monaten an einer Pneumonie.
Ableitungen	C_3-P_3; Reg. Geschw.: 30 mm/s; ZK: 0,3 s; Filter: 70 Hz; Verst.: 50 µV/7 mm.

Beispiel 2
Intensivbehandlung mit kontrollierter Beatmung ohne Sedierung aufgrund kardialer Vorschädigung

Klinische Situation	Patient 62 Jahre, w. (R. S.). Zustand nach abdomino-perinealer Rektumexstirpation mit intraoperativen Kreislaufkrisen. Aufgrund der marginalen kardialen Situation Verzicht auf eine Sedierung der beatmeten Patientin.
EEG-Befunde	EEG am 30. 11.: Theta-Wellen mit geringer Alpha-Einstreuung. EEG am 10. 12.: EEG niedriger Amplitude mit sehr langsamen Frequenzen um $0,5-1$ Hz und wenig Alpha-Aktivität. EEG am 14. 12.: Niederamplitudige Theta-Aktivität. EEG am 19. 12.: Flaches EEG mit Delta-Tätigkeit.
Beurteilung	Bei dieser Patientin mit einem durch kardiogenes Versagen bedingten Koma liegt ein EEG-Verlauf vor, der frei von Sedativaeinflüssen die verschiedenen Stadien des Komas dokumentiert. Das EEG am 30. 11. zeigt eine mittlere Komatiefe. Die zunehmende Kreislaufverschlechterung führt zu einer weiteren Minderung der cerebralen Leistung bis zum nahezu vollständigen Funktionsausfall (EEG vom 19. 12.).
Therapie	Intensivtherapie mit kontrollierter Beatmung, Volumentherapie und Katecholamingaben nach ZVD und PCW.
Verlauf	Die Patientin stirbt im kardiogenen Schock.
Ableitungen	C_3-P_3; Reg. Geschw.: 30 mm/s; ZK: 0,3 s, Filter: 70 Hz; Verst.: 50 μV/7 mm.

Pat.: 62 J. ♀

Ableitung: C_3–P_3

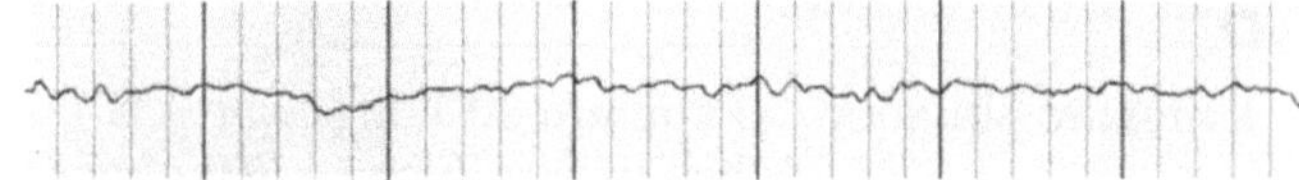

30.11.

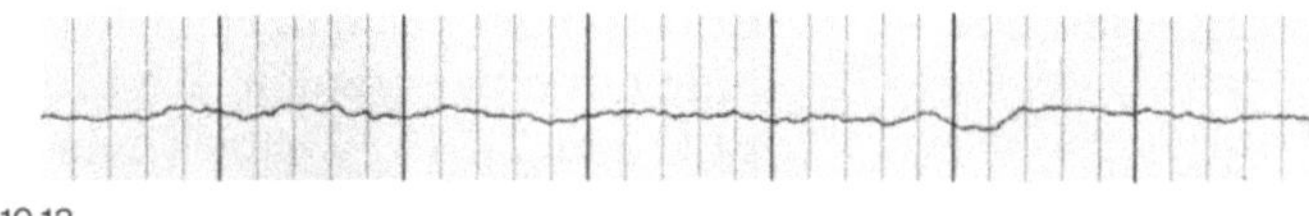

10.12.

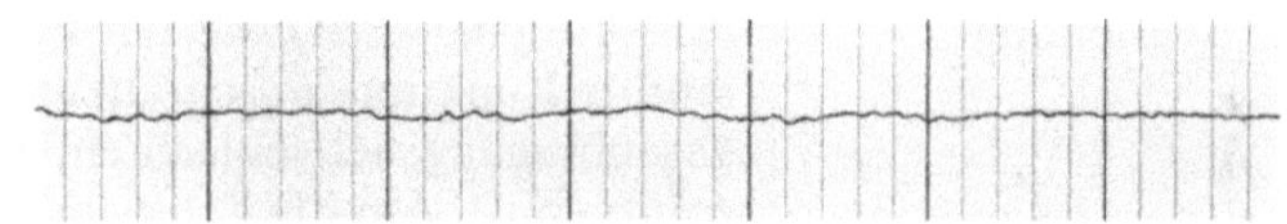

14.12.

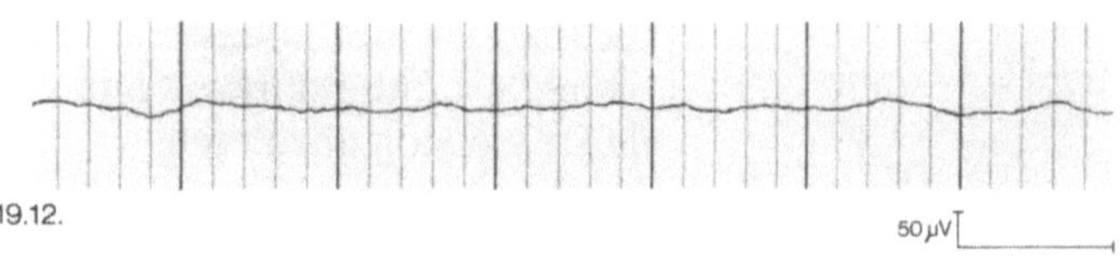

19.12.

Beispiel 3
Intensivbehandlung mit kontrollierter Beatmung ohne Sedierung aufgrund einer Schocksituation

Klinische Situation	Patientin 20 Jahre, w. (G. S.). Zustand nach Laparotomie bei inoperablem gynäkologischem Tumor. Verbrauchskoagulopathie mit unstillbaren ubiquitären Blutungen und Schockzuständen.
EEG-Befunde	EEG am 20. 12.: Theta/Delta-Aktivität niedriger Amplitude mit eingestreuten 12 − 13 Hz-Wellen. EEG am 21. 12.: Delta/Theta-Aktivität mit Amplituden von 50 − 100 µV. EEG am 28. 12.: Theta/Delta-Aktivität niedriger Amplitude.
Beurteilung	Das Ausgangs-EEG auf der Intensivstation zeigt eine cerebrale Funktionseinschränkung, die hier auf einen Narkoseübergang bei schlechtem Allgemeinzustand zurückzuführen ist. Am 21. 12. ist im EEG sehr gut die Anfangsphase einer cerebralen Hypoxie mit Frequenzabfall bei kurzzeitiger Amplitudenzunahme registriert, die durch ein ARDS mit starker Lungenfunktionseinschränkung bedingt ist. Bei infaustem Krankheitsverlauf ist im EEG vom 28. 12. die starke − nun zustandsbedingte − cerebrale Depression abzulesen.
Therapie	Intensivbehandlung mit kontrollierter Beatmung. Hochdosierte Katecholamingaben; reichlicher Ersatz von Gerinnungsfaktoren.
Verlauf	Die Patientin stirbt an disseminierten cerebralen Blutungen als Folge der Verbrauchskoagulopathie.
Ableitung	C_3-P_3; Reg. Geschw.: 30 mm/s; ZK: 0,3 s; Filter: 70 Hz; Verst.: 50 µV/7 mm.

Als *Analgetikum* wurde in unserem Krankengut Piritramid verwendet, dessen pharmakologische Wirkungen im EEG an einer Alpha-Betonung (klinisches Wohlbefinden) und leichter Aktivierung niedriger Frequenzen (Schlafinduktion) sichtbar werden. Das Ausmaß der Analgesie ist im EEG nicht nachweisbar. Unter kombinierten Sedierungsbehandlungen werden die Wirkungen der Partnersubstanzen potenziert. Der Einsatz einer *Relaxierung* hat keinen Einfluß auf das EEG.

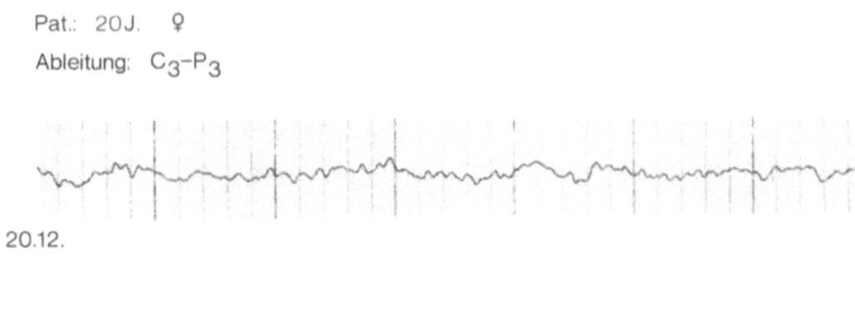

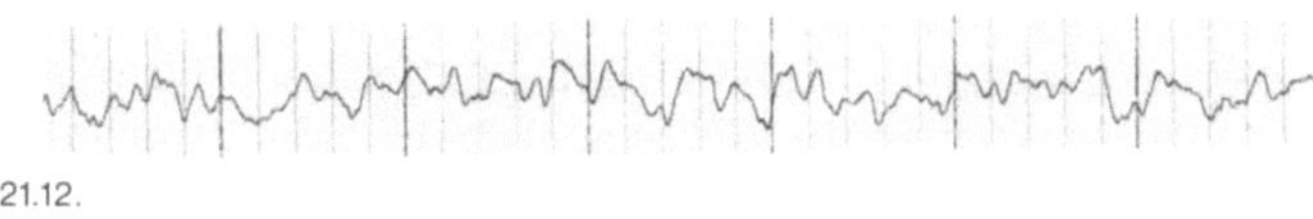

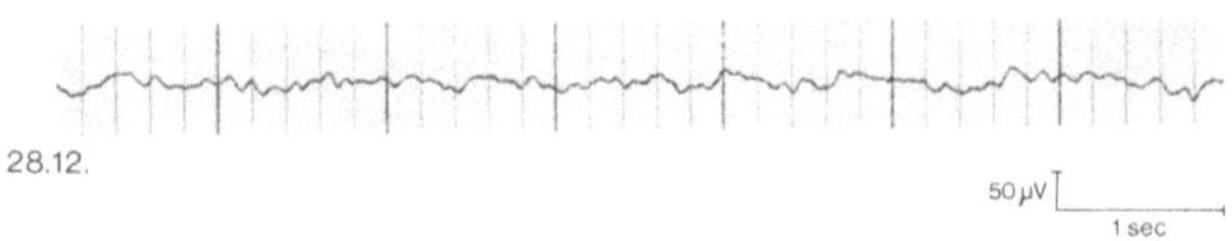

Literaturübersicht

Benzer H, Baum M, Mutz N (1982) Respiratortherapie der Ateminsuffizienz. In: Lawin P, Peter K, Hartmauer U (Hrsg) Infektion – Sepsis – Peritonitis, INA Bd 37. Thieme, Stuttgart New York, S 88–96

Binnie CD (1975) The EEG in intensive care. Interpretation. J Electrophysiol Techn 1:5–18

Bozza-Marrubini M (1984) Classification of coma. Intensive Care Med 10:217–226

Brenner RP (1985) The Electroencephalogram in Altered States of Consciousness. Neurol Clinics 3:615–631

Bushardt W, Rittmeyer P (1966) Die Bedeutung des EEG-Befundes im Rahmen der Intensivbehandlung. Anaesthesiol Wiederbel 17:71–76

Lawin P, Scherer R (1981) Beatmung. In: Lawin P (Hrsg) Praxis der Intensivbehandlung, 4. Aufl. Thieme, Stuttgart New York, S 16.1–16.35

Wendt M, Hansen G, Hannach HG, Schoeppner H (1986) Komata in der Intensivmedizin. In: Zumkly H, Zidek W (Hrsg) Differentialdiagnose der Komata. Thieme, Stuttgart New York, S 148–161

Wolf G (1983) Die künstliche Beatmung auf Intensivstationen, 3. Aufl. Springer, Berlin Heidelberg New York

Zschocke S, Neunzig HP, Janzen RWG, Rohr W (1984) Kontinuierliche EEG-Intensivüberwachung mittels fortlaufender selektiver Spektralanalyse. 29. Jahrestagung der Deutschen EEG-Gesellschaft, Düsseldorf, 11.–13. Oktober 1984

IV. Cerebrale Nachwirkungen einer Intensivbehandlung

Nach Abschluß einer Intensivbehandlung sind auch ohne cerebrale Restschäden, abhängig von der Sedierungsform, noch über längere Zeiträume Medikamentenüberhänge im EEG nachweisbar, die ihrerseits psychische Nachwirkungen der Intensivbehandlung erklären.

Übersicht zu den Beispielen

Beispiel 1:   Überhang nach Midazolamsedierung
Beispiel 2:   Physostigmingabe bei postoperativem Verwirrtheitszustand

Beispiel 1
Sedierungsüberhang nach Abschluß der Behandlung

Klinische Situation	Patient 60 Jahre, m. (H. F.). Zustand nach Polytrauma mit Lungenkontusion und 20tägiger kontrollierter Beatmung. Sedierungstherapie mit dem Benzodiazepinderivat Midazolam.
EEG-Befunde	EEG-Abschlußbefund 14 Tage nach Absetzen der Sedierung: Unregelmäßiges EEG (DF 7−9 Hz) mit occipital-temporal ausgeprägten Alpha-Wellen. Occipital und frontal überwiegt Theta-Aktivität, die als kontinuierliche Dysrhythmie gewertet werden kann; im gleichen Bereich ist auch eine gruppierte Dysrhythmie mit paroxysmaler Delta-Aktivität vorhanden. Frontal und temporal sind Beta-Frequenzen (18−24 Hz) zu finden.
Beurteilung	Das insgesamt noch stark veränderte EEG zeigt einen Folgezustand nach lebensbedrohlicher Erkrankung und Intensivtherapie mit cerebraler Funktionseinschränkung und Regulationsstörungen. Der Beta-Anteil ist als medikamentspezifischer (Benzodiazepine) Überhang der Sedierungstherapie zu werten.
Therapie	Kontrollierte Beatmung, Mobilisierungsmaßnahmen. Spezifische Therapie: Sedierung mit Midazolam 60 mg/Tag.
Verlauf	Verlegung auf Normalstation; nach 3 Wochen Entlassung zur Rehabilitation.

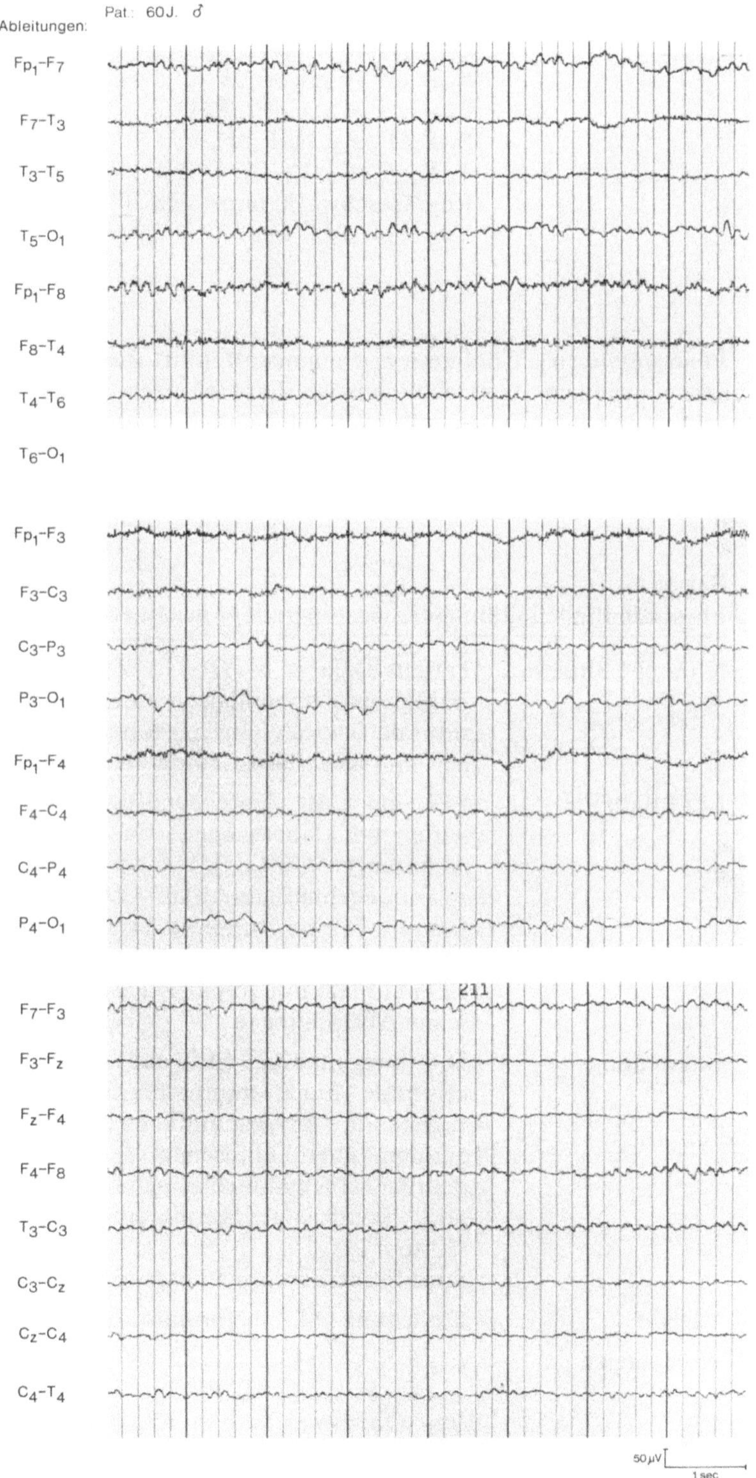

Pat.: 60J. ♂
Ableitungen:
Fp₁-F₇
F₇-T₃
T₃-T₅
T₅-O₁
Fp₁-F₈
F₈-T₄
T₄-T₆
T₆-O₁
Fp₁-F₃
F₃-C₃
C₃-P₃
P₃-O₁
Fp₁-F₄
F₄-C₄
C₄-P₄
P₄-O₁
F₇-F₃
F₃-Fz
Fz-F₄
F₄-F₈
T₃-C₃
C₃-Cz
Cz-C₄
C₄-T₄
211
50 µV
1 sec

Ableitungen	F_{p1}-F_7; F_7-T_3; T_3-T_5; T_5-O_1; F_{p1}-F_8; F_8-T_4; T_4-T_6; T_6-O_1; F_{p1}-F_3; F_3-C_3; C_3-P_3; P_3-O_1; F_{p1}-F_4; F_4-C_4; C_4-P_4; P_4-O_1; F_7-F_3; F_3-F_Z; F_Z-F_4; F_4-F_8; T_3-C_3; C_3-C_Z; C_Z-C_4; C_4-T_4; Reg. Geschw.: 30 mm/s; ZK: 0,3 s; Filter: 70 Hz; Verst.: 50 µV/7 mm.

Physostigmin als Cholinesterasehemmstoff führt auch an den zentralen Synapsen zu einem Azetylcholinanstieg. Es wird nach großen chirurgischen Eingriffen und Intensivbehandlungen gelegentlich eingesetzt, um zentrale Regulationsvorgänge bei Patienten, die nach Abschluß der Behandlung längere Verwirrtheitszustände zeigen, zu verbessern.

Beispiel 2
Physostigminbehandlung bei postoperativer geistiger Verwirrung

Klinische Situation	Patient 84 Jahre, w. (B. G.). Zustand nach Schenkelhalsfraktur und Implantation einer Duokopfprothese in Periduralanästhesie. Im postoperativen Verlauf Verwirrtheit mit Wechsel von somnolenten und agitierten Phasen.
EEG-Befunde	EEG am 5. 10.: Unregelmäßiges EEG mit steileren Abläufen und Überwiegen von Theta-Frequenzen in den Ableitungen C_3-P_3; P_3-O_1; C_4-P_4; P_4-O_1. Frontal vereinzelt unregelmäßige Alpha-Aktivität mit Beta-Überlagerung sowie eine gruppierte Dysrhythmie. EEG nach Physostigminbehandlung am 8. 10.: Alpha-EEG (12 Hz) mit vereinzelten Theta-Wellen und periodischen Abflachungen.
Beurteilung	Das unregelmäßige EEG vom 5. 10. zeigt eine allgemeine cerebrale Funktionseinschränkung mit Regulationsstörungen. Die Physostigminbehandlung führt hier, parallel zu dem guten klinischen Behandlungserfolg, zu einer deutlichen Rhythmisierung. Im Alpha-EEG weden nur noch kurzfristige, geringfügige Vigilanzschwankungen sichtbar. Spezifische Therapie: Physostigmin 4−6 mg/Tag.
Verlauf	Entlassung auf die Normalstation.
Ableitungen	F_{p1}-F_3; F_3-C_3; C_3-P_3; P_3-O_1; F_{p1}-F_4; F_4-C_4; C_4-P_4; P_4-O_1; Reg. Geschw.: 30 mm/s; ZK: 0,3 s; Filter: 70 Hz; Verst.: 50 µV/7 mm.

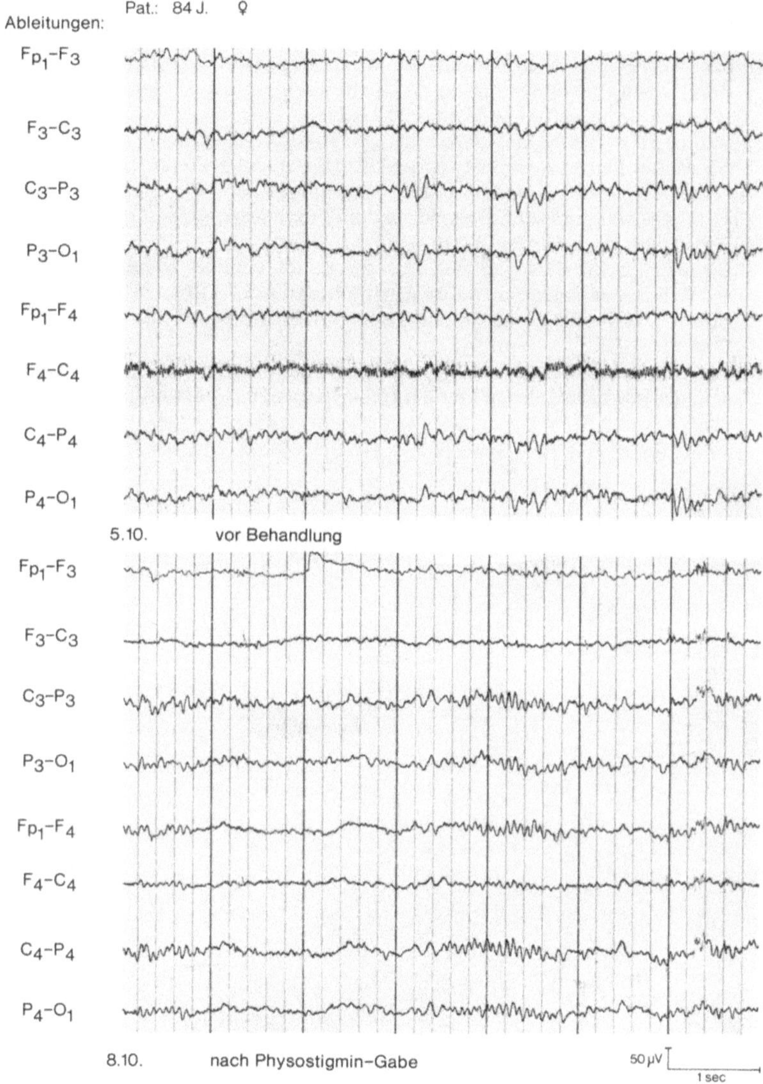
Pat.: 84 J.   ♀
Ableitungen:
Fp$_1$–F$_3$
F$_3$–C$_3$
C$_3$–P$_3$
P$_3$–O$_1$
Fp$_1$–F$_4$
F$_4$–C$_4$
C$_4$–P$_4$
P$_4$–O$_1$
5.10.   vor Behandlung
Fp$_1$–F$_3$
F$_3$–C$_3$
C$_3$–P$_3$
P$_3$–O$_1$
Fp$_1$–F$_4$
F$_4$–C$_4$
C$_4$–P$_4$
P$_4$–O$_1$
8.10.   nach Physostigmin–Gabe
50 µV
1 sec

Literaturübersicht

Böker W (1980) Psychische und psychiatrische Störungen während der Intensivbehandlung. In: Lawin P, Wendt M (Hrsg) Aktuelle Probleme in der Intensivbehandlung II, INA Bd 17. Thieme, Stuttgart New York, S 222–235

Hannich HG (1983) Nach der Intensivbehandlung. In: Hannich HJ, Wendt M, Lawin P (Hrsg) Psychosomatik in der Intensivmedizin, INA Bd 43. Thieme, Stuttgart New York, S 93–98

Jelen S, Langen W, Tempel G (1979) Katamnestische Erhebung über seelisch-geistige Erfahrungen während der Behandlung auf einer operativ-traumatologischen Intensivstation. Praktische Anaesthesie 14:203–209

Klapp BF, Scheer GW (1978) Das Intensivbehandlungssyndrom – Eine neue Erkrankung durch den medizinischen Fortschritt? Med Welt 29:819–822

Robinson JS (1975) Psychologische Auswirkungen der Intensivpflege. Anaesthesist 24:416–418

Schneck HJ, Hundelshausen BV, Tempel G, Brosch R (1985) Zur Beeinflussung der Vigilanz in der postnarkotischen Phase durch Physostigmin. Anaesthesist 34:456–461

V. Maßnahmen zur Hirnprotektion

Die Prophylaxe und Therapie ischämisch-anoxischer Hirnschäden zur Vermeidung von Gehirntod oder schwerwiegenden Hirnschäden mit bleibenden neurologischen und psychischen Reststörungen stehen heute im Blickpunkt des Interesses. Voraussetzung zu neuen Arbeitshypothesen waren Erkenntnisse um die Pathophysiologie der durch cerebrale Versorgungsmängel induzierten dynamisch ablaufenden rheologischen, metabolischen und biochemischen Veränderungen, die durch die Anwendung neuer Untersuchungsmethoden ermöglicht wurde [3, 5, 10, 13].

In der notfallmedizinischen Praxis liegt die Wiederbelebungszeit des Gehirngewebes nach akutem totalem Versorgungsstillstand bei 3 − 4 min. Aus experimentellen Untersuchungen und klinischen Beobachtungen ist andererseits bekannt, daß unter bestimmten günstigen Bedingungen akute ischämisch-anoxische Insulte, die diesen Zeitraum überschreiten, generell − in Einzelfällen sogar ohne Restschäden − überlebt werden können. Die Wiederbelebungszeit kann bei einem zu erwartenden Versorgungsstop durch prophylaktische therapeutische Maßnahmen verlängert werden [1, 5, 15].

Bei totaler Unterbrechung der cerebralen Perfusion sistieren nach ca. 2 min die funktionellen Leistungen der synaptischen Übertragungsmechanismen. Dies äußert sich im Nullinien-EEG, das sich nach vorausgehendem Frequenz- und Amplitudenabfall sowie Durchlaufen von Burst-Suppression Phasen manifestiert. Das isoelektrische EEG ist Ausdruck des völligen cerebralen Funktionsausfalles. Die Gehirnzellen sind zu diesem Zeitpunkt zwar funktionslos, aber in ihrer Struktur noch unversehrt und ohne Einschränkung lebensfähig. Im weiteren Verlauf eines anhaltenden totalen Versorgungsmangels kommt es zu schweren Störungen der zellerhaltenden Membranleistungen und nachfolgend zu strukturellen Schädigungen der Gehirnzellen. Die Energiereserven des Gehirns sind zum Zeitpunkt des völligen Funktionsausfalles aufgebraucht; aus dem nun anerob ablaufenden Glukosestoffwechsel wird bei erhöhtem Anfall saurer Stoffwechselprodukte Energie nur in einem beschränkten Umfang frei. Der energieaufwendige transmembranöse Elektrolyttransport zur Aufrechterhaltung der elektrischen Membranstabilität versagt. Die Elektrolytverschiebungen − K^+-Zellaustritt und Na^+-Einstrom − mit nachfolgendem H_2O-Eintritt in die Zelle − bedingen ein zunehmendes intrazelluläres Ödem. Nach dem Verlust der Membranintegrität folgt der Zusammenbruch des Zellmetabolismus und die Zerstörung der Zellstruktur. Unter der Vielzahl der Mechanismen, die letztendlich zum Zelltod führen, sind nur wenige geklärt. Dazu zählen das Versagen des Ca^{++}-Transportes aus der Zelle und einige Mechanismen, die zur Regeneration zelleigener Energiebereitstellungen zu Funktions- und Strukturaufbau dienen [3, 6, 7, 12]. Die Abnahme der Lebensfähigkeit von Hirnzellen findet keinen weiteren Ausdruck in der elektroencephalographischen Ableitung. Bei Kreislaufstabilisierung wird erst an der eintretenden oder ausbleibenden Erholungsfähigkeit der hirnelektrischen Aktivität erkennbar, ob die cerebrale Störung auf die Funktion beschränkt war oder bereits zu organischem Zellausfall geführt hat [2, 12, 14]. Außer dem völligen cerebralen Versorgungsstop kommen vielfache Zustände totaler oder fokaler cerebraler Mangelversorung vor. Die Gehirndurchblutung liegt normalerweise bei ca. 45 − 50 ml/100 g/min. Ein

Tabelle 1. Prophylaxe und Therapie ischämisch-anoxischer cerebraler Insulte

Substanz/Methode	a) Primärmaßnahmen			
	Angriffspunkt			
	Cerebrale Erregbarkeit	Cerebrale Durchblutung	Membran-stabilität	Energie-bedarf
i.v.-Narkotika z. B. Barbiturate	↓	↓	∅	↓
Induzierte Hypothermie	(↓)	↓	↑ (Na⁺ K⁺)	↓
i.v.-Gabe von Lokalanästhetika z. B. Lidocain	↓↑	↓	↑ (Na⁺ K⁺)	↑↓
i.v.-Gabe von Ca⁺⁺-Antagonisten, z. B. Flumarizine	↓	Verhinderung fokaler Vasospasmen ↑	↑ (Ca⁺⁺)	∅

Substanz/Methode	b) Sekundärmaßnahmen		
	Angriffspunkt		
	Cerebrale Erregbarkeit	Cerebrale Durchblutung	Cerebrales Ödem
Antiepileptika z. B. Phenytoin	↓	∅	∅
Benzodiazepine z. B. Diazepam	↓	∅	∅
Induzierte Hyperventilation (pCO₂ 25−30 mm Hg)	↑	↓	↓
Osmotherapeutika z. B. Mannit 20% Sorbit 40%	∅	∅	↓
Diuretika (additiv) z. B. Furosemid, Ethacrynsäure	∅	∅	↓
Corticosteroide z. B. Dexamethason	∅	∅	↓

Abfall der Gewebedurchblutung auf 16–20 ml/100 g/min bedingt mit dem Verlust der Energiereserven den Funktionsausfall des betroffenen Gebietes; ein weiterer Abfall auf 6–10 ml/100 g/min den Ausfall der Membranmechanismen zum Na^+/K^+-Ausgleich und den nachfolgenden Zelltod [11].

Unter Kreislaufstabilisierung bzw. hämodynamisch erfolgreicher Kreislaufwiederbelebung mit Wiederherstellung der cerebralen Durchblutung können neben völliger Restitution weitere pathologische Vorgänge, ausgelöst durch die Vorschädigung, ablaufen, die die cerebrale Situation verschlechtern. Die hypoxische Gefäßschädigung bedingt eine schwere Störung bzw. den Verlust der Autoregulation. Die Gefäßdilatation mit blutdruckabhängiger Gehirnperfusion hält für einen Zeitraum von ca. 72 h nach Eintritt der Schädigung an. Zusätzlich ist die Blut-Hirn-Schranke in ihrer Funktion gestört, wobei therapeutisch angewandte Substanzwirkungen nun auch cerebral toxisch wirksam werden können [2, 5, 7].

Während der Aufbau energiereicher Phosphate in der postischämischen Phase unmittelbar einsetzt, behindert die stattgefundene Überproduktion von Stoffwechselabbauprodukten mit Laktatazidose, Akkumulation vasoaktiver Kinine und Radikale aus dem Fettstoffwechsel die Restitution der Zellfunktion des neuronalen und vasalen Gewebes. So werden neben dem generellen oder fokalen Hirnödem Schwellungen der Gefäßendothelien gefunden, die zusammen mit Vasospasmen durch Ca^{++}-Überladung in der Zelle zu erneuten Perfusionsabnormitäten führen [3]. Allgemeine und medikamentöse Maßnahmen zur Prophylaxe und Therapie ischämisch-anoxischer cerebraler Mangelzustände bedienen sich sowohl gemeinsamer als auch unterschiedlicher Wirkungsmechanismen (Tabelle 1).

Die beste Prophylaxe ist selbstverständlich die Vermeidung von Störungen, die zu zerebralen Notsituationen führen sowie die technisch einwandfreie und exakte medikamentöse Behandlung eingetretener Komplikationen (z. B. eines Kreislaufstillstandes). Protektive Maßnahmen, d. h. die Abschirmung der Gehirnzellen gegen zu erwartende Noxen, werden eingesetzt, wenn eine cerebrale Mangelversorgung – z. B. aus operationstechnischen Gründen – bei schweren Eingriffen an cerebral vorgeschädigten Patienten, in Phasen mit Störungen vitaler Regulationsmechanismen, voraussehbar ist. Hierbei werden günstige Effekte von der iatrogenen Senkung des cerebralen Metabolismus sowie von membranstabilisierenden Maßnahmen erwartet.

Die *Behandlung* eingetretener Schäden umfaßt eine breite Palette therapeutischer Maßnahmen mit folgenden Zielen:

1. Dämpfung einer nachweisbaren cerebralen Überfunktion

Nach cerebraler Mangelversorgung äußern sich Irritationszustände der Gehirnzellen mit Desynchronisation und eruptiver Entladung in erhöhter – im EEG nachweisbarer – Krampfbereitschaft bzw. in klinisch manifesten Krämpfen. Das klinische Erscheinungsbild von Krampfcharakter und -ablauf hängt von der Lokalisation der Schädigung ab. Krampftätigkeit bedingt einen vielfach gesteigerten Metabolismus, der gerade in einer Phase von Energieerschöpfung vermieden werden sollte. Therapeutisch werden Antiepileptika mit Herabsetzung der allgemeinen cerebralen Erregbarkeit und membran- sowie lysosomenstabilisierenden Effekten (z.B. Phenhydan) und Benzodiazepine mit neuronaler Erregbarkeitssenkung tieferer Hirnstrukturen (z.B. Valium) eingesetzt [1, 8, 2, 15].

2. Senkung der cerebralen Restfunktion

Zur Erholung cerebraler Erschöpfungszustände und Restaurierung von Energiereserven nach Komplikationen mit cerebraler Auswirkung wird eine funktionelle Ruhesituation über den Zeitraum der ca. 72 h anhaltenden postischämischen Regulationsphase für günstig erachtet. Eine Dämpfung der im EEG registrierbaren Hirnaktivität wird durch Narkotika, Lokalanästhetika und Unterkühlung erreicht. Die cerebrale Tätigkeit wird sinnvollerweise bis zum Auftreten eines nahezu isoelektrischen EEG gesenkt. Dadurch werden gleichzeitig Funktionsstoffwechsel- und -durchblutungsleistungen eingespart. Die verbliebene Energie bleibt für Restaurationsvorgänge in der Zelle selbst verfügbar. Da Überdosierungen z.B. bei Weiterbehandlung nach totaler Ausschaltung der cerebralen Funktion nicht sinnvoll sind bzw. als zusätzliche Noxe wirksam werden, muß die therapeutische Senkung der cerebralen Funktion durch fortlaufende oder regelmäßige EEG-Überwachungen gesteuert werden. Um zusätzliche Schäden sicher zu vermeiden, wird heute die subtotale medikamentöse cerebrale Funktionsausschaltung mit Frequenzreduktion bis in den niedrigen Delta-Bereich empfohlen. Haupttherapeutika sind z.Z. Barbiturate; prinzipiell ist der Effekt jedoch auch dosisabhängig mit anderen narkotisch wirksamen Substanzen (Etomidat, Inhalationsnarkotika) erreichbar [2, 6, 8, 15, 16].

3. Membranstabilisierung und Beeinflussung des transmembranösen Elektrolytentransports

Während passagere cerebrale Funktionsausfälle per se keine negativen Auswirkungen auf die Integrität der Hirnzellen haben, führt die im weiteren Erkrankungsverlauf eintretende Schädigung der Membranintegrität mit K^+-Zellaustritt und Na^+- später Ca^{++}-Eintritt zu schweren Folgen für die Vitalität der Zelle bis zu deren Zerstörung (No-reflow-Phänomen). Therapeutisch wirksame Schutzmechanismen sind die induzierte Hypothermie und die intravenöse Gabe von Lokalanästhetika (Lidocain), die neben einer Funktionseinschränkung eine Membranstabilisierung gegenüber K^+/Na^+-Entgleisungen bewirken. Ca^{++}-Antagonisten, die nicht nur den unerwünschten Ca^{++}-Einstrom in die Zelle, sondern auch lokale Vasospasmen verhindern, sind ein weiterer möglicher therapeutischer Ansatz [7, 16].

4. Regulation der cerebralen Perfusion

Die cerebrale Autoregulation ist in postischämisch-anoxischen Phasen schwer gestört oder ausgeschaltet. Ein wesentliches therapeutisches Ziel zur Regulation der Organdurchblutung besteht in der Aufrechterhaltung allgemeiner stabiler Kreislaufverhältnisse auf einem im Vergleich zur Ausgangssituation leicht erhöhten Level [2, 10].

5. Behandlung des cerebralen Ödems

Lagerung (Kopf hoch 30°) und Hyperventilation (pCO_2-Werte von 30−35 mm Hg) stellen die primären therapeutischen Maßnahmen bei erhöhtem intracerebralen Druck dar [2, 9, 12].

Substanzen wie Osmotherapeutika und additive Diuretikagaben sind indiziert, um den cerebralen Schwellungszustand akut und anhaltend zu vermindern. Corticosteroide können eingesetzt werden, um toxische Zellschädigungen mit Schwellungszuständen zu behandeln.

Innerhalb von 3 Tagen sollen akute Nachwirkungen einer cerebralen Schädigung ein steady state erreicht haben; protektive und im Akutstadium wirksame Therapiekonzepte können langsam abgebaut werden. In der anschließenden Phase, nach der erhofften Regeneration, könnten intrazellulär wirksame stoffwechselregulierende Substanzen (z. B. Piracetam) günstige Wirkungen haben.

Übersicht zu den Beispielen

Beispiel 1: Thiopental − Hirnprotektion durch cerebrale Stoffwechselsenkung.
Beispiel 2: Etomidat − Hirnprotektion durch cerebrale Stoffwechselsenkung.
Beispiel 3: Dexamethason − Hirnprotektion durch Behandlung des cerebralen Ödems und Phenytoin zur Anfallsunterdrückung.

Beispiel 1
Thiopental − Hirnprotektion durch cerebrale Stoffwechselsenkung

Klinische Situation	Patient 49 Jahre, w. (S. S.). Zustand nach ausgedehntem gynäkologischem Eingriff mit hypovolämischem Schock durch Blutverlust.
EEG-Befunde	Ausgangs-EEG am 19. 07.: Überwiegen von Delta/Theta-Wellen (2 − 6 Hz) mit niedriger Amplitude. EEG am 28. 07.: Gegenüber dem Ausgangsbefund deutliche Frequenzverlangsamung in der Hirnstromkurve, Überwiegen von Delta. EEG am 02. 08.: Nahezu isoelektrisches EEG mit langsamer Delta-Frequenz.
Beurteilung	Das Ausgangs-EEG entspricht dem unter Thiopentalmedikation angestrebten Sedierungsstadium. Bei genereller Frequenzreduktion sind noch schnellere Wellen des Theta-Bereiches erhalten. Die weitere Spannungsreduktion und die Einschränkung der schnelleren Frequenzanteile zeigen am 28. 7., daß unter der kontinuierlichen Thiopentalzufuhr eine Kumulation des Barbiturates eingetreten ist. Am 2. 8. liegt ein − nach heutiger Schätzung − zu tiefes Sedierungsstadium mit nahezu völligem Verlust der hirnelektrischen Aktivität vor. Die beschriebenen Veränderungen sind ebenfalls im Wellengebirge der CSA zu erkennen. Vor allem langsame Frequenzanteile stellen sich deutlich im Bereich von 0,5 − 4 Hz dar.
Therapie	Intensivbehandlung mit kontrollierter Beatmung. Spezifische Therapie: Thiopental 1200 − 2400 mg/Tag zur Hirnprotektion.
Verlauf	Nach Absetzen der Thiopentaltherapie Bewußtseinsaufhellung. Bei weiterem Intensivverlauf mit schweren Komplikationen erfolgt der klinische Tod am 14. postoperativen Tag.
Ableitung	C_3-P_3; Reg. Geschw.: 30 mm/s; ZK: 0,3 s; Filter: 70 Hz; Verst.: 50 µV/7 mm.

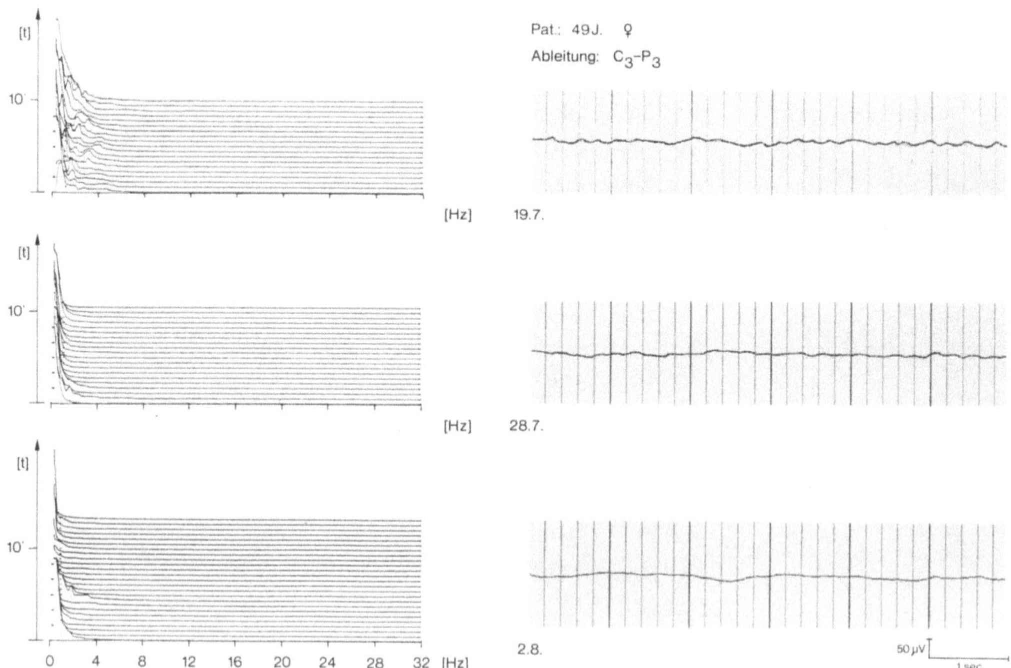
[t]
10
[Hz]
[t]
10
[Hz]
[t]
10
0   4   8   12   16   20   24   28   32   [Hz]
Pat.: 49 J.   ♀
Ableitung: C_3-P_3
19.7.
28.7.
2.8.
50 µV
1 sec

Beispiel 2
Etomidat — Hirnprotektion durch cerebrale Stoffwechselsenkung

Klinische Situation	Patient 55 Jahre, m. (H. K.). Zustand nach intraoperativer Reanimation bei hypovolämischem Schock.
EEG-Befunde	Ausgangs-EEG am 14. 12.: Dominanz hochamplitudiger Delta-Wellen und niederamplitudige Theta-Wellen. Eine leichte Rechtslateralisierung wird sichtbar. EEG am 21. 12.: Aufbau schnellerer Theta-Frequenzen. Die weiterbestehenden Delta-Wellen sind rechtslateralisiert. Vereinzelt frontal auftretende Alpha-Wellen niedriger Amplitude.
Beurteilung	Das Ausgangs-EEG zeigt ein tiefes Sedierungsstadium unter Etomidatmedikation. Die EEG-Grundaktivität ist bei Delta/Theta-Dominanz weitgehend supprimiert. Der Herdbefund rechts wird als Äquivalent eines ischämischen Erweichungsareals nach Reanimation gedeutet. Kurz nach Absetzen der Etomidattherapie wird das Wiederauftreten schnellerer Theta-Aktivität occipital als Zeichen einer Erholungstendenz der cerebralen Funktion angesehen.
Therapie	Intensivbehandlung mit kontrollierter Beatmung. Spezielle Therapie: Etomidat 1000 mg/Tag zur Hirnprotektion.
Verlauf	Weitgehende Normalisierung der Bewußtseinslage. Entlassung auf Normalstation mit cerebralem Restdefekt.
Ableitungen	F_{p1}-F_3; F_3-C_3; C_3-P_3; P_3-O_1; F_{p1}-F_4; F_4-C_4; C_4-P_4; P_4-O_1; Reg. Geschw.: 30 mm/s; ZK: 0,3 s; Filter: 70 Hz; Verst.: 50 µV/7 mm.

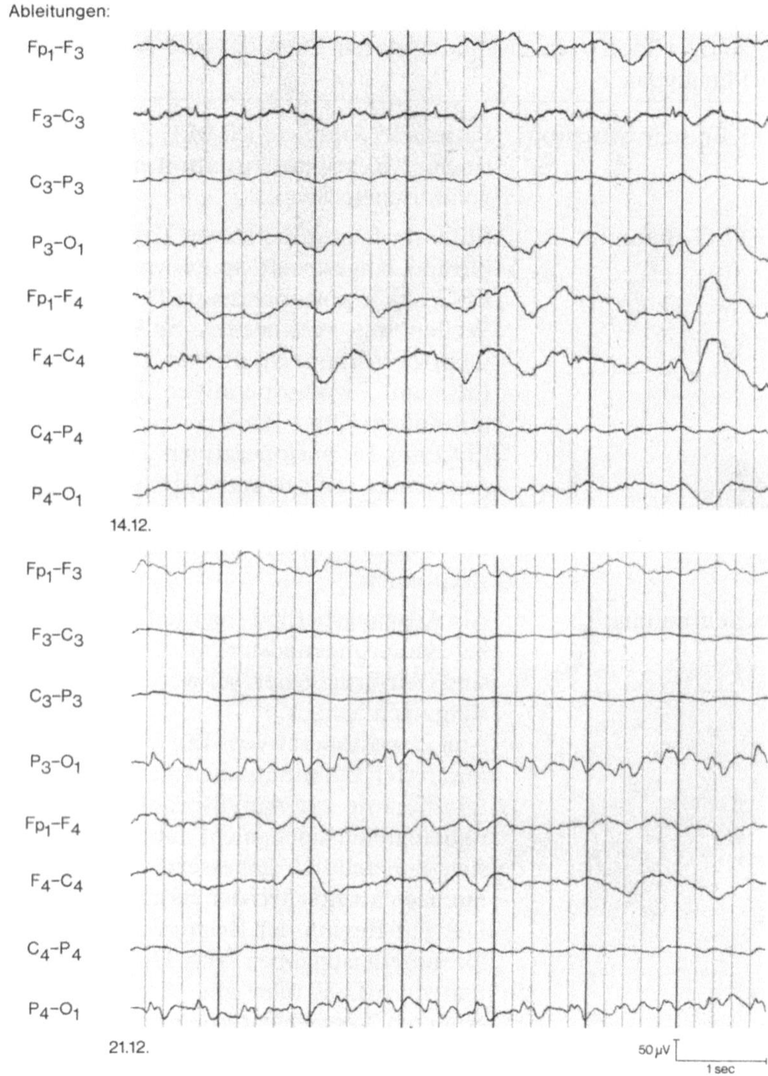

Pat.: 55J. ♂
Ableitungen:
Fp$_1$–F$_3$
F$_3$–C$_3$
C$_3$–P$_3$
P$_3$–O$_1$
Fp$_1$–F$_4$
F$_4$–C$_4$
C$_4$–P$_4$
P$_4$–O$_1$
14.12.
Fp$_1$–F$_3$
F$_3$–C$_3$
C$_3$–P$_3$
P$_3$–O$_1$
Fp$_1$–F$_4$
F$_4$–C$_4$
C$_4$–P$_4$
P$_4$–O$_1$
21.12.
50 µV
1 sec

Beispiel 3
Dexamethason – Hirnprotektion durch cerebrale Ödembehandlung bei gleichzeitiger Stoffwechselsenkung durch Etomidat und Anfallsunterdrückung durch Phenhydan

Klinische Situation	Patient 65 Jahre, w. (S. M.). Zustand nach abdomino-perinealer Rektumexstirpation und intraoperativem hypovolämischem Schock.
EEG-Befunde	EEG am 1. postoperativen Tag: Delta-Wellen hoher Amplitude, eingestreute Spike-wave Komplexe. EEG am 2. postoperativen Tag: Hochamplitudige Delta-Wellen mit vereinzelten Spike-wave Komplexen. Vermehrtes Vorhandensein von Alpha- und Theta-Wellen. EEG am 7. postoperativen Tag: Unregelmäßiges EEG mit hohem Theta-Anteil. EEG am 14. postoperativen Tag: Delta-Wellen niedriger Amplitude mit geringer Alpha-Überlagerung. EEG am 55. postoperativen Tag: Unregelmäßiges EEG mit hohem Alpha-Anteil und vereinzelten Theta-Einstreuungen.
Beurteilung	Als Ausgangsbefund liegt unter Etomidattherapie ein tiefes Sedierungsstadium vor. Die Spike-wave Komplexe sind Ausdruc einer schweren cerebralen Funktionsstörung nach Schock. Am 2. postoperativen Tag ist die Sedierung unter verminderter Etomidatgabe flacher. Die beginnende Phenytointherapie zur Anfallsprophylaxe hat die steilen Graphoelemente noch nicht unterdrückt. Am 7. Tag findet sich ein deutlich gebessertes EEG mit schnelleren Frequenzen als Zeichen der cerebralen Erholung. Die seit Beginn der Behandlung regelmäßig erfolgenden Dexamethasongaben zur Hirnödemprophylaxe wurden reduziert. Dies führt am 14. postoperativen Tag zu einer erneuten Verschlechterung des cerebralen Zustandes mit Frequenzverlangsamung. Am 55. postoperativen Tag ist nach Extubation bei weiterbestehendem Dexamethasonschutz das EEG nahezu normalisiert. Als Restbefund finden sich eingestreute Theta-Wellen.
Therapie	Intensivbehandlung mit kontrollierter Beatmung. Spezifische Therapie: Etomidatsedierung 1000–1200 mg/Tag. Phenytoin 325 mg/Tag zur Unterdrückung der Spike-wave Komplexe und damit zur Prophylaxe klinisch manifester Krämpfe, Dexamethason 6×8 mg/Tag zur Hirnödembehandlung bzw. -prophylaxe.

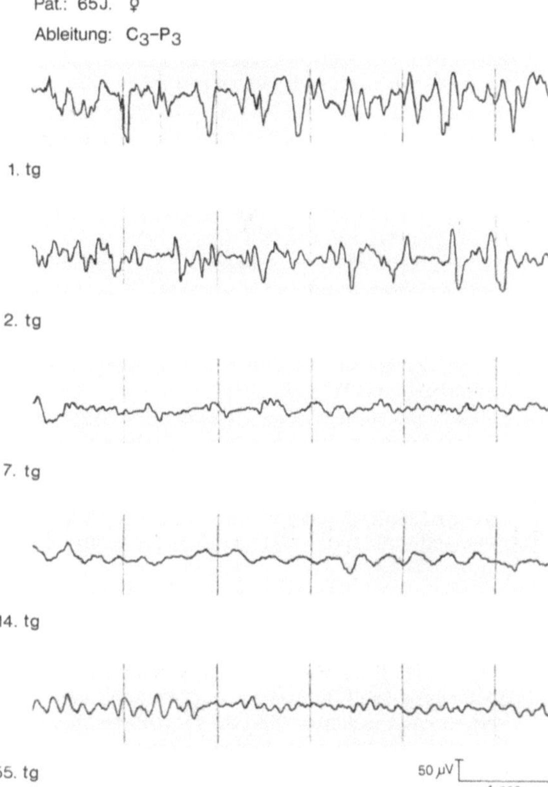

Verlauf	Entlassung auf die Normalstation am 10. Tag nach Extubation.
Ableitung	C_3-P_3; Reg. Geschw.: 30 mm/s; ZK: 0,3 s; Filter: 70 Hz; Verst.: 50 μV/7 mm.

Zitierte Literatur

1. Astrup G (1983) Membrane stabilization and protection of the ischemic brain. In: Wiedemann K, Hoyer S (eds) Brain protection. Springer, Berlin Heidelberg New York, S 31−37
2. Braun U, Turner E (1984) Anschlußtherapie und Intensivbehandlung nach kardiopulmonaler Reanimation. In: Kettler D (ed) Kardiopulmonale und cerebrale Reanimation. Bibliomed Medizin, Melsungen, S 53−68
3. Kalimo H, Paljurvi L, Olsson Y, Sierjo BK (1983) Structural aspects of energy failure states in the brain. In: Wiedemann K, Hoyer S (eds) Brain protection. Springer, Berlin Heidelberg New York, S 1−11
4. Larsen R (1984) Hirnprotektion nach kardiopulmonaler Wiederbelebung. In: Kettler D (ed) Kardiopulmonale und cerebrale Reanimation. Bibliomed, Melsungen, S 79−94
5. Leniger-Follert E (1985) Regulationsmechanismen der cerebralen Mikrozirkulation und ihre therapeutische Beeinflußbarkeit unter pathologischen Bedingungen. In: Menzel H (Hrsg) Zerebrale Protektion in Anästhesie, Intensiv- und Notfalltherapie. Zuckschwerdt, München Bern Wien, S 1−18
6. Meuret GH (1984) Neue Aspekte der Pharmakotherapie in der Reanimation. In: Kettler D (ed) Kardiopulmonale und cerebrale Reanimation. Bibliomed, Melsungen, S 33−51
7. Meuret G (1985) Calciumantagonisten − ihre Wirkungsweise und Bedeutung für eine zerebroprotektive Therapie. In: Menzel H (Hrsg) Zerebrale Protektion in Anästhesie, Intensiv- und Notfallmedizin. Zuckschwerdt, München Bern Wien, S 19−45
8. Michenfelder JD (1973) Cerebral protection by Thiopental during hypoxia. Anesthesiology 43:510−517
9. Pichlmayr I, Sippel R, Mascher E, Pichlmayr R (1974) Einfluß verschiedener Stärken von Hyperventilation auf cerebrale Durchblutungsgrößen bei narkotisierten Patienten. Anaesthesist 23:472−482
10. Safar P (1981) Cardiopulmonary resuscitation. Saunders, Philadelphia
11. Schneider M (1965) Überlebens- und Wiederbelebungszeit von Gehirn, Herz, Leber und Niere nach Ischämie und Anoxie. Forschungsberichte des Landes Nordrhein-Westfalen. Westdeutscher Verlag, Köln Opladen
12. Schoeppner H (1985) Electrophysiologisch-biochemische Meßverfahren für die Verlaufsprognose cerebraler Dysregulation unter der Einwirkung protektiver Pharmaka. In: Menzel H (Hrsg) Zerebrale Protektion in Anästhesie, Intensiv- und Notfalltherapie. Zuckschwerdt, München Bern Wien, S 115−136
13. Siesjo BK, Plum K (1973) Pathophysiology of anoxic brain damage. In: Gau U (ed) Biology and brain damage, vol 1. Plenum, London, S 369−372
14. Symon L (1983) Monitoring of cerebral ischaemia in man. In: Wiedemann K, Hoyer S (ed) Brain Protection. Springer, Berlin Heidelberg New York, S 88−94
15. Wauquier A, Ashton D, Hermans C, Clarke G (1983) Pharmacological Effects in Protective and Resuscitative Model of Brain Hypoxia. In: Wiedemann K, Hoyer S (eds) Brain protection. Springer, Berlin Heidelberg New York, S 100−111
16. Wiedemann K (1985) Hirnprotektive Pharmatherapie in der Notfallmedizin. In: Menzel H (Hrsg) Zerebrale Protektion in Anästhesie, Intensiv- und Notfalltherapie. Zuckschwerdt, München Bern Wien, S 101−115

Literaturübersicht

Astrup J (1982) Energy-requiring cell function in the ischemic brain. J Neurosurg 56:482−497
Editorial (1984) Brain resuscitation: The chicken should come before the Egg. Anesthesiology 60:85−87
Gisvold SE, Safar P, Zendrichs HHL, Rao G, Moossy J, Alexander H (1984) Thiopental treatment after global brain ischemia in pigtailed monkeys. Anesthesiology 60:88−96
Hake W (1986) Neurologische Intensivmedizin. Perimed, Erlangen
Hicks RG, Kerr DR, Horton DA (1984) Thiopentone cerebral protection under EEG control during carotid endarterectomy. Anaesth Intensive Care 14:22−28

Levy DE, Bates D, Caronna JJ et al. (1981) Prognosis in nontraumatic coma. Ann Intern Med 94/3:293−301

Quasha AL, Tinker JH, Sharbrough FW (1981) Hypothermia plus Thiopental. Prolonged electroencephalographic suppression. Anesthesiology 55:636−640

Schoeppner H (1985) Die Effektivität hirnprotektiver Pharmaka im Spiegel bioelektrischer Funktionsdiagnostik. In: Heuser D, Freckmann N, Renz D, Schoeppner H, Wiedermann K (Hrsg) Indikation und Praxis cerebroprotektiver Maßnahmen in der Neurochirurgie. Springer, Berlin Heidelberg New York Tokyo, S 16−35

Schranz D, Stopfkuchen H, Schwarz M, Walther B, Rochel M, Jüngst BK (1984) Der Einsatz von Etomidat zur möglichen Hirnprotektion. Monatschr Kinderheilkd 132:59−61

Schulte am Esch J (1983) Neuere Gesichtspunkte zur kardiopulmonalen Wiederbelebung unter besonderer Berücksichtigung des Gehirns. Anasth Intensivther Notfallmed 18:3−7

Steer CR (1982) Barbiturate therapy in the management of cerebral ischaemia. Dev Med Child Neurol 24:219−231

Wagman SH, de Jong RH, Prince DA (1968) Effects of Lidocaine on spontaneous cortical and subcortical electrical activity. Arch Neurol 18:277−290

White BC, Wiegenstein JG, Winegar CD (1984) Brain ischemic anoxia. Jama 251:1586−1590

Yatsu FM, Diamond I, Graziano C, Lindquist P (1972) Experimental brain ischemia: Protection from irreversible damage with a rapid-acting barbiturate (Methohexital). Stroke 3:726−732

C. EEG-Veränderungen durch cerebrale Schäden

I. Schädel-Hirn-Trauma

Überwachung und Behandlung von Schädel-Hirn-Traumen sind heute keineswegs neurologischen Intensivbehandlungseinheiten vorbehalten. Bei Patienten mit einem Polytrauma besteht häufig eine Schädel-Hirn-Verletzung als Neben- oder Hauptbefund. Diese Patienten erfordern bei der intensivmedizinischen Versorgung spezifische Behandlungs- und Überwachungstechniken.

Neben der ursächlichen Behandlung liegt die Aufmerksamkeit besonders auf der Vermeidung zusätzlicher Schädigungsfaktoren, da bei der gegebenen Organvorschädigung und möglichen Einschränkungen cerebraler Kompensationsmechanismen mit besonders schweren Auswirkungen zu rechnen ist. Hypoxische Einflüsse, Liquordruckschwankungen und Veränderungen der cerebralen Durchblutung sind von vornherein zu vermeiden oder so gering wie möglich zu halten.

Das Intensivbehandlungsregime muß einen rechtzeitigen Ausgleich von Atemstörungen (Hyper- und Hypoventilation) durch kontrollierte Beatmung und die Regulation cerebraler Durchblutungs- und Druckverhältnisse durch Kreislaufregulation und -stabilisierung, durch adäquate Lagerung (30% Kopfhochlagerung), durch kontrollierte Hyperventilation (p_aCO_2 — 30—35 mm Hg), durch den Einsatz osmotisch wirksamer Diuretika und durch sorgfältige Stoffwechsel- und Flüssigkeitsbilanz berücksichtigen [1, 5, 7–10, 14, 16].

Gleichzeitig sind cerebrale Erregungszustände und Krämpfe durch Sedativa und Antikonvulsiva zu unterdrücken. Auch cerebral bedingte Herz-Kreislauf-, Temperatur- und Stoffwechselentgleisungen müssen durch entsprechende therapeutische Maßnahmen symptomatisch ausgeglichen werden [2, 3, 6, 7, 16]. Bei chirurgischen Interventionen sind Inhalationsnarkotika wegen der damit verbundenen Hirndurchblutungs- und Liquordrucksteigerung zu vermeiden bzw. nur bei spezieller Indikation gezielt und mit großer Vorsicht anzuwenden [11, 13].

Schweregradeinteilung des Schädel-Hirn-Trauma [4, 7, 12, 15]

Die heute übliche Einteilung erfaßt primär die Unterscheidung zwischen offener und gedeckter Schädel-Hirn-Verletzung. Letztere wird in 3 Grade unterteilt (Tabelle 1). Grad I und II haben prinzipiell eine günstige Prognose, können aber durch zusätzliche Störungen in Einzelfällen letal enden. Bei Vorliegen von Grad III ist die Prognose in jedem Fall ungünstig. Bei hoher Letalität ist ein Überleben im Einzelfall mit schwersten cerebralen Defekten verbunden.

Wie die folgenden Beispiele zeigen, ist auch hierbei wieder die EEG-Kontrolle zur Einschätzung der aktuellen Situation als Hilfe für das therapeutische Vorgehen und zur Beurteilung der Prognose wichtig.

Übersicht zu den Beispielen

Beispiel 1: Polytrauma, Schädel-Hirn-Trauma I°, Rehabilitation.
Beispiel 2: Polytrauma, Schädel-Hirn-Trauma II°, Koma, später Bewußtseinsaufhellung, Tod als allgemeine Unfallfolge.
Beispiel 3: Schädel-Hirn-Trauma II°, Rehabilitation.
Beispiel 4: Polytrauma, Schädel-Hirn-Trauma III°, Rehabilitation bei Restdefekt.
Beispiel 5: Polytrauma, Schädel-Hirn-Trauma III°, Rehabilitation bei Restdefekt.
Beispiel 6: Polytrauma, Schädel-Hirn-Trauma III°, apallisches Syndrom, Tod an septischen Komplikationen.
Beispiel 7: Schädel-Hirn-Trauma III°, Tod im Koma.

Tabelle 1. Gradeinteilung, Symptomatik und Prognose der gedeckten Schädel-Hirn-Verletzung

Grad der Schädigung	Anatomisches Substrat	Symptomatik Dynamischer Ablauf	EEG
Grad I (Commotio cerebri)	Ø	Hirnstammsymptomatik mit Irritation vegetativer Zentren: Bewußtlosigkeit (fehlend oder kurzdauernd) retrograde Amnesie (fehlend oder kurzdauernd) vegetative Symptome, z. B. Übelkeit, Erbrechen (fehlend oder kurzdauernd) Beginn: unmittelbar nach dem Unfall, Abklingen: rasch	Direkt nach Trauma: Verminderte Spannung, für wenige Minuten langsame Wellen. Nach 30 min: meist normales EEG (Alpha-EEG). Selten vermehrte Delta-Theta-Wellen (leichte Allgemeinveränderung), geringe Dysrhythmie klingt innerhalb von 2−3 Wochen ab.
Grad II (Contusio cerebri)	+	Bewußtlosigkeit − (Tage) retrograde Amnesie (mehrere Tage) anterograde Amnesie (Wochen bis Monate) neurologische Ausfälle Dynamik je nach Ort und Ausdehnung der Schädigung evtl. Kontusionspsychose	Initial (Bewußtlosigkeit) keine Alpha-Wellen, überwiegend Delta. Mit Aufklären Dominanz von Theta oder Delta-Theta-Wellen und Alpha-Verlangsamung. Schwere Contusio: generelle Abflachung (mittlere/schwere Allgemeinveränderung). Rückbildung innerhalb von 3−6 Monaten.
Grad III (Compressio cerebri)	+++	Bewußtlosigkeit (Tage − Wochen − Monate) retrograde Amnesie anterograde Amnesie neurologische Ausfälle ($>$ als 3 Wochen) offene Hirnverletzung subdurales Hämatom	Herdveränderungen: Delta-Fokus oder lokalisierte Delta-Theta-Wellentätigkeit. Bei Rückbildung Entstehung einer fokalen Dysrhythmie. Dem initialen Delta-Fokus liegt ein traumatisches Ödem zugrunde. Für längere Zeit evtl. persistierend umschriebene einseitige Alpha-Minderung. Oft initial fokale Spikes oder Sharpwaves. Spannungsreduktion über der entsprechenden Seite, oft jedoch nur generelle frequenzdiffuse Veränderungen.

Rückbildungs- fähigkeit neurologischer Ausfallserscheinungen	Reversibilität der Hirn- schädigung	Gesamtprognose
− 4 Tage	+	gut jedoch: Sekundärschaden über Hirnschwellung und Hirnstammstörungen können in Einzelfällen zum Tod führen
− 3 Wochen	+	
Monate bis Jahre bis fehlend	teilweise oder Ø	ungünstig da: Übergänge in akutes Mittelhirn- syndrom oder Stammhirnsyndrom (Bulbärsyndrom) Auslösung eines apallischen Durchgangssyndroms mit: a) Rückbildungsfähigkeiten über verschiedene Reintegrationsstufen Klüver-Bucy-Syndrom, Korsakow-Syndrom, psychoorganischer Symptomkomplex, b) manifestes apallisches Syndrom

Beispiel 1

Klinische Situation	Patient 19 Jahre, m. (J. H.). Zustand nach Polytrauma mit Schädel-Hirn-Trauma I°, eingeschränkte Vigilanz
EEG-Befunde	EEG am 3. Tag nach Trauma: Unregelmäßiges EEG. Hoher Beta-Frequenzanteil frontal. Rechtslateralisierung langsamer Frequenzen des Delta/Theta-Bereichs. EEG am 5. Tag nach Trauma: Alpha-EEG. Weiterhin rechtslateralisiert höherer Anteil an Theta-Frequenzen.
Beurteilung	Bei geringer klinischer Symptomatik zeigt der EEG-Befund am 3. Tag nach dem Trauma eine leichte Einschränkung der cerebralen Funktion. Der angedeutete Herdbefund rechts ist direkte Traumafolge. Am 5. posttraumatischen Tag ist eine weitgehende Normalisierung eingetreten. Die EEG-Symptome des rechtsseitigen Herdbefundes bilden sich zurück.
Therapie	Intensivtherapie. Spezifische Therapie: Dexamethason 6mal 8 mg/Tag.
Verlauf	Der Patient kann nach 7 Tagen auf die Normalstation verlegt werden.
Ableitungen	F_{p1}-F_3; F_3-C_3; C_3-P_3; P_3-O_1; F_{p1}-F_4; F_4-C_4; C_4-P_4; P_4-O_1; Reg. Geschw.: 30 mm/s; ZK: 0,3 s; Filter: 70 Hz; Verst.: 50 μV/7 mm.

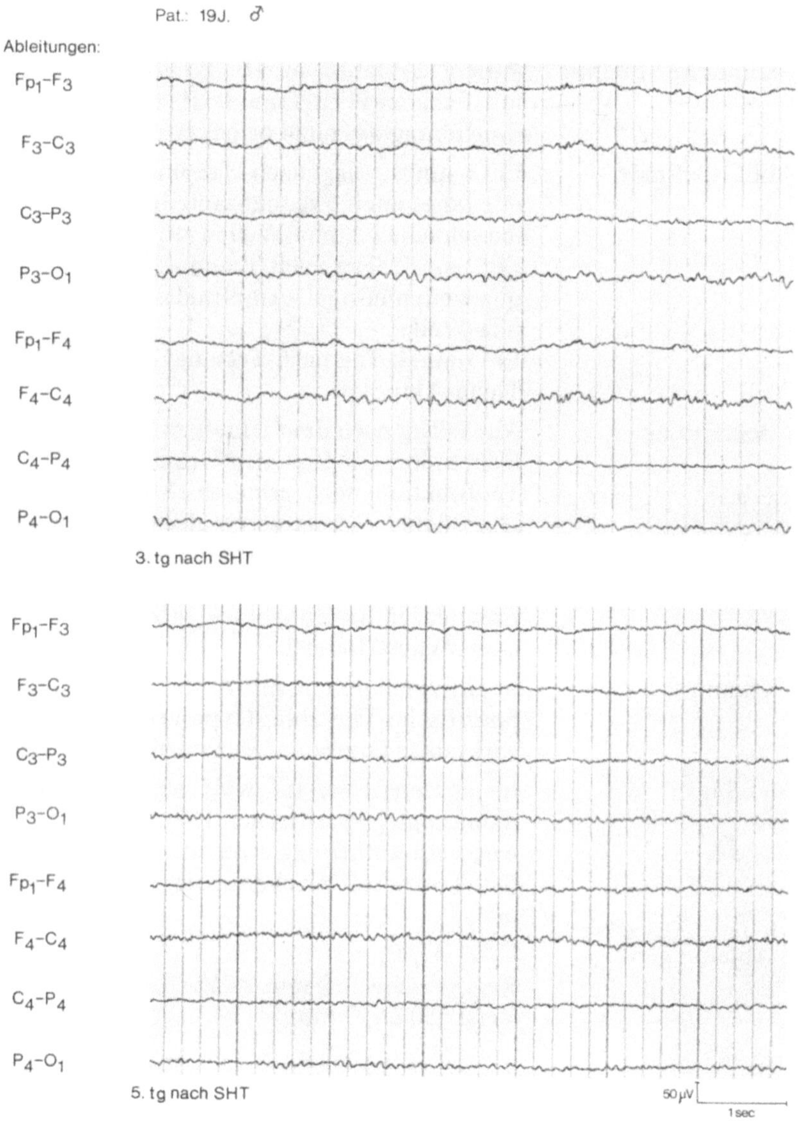

Pat.: 19 J. ♂

Ableitungen:

Fp_1-F_3

F_3-C_3

C_3-P_3

P_3-O_1

Fp_1-F_4

F_4-C_4

C_4-P_4

P_4-O_1

3. tg nach SHT

Fp_1-F_3

F_3-C_3

C_3-P_3

P_3-O_1

Fp_1-F_4

F_4-C_4

C_4-P_4

P_4-O_1

5. tg nach SHT

50 µV

1 sec

Beispiel 2

Klinische Situation	Patient 25 Jahre, m. (B. P.). Zustand nach Polytrauma mit Schädel-Hirn-Trauma II°, im Verlauf zunehmende Eintrübung des nicht orientierten Patienten.
EEG-Befunde	EEG am 1. Tag nach Trauma: Niederspannungs-EEG mit langsamen Frequenzanteilen und mäßig ausgeprägten schnellen Alpha-Wellen (10–11 Hz). EEG am 2. Tag nach Trauma: Zunahme langsamer Frequenzen niedriger Amplitude. Verlangsamung der Alpha-Wellen. EEG am 3. Tag nach Trauma: Niederamplitudige Delta/Theta-Aktivität.
Beurteilung	Am 1. Tag nach dem Unfall ist bei allgemeiner cerebraler Depression ein Rest der Grundaktivität und damit eine Teilfunktion noch erhalten. Mit der Entwicklung eines Hirnödems – trotz cerebral entwässernder Maßnahmen – kommt es bei ansteigendem Hirndruck zu fortschreitendem Funktionsausfall mit Reduktion der schnelleren Frequenzen bei Zunahme der langsamen Wellen aus dem Delta/Theta-Bereich.
Therapie	Intensivbehandlung mit kontrollierter Beatmung. Spezifische Therapie: Hyperventilation, Gabe osmotisch wirksamer Diuretika, Dexamethasonbehandlung.
Verlauf	Im späteren Verlauf wird nach zunächst anhaltendem Koma unter spezifischer Therapie noch einmal eine Bewußtseinsaufhellung erreicht. Der Tod tritt 3 Wochen später als allgemeine Unfallfolge ein.
Ableitungen	C_3-P_3; C_4-P_4; Reg. Geschw.: 30 mm/s; ZK: 0,3 s; Filter: 70 Hz; Verst.: 50 µV/7 mm.

Pat.: 25 J.   ♂

Ableitungen:

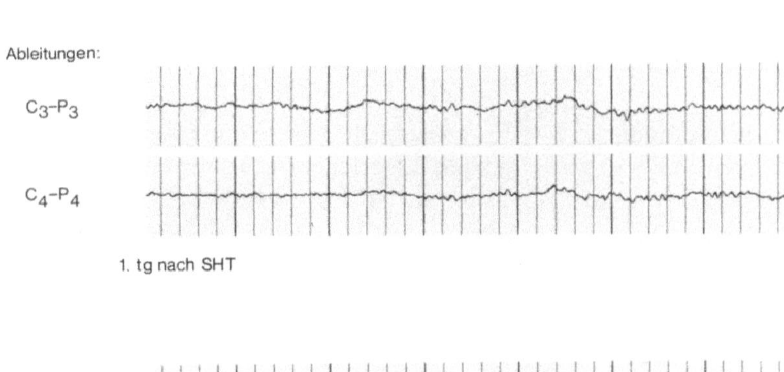

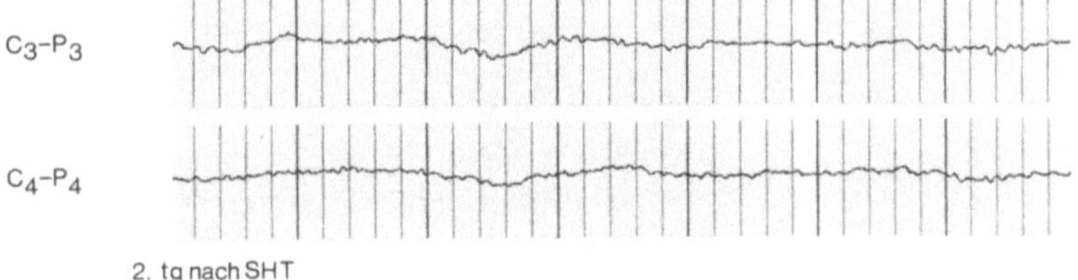

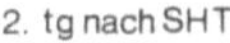

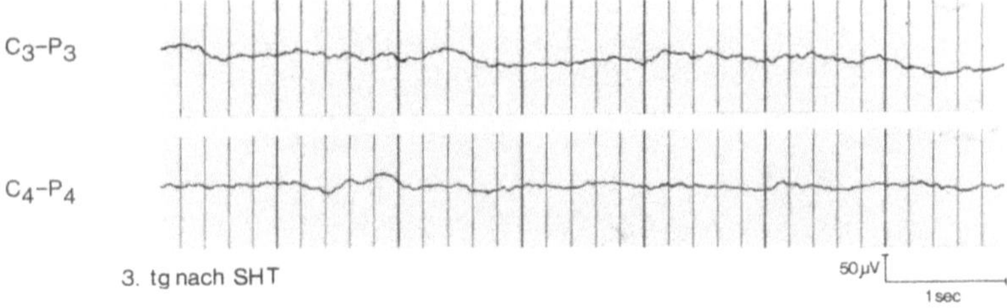

Beispiel 3

Klinische Situation	Patient 80 Jahre, m. (K. S.). Zustand nach Schädel-Hirn-Trauma II°, Somnolenz
EEG-Befunde	EEG am 18. 12.: EEG mit Überwiegen von Delta/Theta-Wellen, Überlagerung kontinuierlicher Beta-Frequenzen. EEG am 18. 01.: Deutliche Amplitudenreduktion, bei Überwiegen von Delta-Wellen. EEG am 23. 01.: Vermehrter Aufbau eingestreuter Theta-Wellen. EEG am 08. 02.: Frequenzzunahme mit Auftreten von Alpha- und Beta-Wellen (9 bzw. 15−20 Hz).
Beurteilung	Die Frequenzverlangsamung im Ausgangs-EEG entspricht einer cerebralen Funktionsbeeinträchtigung mit Bewußtseinseintrübung durch das Trauma. Die Beta-Wellen können als streßbedingt gewertet werden, da der Patient nicht unter sedativer Therapie stand. Unter der Intensivtherapie tritt nach einem Monat ein Hirnödem ein. Das EEG zeigt zu diesem Zeitpunkt eine Frequenzverlangsamung mit Amplitudenverlust. Durch gezielte Therapie mit Osmofundin und Dexamethason kann der Hirndruck gesenkt werden. Es treten wieder vermehrt schnellere Frequenzen auf, die gegen Abschluß der Behandlung in ein partielles Beta-EEG übergehen.
Therapie	Intensivtherapie mit kontrollierter Beatmung. Spezielle Therapie: Osmotisch wirksame Diuretika (250 ml) Dexamethason 8×6 mg/Tag.
Verlauf	Entlassung auf Normalstation.
Ableitungen	C_3-P_3; Reg. Geschw.: 30 mm/s; ZK: 0,3 s; Filter: 70 Hz; Verst.: 50 µV/7 mm.

Pat.: 80 J.   ♂

Ableitung: C_3–P_3

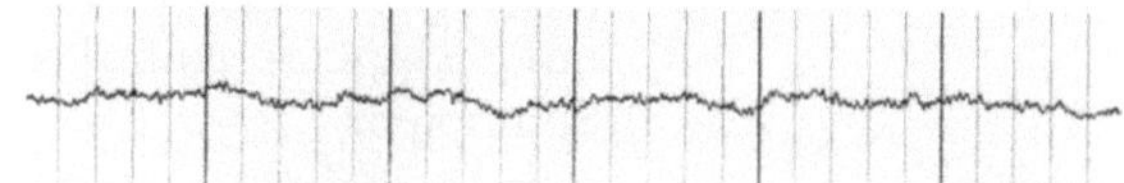

18.12.

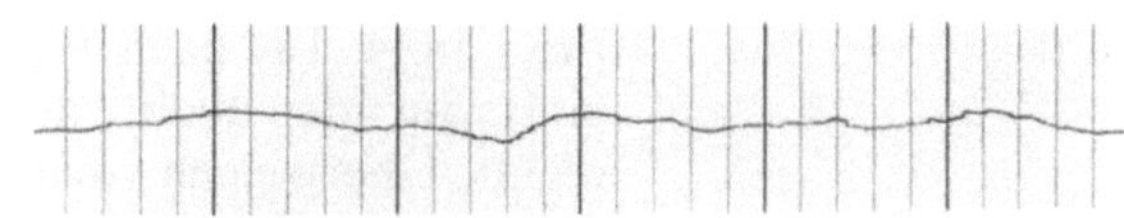

18.1.

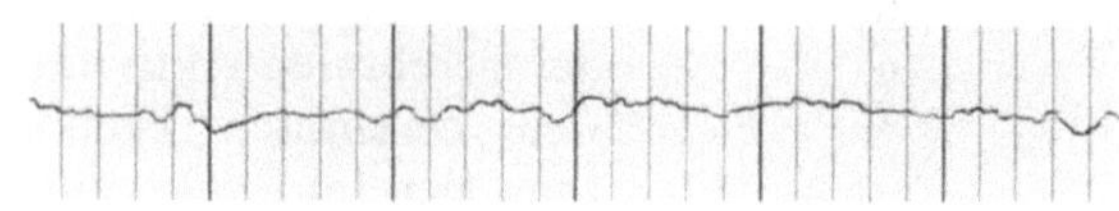

23.1.

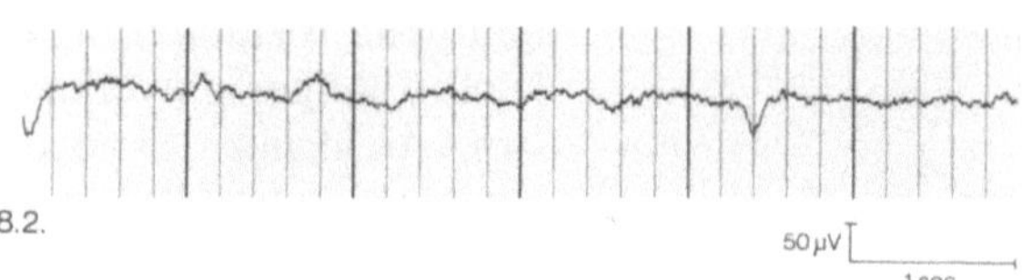

8.2.

Beispiel 4

Klinische Situation	Patient 79 Jahre, w. (U. U.). Zustand nach Polytrauma mit Rippenserienfraktur, Schädel-Hirn-Trauma III°, Somnolenz
EEG-Befunde	EEG am 1. Tag nach Trauma: Dominanz von 5 Hz Theta-Wellen mit eingestreuten Alpha-Wellen. Hochamplitudige Delta/Theta-Frequenzen als leicht linkslateralisiert gruppierte Dysrhythmie. EEG am 4. Tag nach Trauma: Zunahme der Alpha-Aktivität auf der nicht direkt traumatisierten Hirnhälfte rechts, Überwiegen von Delta- und Theta-Wellen links. EEG am 10. Tag nach Trauma: Abnahme des Alpha-Anteils zugunsten hochamplitudiger Theta-Wellen. Beidseits gruppierte Dysrhythmien.
Beurteilung	Die anfangs registrierte mittlere Allgemeinveränderung der cerebralen Aktivität entspricht der klinisch manifesten cerebralen Funktionseinschränkung. Linkshirnig zeigt sich im EEG deutlich der Haupteinwirkungsort des Traumas. Zunächst bessert sich unter Beatmung und spezifischer Therapie die gesamte cerebrale Funktion. Die linke Hirnseite weist nach dem Substanzdefekt weiterhin deutliche Veränderungen auf. Nach Extubation ist die leichte Allgemeinveränderung der cerebralen Funktion wohl Ausdruck der noch 10 Tage nach dem Trauma weiterhin bestehenden cerebralen Regulationsstörung. Die Patientin ist verwirrt. Jedoch sollte ein möglicher Einfluß altersbedingter Veränderungen bei der Beurteilung bedacht werden.
Therapie	Intensivtherapie mit kontrollierter Beatmung. Spezifische Therapie: Hyperventilation. Dexamethason 48 mg/Tag (6 Tage), Gabe osmotisch wirksamer Diuretika.
Verlauf	Die Patientin kann nach 14 Behandlungstagen zur Rehabilitation verlegt werden.
Ableitungen	F_{p1}-F_3; F_3-C_3; C_3-P_3; P_3-O_1; F_{p1}-F_4; F_4-C_4; C_4-P_4; P_4-O_1; Power-Bänder: C_3-P_3; Reg. Geschw.: 30 mm/s; ZK: 0,1 s; Filter: 70 Hz; Verst.: 50 µV/7 mm.

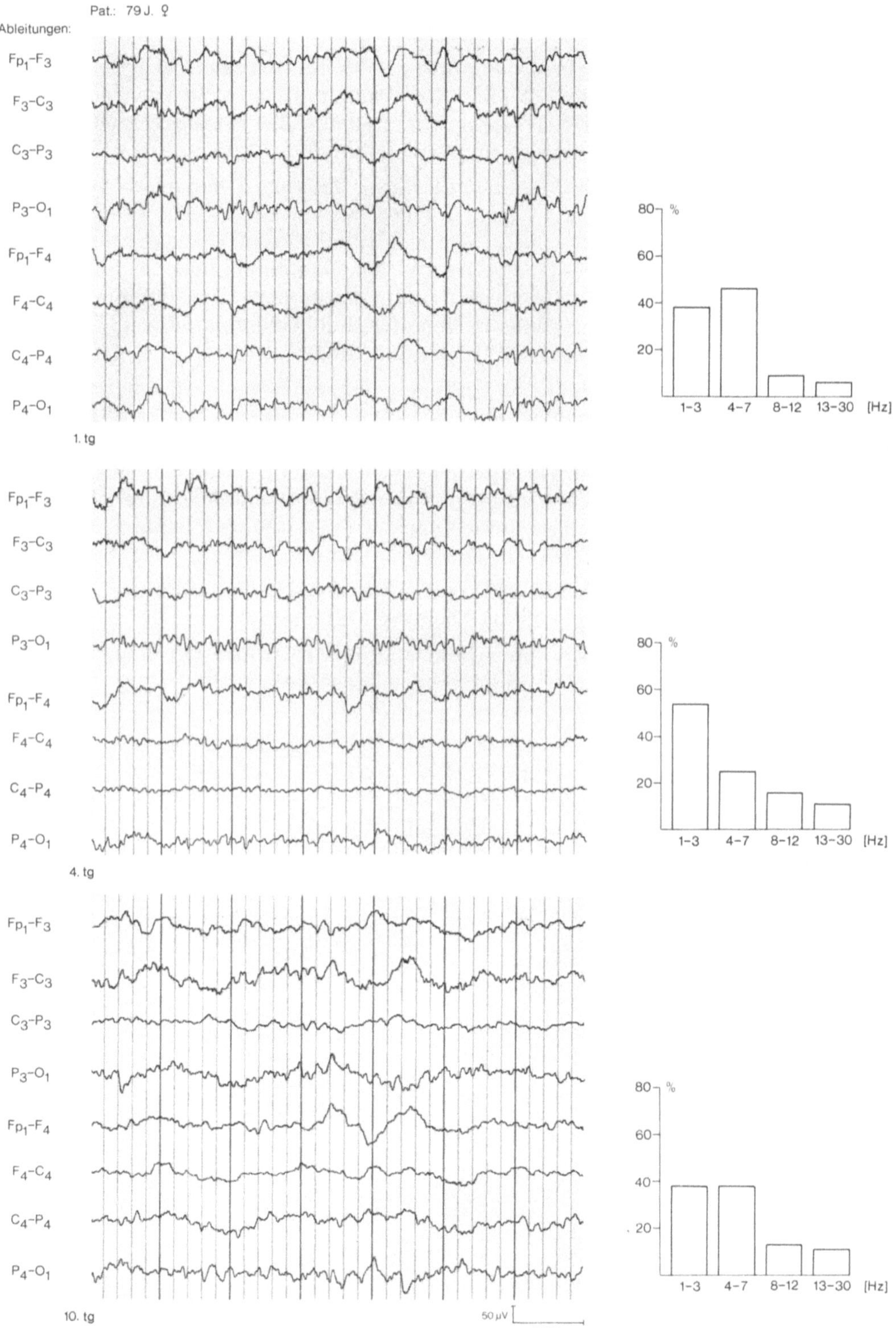

Pat.: 79 J. ♀
Ableitungen:
Fp₁-F₃
F₃-C₃
C₃-P₃
P₃-O₁
Fp₁-F₄
F₄-C₄
C₄-P₄
P₄-O₁
1. tg
%
80
60
40
20
1-3   4-7   8-12   13-30   [Hz]
4. tg
10. tg
50 µV
1 sec

Beispiel 5

Klinische Situation	Patient 19 Jahre, w. (M. F.). Zustand nach Polytrauma mit Schädel-Hirn-Trauma III° vor 3 Wochen, prolongierter Verlauf. Langsame Bewußtseinsaufhellung der unruhig somnolenten Patientin.
EEG-Befunde	EEG am 21. Tag nach Trauma: Überwiegen langsamer Delta- und Theta-Wellen mit Amplituden von $80-100$ µV, geringe Alpha-Aktivität. Temporal vorn und frontal zusätzlich eine kontinuierliche Dysrhythmie. Temporo-basal mittlere gruppierte Dysrhythmie, die sich aus steileren Abläufen und hochamplitudigen Delta- und Theta-Wellen zusammensetzt.
Beurteilung	Das EEG entspricht einer mittleren Allgemeinveränderung und ist bei klinisch vorherrschender allgemeiner Unruhe der somnolenten Patientin als Defektzustand nach Schädel-Hirn-Trauma mit kortikaler Funktionseinschränkung zu werten. Kontinuierliche und gruppierte Dysrhythmien sprechen für weitere Funktionsstörungen tiefer gelegener Hirnabschnitte.
Therapie	Sedierung, krankengymnastische Betreuung. Spezifische Therapie: Dexamethason.
Verlauf	Die Patientin klart auf, wird jedoch mit einem funktionellen Restdefekt zur Rehabilitation entlassen.
Ableitungen	F_{p1}-F_7; F_7-T_3; T_3-T_5; T_5-O_1; F_{p1}-F_8; F_8-T_4; T_4-T_6; T_6-O_1; F_7-F_z; F_z-F_8; T_3-C_z; C_z-T_4; F_{p1}-F_3; F_3-C_3; C_3-P_3; P_3-O_1; F_{p1}-F_4; F_4-C_4; C_4-P_4; P_4-O_1; A_1-C_z; C_z-A_2; T_5-P_z; P_z-T_6; Reg. Geschw.: 30 mm/s; ZK: 0,3 s; Filter: 70 Hz; Verst.: 50 µV/7 mm.

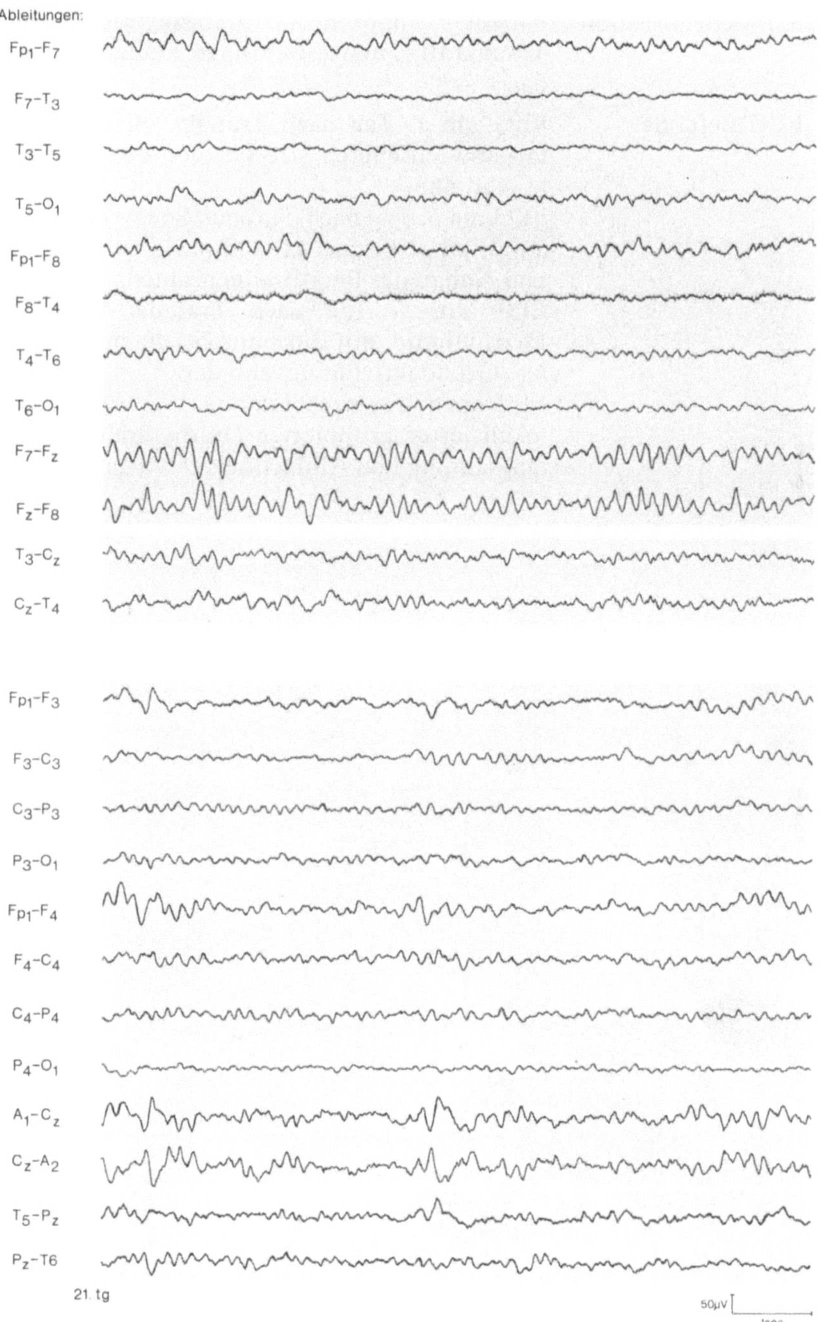
Pat.: 19 J. ♀
Ableitungen:
Fp₁-F₇
F₇-T₃
T₃-T₅
T₅-O₁
Fp₁-F₈
F₈-T₄
T₄-T₆
T₆-O₁
F₇-Fz
Fz-F₈
T₃-Cz
Cz-T₄
Fp₁-F₃
F₃-C₃
C₃-P₃
P₃-O₁
Fp₁-F₄
F₄-C₄
C₄-P₄
P₄-O₁
A₁-Cz
Cz-A₂
T₅-Pz
Pz-T6
21. tg
50µV
1sec

Beispiel 6

Klinische Situation	Patient 25 Jahre, m. (U. Z.). Polytrauma, Schädel-Hirn-Trauma III°, Bewußtseinslage: Patient ist nicht ansprechbar.
EEG-Befunde	EEG am 1. Tag nach Trauma: Niedergespanntes EEG mit abwechselnden Strecken von Beta- (15 Hz) und Delta-Aktivität.

EEG am 3. Tag nach Trauma: Stark verlangsamte niederamplitudige Grundaktivität mit Anstieg von Delta/Theta und Abbau des Beta-Frequenzanteils.

EEG am 7. Tag nach Trauma: Frontal gruppierte Dysrhythmie mit hochamplitudigen Delta/Theta-Wellen, Grundaktivität unverändert.

EEG am 8. Tag nach Trauma: Weiterbestehen der frontal lokalisierten gruppierten Dysrhythmie bei weiterer Verlangsamung und Abflachung der Grundaktivität.

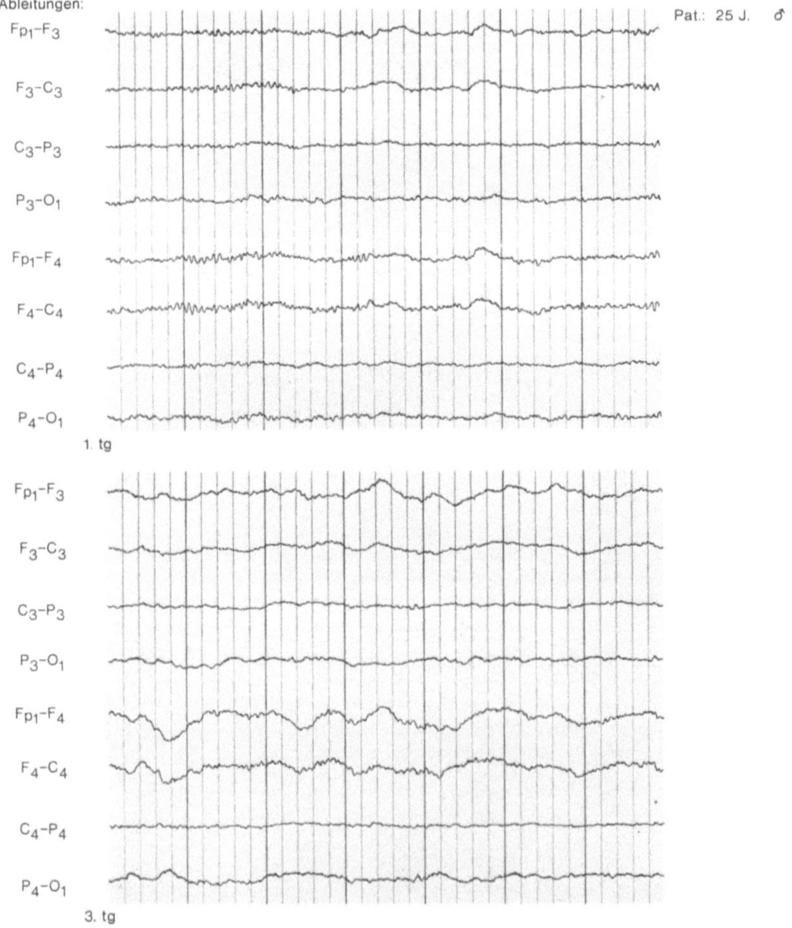

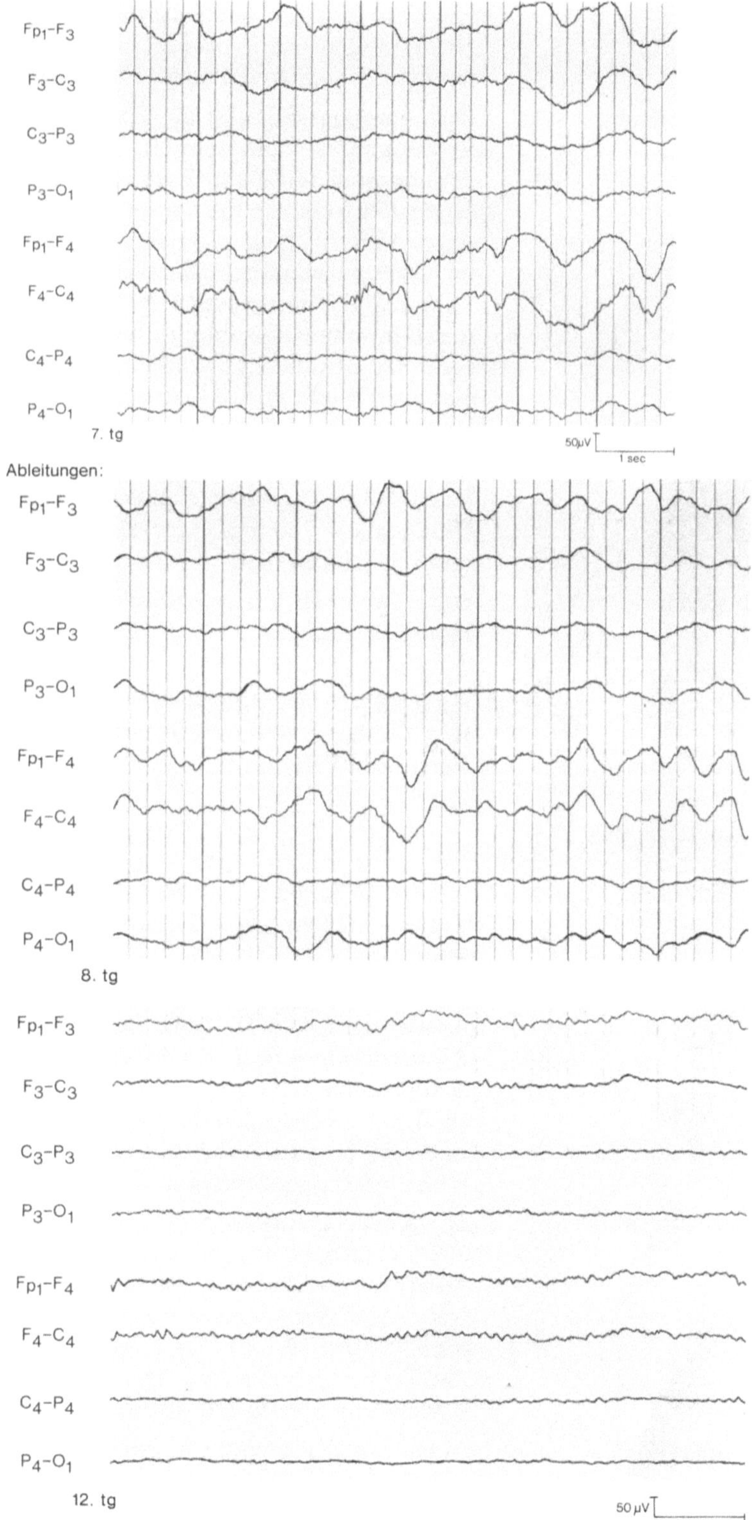

EEG am 12. Tag nach Trauma: Die hochamplitudigen Delta-Wellen sind bei weiterhin flachem EEG verschwunden. Auftreten eingestreuter Alpha-Wellen.

Beurteilung
Das Ausgangs-EEG ist als Folge der traumatischen Einwirkung mit sekundärem Hirnödem stark abgeflacht und verlangsamt. Die Beta-Einstreuungen sind auf die sedierende Benzodiazepin-Therapie zurückzuführen. Im weiteren Verlauf zeigt sich mit zunehmendem Hirnödem eine Vermehrung der Delta-Wellen. Diese sind nach erfolgreicher Therapie des Hirnödems rückläufig. Unter der klinischen Ausprägung eines apallischen Syndroms zeigt das EEG am 12. Tag eine mittlere bis schwere Allgemeinveränderung. Als Ausdruck der schweren cerebralen Funktionsschädigung ist es stark abgeflacht.

Therapie
Intensivbehandlung mit kontrollierter Beatmung. Spezifische Therapie: Sedierung mit Benzodiazepinen (Midazolam 120 mg/Tag), Hyperventilation, Gabe osmotischer Diuretika.

Verlauf
Der Patient stirbt bei apallischem Syndrom an septischen Komplikationen.

Ableitungen
F_{p1}-F_3; F_3-C_3; C_3-P_3; P_3-O_1;
F_{p1}-F_4; F_4-C_4; C_4-P_4; P_4-O_1;
Reg. Geschw.: 30 mm/s; ZK: 0,1 s; Filter: 70 Hz;
Verst.: 50 µV/7 mm.

Beispiel 7

Klinische Situation
Patient 19 Jahre, m. (F. R.). Zustand nach Schädel-Hirn-Trauma III°, spastische Lähmung rechts, Steckkrämpfe, tiefes Koma.

EEG-Befunde
EEG am 1. Tag nach Trauma: Niederamplitudiges EEG überwiegend aus Delta-Wellen. Rechtslateralisiert frontal niederamplitudige schnellere Frequenzen aus dem Beta-Bereich.
EEG am 3. Tag nach Trauma: Weiterhin starke Supprimierung, langsame Delta-Wellen. Rechtshirnig vermehrt schnelle Frequenzen aus dem Beta-Bereich.

Beurteilung
Die starke Depression und das Überwiegen von Delta-Wellen spricht für eine allgemeine schwere kortikale Funktionseinschränkung. Unter der Sedierungstherapie treten Medikamenteffekte auf, erkenntlich an den niederamplitudigen Beta-Wellen. Linkshirnig bleibt diese Reaktion weitgehend aus. Die linksseitige Funktionseinschränkung scheint somit stärker ausgeprägt zu sein.

Therapie
Intensivtherapie, kontrollierte Beatmung, Katecholamingaben.

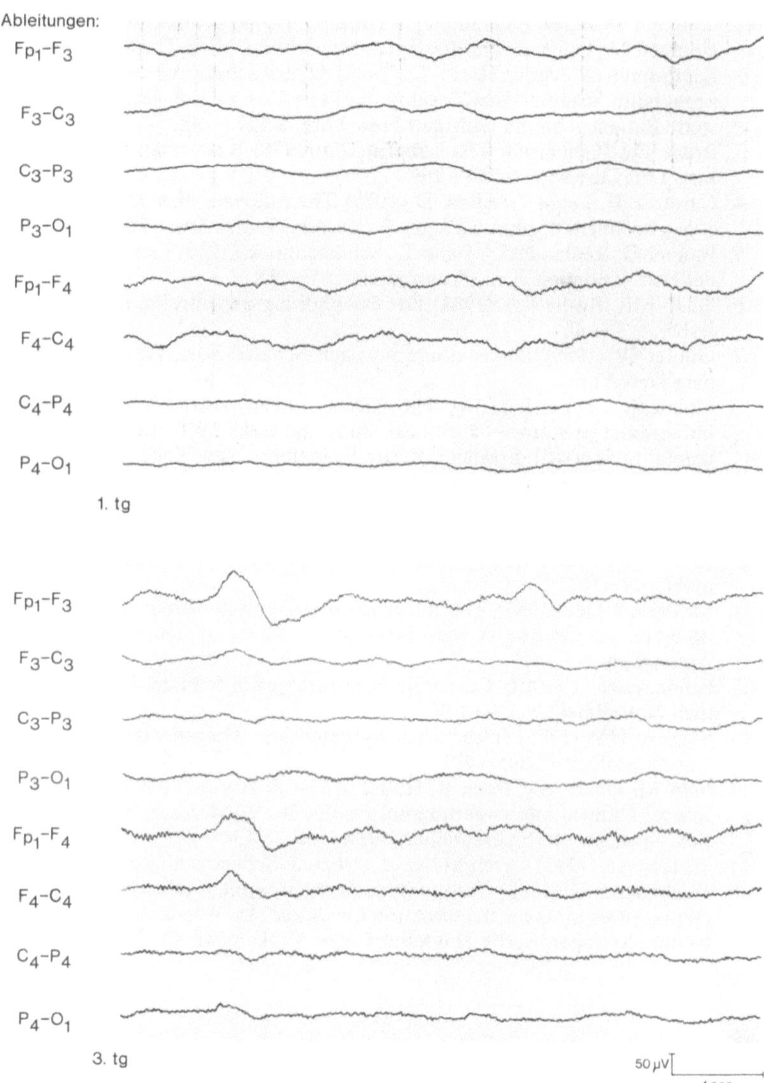

Spezifische Therapie: Sedierung mit Benzodiazepinen zur Behandlung der Streckkrämpfe.

Verlauf   Der Patient bleibt weiterhin tief komatös und stirbt 10 Tage nach Schädel-Hirn-Trauma.

Ableitungen F_{p1}-F_3; F_3-C_3; C_3-P_3; P_3-O_1;
F_{p1}-F_4; F_4-C_4; C_4-P_4; P_4-O_1;
Reg. Geschw.: 30 mm/se; ZK: 0,3 s; Filter: 70 Hz;
Verst.: 50 µV/7 mm.

Zitierte Literatur

1. Abbushi W, Kolb E, Herkt G, Zenker G (1979) Klinische und experimentelle Untersuchungen zur Lagerung der Patienten mit Schädel-Hirn-Trauma. Anaesthesist 28:489–493
2. Baethmann A, Maier-Hauff K (1982) Überwachungsmethode und therapeutische Konzepte beim Schädel-Hirn-Trauma. In: Peter K, Lawin P, Jesch F (Hrsg) Der polytraumatisierte Patient. Thieme, Stuttgart New York, S 127–148
3. Bruce DA, Gennarelli TA, Langfitt TD (1978) Resuscitation from coma due to head injury. Crit Care Med 6:254–269
4. Caronna JJ, Leigh G, Shaw D (1975) The outcome of medical coma: Prediction by bedside assessment of physical signs. Trans Am Neurol Assoc 100:25–29
5. Faupel G, Reulen HG, Müller D, Schürmann K (1978) Dexamethason bei schweren Schädel-Hirn-Traumen. Acta Traumatol 8:265–268
6. Gaab MR, Bushe KA (1981) Die Behandlung der intrakraniellen Drucksteigerung. Intensivbeh 6:34–40
7. Gobiet W (1980) Intensivtherapie nach Schädel-Hirn-Trauma. Springer, Berlin Heidelberg New York
8. Hulme A, Cooper R (1976) The effects of head position and jugular vein compression on intracranial pressure – a clinical study. In: Beks JWF, Bosch DA, Brock M (eds) Intracranial pressure III. Springer, Berlin Heidelberg New York
9. Lauksch W (1982) Diagnostik und therapeutische Konsequenzen beim Schädel-Hirn-Trauma polytraumatisierter Patienten. In: Peter K, Lawin P, Jesch F (Hrsg) Der polytraumatisierte Patient. Thieme, Stuttgart New York, S 35–55
10. Marsh ML, Marshall LF, Shapiro HM (1977) Neurosurgical Intensive care. Anesthesiology 47:149–163
11. McDowall DG (1981) The influence of anaesthetic drugs and techniques on intracranial pressure. In: Gordon A (ed) Basis and practice of neuroanaesthesia. Excerpta Medica, Amsterdam
12. Schoeppner H (1984) Cerebrale Syndrome nach Schädel-Hirn-Trauma. Anasth Intensivmed Notfallmed 45:182–192
13. Shapiro HM (1975) Intracranial hypertension: Therapeutic and anesthetic consideration. Anesthesiology 43:445–471
14. Sold M, Gaab MR, Poch B, Heller V (1983) Brain Protection by Barbiturate after head injury? Clinical and experimental results. In: Wiedemann K, Hoyer S (eds) Brain protection. Springer, Berlin Heidelberg New York, S 134–145
15. Walker AE (1981) Cerebral death. Urban & Schwarzenberg, Baltimore München
16. Wiedemann K (1983) Thiopentone in the treatment of severe head injury: Is raised intracranial pressure the sole indication for its use? In: Wiedemann K, Hoyer S (eds) Brain protection. Springer, Berlin Heidelberg New York, S 146–157

Literaturübersicht

Caveness WF, Walker AE (1966) Head injury. Lippincott, Baltimore
Courjoun J (1972) Traumatic disorders. In: Remond A (Hrsg) Handbook of electroencephalography and clinical neurophysiology, vol 14B. Elsevier, Amsterdam
Egli M, Kunz F (1980) The prognostic significance of the EEG in the initial phase after severe cranial trauma. In: Lechner H, Aranibar A (Hrsg) EEG and clinical neurophysiology. Excerpta Medica International Congress Series 526, Amsterdam
Krüger J, Steudel WJ (1983) Korrelationen zwischen EEG (FFT) und Bewußtseinsgrad bei Patienten in der frühen posttraumatischen Phase. EEG EMG 14:128–133
Lorenzoni E (1975) Das EEG im posttraumatischen Koma. Fortschr Neurol Psychiatr 43:155–191
Rumpl E (1979) Elektro-neurologische Korrelationen in der frühen Phase des posttraumatischen Komas, I, Das EEG in den verschiedenen Phasen des akuten traumatischen sekundären Mittelhirn- und Bulbärhirnsyndroms. EEG EMG 10:148–157

Rumpl E (1980) Elektro-neurologische Korrelationen in den frühen Phasen des posttraumatischen Komas, II, Das EEG im Übergang zum und im Vollbild des traumatischen apallischen Syndroms. EEG EMG 11:43−50
Stockard JJ, Bickford RG, Mann HA (1975) The electroencephalogram in traumatic brain injury. In: Vinken PJ, Bruyn GW (eds) Handbook of clinical Neurology, vol 23. North Holland Publ, Amsterdam, pp 317−327
Walser H, Friedli W, Glinz W (1981) Die prognostische Bedeutung des EEG beim akuten posttraumatischen Koma. EEG EMG 12:198−204

II. Anoxie – Hypoxie – Ischämie

Anoxie, Ischämie sowie schwere Grade von Hypoxie wirken am Gehirn ebenfalls als direkte Schädigungsfaktoren. Sie verursachen – ebenso wie an anderen Körperorganen – substantielle und/oder funktionelle Ausfälle. Dabei ist das Ausmaß der cerebralen Gesamtstörung proportional zum Schädigungsfaktor, d. h. zu Ausmaß und Dauer der Noxe. Die Pathogenese der cerebralen Primärstörung umfaßt Ausfälle bzw. Funktionseinschränkungen der Zellstoffwechselabläufe der Membranaktivität, der Transmitter- und Synapsensysteme sowie des cerebralen Kreislaufs und der intra- und extrazellulären Homöostase. Die akute cerebrale Situation nach einem Schädigungsereignis bestimmt zunächst die Überlebenschancen und die Langzeitprognose. Die cerebrale Regenerationsmöglichkeit kann aber durch optimale Erstbehandlung sowie kompetente Weiterführung allgemeiner und spezieller Intensivmaßnahmen wesentlich beeinflußt werden.

Bei eintretender Anoxie, Hypoxie oder Ischämie werden Großhirnrinde und Thalamus als die empfindlichsten Hirnstrukturen schon frühzeitig geschädigt. Erste Veränderungen des EEG bei Anoxie bzw. schwerer Hypoxie sind nach 20–120 s in einer Alpha-Aktivierung von 30 s Dauer zu sehen. Dann treten Theta-Wellen auf. Mit der Entwicklung von Bewußtseinsstörungen werden Delta-Wellen von 3 Hz beobachtet. Allgemein findet sich nach Hypoxie in der überwiegenden Anzahl der Fälle eine Verlangsamung der EEG-Frequenzen. Begleitet sind die hypoxischen EEG-Veränderungen in Abhängigkeit von Schweregrad und Dauer der Hypoxie von substantiellen und/oder funktionellen neurologischen Ausfällen. Der Verlauf in der Erholungsphase wird durch den Primärschaden gebahnt. Bei akuter Ischämie manifestieren sich cerebrale Funktionsausfälle rascher als bei respiratorisch bedingter Hypoxie. Bei einem Herzstillstand treten EEG-Veränderungen bereits nach 3–5 s auf. Sie bestehen in einer Theta- und nachfolgenden Delta-Aktivierung und gehen rasch in ein isoelektrisches EEG über.

Die Regenerationsphase umfaßt eine Vielfalt möglicher Verlaufsformen: Nach Hypoxie bzw. Ischämie kann – nach unterschiedlich langer Latenz mit cerebralen Funktionsstörungen und entsprechenden EEG-Befunden (überwiegend Theta- bzw. Delta-Aktivität, Spannungsreduktion) – die normale zerebrale Funktion wiederkehren. Ein Persistieren langsamerer Frequenzen aus dem Theta-Bereich bei gleichzeitigem Auftreten von schnellen Alpha-Frequenzen wird häufig beobachtet und kann Zeichen einer bleibenden cerebralen Funktionsschwäche sein.

Das Auftreten von Burst-Suppression Phasen kann im Übergang eines verlangsamten EEG zum Nullinien-EEG unter Hypoxie als eine spezifische cerebrale Reaktionsform aufgefaßt werden. Unter partieller Hypoxie und beginnender oder abklingender Anoxie wird durch die Membranpotentialverminderung eine Erregbarkeitssteigerung und damit eine Krampfbereitschaft der Neurone beobachtet. Dies kann sowohl zu spikeähnlichen Bursts als auch zum intermittierenden Auftreten eines isoelektrischen EEG oder von Krampfpotentialen führen. Anoxie dagegen löst eine Unerregbarkeit aus. Krampfentladungen kommen hierbei nicht vor. Durch das Gleichgewicht aktivierender und dämpfender Regulationsvorgänge verhindert das gesunde Hirn die Entstehung von Krampfpotentialen. Sie können jedoch in der Restitution nach Hypoxie, Anoxie bzw. in Übergangsstadien des Sauerstoffmangels auftreten.

Ist das Gehirn durch andere Noxen (Hypotonie, Sepsis, Multiorganversagen) vorgeschädigt, so kann schon unter leichter Hypoxie abrupt eine dramatische Verschlechterung im EEG eintreten, die sich sowohl in Krampfpotentialen als auch in raschen Amplitudenverlusten äußern kann.

Eine Aufstellung von Silverman (1975; s. a. Kap. H, IV, 4a) enthält mögliche EEG-Veränderungen nach Anoxie und eine Stadieneinteilung für Patienten im anoxischen Koma. Hier zeigt sich, daß bei respiratorischer Anoxie Delta/Theta-Frequenzen mit unterschiedlicher Dominanz der Wellen vorherrschen. Teilweise treten triphasische Wellen auf. Burst-Suppression EEG, niederamplitudige und Nullinien-EEG finden sich vornehmlich bei Patienten mit postanoxischer Anoxie. Sämtliche Patienten mit Burst-Suppression EEG und isoelektrischem EEG sterben. Führt der Verlauf von unregelmäßiger Theta- zur Delta-Aktivität bzw. von Delta-Aktivität zu Burst-Suppression Aktivität, so zeigt dies regelmäßig eine ungünstige Prognose an. Ausgedehnte rhythmische Aktivität im Theta-Frequenzbereich ohne regionale Differenzierung und ohne Reaktion auf Stimulation begleitet komatöse Zustände nach Herzstillstand. Treten nach anoxischer Schädigung monotone Alpha-Frequenzen auf, so weisen sie auf einen ungünstigen Ausgang hin; dieser Zustand wird als vegetatives Alpha-Koma bezeichnet.

Neben der Hypoxie scheint die Hyperkapnie einen zusätzlichen schädigenden Einfluß zu haben. In Tierversuchen konnte nachgewiesen werden, daß die Erholungszeit nach Hypoxie um das 4fache verlängert ist, wenn eine zusätzliche Hyperkapnie auftritt. Hyperkapnie allein verursacht eine über cerebrale Ischämie ausgelöste EEG-Verlangsamung, mit Auftreten von zunächst hochamplitudigen Theta- und Delta-Wellen, die im weiteren Verlauf abflachen.

Es folgen Beispiele mit EEG-Veränderungen unter Hypoxie bzw. nach Anoxie.

Übersicht zu den Beispielen

Beispiel 1: Postpartale Sepsis, Rehabilitation.
Beispiel 2: HELLP-Syndrom, cerebrale Blutungen, Tod.
Beispiel 3: Sectio, Verbrauchskoagulopathie, Schock, Tod.
Beispiel 4: Hypoxie bei Narkoseeinleitung, apallisches Syndrom, Tod nach 200 Tagen (Lungenembolie).
Beispiel 5: Intraoperative Hypoxie bei Phäochromozytom, Tod.
Beispiel 6: Intraoperative Hypoxie durch Blutung bei inoperablem Rektumkarzinom, Tod.
Beispiel 7: Hypoxischer Herz-Kreislauf-Stillstand nach Unfall, Reanimation, Tod.
Beispiel 8: Herzinfarkt, Asystolie, Reanimation, Alpha-Koma, Tod.
Beispiel 9: Neurologische Erkrankung, Herz-Kreislauf-Stillstand, Reanimation, Hirntod, klinischer Tod.
Beispiel 10: Zustand nach massiver Lungenembolie, Herz-Kreislauf-Stillstand mit länger dauernder Hypoxie, Reanimation, Tod.

Beispiel 1

Klinische Situation	Patient 29 Jahre, w. (S. H.). Zustand nach Sectio; postpartale Sepsis mit mehrfacher Reanimation bei Herz-Kreislauf-Stillstand; ARDS. Aufnahme der bewußtlosen, kontrolliert beatmeten Patientin.
EEG-Befunde	EEG am 1. Tag: Delta/Theta-Dominanz bei starker Amplitudenreduktion, Beta-Frequenzen sind eingestreut. EEG am 2. Tag: Delta/Theta-Dominanz. EEG am 3. Tag: Weitere Amplitudenreduktion. Vermehrtes Auftreten von Theta- und Alpha-Wellen in den occipitalen Ableitungen. EEG am 6. Tag: Niederamplitudige Grundaktivität, Delta-Wellen hoher Amplitude in Form einer frontal lokalisierten kontinuierlichen Dysrhythmie. Alpha-Einstreuungen in den occipitalen Ableitungen. EEG am 12. Tag: Alpha-Aktivität (10 – 11 Hz).
Beurteilung	Vom 1. bis 3. Tag zeigen die Amplitudenabnahme und das Überwiegen des niederamplitudigen Delta-Rhythmus eine schwere Einschränkung der cerebralen Funktion an. Beta-Einstreuungen könnten durch die sedierende Therapie mit Benzodiazepinen bedingt sein. Am 6. Tag tritt eine weitere Abflachung (möglicherweise streßbedingt) auf. Die kontinuierliche Dysrhythmie spricht bei Besserung des zerebralen Gesamtbefundes für eine noch bestehende Störung tieferer Hirnabschnitte. Am 12. Tag ist das EEG weitgehend normalisiert, wobei jedoch noch eine vermehrte Variationsbreite als Äquivalent der Restschädigung auffällt.

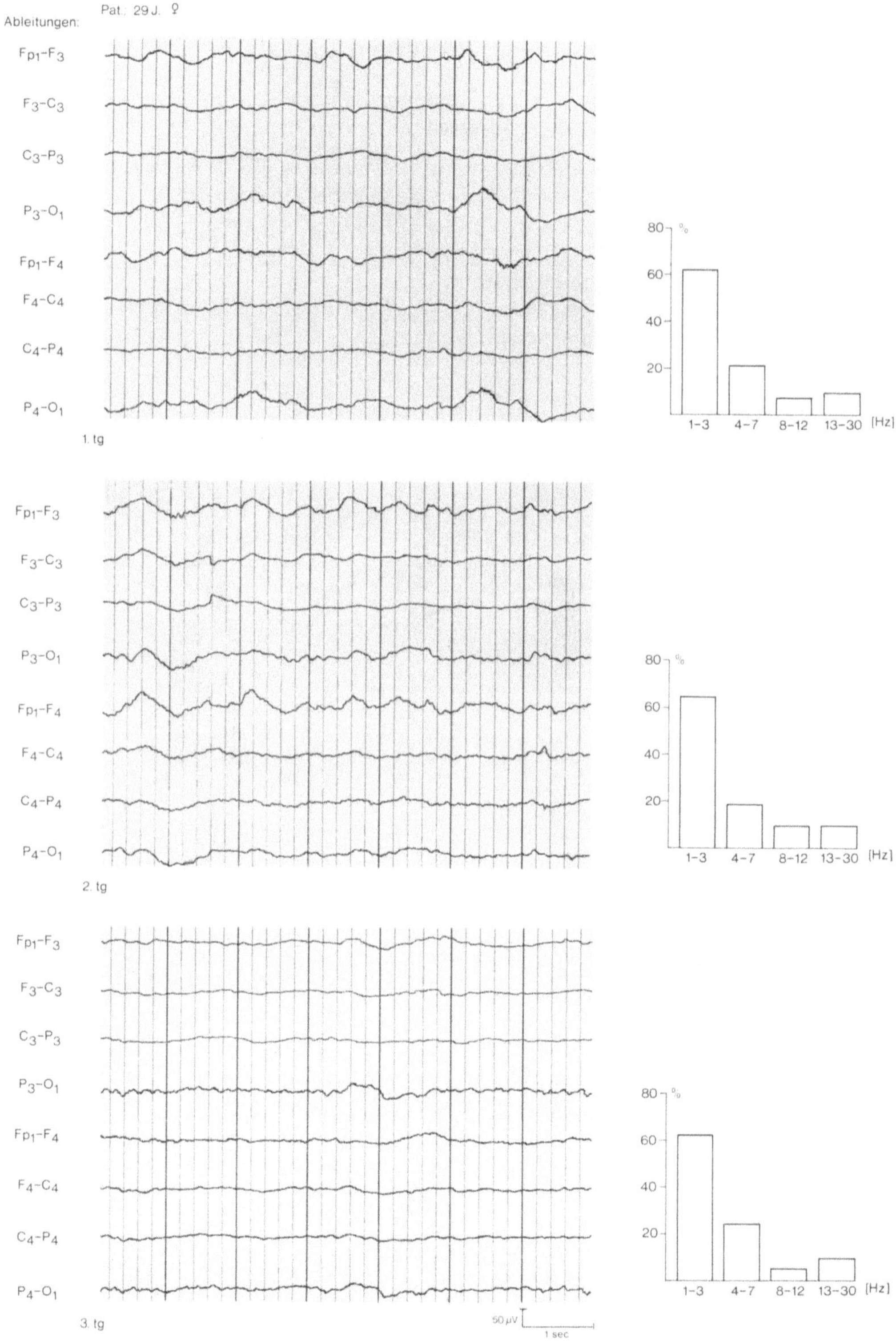

Pat.: 29 J. ♀
Ableitungen:
Fp1-F3
F3-C3
C3-P3
P3-O1
Fp1-F4
F4-C4
C4-P4
P4-O1
1. tg
2. tg
3. tg
%
80
60
40
20
1-3   4-7   8-12   13-30   [Hz]
50 µV
1 sec

Therapie	Intensivtherapie mit kontrollierter Beatmung. Kreislauf-unterstützende Medikation; gezielte Behandlung der Sepsis. Spezifische Therapie: Dexamethason 48 mg/Tag (4 Tage); Benzodiazepine.
Verlauf	Die Patientin wird mit einem leichten hirnorganischen Psychosyndrom zur Rehabilitation entlassen.
Ableitungen	F_{p1}-F_3; F_3-C_3; C_3-P_3; P_3-O_1; F_{p1}-F_4; F_4-C_4; C_4-P_4; P_4-O_1; Powerbänder: C_3-P_3; Reg. Geschw.: 30 mm/s; ZK: 0,3 s; Filter: 70 Hz; Verst.: 50 µV/7 mm.

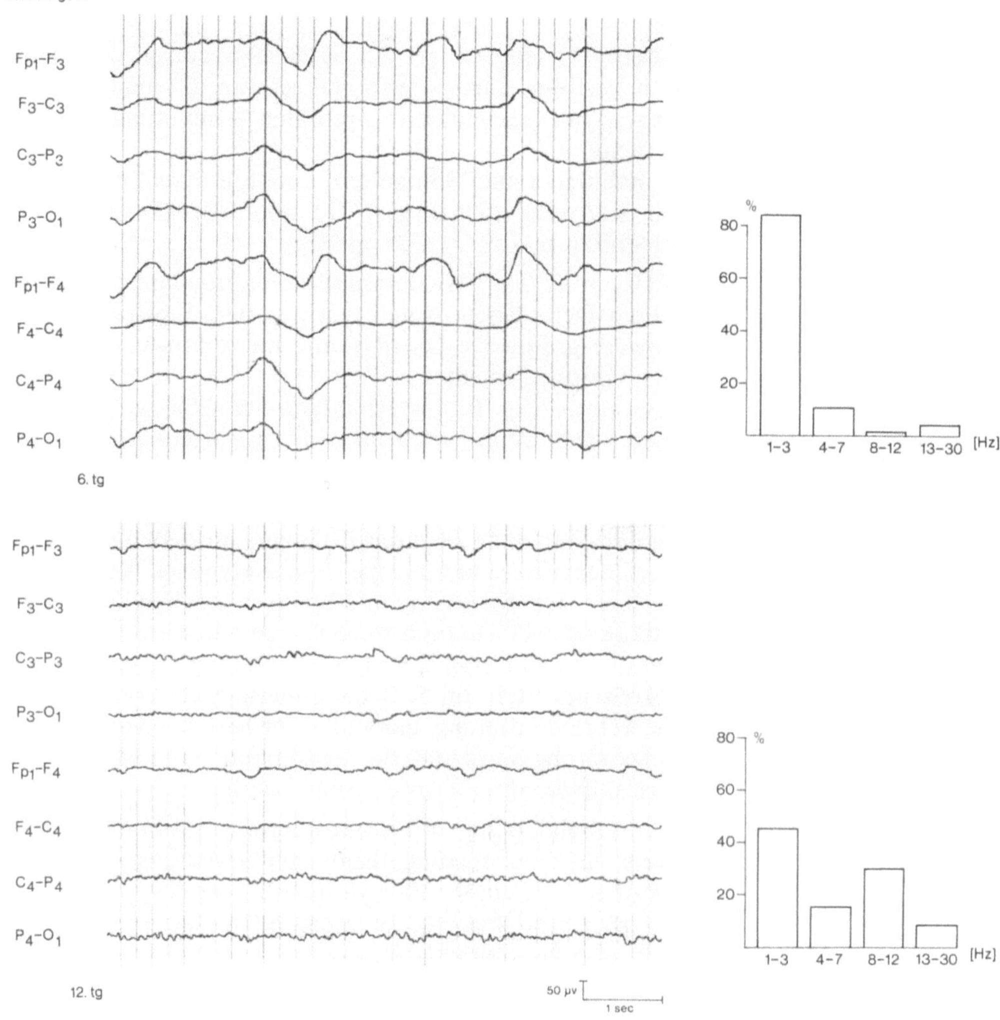
Ableitungen:
Fp1-F3
F3-C3
C3-P3
P3-O1
Fp1-F4
F4-C4
C4-P4
P4-O1
6. tg
%
80
60
40
20
1-3 4-7 8-12 13-30 [Hz]
Fp1-F3
F3-C3
C3-P3
P3-O1
Fp1-F4
F4-C4
C4-P4
P4-O1
12. tg
80 %
60
40
20
1-3 4-7 8-12 13-30 [Hz]
50 µv
1 sec

Beispiel 2

Klinische Situation	Patient 27 Jahre, w. (P. S.). HELLP-Syndrom, Zustand nach Sectio caesarea. Postpartal schwere Gerinnungsstörungen mit sekundären cerebralen Einblutungen und Hypoxie. Aufnahmebefund: Somnolenz, erhöhte Kreatinin- und Harnstoffwerte (736 µmol/l/27,9 mmol/l); spontane Hyperventilation ($pCO_2 = 26$ mm Hg).
EEG-Befunde	EEG am 1. Tag: Niederamplitude Grundaktivität mit hohem Delta/Theta-Anteil; geringe Beta-Einstreuungen. Schwere gruppierte Dysrhythmie mit sharp-wave-ähnlichen Graphoelementen. EEG am 3. Tag: In der Grundaktivität Überwiegen von Theta- und Delta-Frequenzen mit geringem Alpha-Anteil, gruppierte Dysrhythmie. EEG am 5. Tag: Isoelektrisches EEG.
Beurteilung	Bei der Aufnahme zeigt das EEG eine mittlere bis schwere Allgemeinveränderung nach einer Hypoxie. Am 3. Tag ist unter den Maßnahmen der Intensivbehandlung mit antikonvulsiver Therapie zunächst eine Besserung der cerebralen Funktion eingetreten. Der Übergang in ein isoelektrisches EEG am 5. Behandlungstag bei erneuter intracerebraler Blutung unter der fortbestehenden Gerinnungsstörung weist auf die irreversible Schädigung der Hirnfunktion mit infauster Prognose hin.
Therapie	Intensivbehandlung mit kontrollierter Beatmung, Herz-Kreislauf-Unterstützung, Ersatz von Gerinnungsfaktoren. Spezifische Therapie: Phenytoin 3×125 mg/Tag.
Verlauf	Die Patientin stirbt am 6. Behandlungstag; 18 Stunden nach der letzten EEG-Ableitung.
Ableitungen	F_{p1}-F_3; F_3-C_3; C_3-P_3; P_3-O_3; F_{p1}-F_4; F_4-C_4; C_4-P_4; P_4-O_1; Reg. Geschw.: 30 mm/s; ZK: 0,3 s; Filter: 70 Hz; Verst.: 50 µV/7 mm.

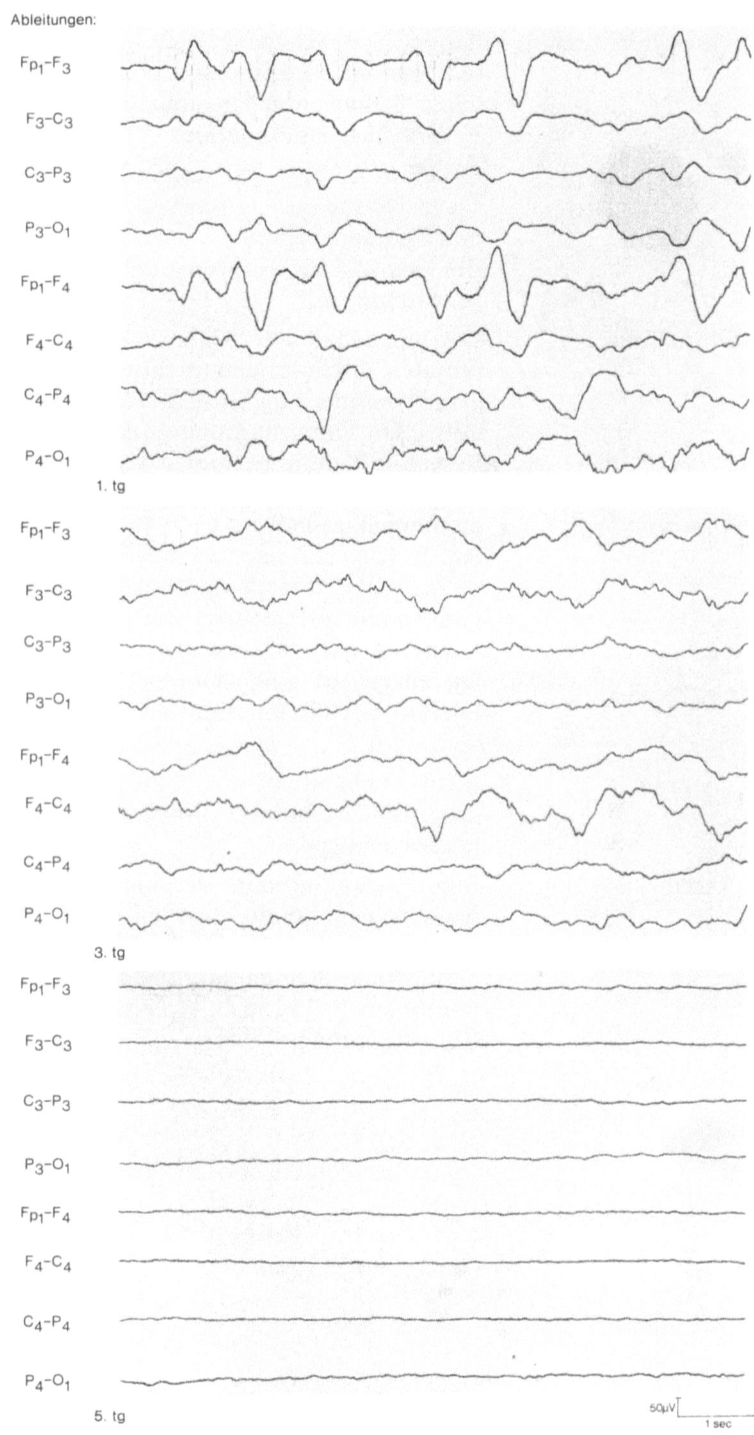

Pat.: 27 J.   ♀
Ableitungen:
Fp$_1$-F$_3$
F$_3$-C$_3$
C$_3$-P$_3$
P$_3$-O$_1$
Fp$_1$-F$_4$
F$_4$-C$_4$
C$_4$-P$_4$
P$_4$-O$_1$
1. tg
Fp$_1$-F$_3$
F$_3$-C$_3$
C$_3$-P$_3$
P$_3$-O$_1$
Fp$_1$-F$_4$
F$_4$-C$_4$
C$_4$-P$_4$
P$_4$-O$_1$
3. tg
Fp$_1$-F$_3$
F$_3$-C$_3$
C$_3$-P$_3$
P$_3$-O$_1$
Fp$_1$-F$_4$
F$_4$-C$_4$
C$_4$-P$_4$
P$_4$-O$_1$
5. tg
50μV
1 sec

Beispiel 3

Klinische Situation	Patient 23 Jahre, w. (H. A.). Zustand nach Sectio caesarea. Postpartale Blutung mit protrahiertem hypovolämischen Schock und langanhaltender cerebraler Hypoxie. Verbrauchskoagulopathie.
EEG-Befunde	EEG am 1. Tag: Niederamplitudiges EEG mit Delta/Theta-Dominanz. 6−9 Hz-Aktivität über der Occipital- und Temporalregion. EEG am 2. Tag: Nahezu isoelektrisches EEG mit EKG-Einstreuungen.
Beurteilung	Der langanhaltende Schockzustand hat eine schwere cerebrale Funktionsbeeinträchtigung bewirkt (schwere Allgemeinveränderung im EEG). Es überwiegen als Zeichen des tiefen Komastadiums Frequenzen des Delta/Theta-Bereichs. Temporal finden sich noch Reste schnellerer Aktivität, die eine Reversibilität des Befundes möglich erscheinen lassen. Am 2. Tag hat sich bei unverändert schlechtem Allgemeinzustand die Amplitudenreduktion verstärkt. Die schnelleren Frequenzen occipital/temporal sind abgebaut. Das nahezu isoelektrische EEG mit EKG-Artefakten entspricht einer schwersten Allgemeinveränderung. Die Hirnschädigung muß als irreversibel angesehen werden.
Therapie	Intensivbehandlung mit kontrollierter Beatmung. Hochdosierte Katecholamingaben, Ausgleich des Gerinnungsfaktorenmangels.
Verlauf	Eine Relaparatomie erbringt bei ausgeprägter Verbrauchskoagulopathie keine Verbesserung der klinischen Situation. Bei Zunahme der Herz-Kreislauf-Insuffizienz und fortschreitendem pulmonalen Versagen stirbt die Patientin am 2. Tag nach Aufnahme, 12 h nach der letzten EEG-Ableitung.
Ableitungen	F_{p1}-F_3; F_3-C_3; C_3-P_3; P_3-O_1; F_{p1}-F_4; F_4-C_4; C_4-P_4; P_4-O_1; A_1-C_z, C_z-A_2; T_5-P_z, P_z-T_6; Zusätzlich Spektrum und Powerbänder der Ableitungen C_3-P_3; Reg. Geschw.: 30 mm/s; ZK: 0,3 s; Filter: 70 Hz; Verst.: 50 µV/7 mm.

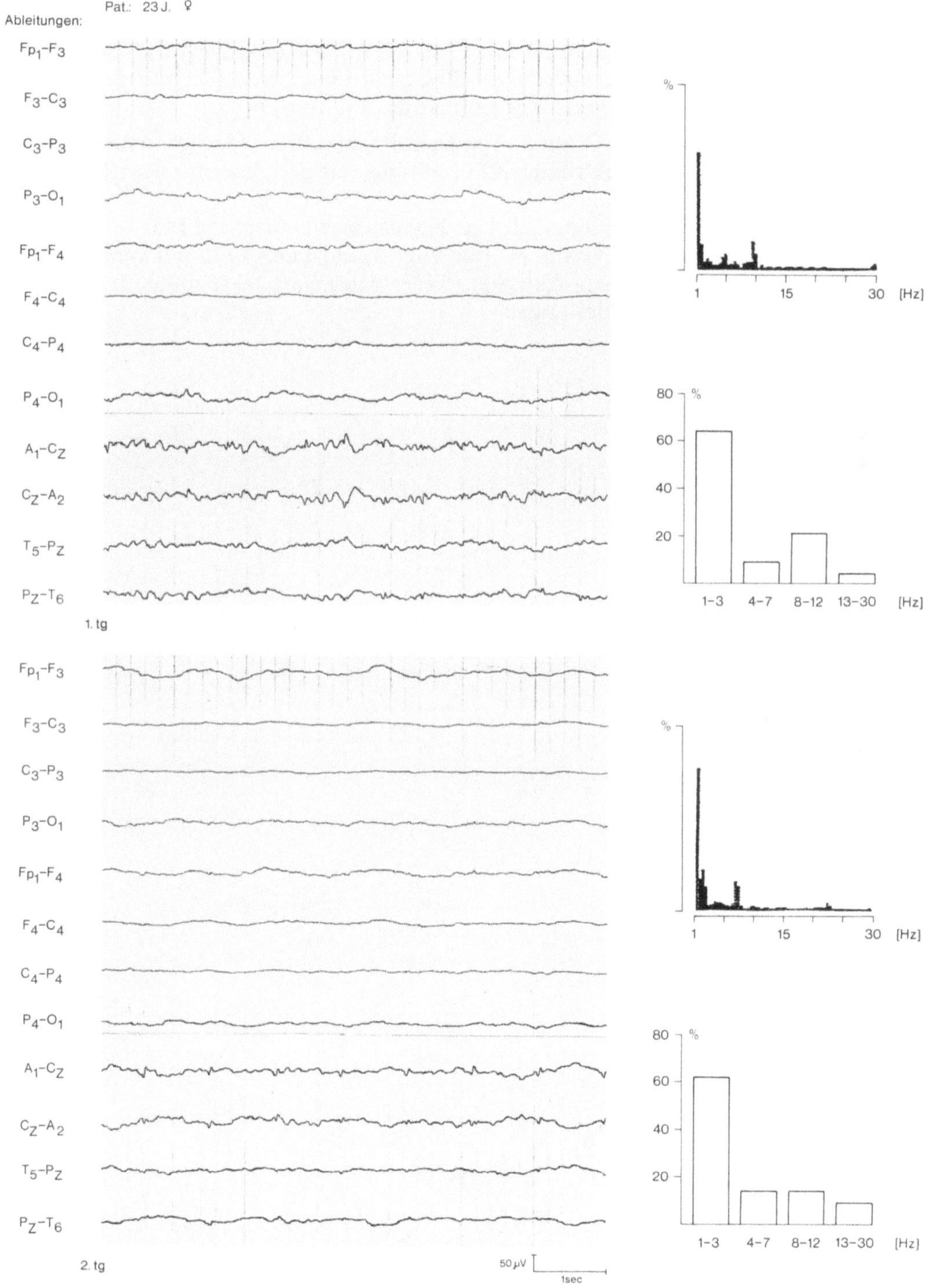
Pat.: 23 J. ♀
Ableitungen:
Fp1-F3
F3-C3
C3-P3
P3-O1
Fp1-F4
F4-C4
C4-P4
P4-O1
A1-Cz
Cz-A2
T5-Pz
Pz-T6
1. tg
Fp1-F3
F3-C3
C3-P3
P3-O1
Fp1-F4
F4-C4
C4-P4
P4-O1
A1-Cz
Cz-A2
T5-Pz
Pz-T6
2. tg
50 µV
1sec
%
1   15   30   [Hz]
80
60
40
20
1-3   4-7   8-12   13-30   [Hz]
%
1   15   30   [Hz]
80
60
40
20
1-3   4-7   8-12   13-30   [Hz]

Beispiel 4

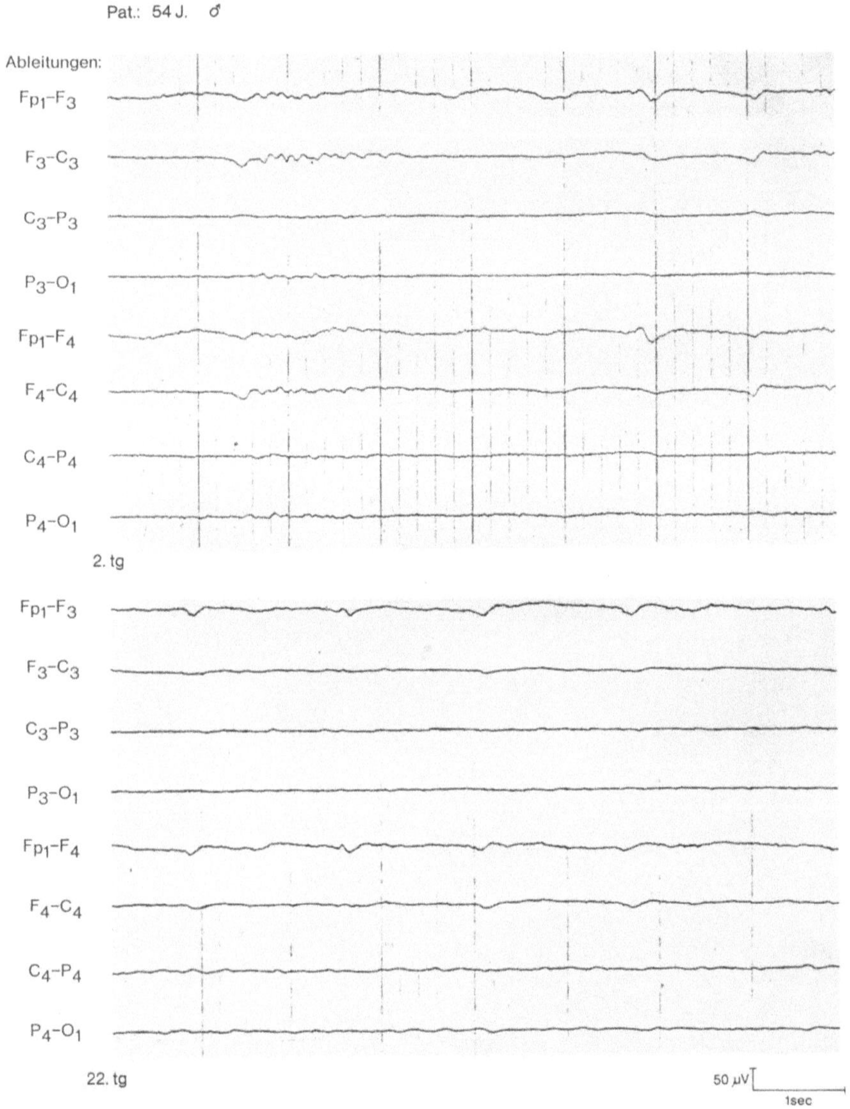

Klinische Situation	Patient 54 Jahre, m. (S. R.). Zustand nach hypoxischem Herz-Kreislauf-Stillstand unter Narkoseeinleitung. Erfolgreiche Reanimation.
EEG-Befunde	EEG am 2. Tag nach Reanimation: Flaches, nahezu isoelektrisches EEG mit burstartiger abnormer Rhythmisierung. EEG am 22. Tag: Nahezu isoelektrisches EEG. EEG am 73. Tag: Niedergespanntes EEG mit vermehrter Theta-Aktivität (5 Hz). Muskelartefakte in den frontalen Ableitungen.

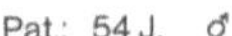

| | EEG am 120. Tag: Nahezu isoelektrisches EEG mit frontal lokalisierten Muskelartefakten. |

Beurteilung

Schwerste cerebrale Allgemeinveränderung durch hypoxischen Hirnschaden. Im gesamten Beobachtungsverlauf ist die hirneigene elektrische Aktivität fast vollständig supprimiert. Der Befund entspricht der Klinik mit einem apallischen Syndrom.

Therapie

Zunächst Intensivbehandlung mit kontrollierter Beatmung. Später keine spezifische Therapie.

Verlauf

Bei rascher Stabilisierung der Allgemeinsituation bleibt der Patient über lange Zeit bewußtlos und entwickelt ein

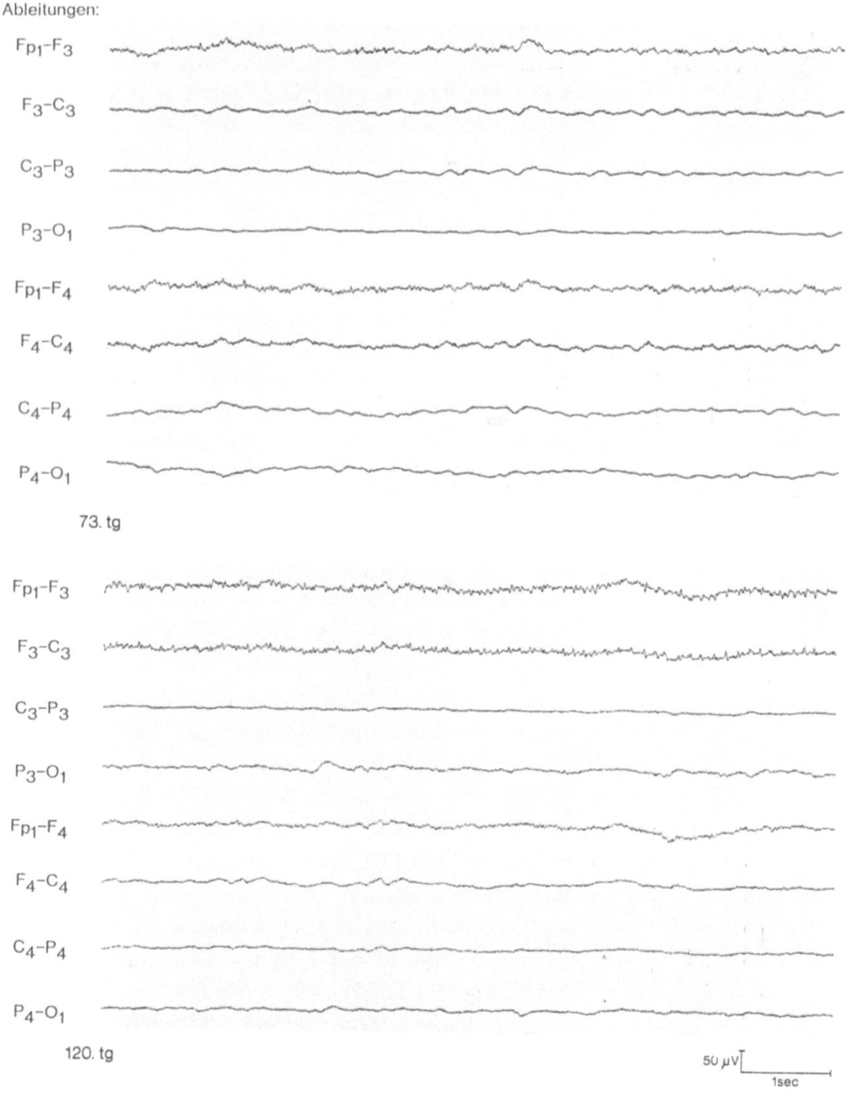

apallisches Syndrom. Er stirbt am 200. Tag des Klinikaufenthaltes an einer Lungenembolie.

Ableitungen F_{p1}-F_3; F_3-C_3; C_3-P_3; P_3-O_1;
F_{p1}-F_4; F_4-C_4; C_4-P_4; P_4-O_1;
Reg. Geschw.: 30 mm/s; ZK: 0,3 s; Filter: 70 Hz;
Verst.: 50 µV/7 mm.

Beispiel 5

Klinische Situation Patient 18 Jahre, w. (S. K.). Malignes Phäochromozytom
mit hohen Katecholaminspiegeln. Intraoperativ unbe-
herrschbare Rhythmusstörungen mit kardialer Dekompensation, Lungenödem, protrahierter Hypotonie und cerebraler Hypoxie.

EEG-Befunde EEG am Op.-Tag: Alpha-Grundaktivität mit steileren
Abläufen und gruppierter Dysrhythmie sowie Einstreu-
ungen von Delta- und Theta-Wellen.
EEG am 1. postoperativen Tag: Amplitudenreduktion
bei Vermehrung von Delta- und Theta-Aktivität. Beta-
Einstreuungen von 15 − 20 Hz.
EEG am 2. postoperativen Tag: Isoelektrisches EEG.

Beurteilung Unmittelbar nach der cerebralen Hypoxie zeigen bei sta-
bilisierter Kreislaufsituation die Frequenzverlangsamung
und die paroxysmale Aktivität die vorliegende cerebrale
Schädigung. Das Hirnstrombild entspricht einer leichten
Allgemeinveränderung. Die steileren Abläufe könnten als
Zeichen einer erhöhten Krampfbereitschaft gedeutet
werden. Einflüsse der Barbiturattherapie zur Sedierung
und antikonvulsiven Behandlung sind am 1. postoperativen Tag an vermehrten Delta/Theta-Einstreuungen neben niederamplitudigen 13 − 14 Hz-Wellen erkennbar.
Der Befund erfüllt die Kriterien einer mittleren Allgemeinveränderung. Das isoelektrische EEG am 2. postoperativen Tag zeigt den eingetretenen Hirntod an.

Therapie Intensivtherapie, kontrollierte Beatmung mit 100% Sauerstoff, medikamentöse Unterstützung der kardiovaskulären Funktion.
Spezifische Therapie: Barbituratsedierung zur prophy-
laktischen Unterdrückung exzitatorischer cerebraler Phänomene (1000 mg/Tag).

Verlauf Postoperativ liegt bei stabilen Kreislaufverhältnissen Bewußtlosigkeit vor. Unter kontinuierlicher Verschlechterung der Lungenfunktion und Versagen der Herz-Kreislauf-Funktion stirbt die Patientin am 2. postoperativen
Tag im irreversiblen Schock, ohne aus der Bewußtlosig-

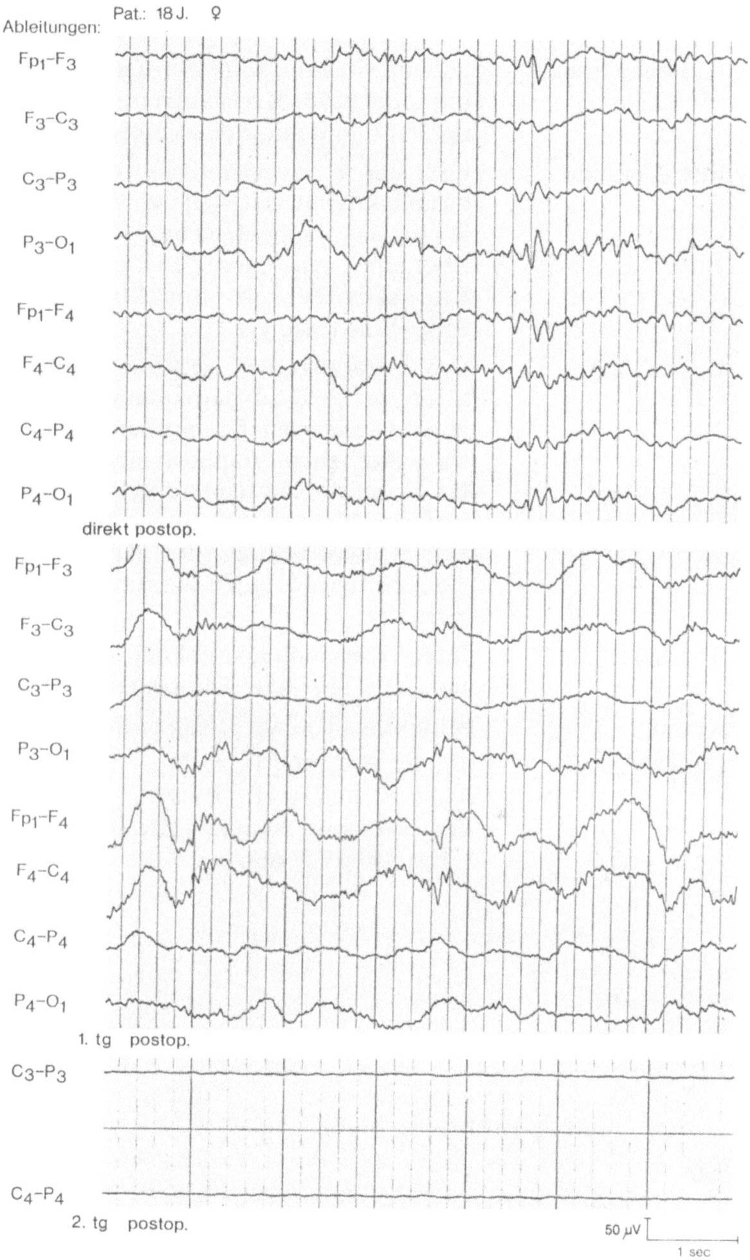

keit erwacht zu sein. Der im EEG nachgewiesene Hirntod geht dem klinischen Tod mehrere Stunden voraus.

Ableitungen
F_{p1}-F_3; F_3-C_3; C_3-P_3; P_3-O_1;
F_{p1}-F_4; F_4-C_4; C_4-P_4; P_4-O_1;
Reg. Geschw.: 30 mm/s; ZK: 0,3 s; Filter: 70 Hz;
Verst.: 50 µV/7 mm.

Beispiel 6

Klinische Situation	Patient 37 Jahre, w. (J. S.). Zustand nach Ischämie durch intraoperatives Kreislaufversagen bei inoperablem Rektumkarzinom mit großen Blutverlusten.
EEG-Befunde	EEG am 1. postoperativen Tag: Unregelmäßige Alpha-Grundaktivität mit steileren Abläufen und Spike-wave-ähnlichen Graphoelementen. EEG am 2. postoperativen Tag: Niedergespannte Alpha/Beta-Aktivität mit isoelektrischen Abschnitten und EKG-Einstreuungen.
Beurteilung	Die intraoperative ischämische cerebrale Schädigung führt im EEG zu paroxysmaler Aktivität. Als Zeichen einer vermehrten Krampfbereitschaft gelten die Spike-wave-ähnlichen Graphoelemente. Die hochdosierte Barbituratzufuhr zur Unterdrückung der steilen Potentiale und zur hirnprotektiven Stoffwechselsenkung hat zwar eine Unterdrückung der Krampfäquivalente bewirkt, gleichzeitig aber auch die cerebrale Leistung stark reduziert.
Therapie	Intensivbehandlung mit kontrollierter Beatmung. Spezielle Therapie: Thiopental 7200 mg/Tag.
Verlauf	Klinischer Tod am 2. Tag nach Operation.
Ableitungen	F_{p1}-F_3; F_3-C_3; C_3-P_3; P_3-O_1; F_{p1}-F_4; F_4-C_4; C_4-P_4; P_4-O_1; Reg. Geschw.: 30 mm/s; ZK: 0,3 s; Filter: 70 Hz; Verst.: 50 µV/7 mm.

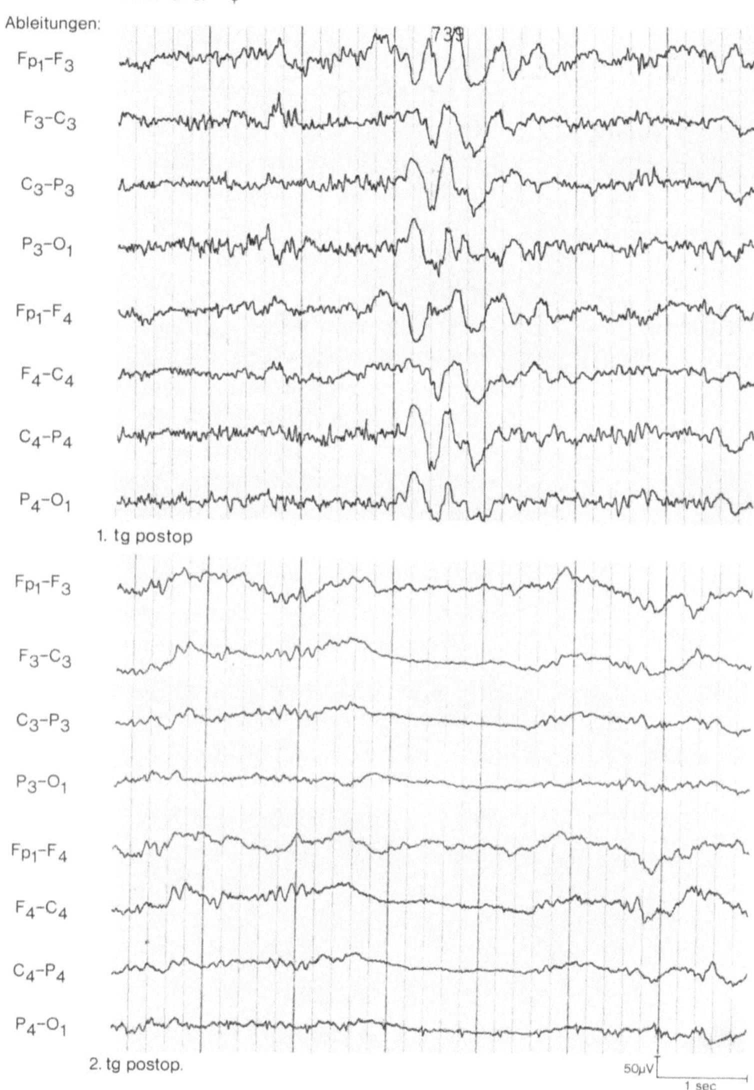
Pat.: 37 J.   ♀
Ableitungen:
Fp1-F3
F3-C3
C3-P3
P3-O1
Fp1-F4
F4-C4
C4-P4
P4-O1
1. tg postop
Fp1-F3
F3-C3
C3-P3
P3-O1
Fp1-F4
F4-C4
C4-P4
P4-O1
2. tg postop.
50µV
1 sec

Beispiel 7

Klinische Situation	Patient 27 Jahre, m. (W. J.). Zustand nach Reanimation bei hypoxischem Herz-Kreislauf-Stillstand
EEG-Befunde	EEG am 3. Tag: Linkshirnig eingestreute paroxysmale steilere Abläufe bei isoelektrischem EEG. Rechtsseitig kontinuierliche niederamplitudige Delta-Aktivität. EEG am 6. Tag: Weitere Abflachung. Frontaler Elektrodenartefakt, der langsame Grundlinienschwankungen auslöst.
Beurteilung	Drei Tage nach Reanimation zeigt sich an der schwersten Allgemeinveränderung ein nahezu vollständiges Sistieren der cerebralen Funktion. Eine schwere linkshirnig lokalisierte Schädigung ist durch die dort nahezu isoelektrische EEG-Ableitung sichtbar. Am 6. Tag nach Reanimation sind die Seitendifferenzen verschwunden, nun finden sich beidseits nahezu isoelektrische Ableitungen, so daß von einem globalen Verlust der zerebralen Funktion ausgegangen werden muß.
Therapie	Intensivbehandlung mit kontrollierter Beatmung, Kreislauftherapie mit Katecholaminen.
Verlauf	Der über den Gesamtverlauf tief komatöse Patient stirbt 7 Tage nach Reanimation.
Ableitungen	F_{p1}-F_3; F_3-C_3; C_3-P_3; P_3-O_1; F_{p1}-F_4; F_4-C_4; C_4-P_4; P_4-O_1; Reg. Geschw.: 30 mm/s; ZK: 0,3 s; Filter: 70 Hz; Verst.: 50 µV/7 mm.

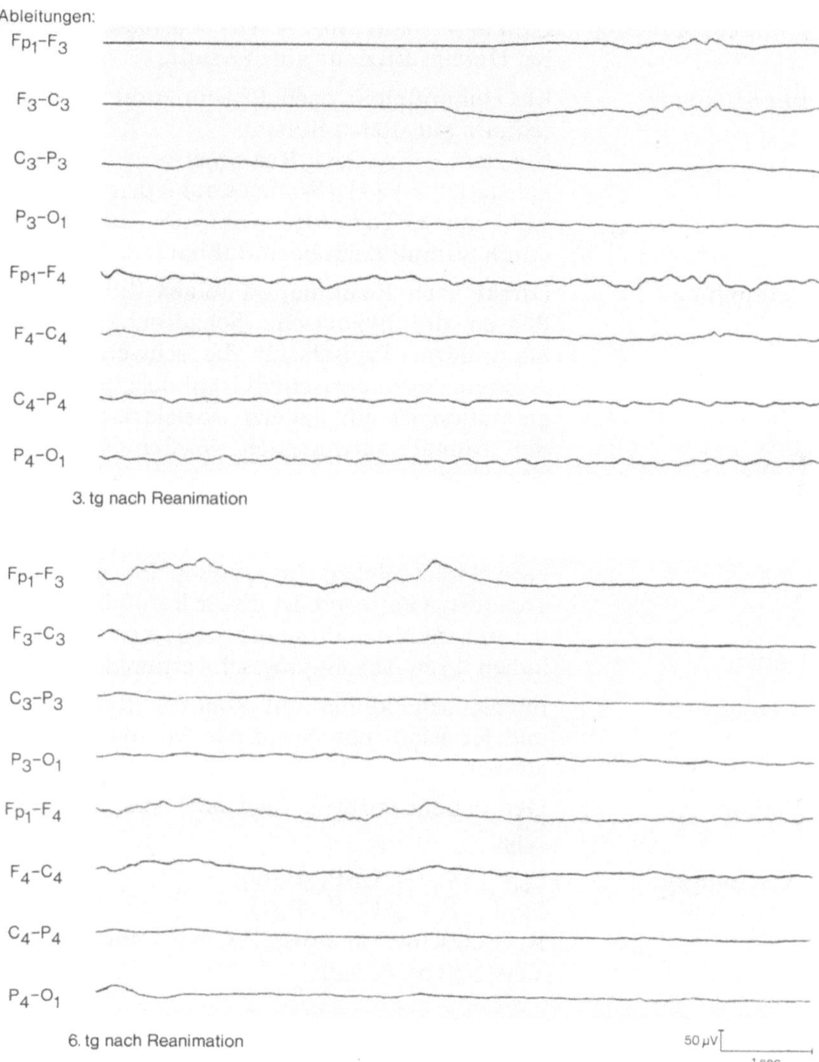
Pat.: 27 J.   ♂
Ableitungen:
Fp_1-F_3
F_3-C_3
C_3-P_3
P_3-O_1
Fp_1-F_4
F_4-C_4
C_4-P_4
P_4-O_1
3. tg nach Reanimation
Fp_1-F_3
F_3-C_3
C_3-P_3
P_3-O_1
Fp_1-F_4
F_4-C_4
C_4-P_4
P_4-O_1
6. tg nach Reanimation
50 µV
1 sec

Beispiel 8

Klinische Situation	Patient 55 Jahre, m. (A. H.). Zustand nach Reanimation bei Herzinsuffizienz mit Asystolie
EEG-Befunde	EEG unmittelbar nach Reanimation: Isoelektrische Abschnitte mit steilen Bursts. EEG am 1. Tag nach Reanimation: Dominanz frontal lokalisierter $3-4$ Hz-Wellen mit niedriger Amplitude. EEG am 3. Tag: Alpha-EEG ($9-10$ Hz), gleichmäßig, durch Stimuli nicht beeinflußbar.
Beurteilung	Direkt nach Reanimation zeigen die Burst-Suppression Phasen die hypoxische Schädigung von Kortex und Stammhirn. Typisch für die schwere Hypoxie ist das Auftreten exzitatorischer Graphoelemente. 24 h nach Reanimation ist ein nahezu isoelektrisches EEG erreicht, die frontal auftretenden Wellen sind als abnorme Rhythmisierung zu deuten. Auch dies spricht für eine tiefgreifende Schädigung der cerebralen Steuermechanismen. 3 Tage nach Reanimation haben sich unmodulierbare Alpha-Wellen ausgebildet. Bei dem weiterhin tief komatösen Patienten ist dieser Befund als sog. Alpha-Koma mit infauster Prognose zu deuten. Die Alpha-Wellen haben ihren Ausprägungsschwerpunkt frontal.
Therapie	Intensivbehandlung mit kontrollierter Beatmung, Herz und Kreislauf unterstützende Medikation mit Katecholaminen.
Verlauf	Der Patient stirbt 2 Tage nach der letzten EEG-Ableitung.
Ableitungen	F_{p1}-F_3; F_3-C_3; C_3-P_3; P_3-O_1; F_{p1}-F_4; F_4-C_4; C_4-P_4; P_4-O_1; Reg. Geschw.: 30 mm/s; ZK: 0,3 s; Filter: 70 Hz; Verst.: 50 µV/7 mm.

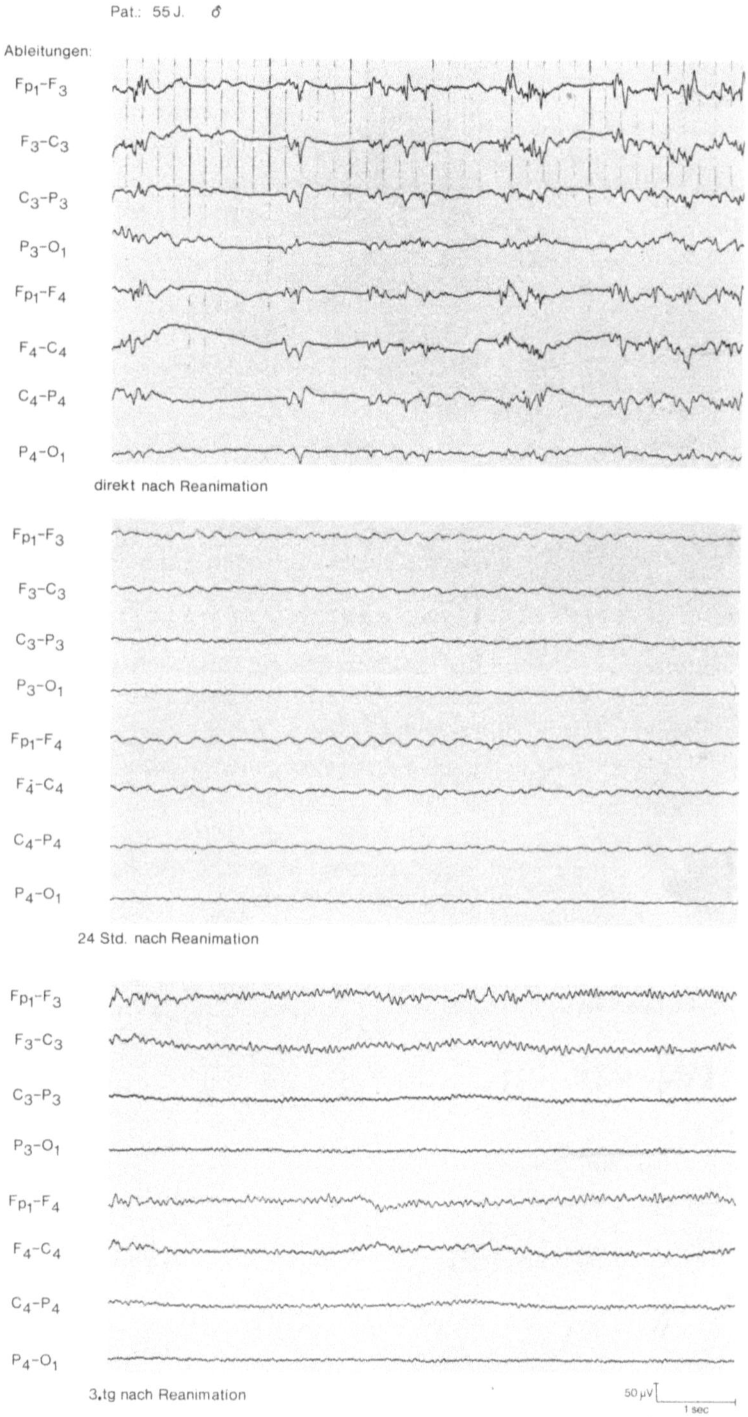

Pat.: 55 J.   ♂

Ableitungen:

Fp_1-F_3

F_3-C_3

C_3-P_3

P_3-O_1

Fp_1-F_4

F_4-C_4

C_4-P_4

P_4-O_1

direkt nach Reanimation

Fp_1-F_3

F_3-C_3

C_3-P_3

P_3-O_1

Fp_1-F_4

F_4-C_4

C_4-P_4

P_4-O_1

24 Std. nach Reanimation

Fp_1-F_3

F_3-C_3

C_3-P_3

P_3-O_1

Fp_1-F_4

F_4-C_4

C_4-P_4

P_4-O_1

3.tg nach Reanimation

50 µV
1 sec

Beispiel 9

Klinische Situation	Patient 54 Jahre, m. (I. P.). Zustand nach Herz-Kreislauf-Stillstand unklarer Genese mit Reanimation, Grunderkrankung: M. Parkinson, Stammganglienläsionen.
EEG-Befunde	EEG vor Reanimation: Occipital überwiegen Alpha-Wellen, z. T. spindelig. Frontal vereinzelt schnellere Frequenzen. EEG am 1. Tag nach Reanimation: Nahezu isoelektrisches EEG mit nur vereinzelt eingestreuten niederamplitudigen Theta-Wellen. EEG am 3. Tag: Isoelektrisches EEG mit EKG-Einstreuungen.
Beurteilung	Das Ausgangs-EEG entspricht einem Alpha-Typ; es ist weitgehend unauffällig. Ein Tag nach Reanimation zeigt sich ein schwerer anoxischer Hirnschaden mit weitgehendem Amplitudenverlust. 3 Tage nach Reanimation, bei zusätzlichem Auftreten einer Hirnblutung, ist ein Nullinien-EEG als Äquivalent des irreversiblen Zusammenbruchs der cerebralen Leistung vorhanden.
Therapie	Intensivbehandlung mit kontrollierter Beatmung, Reanimation, Katecholamingaben.
Verlauf	Drei Tage nach der 1. Reanimation stirbt der Patient nach vorangegangenem Hirntod.
Ableitungen	F_{p1}-F_3; F_3-C_3; C_3-P_3; P_3-O_1; F_{p1}-F_4; F_4-C_4; C_4-P_4; P_4-O_1; Reg. Geschw.: 30 mm/s; ZK: 0,3 s; Filter: 70 Hz; Verst.: 50 µV/7 mm.

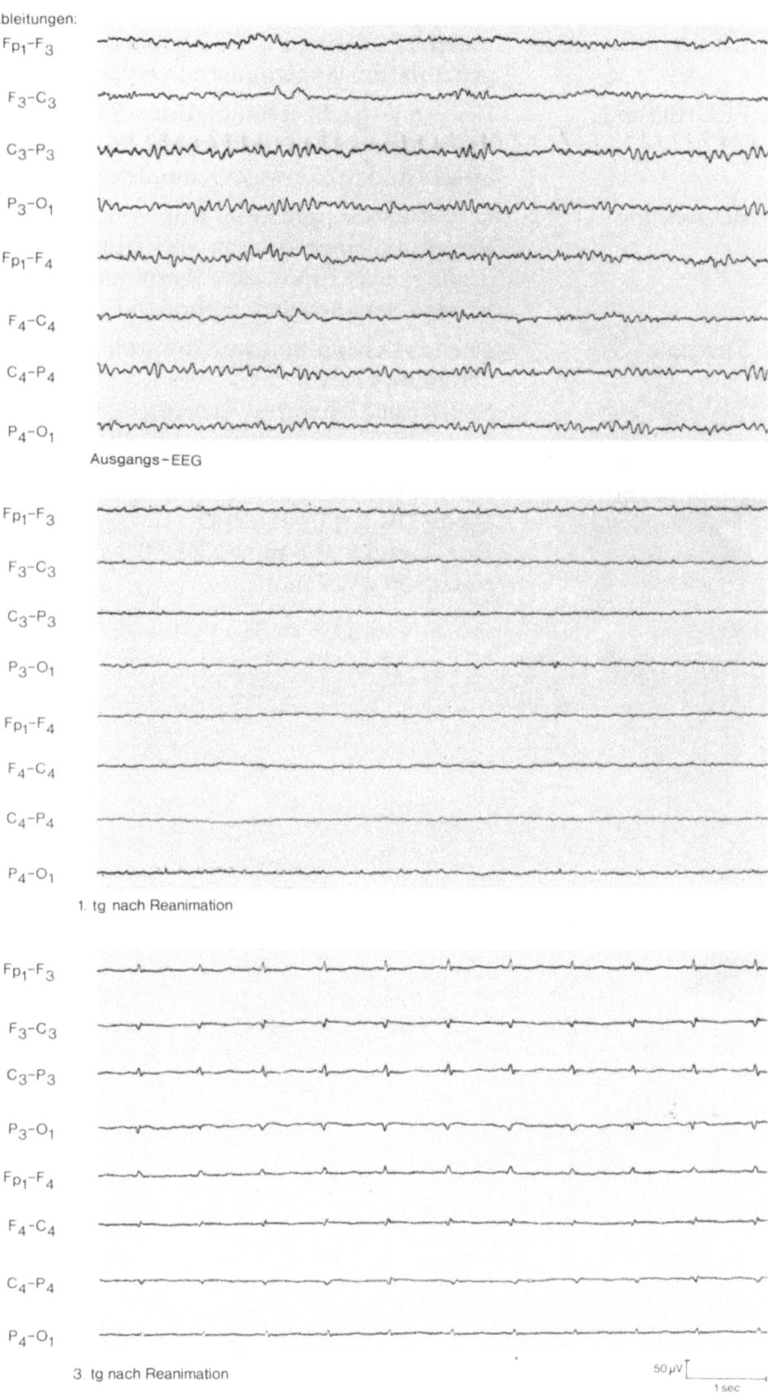
Pat.: 54 J. ♂
Ableitungen:
Fp1–F3
F3–C3
C3–P3
P3–O1
Fp1–F4
F4–C4
C4–P4
P4–O1
Ausgangs–EEG
Fp1–F3
F3–C3
C3–P3
P3–O1
Fp1–F4
F4–C4
C4–P4
P4–O1
1. tg nach Reanimation
Fp1–F3
F3–C3
C3–P3
P3–O1
Fp1–F4
F4–C4
C4–P4
P4–O1
3. tg nach Reanimation
50 µV
1 sec

Beispiel 10

Klinische Situation	Patient 74 Jahre, m. (F. B.). Zustand nach massiver Lungenembolie, längerdauernde Hypoxie, Reanimation.
EEG-Befund	EEG 6 h nach Reanimation: Zwischen isoelektrischen EEG-Abschnitten erscheinen 2 s dauernde Bursts, die Spikes and Spike-wave Komplexe enthalten.
Beurteilung	Die Burst-Suppression-artigen EEG-Phänomene korrelieren mit einer klinisch verifizierbaren Stammhirnschädigung. Das EEG nach Reanimation zeigt einen tiefgehenden Schaden der cerebralen Funktion.
Therapie	Intensivbehandlung mit kontrollierter Beatmung, Katecholamin-Gaben. Spezifische Therapie: Dexamethasongabe.
Verlauf	Der Patient stirbt 2 Tage nach Reanimation.
Ableitungen	F_{p1}-F_3; F_3-C_3; C_3-P_3; P_3-O_1; F_{p1}-F_4; F_4-C_4; C_4-P_4; P_4-O_1; Reg. Geschw.: 30 mm/s; ZK: 0,3 s; Filter: 70 Hz; Verst.: 50 μV/7 mm.

Pat.: 74 J.   ♂

Ableitungen:
Fp1-F3
F3-C3
C3-P3
P3-O1
Fp1-F4
F4-C4
C4-P4
P4-O1
6 Std. nach Reanimation
50 µV
1 sec

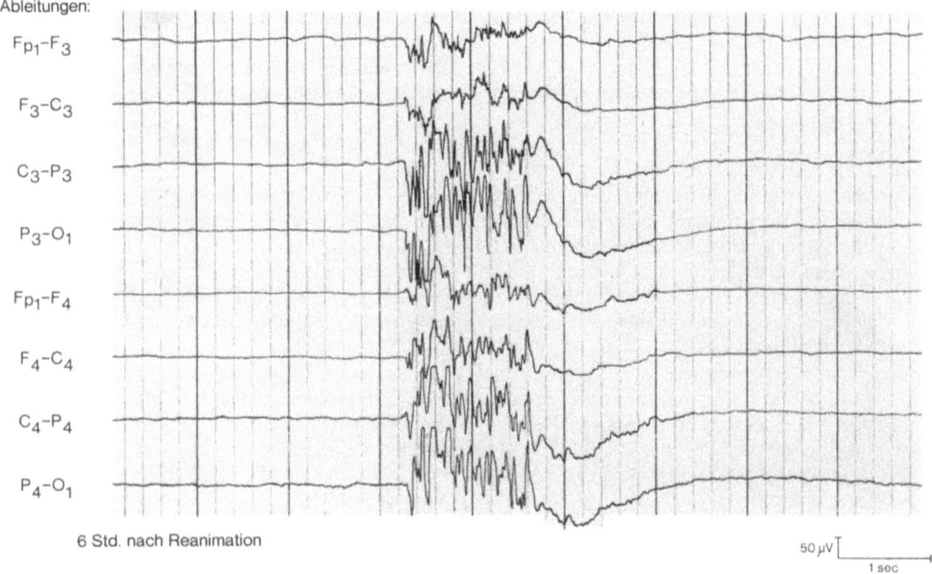

Literaturübersicht

Britt CW (1981) Nontraumatic "spindle coma": Clinical, EEG and prognostic features. Neurology NY 31:393−397

Hockaday JM, Potts F, Epstein E et al. (1965) Electroencephalographic changes in acute cerebral anoxia from cardiac or respiratory arrest. Electroencephalogr Clin Neurophysiol 18:575−586

Jung E (1953) Hirnelektrische Befunde bei Kreislauf- und Hypoxieschäden. Verh Dtsch Ges Herz Kreislaufforsch 19:170−196

Moller M, Holm B, Sindrup E, Lyager Nielsen B (1978) Electroencephalographic prediction of anoxic brain damage after resuscitation from cardia arrest in patients with acute myocardial infarction. Acta Med Scand 203:31−37

Prior PF (1973) The EEG in Acute Cerebral Anoxia. Excerpta Medica, Amsterdam

Silverman D (1975) The electroencephalogram in anoxic coma. In: Harner R, Naquet R (eds) Handbook of electroencephalography and clinical neurophysiology, vol 12. Elsevier, Amsterdam, S 81−94

Sorenson K, Thomassen A, Wernberg M (1978) Prognostic significance of alpha frequency EEG rhythm in coma after cardiac arrest. J Neurol Neurosurg Psychiatry 41:840−842

Stockard JJ, Bickford RG, Manng HA (1975) The electroencephalogram in traumatic brain injury. In: Vinken PJ, Bruyn GW (Hrsg) Handbook of clinical Neurology, vol 23. North Holland Publ, Amsterdam, pp 317−327

III. Intoxikationen

Exogene Intoxikationen durch zentral angreifende Noxen schädigen dosisabhängig die Gehirnzellen über eine rasch einsetzende Senkung von Stoffwechsel, Durchblutung und Funktion. Durch den gleichzeitigen graduellen oder vollständigen Ausfall zentraler Steuermechanismen für Atmung und Kreislauf kommt es zusätzlich durch begleitende Hypoxie und Hypoxämie zu sekundären Organschäden.

Beim Erwachsenen sind Vergiftungen die häufigste (mit 35−40% angegebene) Ursache des nichttraumatischen Koma. In 80−90% besteht eine suizidale Intention. Bei 10−15% liegt eine akzidentelle, in 5% eine gewerbliche Ursache vor. Häufigste Noxe sind Arzneimittel (80−90%), Hypnotika in ⅔ und Psychopharmaka in ⅓ der Fälle.

In den letzten Jahren hat der Anteil der Barbiturate bei schweren Vergiftungen zugunsten der barbituratfreien Pharmaka abgenommen. In 5% der Patienten liegen Vergiftungen mit Analgetika vor. Kombinationsvergiftungen sind mit 50% häufig. Die exakte Zuordnung einer Intoxikation zu einer oder mehreren bestimmten Noxen kann nur mit toxikologischen Mitteln erfolgen.

Im EEG sind einzelne Pharmakagruppen aufgrund ihrer spezifischen zentralen Angriffsweise in frühen Vergiftungsstadien, d. h. in der Anflutungsphase der Noxe, unterscheidbar. So findet man unter Schlafmittelintoxikationen zu Beginn ein unregelmäßiges EEG mit Frequenzen zwischen 2 und 20 Hz. Unter Psychopharmaka beobachtet man einen zweigipfeligen Frequenzaufbau im Delta/Theta- sowie im Beta-Bereich. Zentral wirksame Analgetika führen dosisabhängig zu einer Aktivitätszunahme im Delta- und Alpha-Bereich. Unter höherer cerebraler Anflutung der Noxe stellen sich je nach Anflutungsgeschwindigkeit und Dosis bei allen zentral wirksamen Pharmaka die im EEG definierten Stadien der Narkose ein. Diese Stadien werden mehr oder minder schnell durchlaufen und führen über Frequenzverlangsamung, Amplitudenreduktion und Burst-suppression-Phasen zum Nullinien-EEG.

Bei rechtzeitiger Klinikeinweisung haben Intoxikationen durch zeitgerechte Anwendung moderner Therapiemöglichkeiten häufig eine gute Prognose. Eine hohe Resorption der Noxe, zentral wirksame Sekundärschäden und später Therapiebeginn führen allein oder in Kombination vielfach zum Tod bzw. bei Überleben zu cerebralen Restschäden. Eine wiederholte EEG-Registrierung ist auch bei Intoxikationen ein wichtiger zusätzlicher Parameter zur Beurteilung der akuten Situation, des Verlaufs und der Prognose.

Übersicht zu den Beispielen

Beispiel 1:   Barbituratintoxikation, Rehabilitation.
Beispiel 2:   Barbituratintoxikation, Rehabilitation.
Beispiel 3:   Barbituratintoxikation bei cerebraler Vorerkrankung, Tod.
Beispiel 4:   Kombinationsintoxikation mit einem barbituratfreien und einem bromhaltigen
Hypnotikum, Tod.

Beispiel 1

Klinische Situation	Patient 27 Jahre, w. (P. S.). Zustand nach Intoxikation mit Barbituraten und Benzodiazepinen, die Patientin ist somnolent.
EEG-Befunde	EEG am 1. Tag: Niederamplitudiges EEG mit hochamplitudigen 15 Hz-Spindeln. Mäßiger Theta-Anteil. EEG am 2. Tag: Niederamplitudiges EEG. Abbau der occipitalen Beta-Spindeln, Aufbau von $10-12$ Hz-Wellen. Weiterhin mäßiger Theta-Anteil. EEG am 4. Tag: Überwiegen von Alpha-Aktivität $(9-10$ Hz), Amplitudenzunahme. Abbau des Theta-Anteils.
Beurteilung	Im Vollbild der Intoxikation zeigen sich medikamentspezifische Beta-Spindeln. Das EEG ist flach; entsprechend der eingeschränkten Vigilanz sind langsame Frequenzen aus dem Theta-Bereich eingestreut. Am 2. Tag nach Intoxikation treten die spezifischen EEG-Erscheinungen in den Hintergrund. Zeichen der Vigilanzminderung überwiegen. Am 4. Tag hat sich ein Alpha-EEG mit noch großer Variationsbreite als Zeichen der Erholung aufgebaut.
Therapie	Intensivbehandlung. Überwachung der Spontanatmung. Forcierte Diurese.
Verlauf	Nach 5 Tagen Verlegung auf die Normalstation.
Ableitungen	$F_7\text{-}A_1$; $F_8\text{-}A_2$; $F_3\text{-}A_1$; $F_4\text{-}A_2$; $T_3\text{-}A_1$; $T_4\text{-}A_2$; $C_3\text{-}A_1$; $C_4\text{-}A_2$; Reg. Geschw.: 30 mm/s; ZK: 0,3 s; Filter: 70 Hz; Verst.: 50 µV/7 mm.

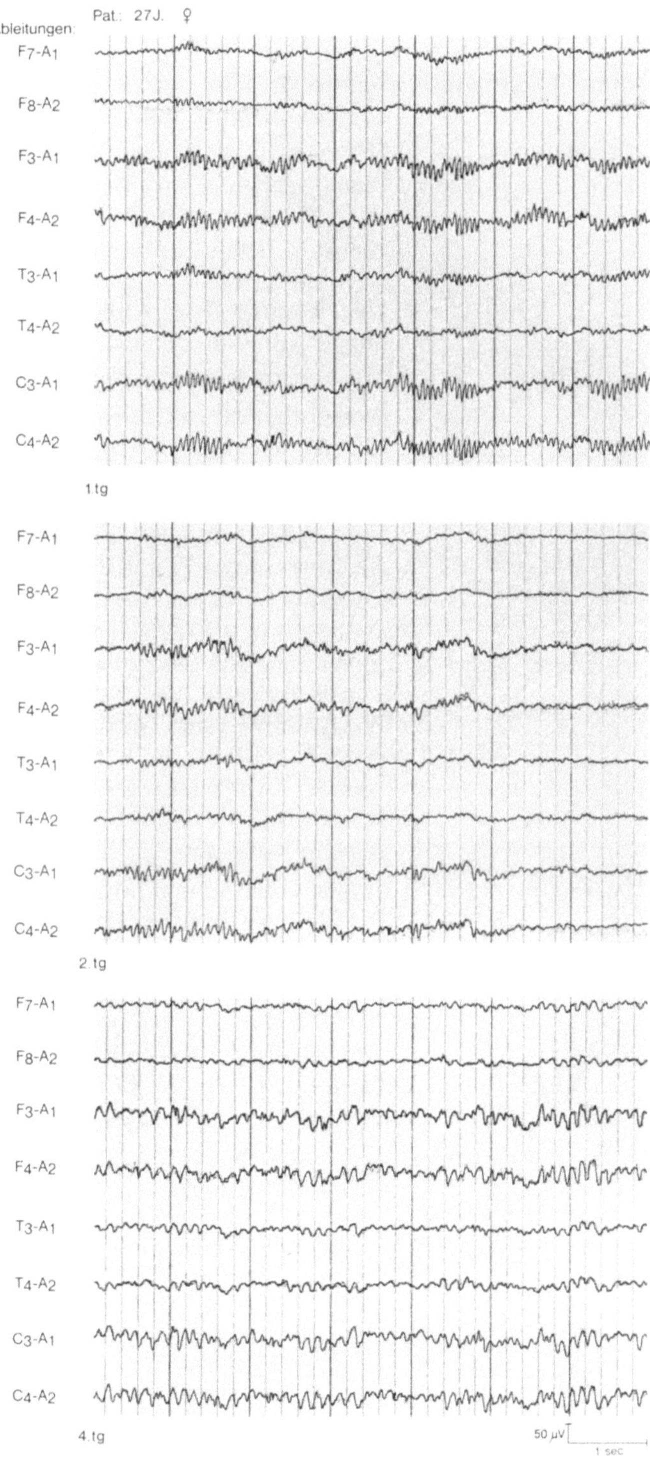
Pat.: 27 J. ♀
Ableitungen:
F7-A1
F8-A2
F3-A1
F4-A2
T3-A1
T4-A2
C3-A1
C4-A2
1. tg
F7-A1
F8-A2
F3-A1
F4-A2
T3-A1
T4-A2
C3-A1
C4-A2
2. tg
F7-A1
F8-A2
F3-A1
F4-A2
T3-A1
T4-A2
C3-A1
C4-A2
4. tg
50 µV
1 sec

Beispiel 2

Klinische Situation	Patient 46 Jahre, w. (K. M.). Zustand nach Barbituratintoxikation, Rhabdomyolyse mit Nierenversagen. Koma.
EEG-Befunde	EEG am 1. Tag nach Intoxikation: Niederamplitudige Delta-Wellen (1,5 − 2 Hz). EEG am 8. Tag: Weitere Amplitudenreduktion bei vermehrter Theta-Einstreuung und spontanen Frequenzschwankungen. EEG am 13. Tag: Alpha-Aktivität mit einem mäßigen Theta-Anteil und Delta-Wellen. Frontal Beta-Aktivität.
Beurteilung	Unter Barbiturateinwirkung ist die cerebrale Funktion zunächst entsprechend einer schweren Allgemeinveränderung beeinträchtigt. Die Patientin ist im Koma. Das Hypnotikum hat zu einer tiefen Narkose mit Überwiegen von Delta-Wellen geführt. Im weiteren Verlauf tritt der Delta-Anteil immer weiter zugunsten schnellerer Frequenzen zurück. Am 8. Tag ist die Patientin noch immer komatös, im EEG sind jedoch schon deutlich vermehrte Frequenzen aus dem Theta-Bereich als Zeichen der beginnenden Erholung zu sehen. Am 13. Tag, bei aufgehelltem Bewußtsein und Zeichen eines hirnorganischen Psychosyndroms, sind im EEG schnelle Frequenzen mit höherer Amplitude vorhanden. Das EEG entspricht einer leichten Allgemeinveränderung. Die Möglichkeit einer Restsituation der cerebralen Funktion bei schwer verändertem Ausgangs-EEG ist in diesem Verlauf dargestellt.
Therapie	Intensivbehandlung mit kontrollierter Beatmung bis zum 9. Tag nach Intoxikation. Kreislaufunterstützende Katecholamintherapie sowie Diuretikagabe und folgender Dialyse zur symptomatischen Behandlung der Rhabdomyolyse.
Verlauf	Entlassung zur psychiatrischen Nachbehandlung.
Ableitung	F_{p1}-F_3; F_3-C_3; C_3-P_3; P_3-O_1; F_{p1}-F_4; F_4-C_4; C_4-P_4; P_4-O_1; Reg. Geschw.: 30 mm/s; ZK: 0,3 s; Filter: 70 Hz; Verst.: 50 µV/7 mm.

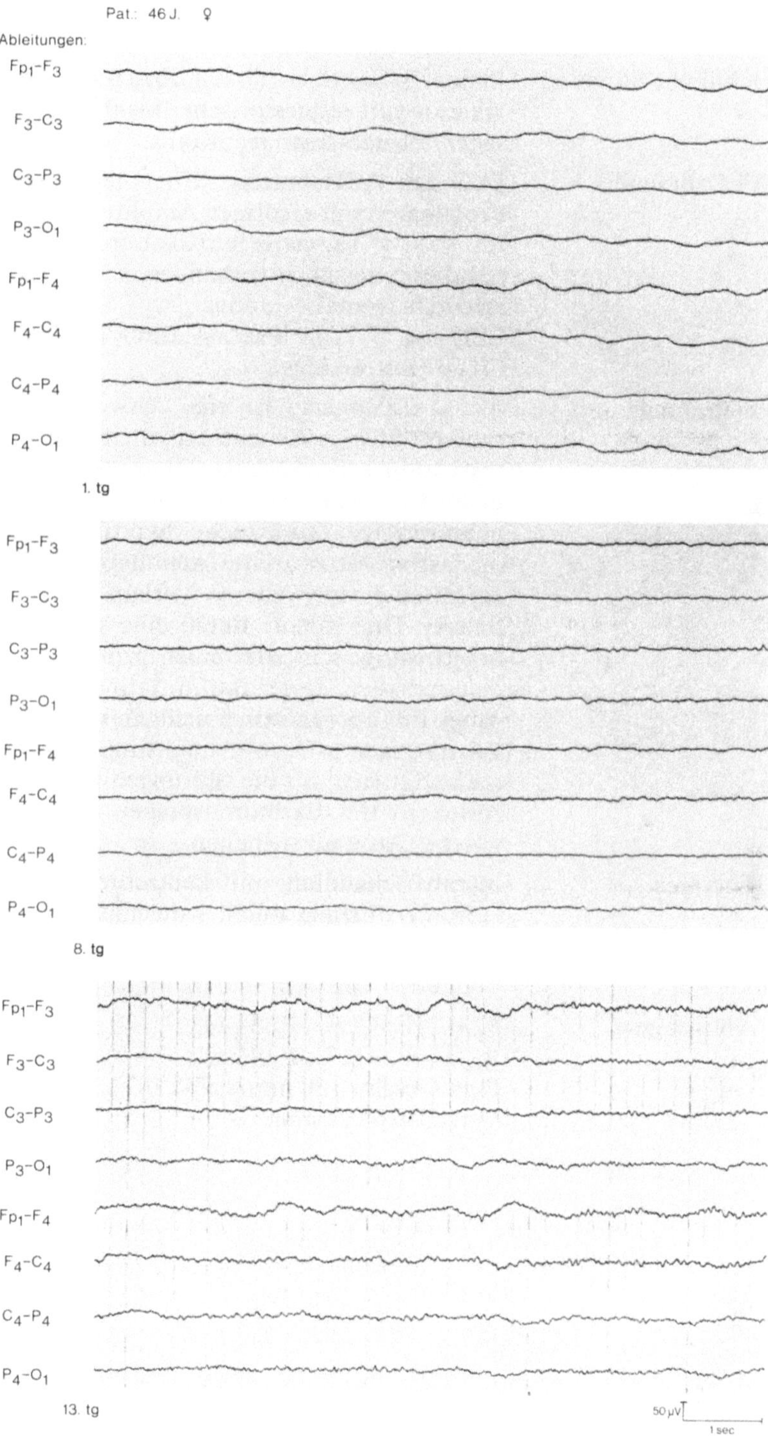

Pat.: 46 J.   ♀
Ableitungen:
Fp$_1$-F$_3$
F$_3$-C$_3$
C$_3$-P$_3$
P$_3$-O$_1$
Fp$_1$-F$_4$
F$_4$-C$_4$
C$_4$-P$_4$
P$_4$-O$_1$
1. tg
Fp$_1$-F$_3$
F$_3$-C$_3$
C$_3$-P$_3$
P$_3$-O$_1$
Fp$_1$-F$_4$
F$_4$-C$_4$
C$_4$-P$_4$
P$_4$-O$_1$
8. tg
Fp$_1$-F$_3$
F$_3$-C$_3$
C$_3$-P$_3$
P$_3$-O$_1$
Fp$_1$-F$_4$
F$_4$-C$_4$
C$_4$-P$_4$
P$_4$-O$_1$
13. tg
50 µV
1 sec

Beispiel 3

Klinische Situation	Patient 58 Jahre, m. (J. K.). Zustand nach Barbituratintoxikation mit respiratorischer Insuffizienz und Nierenversagen. Bewußtseinslage: Koma.
EEG-Befunde	EEG am Aufnahmetag: Überwiegen von Delta/Theta-Frequenzen mit niedrigen Amplituden ($10-20\ \mu V$). EEG am 4. Tag nach Intoxikation: Weitere Amplitudenreduktion der noch vorhandenen Theta-Wellen. Muskelartefakte frontal beidseits. EEG am 7. Tag. Flaches EEG mit Delta-Wellen und EKG-Einstreuungen.
Beurteilung	Am Aufnahmetag ist eine schwere Allgemeinveränderung im EEG zu beobachten, die durch die Barbituratintoxikation verursacht ist. Dieser Befund entspricht dem tiefen Koma des Patienten mit Verlust der Reaktion auf Schmerzreize. Zusätzliche hypoxische Einflüsse durch die barbituratinduzierte Atemdepression sind nicht auszuschließen. Im weiteren Verlauf wird das EEG immer flacher. Dies könnte durch eine sekundäre Hirnschwellung bedingt sein oder einen primär irreversiblen Schaden andeuten. Unter Barbituratintoxikation ist das Ausgangs-EEG prognostisch nicht zu werten, da die Pharmakawirkungen u. U. reversibel sind. Erst im weiteren Verlauf zeigt sich, ob die Störungen der Hirnfunktion trotz Absinken des Barbituratspiegels bestehen bleiben und welches Ausmaß sie haben.
Therapie	Intensivbehandlung mit kontrollierter Beatmung. Kreislaufunterstützung durch Katecholamine. Diuretika, Hämodialyse.
Verlauf	Tod am 9. Tag nach Intoxikation.
Ableitungen	F_{p1}-F_3; F_3-C_3; C_3-P_3; P_3-O_1; F_{p1}-F_4; F_4-C_4; C_4-P_4; P_4-O_1; Reg. Geschw.: 30 mm/s; ZK: 0,3 s; Filter: 70 Hz; Verst.: 50 μV/7 mm.

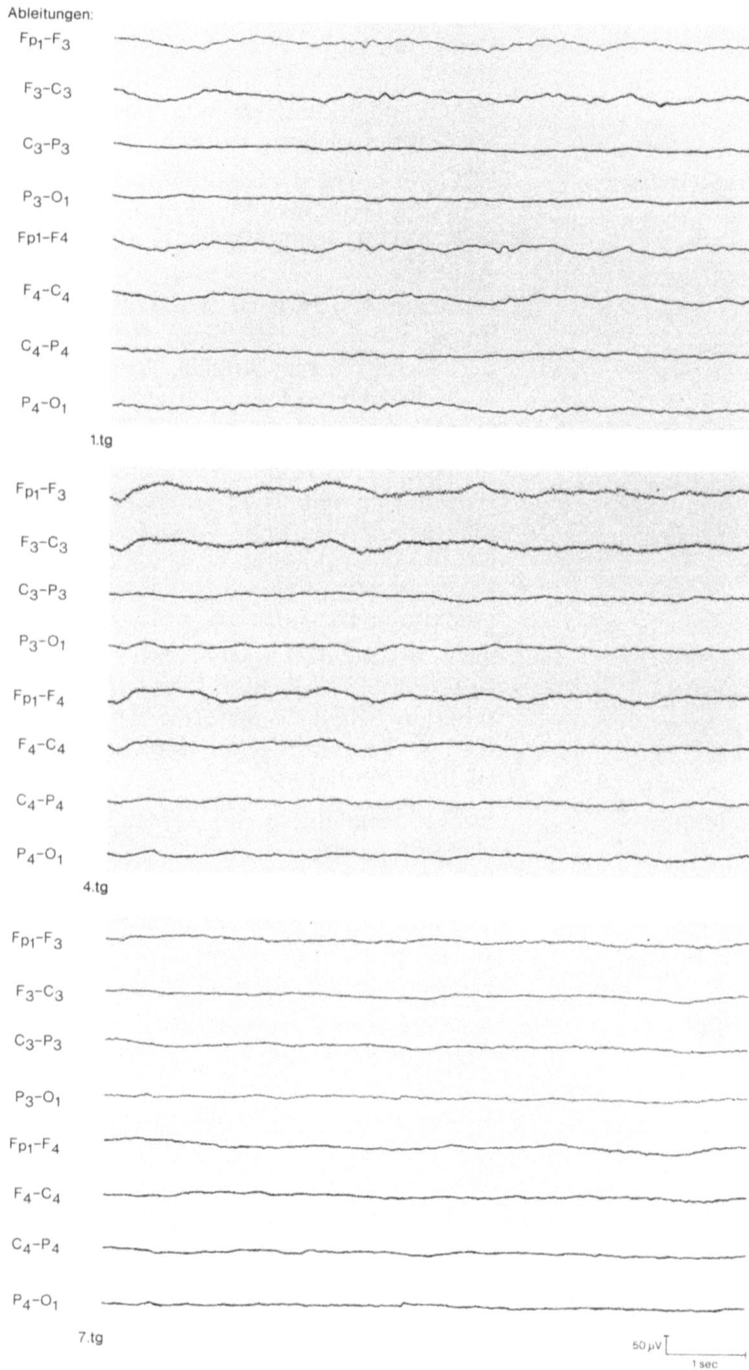

Pat.: 58 J. ♂
Ableitungen:
Fp1-F3
F3-C3
C3-P3
P3-O1
Fp1-F4
F4-C4
C4-P4
P4-O1
1.tg
Fp1-F3
F3-C3
C3-P3
P3-O1
Fp1-F4
F4-C4
C4-P4
P4-O1
4.tg
Fp1-F3
F3-C3
C3-P3
P3-O1
Fp1-F4
F4-C4
C4-P4
P4-O1
7.tg
50 µV
1 sec

Beispiel 4

Klinische Situation	Patient 58 Jahre, m. (L. K.). Intoxikation mit Metaqualon (barbituratfreies Hypnotikum) und Cabromal (bromhaltiges Hypnotikum), parasagittalem Meningiom und Operation vor 10 Jahren. Koma.
EEG-Befunde	EEG am 1. Tag: Unregelmäßiges EEG mit hohem Theta-Anteil (6 Hz) sowie Einstreuungen schneller Frequenzen (15–20 Hz). Linkslateralisiert vermehrte Delta/Theta-Aktivität. EEG am 4. Tag nach Intoxikation: Frequenzverlangsamung. Bei noch erhaltenen Beta-Frequenzen Zunahme des Delta-Frequenzanteils. Linkslateralisiert weiterhin vermehrte Delta/Theta-Tätigkeit.
Beurteilung	Der Herdverdacht links im Aufnahme-EEG und die Hemispastik rechts sind als Residuen des vor 10 Jahren operierten Meningioms zu sehen. Daneben sind sowohl medikamentenspezifische Veränderungen – in Form schneller Frequenzaktivität – sowie eine Allgemeinveränderung der Hirnfunktion mit langsamen Wellen bei dem komatösen Patienten im EEG zu sehen. Am 4. Tag ist nach Benzodiazepingabe und trotz Hämoperfusion der EEG-Befund schlechter. Dies wird als Ausdruck eines cerebralen Schadens gewertet. Die lateralisierten langsamen Wellen entsprechen dem bei der Aufnahme festgestellten Herdbefund.
Therapie	Intensivbehandlung mit kontrollierter Beatmung, Katecholamingaben. Spezifische Therapie: Hämoperfusion, Benzodiazepine.
Verlauf	Tod am 10. Tag nach Intoxikation.
Ableitungen	F_{p1}-F_3; F_3-C_3; C_3-P_3; P_3-O_1; F_{p1}-F_4; F_4-C_4; C_4-P_4; P_4-O_1; Reg. Geschw.: 30 mm/s; ZK: 0,3 s; Filter: 70 Hz; Verst.: 50 µV/7 mm.

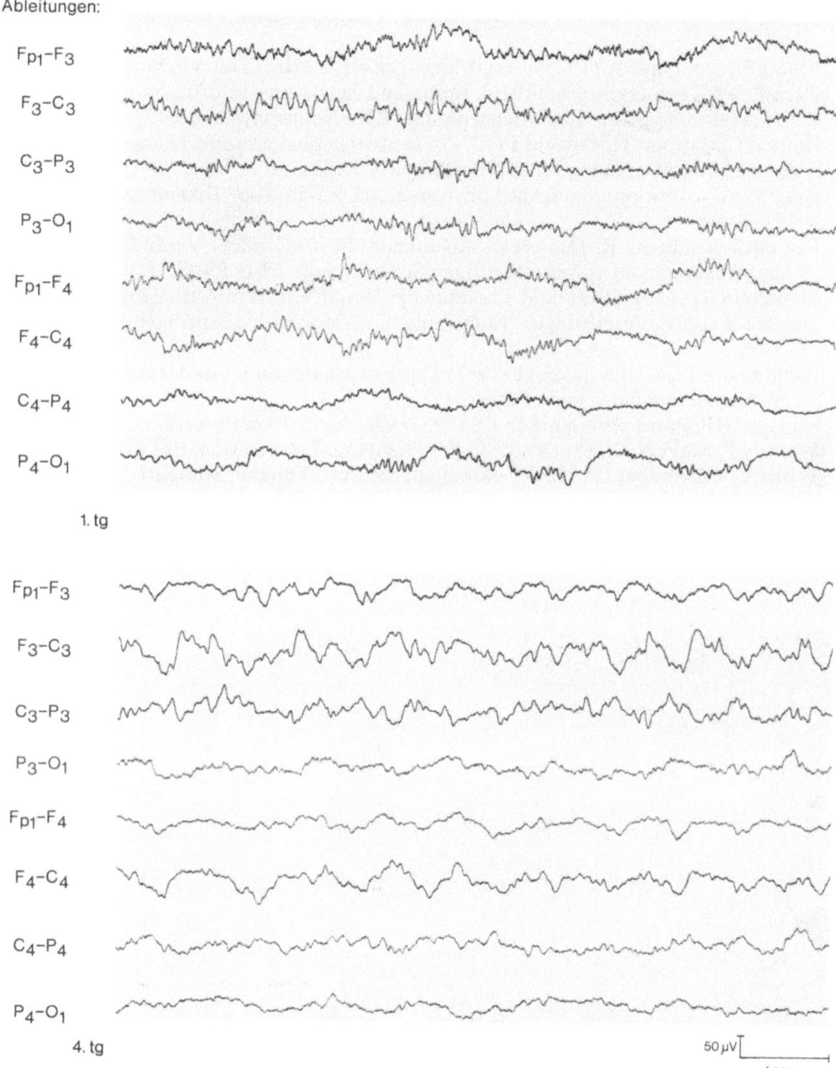

Pat.: 58 J.   ♂
Ableitungen:
Fp₁–F₃
F₃–C₃
C₃–P₃
P₃–O₁
Fp₁–F₄
F₄–C₄
C₄–P₄
P₄–O₁
1. tg
Fp₁–F₃
F₃–C₃
C₃–P₃
P₃–O₁
Fp₁–F₄
F₄–C₄
C₄–P₄
P₄–O₁
4. tg
50 µV
1 sec

Literaturübersicht

Bartels M, Friedel B (1979) Langdauernde EEG-Veränderung bei einer E605-Vergiftung. EEG EMG 10:22−24
Braun W, Dönhardt A (1975) Vergiftungsregister, 2. Aufl. Thieme, Stuttgart
Carroll WM, Mastaglia FL (1979) Alpha and beta coma in drug intoxication uncomplicated by cerebral hypoxia. Electroencephalogr Clin Neurophysiol 46:95−105
Haider T, Matthew H, Oswald I (1971) Electroencephalographic changes in acute drug poisoning. Electroencephalogr Clin Neurophysiol 39:23−31
Ketz E (1974) Wirkung von Antikonvulsiva und psychotrope Drogen auf das EEG. EEG EMG 5:99−106
Knoblich OE, Spatz R, Drasch G, Anemueller N (1980) EEG-Veränderungen bei Mißbrauch und Abhängigkeit von bromhaltigen Schlafmitteln. EEG EMG 11:102−106
Moeschlin S (1980) Klinik und Therapie der Vergiftungen, 6. Aufl. Thieme, Stuttgart
Okonek S (1981) Vergiftungen, Entgiftung, Giftinformation. Springer, Berlin Heidelberg New York
Pichlmayr I, Lips U, Künkel H (1982) Das Enzephalogramm in der Anästhesie. Springer, Berlin Heidelberg New York Tokyo
Schuster HP, Pop T, Weilemann LS (1983) Checkliste Intensivmedizin. Thieme, Stuttgart
Wessely P, Mayr N (1981) Das EEG bei Phenytoin-Intoxikation. EEG EMG 12:142−147
Wirth W, Gloxhuber C (1981) Toxikologie, 3. Aufl. Thieme, Stuttgart

D. EEG-Veränderungen durch cerebrale Auswirkungen allgemeiner Störungen

I. Metabolische Störungen

Während einer Intensivbehandlung kompliziert jede Stoffwechselentgleisung den Krankheitszustand. Der gestörte Energiehaushalt der Körperzellen − mit entsprechenden Stoffwechsel-, Milieu- und Membranveränderungen − bedingt als cerebrale Reaktion akut oder langsam entstehende Veränderungen der elektrischen Aktivität. Erstes Zeichen der Beeinflussung des Gehirns durch Störungen der Energieversorgung ist die Verlangsamung der Grundaktivität. Sie ist − unabhängig von der zugrundeliegenden Ursache − als prognostisch ungünstiger Parameter in der Gesamtbeurteilung der akuten Krankheitssituation zu bewerten.

Bei Progredienz der ursächlichen Störung tritt als Ausdruck zunehmender cerebraler Mangelversorgung eine Amplitudenreduktion hinzu. Paroxysmale Aktivität ist in Phasen wechselnder Energieversorgung mit passagerer cerebraler Übererregbarkeit zu beobachten. Als bedingt spezifisch für die hepatisch verursachte cerebrale Stoffwechselentgleisung gelten triphasische Wellen bei typischer Lokalisation über den vorderen Hirnabschnitten und geringfügig zeitversetzter anterior-posteriorer Ausbreitung. Triphasische Wellen atypischer Lokalisation werden selten auch bei schweren Stoffwechselstörungen anderer Genese (z.B. Urämie) beobachtet. Fokale Veränderungen im Sinne der erwähnten Phänomene sind auf die unterschiedliche Empfindlichkeit verschiedener Hirnareale auf die bestehende Mangelsituation zurückzuführen. EEG-Veränderungen bei Stoffwechselabfall durch drastische Senkung der Körpertemperatur bestehen − beginnend bei Körpertemperaturen unter 30 °C − in fortschreitendem Frequenz- und Amplitudenabfall. Sie münden bei Temperaturen um 10° − 15 °C in ein isoelektrisches EEG.

Bei einer Senkung des cerebralen Energiestoffwechsels um ca. 50% ist das Auftreten eines isoelektrischen EEG Ausdruck für den Ausfall der cerebralen Funktion. Dieser Zustand einer schweren cerebralen Depression ist bei erhaltenem Zellgrundumsatz reversibel.

1. Hyper- und Hypoglykämie

Stoffwechselentgleisungen beim Erkrankungsbild des Diabetes mellitus sind häufig. Sie zählen zu den endokrinen Komaformen. Primär liegt ein Insulinmangel vor, der bei leichten Ausprägungsformen diätetisch, bei schweren durch Insulinzufuhr kompensiert wird. Auch bei gut eingestellten Diabetes führen zusätzlich seelische und körperliche Belastungen, Medikamente oder Erkrankungen zu verändertem Insulinbedarf mit Entgleisungen des therapeutisch erreichten Stoffwechselgleichgewichtes.

Das hyperglykämische Koma (ketoazidotisches Koma) umfaßt komplexe Verschiebungen des inneren Milieus. Durch Insulinmangel wird Glukose nicht in adäquatem Ausmaß in die Zellen aufgenommen. Daraus resultiert eine Hyperglykämie und eine Glukosurie. Die gleichzeitige Steigerung der Lipolyse bedingt einen Anstieg von freien Fettsäuren und Ketonkörpern im Serum und damit konsekutiv eine metabolische Azidose. Die Hyperglykämie mit Hyperosmolarität und Ketonämie führt zur osmotischen Diurese mit schweren Graden extra- und intrazellulärer Dehydratation. Kalium und Natrium werden vermehrt (als Salze der Ketonsäuren) im Urin ausgeschieden und fehlen im Körper.

Die cerebrale Symptomatik umfaßt Müdigkeit, Kopfschmerzen, fokale Anfälle und Bewußtseinsstörungen unterschiedlichen Grades. Entsprechend werden bei hohen Blutzuckerwerten (> 33 mmol/l = 600 mg/dl) EEG-Äquivalente mit Frequenzverlangsamung, Amplitudenreduktion und pathologischen Wellenfolgen bzw. -mustern gesehen.

Übersicht zu den Beispielen

Beispiel 1: Postoperative Blutzuckerentgleisung mit hyperglykämischem Koma, Rehabilitation.

Beispiel 2: Hypoglykämische Blutzuckerentgleisung im Rahmen einer postoperativen Sepsis, Tod.

Beispiel 1

Klinische Situation	Patient 73 Jahre, w. (L. K.). Zustand nach Embolektomie bei Aortenverschluß distal der Nierengefäßabgänge. Bei zugrundeliegendem Diabetes mellitus Typ II kommt es postoperativ zu einer Blutzuckerentgleisung mit hyperglykämischem Koma (BZ 57 mmol/l).
EEG-Befunde	EEG am Op.-Tag: Überwiegen hochamplitudiger Delta-Aktivität mit vereinzelt auftretenden Theta- und Alpha-Wellen.
Beurteilung	Während eines hyperglykämischen Komas zeigt sich im EEG an der Frequenzverlangsamung die Beeinträchtigung der cerebralen Zellfunktion. Die occipital auftretenden hochamplitudigen Delta-Wellen deuten auf Störungen in tiefergelegenen Hirnabschnitten. Das EEG entspricht einer mittleren Allgemeinveränderung.
Spezifische Therapie	Intensivbehandlung mit Insulinzufuhr und Ausgleich der Flüssigkeits-Ionen- und Säure-Basen-Verschiebungen.
Verlauf	Das hyperglykämische Koma wird überwunden. Bei klarem Bewußtsein kann die Patientin nach wenigen Tagen auf die Normalstation verlegt werden.
Ableitung	F_{p1}-F_3; F_3-C_3; C_3-P_3; P_3-O_1; F_{p1}-F_4; F_4-C_4; C_4-P_4; P_4-O_1; Power-Bänder: C_3-P_3; Reg. Geschw.: 30 mm/s; ZK: 0,3 s; Filter: 70 Hz; Verst.: 50 µV/7 mm.

In einem hypoglykämischen Koma liegen verminderte Blutglukosekonzentrationen ($< 2,78$ mmol/l = 40 mg/dl) vor. Glukose ist der wesentliche Energieträger für die cerebrale Funktion. Entsprechend führt eine Glukoseverarmung unmittelbar zu zentralnervösen und neurovegetativen Symptomen. Neben Störungen von Konzentration, Antrieb, Gedächtnisleistung und Sehvermögen treten Kopfschmerzen, fokale/generalisierte Anfälle, neurologische Ausfallserscheinungen und verschiedenste Grade von Bewußtseinsstörungen auf. Dazu kommen Symptome der adrenergenen Gegenregulation.

Der dynamische Ablauf von EEG-Veränderungen unter zunehmender Hypoglykämie beginnt mit Alpha-Reduktion. Darauf folgt — gleichzeitig mit Bewußtseinsverlust — bei Blutzuckerwerten unter 3,3 mmol/l (= 60 mg/dl) ein Frequenzabfall. Die langsamen Wellen sind zunächst hochgespannt. Im weiteren Verlauf können sie über einen Spannungsverlust völlig erlöschen. Klinische Symptome und EEG-Veränderungen sind beim Ausgleich des Blutzuckerspiegels reversibel. Andererseits können nach langanhaltender cerebraler Depression Restsymptome oder irreversible cerebrale Funktionsausfälle resultieren.

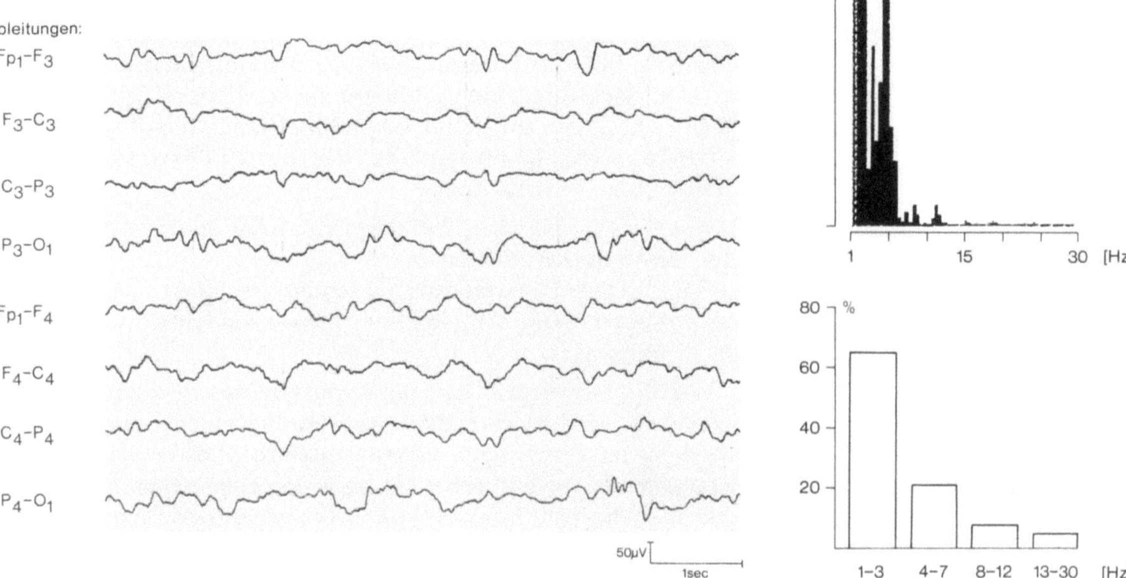
Pat.: 73 J. ♀
Ableitungen:
Fp1-F3
F3-C3
C3-P3
P3-O1
Fp1-F4
F4-C4
C4-P4
P4-O1
50µV
1sec
%
1   15   30   [Hz]
80   %
60
40
20
1-3   4-7   8-12   13-30   [Hz]

Beispiel 2

Klinische Situation	Patient 54 Jahre m. (D. W.). Nach Implantation einer Y-Prothese pulmonale Insuffizienz, gefolgt von einer fulminanten Sepsis. Auf dem Höhepunkt der Sepsis hypoglykämische Phase mit tiefer Bewußtlosigkeit. Im Koma tonisch-klonische Krampfanfälle, die durch Diazepam durchbrochen werden können.
EEG-Befunde	EEG am 1. Tag: Nahezu isoelektrisches EEG mit vereinzelten Beatmungsartefakten. EEG am 3. Tag: Bei weiterhin fehlender Grundaktivität, Graphoelemente in Form von Sharp waves und abgerundeten Spike waves.
Beurteilung	Im Vollbild der Sepsis hat der hypoglykämische Insult mit entsprechendem cerebralen Versorgungsmangel zum Erlöschen der cerebralen Funktion geführt. Aus diesem Zustand der hirnelektrischen Stille brechen präterminal Krampfäquivalente in Form von Spike waves und Sharp waves aus. Sie manifestieren sich klinisch als tonisch-klonische Krämpfe und können durch Benzodiazepine unterbrochen werden. Die am 3. Tag bereits eingeleitete Therapie hat zu einer Dämpfung der steilen Potentiale geführt.
Therapie	Intensivbehandlung mit kontrollierter Beatmung. Spezifische Therapie: Bolusinjektion: 50 ml 40%ige Glukoselösung; 10%ige Glukoselösung als Dauertropfinfusion mit ständigen Blutzuckerkontrollen. Diazepambehandlung (130 mg/Tag zur Unterbrechung der Krämpfe).
Verlauf	Der Patient stirbt einen Tag nach Ausbruch der cerebralen Krämpfe, ohne das Bewußtsein wiedererlangt zu haben.
Ableitung	F_{p1}-F_3; F_3-C_3; C_3-P_3; P_3-O_1; F_{p1}-F_4; F_4-C_4; C_4-P_4; P_4-O_1; Reg. Geschw.: 30 mm/s; ZK: 0,3 s; Filter: 70 Hz; Verst.: 50 µV/7 mm.

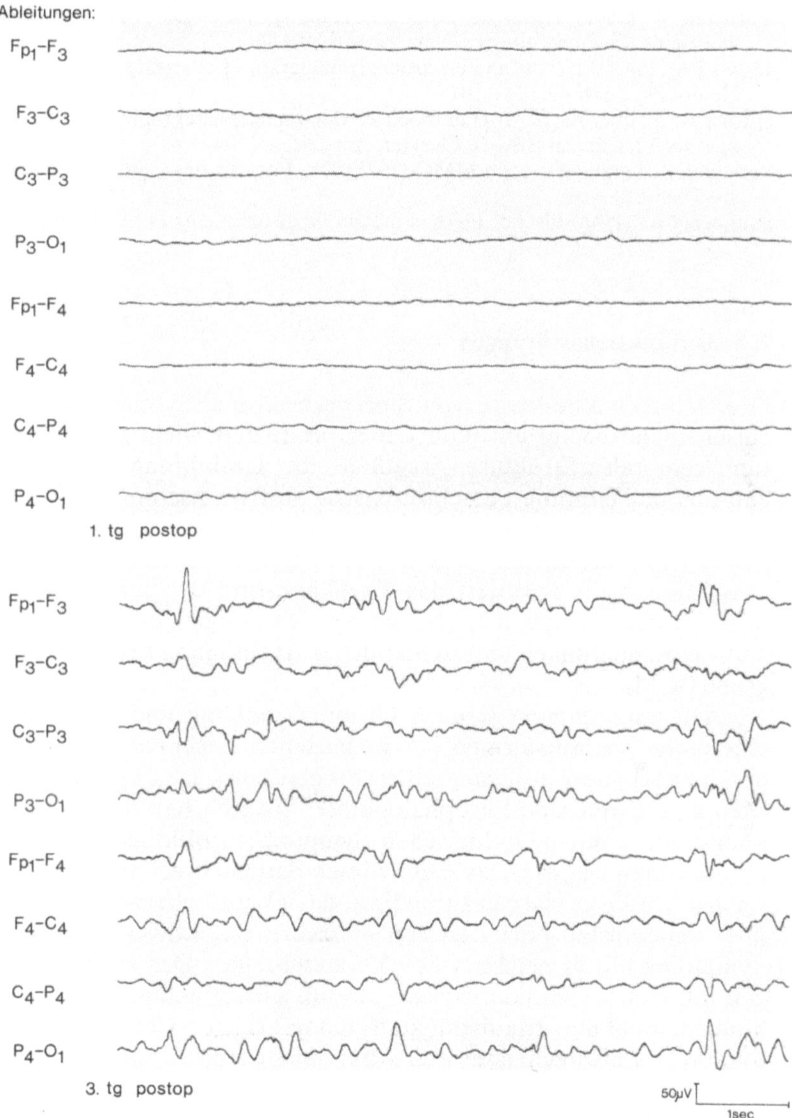

Pat.: 54 J. ♂
Ableitungen:
Fp₁-F₃
F₃-C₃
C₃-P₃
P₃-O₁
Fp₁-F₄
F₄-C₄
C₄-P₄
P₄-O₁
1. tg postop
Fp₁-F₃
F₃-C₃
C₃-P₃
P₃-O₁
Fp₁-F₄
F₄-C₄
C₄-P₄
P₄-O₁
3. tg postop
50µV
1sec

Literaturübersicht

Christian W (1982) Klinische Elektroenzephalographie. Das EEG bei Störungen des Be-
    wußtseins. Thieme, Stuttgart New York, S 80−86
Dawis PA (1943) Effect of the electroencephalogram of changing the blood sugar level. Arch
    Neurol Psychiatr 49:186−194
Harner R, Naquet R (1973) Handbook of electroencephalography and clinical neurophysiol-
    ogy, vol 12, Clinical EEG II. Elsevier, Amsterdam, S 47−62
Landgraf R, Landgraf-Lecers MMC (1978) Die Formen des Coma diabeticum. Diagn Inten-
    siv-Ther 3:51−56
Saunders MG (1968) EEG changes in metabolic disorders. Am EEG Technol 8:41−57

2. Leberfunktionsstörungen

Die Gehirnfunktion wird von Stoffwechsel- und Syntheseleistungen der Leber
entscheidend beeinflußt. Die Leber produziert wichtige Bausteine zur Erhaltung cerebraler Strukturen, reguliert die Umbildung neurotroper Hormone,
entgiftet und eliminiert cerebrotoxische Stoffwechselprodukte [3, 10].

Einschränkungen der entsprechenden metabolischen Leistung im Verlauf
akuter oder chronischer Lebererkrankungen führen zu Beeinträchtigungen der
Hirnfunktion. Es resultiert das Krankheitsbild der hepatischen Encephalopathie. Hierbei stehen toxisch bedingte Störungen der Hirnfunktion mit Bewußtseinsänderungen unterschiedlicher Ausprägung bis zum Koma im Vordergrund [1, 14].

Man unterscheidet je nach Grunderkrankung und Progredienz akute und
chronische Verlaufsformen der hepatischen Encephalopathie. Einige Formen
der Lebercirrhose mit langsamer Progredienz, z.B. Morbus Wilson, verursachen eine chronische Encephalopathie, die sich häufig erst in späten Erkran-
kungsstadien mit neurologischen Symptomen, Müdigkeit und Leistungsabfall
klinisch manifestiert. Das EEG dieser Patienten zeigt unspezifische Veränderungen. Im Gegensatz dazu bedingt das akute Leberversagen je nach Ursache
über Leberausfall oder Leberzerfall akute und schwerwiegende neurologische
Symptome mit hirnelektrischen Veränderungen. Das zunehmende Leberversagen führt über charakteristische Bewußtseinsveränderungen, die eine klinische
Stadieneinteilung erlauben, zum Koma (Coma-Classifikation nach McGillivray 11). Entsprechende EEG-Äquivalente sind damit gekoppelt [2, 4−6, 8, 9,
11−13, 15, 16]. Eigene Befunde siehe Abb. 1.

Neurologisch unauffällige Patienten werden dem Stadium 0, Patienten mit
Antriebsarmut, Apathie, Vergeßlichkeit, Euphorie dem Stadium I zugeordnet.
Gelegentlich kommt im Stadium I als charakteristisches Begleitsymptom der
sog. „flapping tremor" hinzu. Stadium II und III bezeichnen präkomatöse Zustände, wobei die Patienten somnolent bis stuporös, jedoch noch kontaktfähig
sind. Im Stadium IV und V manifestiert sich das Leberkoma. Zunächst sind
noch spontane Bewegungen und Schmerzreaktionen vorhanden, die im Stadium V erlöschen. Den klinischen Komastadien durch Leberversagen lassen
sich EEG-Veränderungen zuordnen; sie gehen in den Stadien 0−III fließend in-
einander über. Dabei variieren charakteristische Merkmale individuell. Zu-

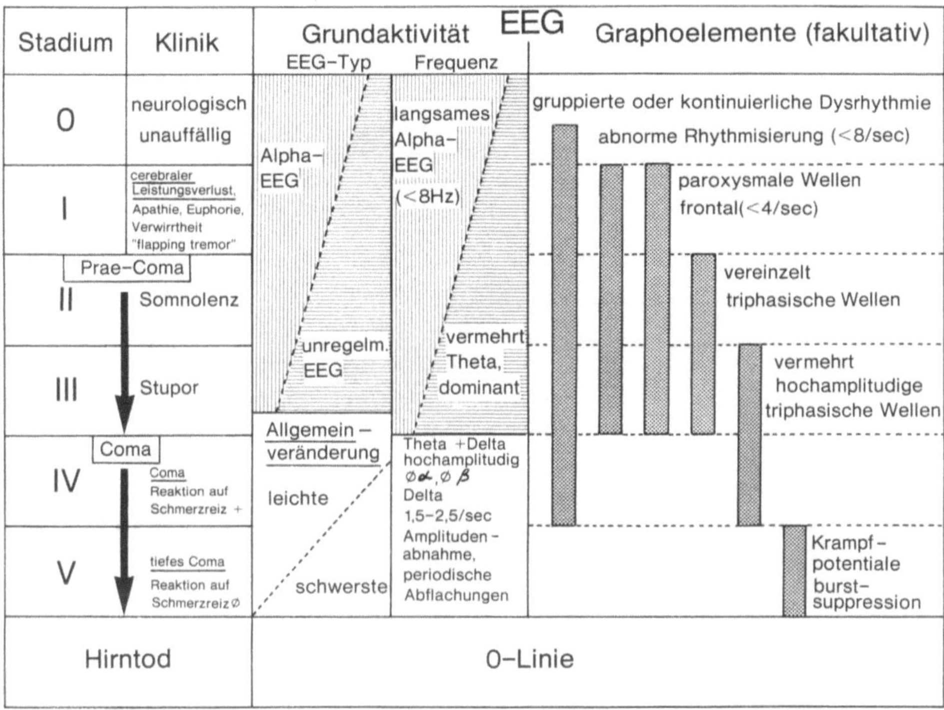

Abb. 1. Neurologische und encephalographische Veränderungen bei zunehmendem Leberversagen

nächst verändert sich die Grundaktivität. Zusätzlich können — unabhängig vom Grundrhythmus — hirnelektrische Phänomene (Graphoelemente) neu auftreten. Sie heben sich durch besondere Wellenformen und/oder -folgen von der Grundaktivität ab. Ihr Begleitsymptom ist eine Verschlechterung der Bewußtseinslage.

2.1 Veränderungen der Grundaktivität

Leberkranke Patienten ohne neurologische Symptomatik (Stadium 0) zeigen im EEG leichte Abweichungen von der Grundaktivität (s. Abb. 1). Wie bei der gesunden Bevölkerung überwiegt Alpha-Aktivität. Breite Frequenzstreuungen im Alpha-Band sind als Folge der Grunderkrankung zu werten. Bei chronischen Verläufen zeigt das EEG häufig unregelmäßige Aktivität. Mit zunehmender neurologischer Symptomatik (Stadium I) tritt ein Frequenzabfall unter 8 Hz ein, der als verlangsamter Alpha-Rhythmus aufzufassen ist. Zusätzlich werden intermittierend Theta-Einstreuungen beobachtet. Im Präkoma (Stadium III und IV) dominieren Theta-Wellen; in der Grundaktivität liegt noch ein geringer Alpha-Anteil vor. Die Grundaktivität wechselt im Stadium III von einem unregelmäßigen EEG zu einer leichten Allgemeinveränderung. Das he-

patische Koma ist durch hochamplitudige Theta-/Delta-Aktivität gekennzeichnet. Der EEG-Verlauf von Stadium I−IV ist somit durch stete Frequenzabnahme und Amplitudenzunahme geprägt. Eine weitere Verschlechterung der cerebralen Situation (Stadium V) führt zu schwerster Allgemeinveränderung der
hirnelektrischen Aktivität. Delta-Frequenzen von 1,5−2,5 Hz charakterisieren
zunächst das EEG-Bild, bis paroxysmale steile Graphoelemente und Burst-
Suppression Aktivität den bevorstehenden Hirntod ankündigen.

2.2 Auftreten von Graphoelementen

Im Leberversagen erscheint mit fortschreitender klinischer Symptomatik hirnelektrische Aktivität, die sich deutlich vom Grundrhythmus abhebt (s. Abb. 1).
Sie tritt fakultativ auf, läßt sich keinem bestimmten Komastadium zuordnen
und ist unspezifisch. Ihr Neuauftreten oder auch der Übergang in schwerere
Ausprägungsformen sind Zeichen einer Verschlechterung der cerebralen Situation. Kontinuierlich dokumentierte EEG-Verläufe zeigen, daß unterschiedliche
Graphoelemente einzeln oder nebeneinander auftreten können. Dabei sind
morphologisch fließende Übergänge Ausdruck der Dynamik solcher Veränderungen.

Dysrhythmie (Auftreten unregelmäßiger, langsamer Wellen innerhalb einer
schnelleren Grundaktivität) in den Stadien I−IV wird nach ihrem Anteil an
langsamen Frequenzen in leichte, mittlere und schwere Formen, nach ihrer
Dauer in kontinuierliche (> 20 s) und gruppierte (< 20 s) Abläufe eingeteilt.

Abnorme Rhythmisierung (sinusartige, monomorphe, zusammenhängende
Graphoelemente hoher Amplitude) findet sich in den Stadien I−III. Ihre Frequenz ist langsamer als die Basisaktivität. Auch hier unterscheidet man kontinuierliche und gruppierte Formen. Ihr Schweregrad ergibt sich aus der Beurteilung der Frequenz, Häufigkeit des Auftretens und Dauer der Gruppen. In die
Kategorie der abnormen Rhythmisierung werden von uns ebenfalls spindelför-
mige Graphoelemente, die in Form und Frequenzfolge eine Regelmäßigkeit
aufweisen, 1−2 s dauern, fließend aus der Grundaktivität entstehen und diese
um 1−2 Hz unterschreiten, eingeordnet. Kennzeichnend für sie sind langsame
an- und absteigende Amplituden bei sich verlangsamender und wieder be-
schleunigender Frequenz. Amplitude und Frequenz im Verlauf spindelförmi-
ger Aktivität werden von der Basisaktivität und dem Schweregrad der klinischen Veränderungen geprägt. Im schnellen niedergespannten EEG (z.B. unter
Streß) sind diese Graphoelemente nicht zu beobachten.

Paroxysmale Delta-Aktivität (Gruppen und Serien monomorpher, frontal lokalisierter Delta-Wellen, die die Grundaktivität unterbrechen) findet sich im
Präkoma (Stadium II, III).

Triphasische Wellen (Komplexe steile Wellen, die aus 3 Komponenten alter-
nierender Polarität bestehen) werden zwar im Leberkoma (Stadium III, IV) als
charakteristische EEG-Elemente einer hepatischen Stoffwechselentgleisung angesehen, sind jedoch nicht pathognomonisch. Sie können selten auch als Be-
gleitphänomene einer Urämie, schwerer Elektrolytentgleisungen, Thyreotoxi-
kosen, cerebraler Hypoxien und subduraler Hämatome mit unterschiedlicher

prognostischer Wertigkeit auftreten. Als Entstehungsort werden thalamocorticale Bereiche angenommen. Die Inzidenz ihres Auftretens im akuten Leberversagen liegt bei 20−40% und ist damit ca. 2mal höher als bei Komazuständen anderer Genese [6, 7, 17]. Eine genetische Disposition wird diskutiert.

Das Fehlen triphasischer Wellen im Leberkoma wird einerseits auf cerebral wirksame Schädigungsfaktoren schwerer Begleiterkrankungen (z. B. Sepsis), andererseits auf eine Nichterfassung bei diskontinuierlicher EEG-Ableitung zurückgeführt, zumal triphasische Wellen gelegentlich nur in kurzen Verlaufsphasen des Leberkomas beobachtet werden können. Atypisch geformte triphasische Wellen sind vereinzelt bereits im Präkoma (Stadium II) vorhanden. In den Komastadien III/IV ist ihr typisches Erscheinungsbild (positiv steile Wellen mit einer vor- und einer nachgeschalteten negativen Welle) im Frequenzbereich von 2 Hz und im Amplitudenbereich von 200−300 µV voll ausgeprägt. Sie treten vereinzelt oder in Gruppen, bevorzugt frontal bilateral und synchron, gelegentlich occipital, aus einer unregelmäßigen oder allgemeinveränderten Grundfrequenz hervor. Bei weiterer Komavertiefung (Übergang Stadium IV/V) verplumpen die triphasischen Wellen und wandeln sich zu asymmetrischen langsamen Frequenzen in einer flacher werdenden Grundaktivität.

Übersicht zu den Beispielen

Beispiel 1: Hepatitis B mit Encephalopathie, Elektrophorese, Tod.
Beispiel 2: Hepatitis B, akuter Leberzerfall, Elektrophorese, Rehabilitation.
Beispiel 3: Lebertransplantation wegen sklerosierender Cholangitis, erneute Transplantation, Rehabilitation.
Beispiel 4: Transplantation wegen biliärer Cirrhose, Rehabilitation.
Beispiel 5: Leberausfallskoma nach Sectio, Tod.
Beispiel 6: Leberausfallskoma bei biliärer Cirrhose, Elektrophorese, Rehabilitation.

Beispiel 1

Klinische Situation	Patient 18 Jahre, m. (H. K.). Zustand nach Hepatitis B. Folgend akuter Leberzerfall mit Encephalopathie. Koma.
EEG-Befunde	EEG am 1. Tag: Delta/Theta-Aktivität unterbrochen von triphasischen Wellen, die frontal betont und leicht rechtslateralisiert auftreten. EEG am 2. Tag: Abflachung der elektrischen Aktivität. Beidseits symmetrisch eine kontinuierliche abnorme Rhythmisierung von 3 Hz-Frequenzen. Occipital Einstreuungen schnellerer Wellen aus dem Alpha-Bereich. EEG am 4. Tag: Nahezu isoelektrisches EEG mit frontal lokalisierter Restaktivität niederamplitudiger Delta-Wellen.
Beurteilung	Die hohen triphasischen Wellen am Aufnahmetag sind Zeichen der leberbedingten Stoffwechselentgleisung mit Koma. Am 2. Behandlungstag ist nach Elektrophorese eine leichte Besserung der cerebralen Funktion an der Einstreuung schnellerer Frequenzen sowie im Übergang der hohen triphasischen Wellen in eine kontinuierliche abnorme Rhythmisierung erkennbar. Bei fortschreitender Stoffwechselentgleisung zeigt am 4. Behandlungstag das EEG nur noch geringe Restaktivität.
Therapie	Intensivbehandlung mit kontrollierter Beatmung. Spezifische Therapie: Elektrophorese.
Verlauf	Tod im Leberkoma am 5. Behandlungstag.
Ableitungen	F_{p1}-F_3; F_3-C_3; C_3-P_3; P_3-O_1; F_{p1}-F_4; F_4-C_4; C_4-P_4; P_4-O_1; Reg. Geschw.: 30 mm/s; ZK: 0,3 s; Filter: 70 Hz; Verst.: 50 µV/7 mm.

Pat.: 18 J. ♂

Ableitungen:

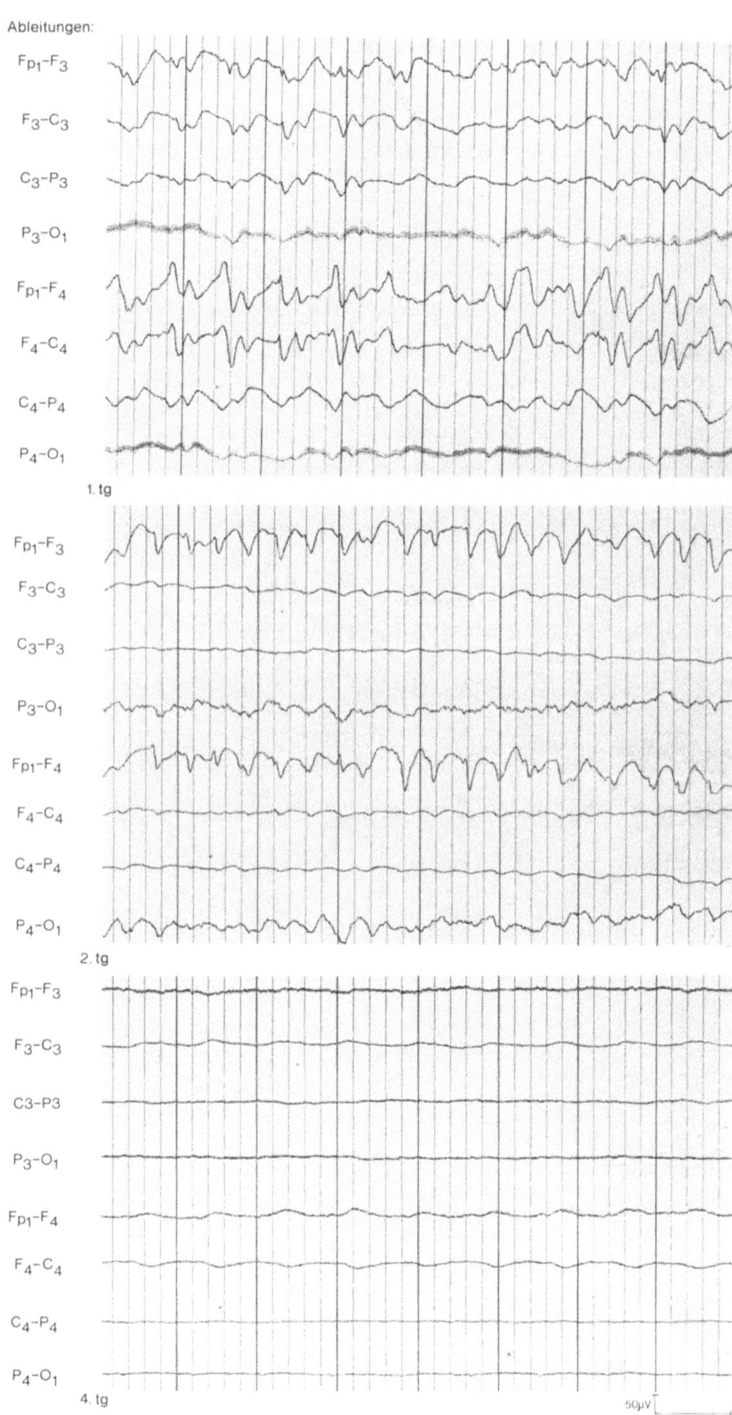

Beispiel 2

Klinische Situation	Patient 46 Jahre, m. (E. A.). Zustand nach Hepatitis B. Akuter Leberzerfall. Tiefes Koma.
EEG-Befunde	EEG am 1. Tag: Bei abgeflachter Grundaktivität hohe triphasische Wellen und frontal betonte steilere Abläufe. Occipital schnellere Frequenzen aus dem Alpha- und Beta-Bereich mit erheblich reduzierter Amplitude. EEG am 2. Tag: Theta-Aktivität (7 Hz) mit Einstreuungen von Alpha-Beta-Wellen.
Beurteilung	Der EEG-Befund bei Klinikaufnahme entspricht einem Leberkoma durch akute hepatische Stoffwechselentgleisung. Die hochamplitudigen triphasischen Wellen bei starker elektrischer Leistungssenkung der Grundaktivität sind im EEG charakteristische Zeichen des Leberkomas. Nach 2 Behandlungstagen ist durch die Elektrophoresebehandlung die Stoffwechselentgleisung unter Kontrolle. Im EEG ist der Befund deutlich gebessert, die Graphoelemente sind völlig verschwunden; es überwiegen wieder schnellere Frequenzen.
Therapie	Intensivbehandlung mit Sauerstoff- und Katecholaminzufuhr. Spezifische Therapie: Elektrophorese.
Verlauf	Nach Überbrückung der akuten Phase der Stoffwechselentgleisung folgt eine fortschreitende Besserung der klinischen Situation. Nach 10 Tagen Entlassung von der Intensivstation.
Ableitung	F_{p1}-F_3; F_3-C_3; C_3-P_3; P_3-O_1; F_{p1}-F_4; F_4-C_4; C_4-P_4; P_4-O_1; Reg. Geschw.: 30 mm/s; ZK: 0,3 s; Filter: 70 Hz; Verst.: 50 μV/7 mm.

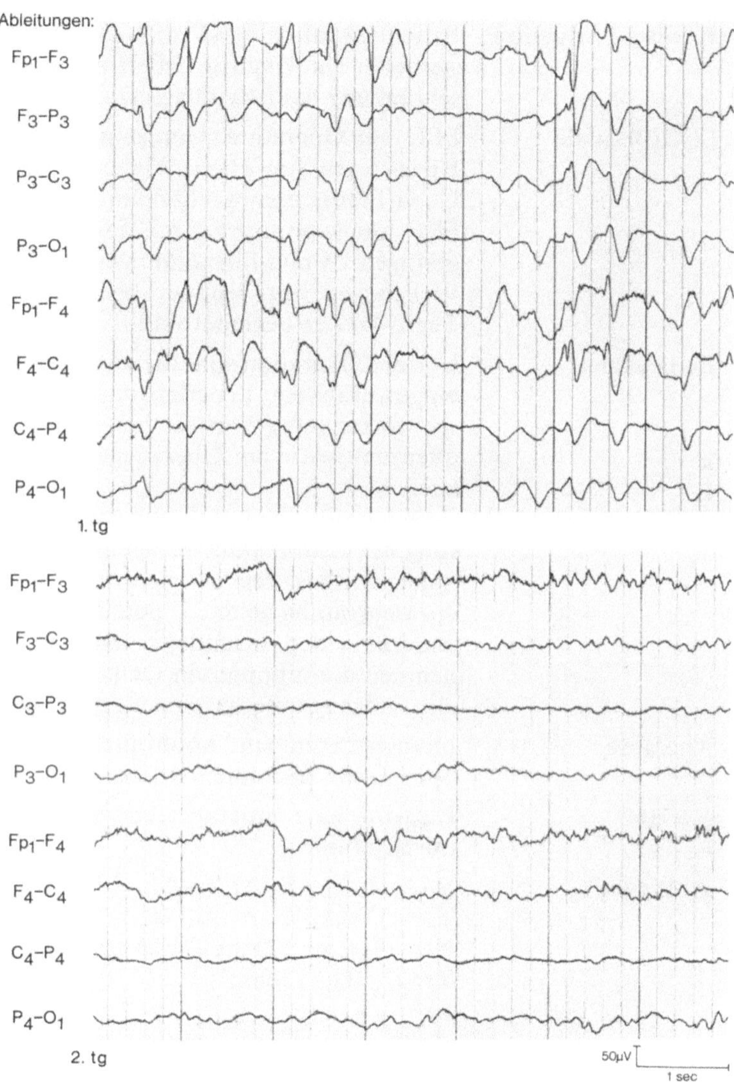

Pat.: 46 J.   ♀
Ableitungen:
Fp$_1$–F$_3$
F$_3$–P$_3$
P$_3$–C$_3$
P$_3$–O$_1$
Fp$_1$–F$_4$
F$_4$–C$_4$
C$_4$–P$_4$
P$_4$–O$_1$
1. tg
Fp$_1$–F$_3$
F$_3$–C$_3$
C$_3$–P$_3$
P$_3$–O$_1$
Fp$_1$–F$_4$
F$_4$–C$_4$
C$_4$–P$_4$
P$_4$–O$_1$
2. tg
50µV
1 sec

Beispiel 3

Klinische Situation	Patient 54 Jahre, m. (V. L.). Zustand nach primär sklerosierender Cholangitis, Lebertransplantation. Leichte Einschränkung des Bewußtseinszustandes.
EEG-Befunde	EEG vor Operation: Unregelmäßige Grundaktivität mit Überwiegen von Theta-Wellen. Einzelne Abschnitte von Delta-Frequenzen wechseln mit 7 Hz-Aktivität ab. EEG am 4. postoperativen Tag: Theta-Delta-Wellen mit geringen Alpha-Einstreuungen. Temporal triphasische Wellen, die von Gruppen hochamplitudiger Delta- und Theta-Wellen begleitet sind.
Beurteilung	Vor der Operation sind die cerebralen Auswirkungen der eingeschränkten Leberleistung an deutlichen Vigilanzschwankungen (Wechsel langsamer und schneller Frequenzen) sowie am Überwiegen von Theta-Wellen sichtbar. Postoperativ zeigt sich die völlige Stoffwechselentgleisung bei Transplantatversagen cerebral an dem Auftreten hoher triphasischer Wellen, die als charakteristisch für ein Leberkoma gelten. Zusätzlich tritt eine Allgemeinveränderung der Grundaktivität auf. Temporo-occipital nehmen die gruppierten Delta/Theta-Wellen zu, was für eine Störung tiefergelegener Steuermechanismen spricht.
Therapie	Intensivtherapie mit kontrollierter Beatmung. Spezifische Therapie: Abstoßungsbehandlung.
Verlauf	Es wird eine erneute Lebertransplantation erfolgreich durchgeführt.
Ableitung	F_7-A_1; F_8-A_2; F_3-A_1; F_4-A_2; T_3-A_1; T_4-A_2; C_3-A_1; C_4-A_2; Reg. Geschw.: 30 mm/s; ZK: 0,3 s; Filter: 70 Hz; Verst.: 50 µV/7 mm.

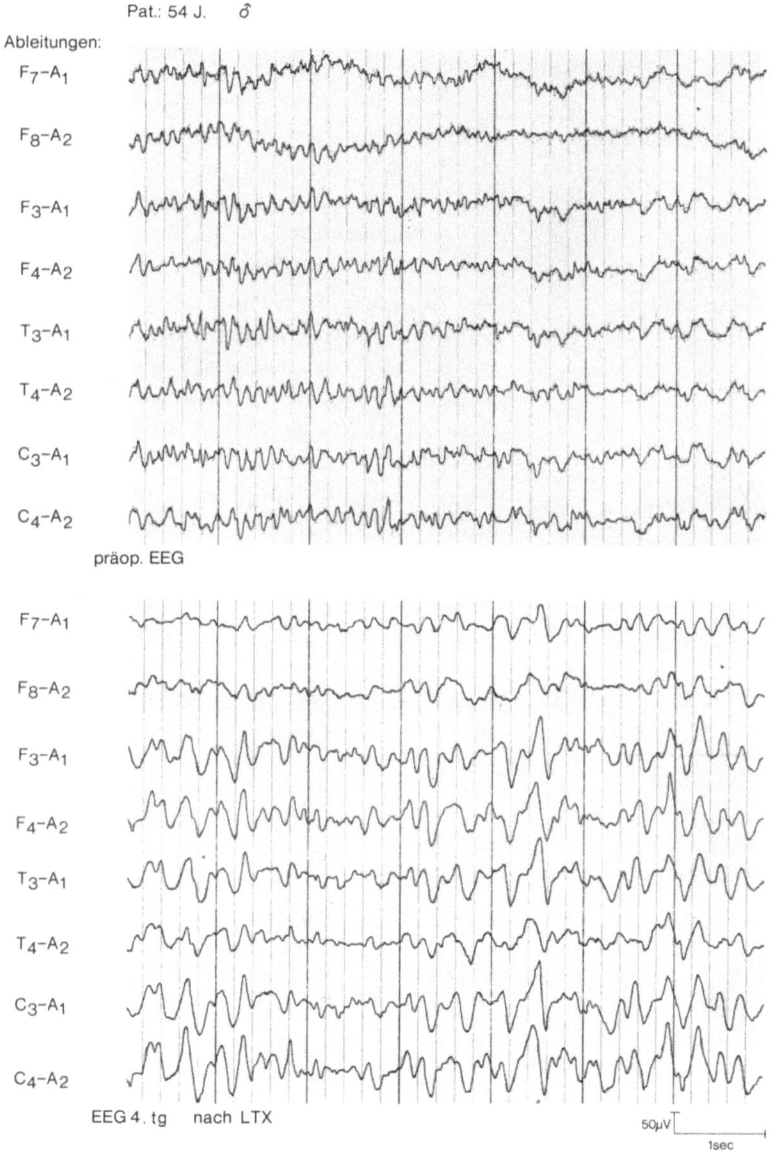

Pat.: 54 J.   ♂

Ableitungen:

F$_7$–A$_1$

F$_8$–A$_2$

F$_3$–A$_1$

F$_4$–A$_2$

T$_3$–A$_1$

T$_4$–A$_2$

C$_3$–A$_1$

C$_4$–A$_2$

präop. EEG

F$_7$–A$_1$

F$_8$–A$_2$

F$_3$–A$_1$

F$_4$–A$_2$

T$_3$–A$_1$

T$_4$–A$_2$

C$_3$–A$_1$

C$_4$–A$_2$

EEG 4. tg   nach LTX

50µV

1sec

Beispiel 4

Klinische Situation	Patient 55 Jahre, w. (S. K.). Zustand nach primär biliärer Cirrhose mit Leberversagen. Lebertransplantation.
EEG-Befunde	EEG vor Operation: Unregelmäßiges EEG mit Wechsel von Theta-Frequenzen mit Alpha/Beta-Spindeln. EEG am 1. postoperativen Tag: Theta/Delta-Frequenzen mit hochamplitudigen triphasischen Wellen und monomorphen stark ausgeprägten Delta-Wellen.
Beurteilung	Der präoperative Befund zeigt eine nur leicht gestörte cerebrale Funktion und gibt keinen Anhalt für ein aktuell vorliegendes Leberversagen. Ein Tag nach der Transplantation bestätigen die Frequenzverlangsamung und die triphasischen Wellen den klinischen Befund eines Leberausfallkoma.
Therapie	Intensivbehandlung mit kontrollierter Beatmung. Spezifische Therapie: Abstoßungsbehandlung.
Verlauf	Besserung der Leberfunktion; nach 4wöchiger Behandlung Verlegung auf die Normalstation.
Ableitung	F_7-A_1; F_8-A_2; F_3-A_1; F_4-A_2; T_3-A_1; T_4-A_2; C_3-A_1; C_4-A_2; Reg. Geschw.: 30 mm/s; ZK: 0,3 s; Filter: 70 Hz; Verst.: 50 µV/7 mm.

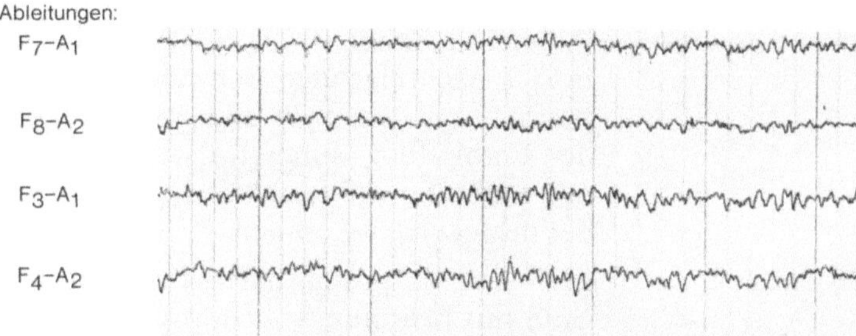
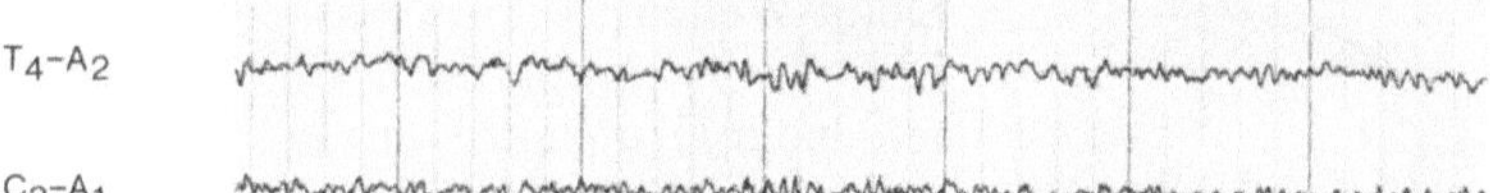
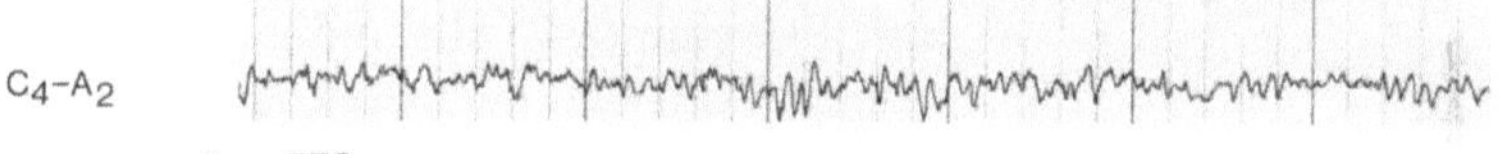

präop. EEG

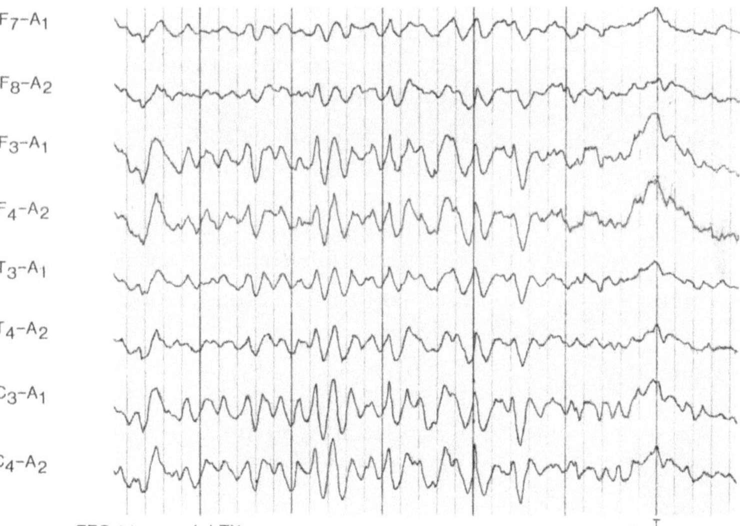

EEG 1.tg   nach LTX

Beispiel 5

Klinische Situation	Patient 28 Jahre, w. (A. H.). Nach Hepatitis B-Infektion in der nachfolgenden Schwangerschaft zunehmend Leberfunktionsstörungen mit hypotensiven Krisen. Nach der Entbindung durch Kaiserschnitt Leberausfallskoma mit tiefer Bewußtlosigkeit und verlangsamter Reaktion der mittelweiten Pupillen.
EEG-Befunde	EEG am 4. postpartalen Tag: Nahezu isoelektrisches EEG mit Beatmungs- und Muskelartefakten sowie EKG-Einstreuungen. Vereinzelt langsame niederamplitudige Delta-Wellen. EEG am 8. postpartalen Tag: Spike-wave Komplexe bei fehlender Grundaktivität.
Beurteilung	Im Leberausfallskoma mit ausgeprägtem Hirnödem ist im EEG eine fast vollständige Suppression der hirnelektrischen Aktivität nachzuweisen. Mit Fortschreiten des Hirnödems und zunehmender cerebraler Sauerstoffschuld treten final Entladungen in Form von Spike-wave Komplexen auf. Bis auf diese sehr ausgeprägten Krampfäquivalente ist das EEG isoelektrisch. Der EEG-Befund korreliert mit klinisch manifesten Krampfanfällen.
Therapie	Intensivbehandlung mit kontrollierter Beatmung (Hyperventilation), Schocktherapie. Spezifische Therapie: Elektrophorese; cerebrale Ödembehandlung durch Osmodiuretika. Nach Auftreten der Krampfanfälle Benzodiazepintherapie.
Verlauf	Der Tod tritt 12 Stunden nach Auftreten der Krampfanfälle ein.
Ableitung	F_{p1}-F_3; F_3-C_3; C_3-P_3; P_3-O_1; F_{p1}-F_4; F_4-C_4; C_4-P_4; P_4-O_1; Reg. Geschw.: 30 mm/s; ZK: 0,3 s; Filter: 70 Hz; Verst.: 50 µV/7 mm.

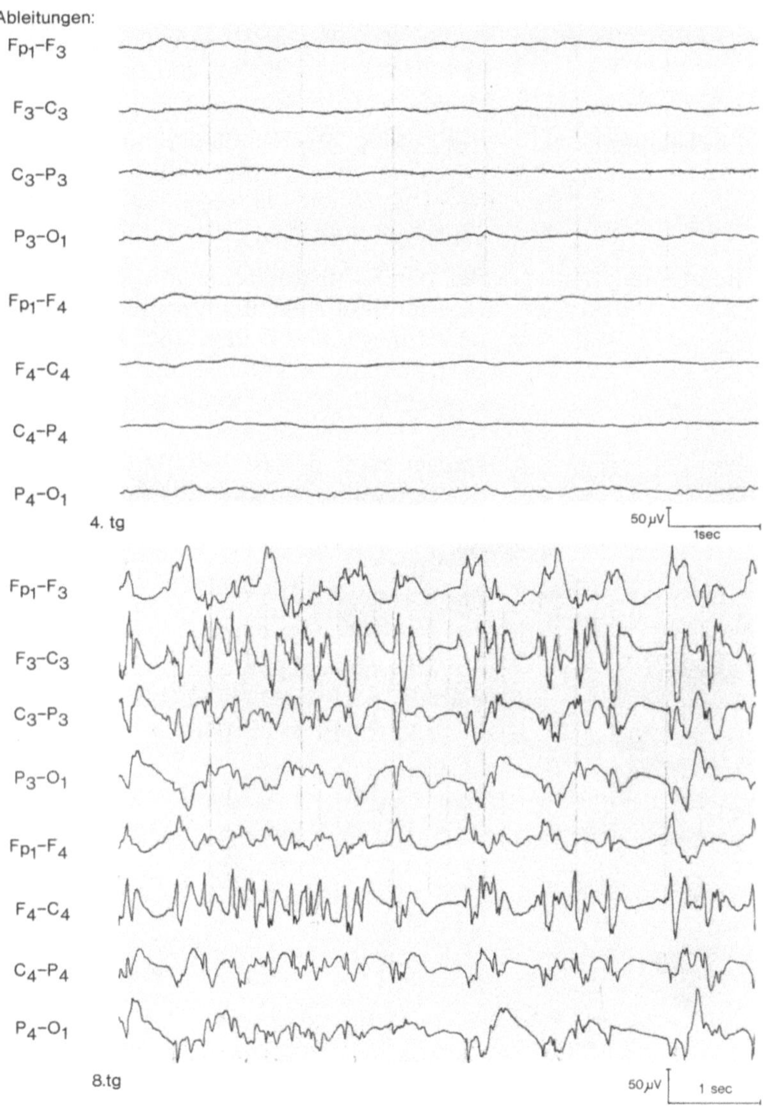

Pat.: 28 J. ♀
Ableitungen:
Fp$_1$-F$_3$
F$_3$-C$_3$
C$_3$-P$_3$
P$_3$-O$_1$
Fp$_1$-F$_4$
F$_4$-C$_4$
C$_4$-P$_4$
P$_4$-O$_1$
4. tg
50 µV
1sec
Fp$_1$-F$_3$
F$_3$-C$_3$
C$_3$-P$_3$
P$_3$-O$_1$
Fp$_1$-F$_4$
F$_4$-C$_4$
C$_4$-P$_4$
P$_4$-O$_1$
8. tg
50 µV
1 sec

Beispiel 6

Klinische Situation	Patient 41 Jahre, w. (E. K.). Zustand nach primär biliärer chronischer Cirrhose. Akute Stoffwechselentgleisung. Koma.
EEG-Befunde	EEG am 1. Tag vor Behandlung: Theta/Delta-Aktivität mit angedeuteten triphasischen Wellen. EEG am 3. Tag: Unregelmäßiges EEG mit Dominanz von Alpha und Theta.
Beurteilung	Bei der Klinikaufnahme im Leberkoma liegt im EEG eine mittlere Allgemeinveränderung vor. Die angedeuteten triphasischen Wellen sind charakteristische elektroencephalographische Begleiterscheinungen mit Leberfunktionsausfall. Nach Plasmaphorese, verbesserter hepatischer Stoffwechsellage und abgesunkenem Methioninspiegel zeigt der EEG-Befund die deutliche Besserung der cerebralen Funktion durch den Frequenzanstieg. Die leberspezifischen Graphoelemente sind nicht mehr vorhanden.
Spezifische Therapie	Plasmaphorese über 8 h.
Verlauf	Die klinische Besserung erfolgt parallel mit der Frequenzbeschleunigung im EEG. Die Patientin wird innerhalb der nächsten 24 h bewußtseinsklar und wird im weiteren Verlauf rehabilitiert.
Ableitung	C_3-P_3; Reg. Geschw.: 30 mm/s; ZK: 0,3 s; Filter: 70 Hz; Verst.: 50 µV/7 mm.

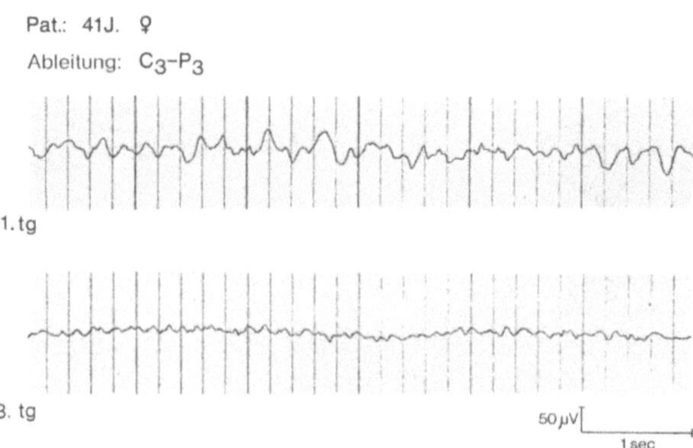

Zitierte Literatur

1. Adams RD, Foley JM (1953) The neurological disorder associated with liver disease. Res Publ Assoc Nerv Ment Dis 32:198–237
2. Bickford RG, Butt HR (1955) Hepatic coma: The electroencephalographic pattern. J Clin Invest 34:790–799
3. Bihari D (1985) Acute liver failure. Clinics Anaesthesiol 3:973–997
4. Brenner RP (1985) The Electroencephalogram in Altered States of Consciousness. Neurol Clinics 3:615–631
5. Foley JM, Watson CW, Adams RD (1950) Significance of the electroencephalographic changes in hepatic coma. Trans Am Neurol Assoc 75:161–165
6. Harner RN, Katz RI (1975) Electroencephalography in Metabolic Coma. In: Harner RN, Naquet R (Hrsg): Handbook of Electroencephalography and Clinical Neurophysiology, vol 12. Elsevier, Amsterdam, S 47–62
7. Karnaze DS, Bickford RG (1984) Triphasic waves: A reassessment of their significance. Electroencephalogr Clin Neurophysiol 57:193–198
8. Kollmannsberger A (1970) The EEG in liver disease. Electroencephalogr Clin Neurophysiol 29:214–220
9. Laidlaw J, Read AE (1963) The EEG in hepatic encephalopathy. Clin Sci 24:109–120
10. McGeer PL, McGeer EG (1973) Neurotransmitter synthetic enzymes. Prog Neurobiol 2:71–117
11. McGillivray BB (1976) The EEG in Liver Disease. In: Glaser GH (Hrsg) Handbook of Electroencephalography and Clinical Neurophysiology, vol 15C. Elsevier, Amsterdam, S 26–50
12. Markand ON (1984) Electroencephalography in Diffuse Encephalopathies. J Clin Neurophysiol 1:357–407
13. Penin H (1967) Über den diagnostischen Wert des Hirnstrombildes bei der hepato-portalen Enzephalopathie. Fortschr Neurol Psychiatr 35:173–234
14. Plum F (1975) Metabolic Encephalopathy. In: Tower DB (Hrsg) The nervous system, vol 2, The Clinical Neurosciences. Raven, New York, S 193–203
15. Rumpl E, Hack JM, Gerstenbrand F, Bauer G (1979) Zum EEG im Leberkoma. EEG EMG 10:88–94
16. Silverman D (1962) Some Observations on the EEG in Hepatic Coma. Electroencephalogr Clin Neurophysiol 14:53–59
17. Simsarian JP, Harner RN (1972) Diagnosis of Metabolic Encephalopathy: Significance of Triphasic Waves in the Electroencephalogram. Neurology (NY) 22:456–460

3. Nierenfunktionsstörungen

Die dekompensierte akute oder chronische Niereninsuffizienz führt unter dem Bild der urämischen Encephalopathie zu vielfältigen neurologischen Symptomen mit Überaktivität und folgender Dämpfung cerebraler Funktionen bis zum Koma sowie peripheren neurologischen Störungen bis zur Polyneuropathie. Im EEG finden sich eine Verlangsamung der Grundfrequenz und Dysrhythmie. Da die periphere und zentrale Erregungsüberleitung gedämpft sind, nehmen die Latenzzeiten evozierter Potentiale zu.

Übersicht zu den Beispielen

Beispiel 1:   Urämische Encephalopathie, Rehabilitation.
Beispiel 2:   Disäquilibrierungssyndrom, Rehabilitation.

Beispiel 1

Klinische Situation	Patient 35 Jahre, m. (T. R.). Zustand nach terminaler Niereninsuffizienz, urämisches Koma (S-Kreatinin 797 µmol/l, S-Harnstoff 19,9 mmol/l).
EEG-Befunde	EEG vor Dialyse: Dominierende Theta-Wellen (3−5 Hz) mit einer Amplitude von 25−50 µV, gering ausgeprägte 8−9 Hz-Wellen. Frontal triphasische Wellen (80−120 µV) eingestreut. EEG nach Dialyse: 12−15 Hz-Wellen mit einer Amplitude um 20 µV. Geringer Anteil von Delta-Wellen. Mäßig ausgeprägte Theta-Wellen (Frequenz 4 Hz, Amplitude 20−40 µV).
Beurteilung	Bei eingeschränkter Bewußtseinslage des Patienten ist das erste EEG deutlich verlangsamt. Auffällig sind die frontal betonten triphasischen Wellen, die als Zeichen für eine urämisch bedingte Störung der zentralnervösen Funktion gewertet werden können. Eine Stunde nach der Dialyse (Kreatinin 438 µmol/l) sind die triphasischen Wellen im EEG nicht mehr nachweisbar. Die mittlere Frequenz der Grundaktivität ist angestiegen. Klinisch ist eine Bewußtseinsaufklarung zu beobachten. Dennoch wird ein altersentsprechender Normalbefund im EEG nicht erreicht.
Spezifische Therapie	Hämodialyse.
Verlauf	Nach Abschluß der Hämodialyse verbleibt der Patient einige Stunden unter stationärer Kontrolle und wird dann in die ambulante Behandlung entlassen.
Ableitung	F_{p1}-F_3; F_3-C_3; C_3-P_3; P_3-O_1; F_{p1}-F_4; F_4-C_4; C_4-P_4; P_4-O_1; Reg. Geschw.: 30 mm/s; ZK: 0,3 s; Filter: 70 Hz; Verst.: 50 µV/7 mm.

Im unmittelbaren Anschluß an eine Dialysebehandlung kann durch individuell zu rasche Eliminierung osmotisch wirksamer harnpflichtiger Substanzen das sog. Disäquilibrierungssyndrom ausgelöst werden. Es beruht auf einer akuten Hirndrucksteigerung im Rahmen eines Hirnödems durch das Mißverhältnis des osmotischen Gradienten zwischen Blut und Liquorraum. Im EEG resultieren Frequenzverlangsamung mit Salven von hohen Delta-Wellen und gelegentlich Spike-wave Mustern.

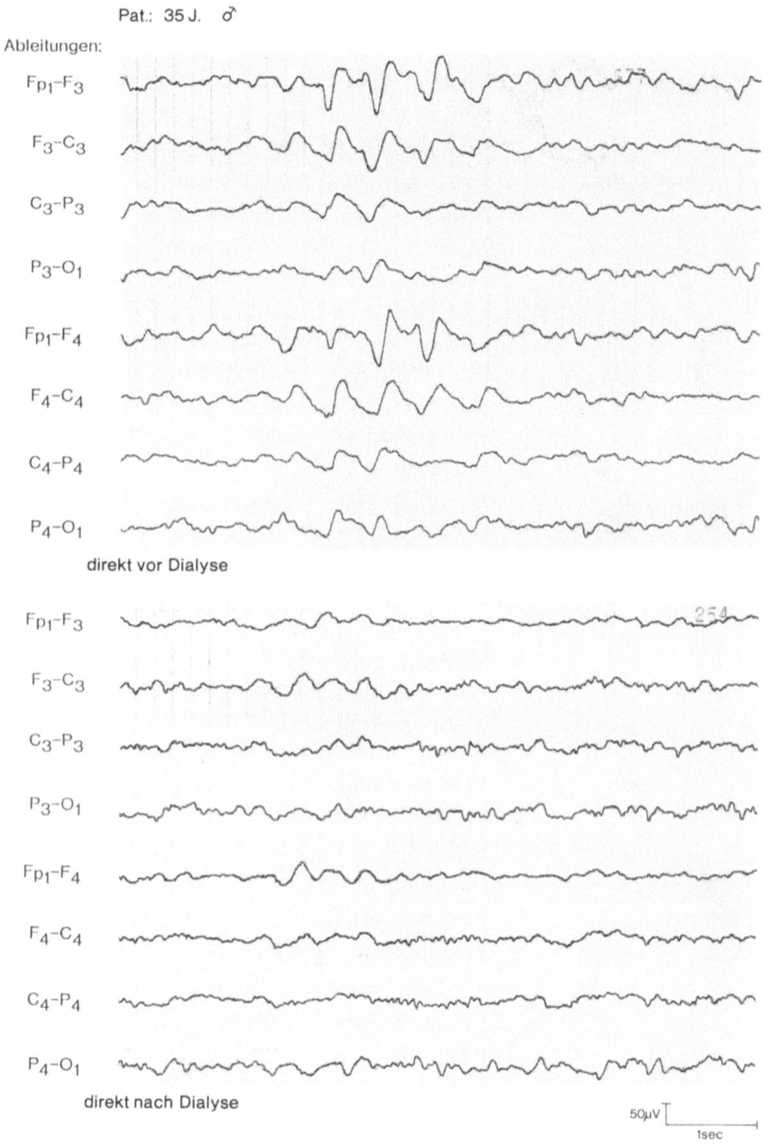

Pat.: 35 J. ♂

Ableitungen:

Fp$_1$–F$_3$

F$_3$–C$_3$

C$_3$–P$_3$

P$_3$–O$_1$

Fp$_1$–F$_4$

F$_4$–C$_4$

C$_4$–P$_4$

P$_4$–O$_1$

direkt vor Dialyse

Fp$_1$–F$_3$

F$_3$–C$_3$

C$_3$–P$_3$

P$_3$–O$_1$

Fp$_1$–F$_4$

F$_4$–C$_4$

C$_4$–P$_4$

P$_4$–O$_1$

direkt nach Dialyse

50µV

1sec

Beispiel 2

Klinische Situation	Patient 51 Jahre, m. (G. H.). Terminale Niereninsuffizienz (S-Kreatinin 777 µmol/l, S-Harnstoff 23,8 mmol/l), Dialysebehandlung. Eintrübung unter Dialyse.
EEG-Befunde	EEG vor Dialyse: Vermehrte Variationsbreite der Frequenzen des Alpha-Bereiches (8−11 Hz), insbesondere in den occipitalen Ableitungen (Amplitude 10−20 µV). Geringer bis mäßiger Theta-Anteil (4 Hz, 30 µV). EEG nach Dialyseabbruch: Paroxysmale hochamplitudige (100−150 µV) Delta-Wellen (2−3 Hz), mit maximaler frontaler Ausprägung. Mittlere Frequenz des Grundrhythmus 6−8 Hz. Linkshemisphärisch diskrete Reduktion der Amplitude, geringfügig höherer Anteil an langsamen Wellen.
Beurteilung	Die vermehrte Variationsbreite der Wellen im Alpha-Bereich (8−11 Hz) weist bereits bei dem Ausgangs-EEG auf eine Alteration des Hirnstoffwechsels und der cerebralen Durchblutung hin. Der Patient ist psychisch jedoch völlig unauffällig. Während der Dialyse trübt der Patient zunehmend ein und klagt über Übelkeit und Kopfschmerzen. Die EEG-Veränderung im 2. EEG läßt im Zusammenhang mit der Klinik an ein sog. Disäquilibrierungssyndrom denken. Dabei kommt es im Verlauf der Dialyse zu einer intrakraniellen Drucksteigerung durch unterschiedlich schnelle Eliminierung der harnpflichtigen Substanzen aus Blut und Liquor.
Therapie	Dialyseabbruch. Erhöhung der Dialysefrequenz.
Verlauf	Der Patient bleibt zunächst unter stationärer Obhut. 10 Tage nach dem akuten Ereignis wird er in gutem Allgemeinzustand ohne Störung des psychischen Befindens entlassen.
Ableitung	F_{p1}-F_3; F_3-C_3; C_3-P_3; P_3-O_1; F_{p1}-F_4; F_4-C_4; C_4-P_4; P_4-O_1; Reg. Geschw.: 30 mm/s; ZK: 0,3 s; Filter: 70 Hz; Verst.: 50 µV/7 mm.

Nach langer Dialysebehandlung kann eine chronische Aluminiumintoxikation durch die Dialysatflüssigkeit zur sog. progressiven Dialyseencephalopathie führen. Die Erkrankung hat eine schlechte Prognose. Sie bedingt rasch zunehmende neurologisch-psychiatrische Symptome wie Psychosen, Myoklonien, Krampfanfälle und Demenz. Im EEG finden sich unterschiedliche Schweregrade einer Allgemeinveränderung sowie fokale Sharp-wave- und Spike-wave Gruppen. Die Erkrankung kommt heute bei verbesserter Dialysetechnik nicht mehr vor.

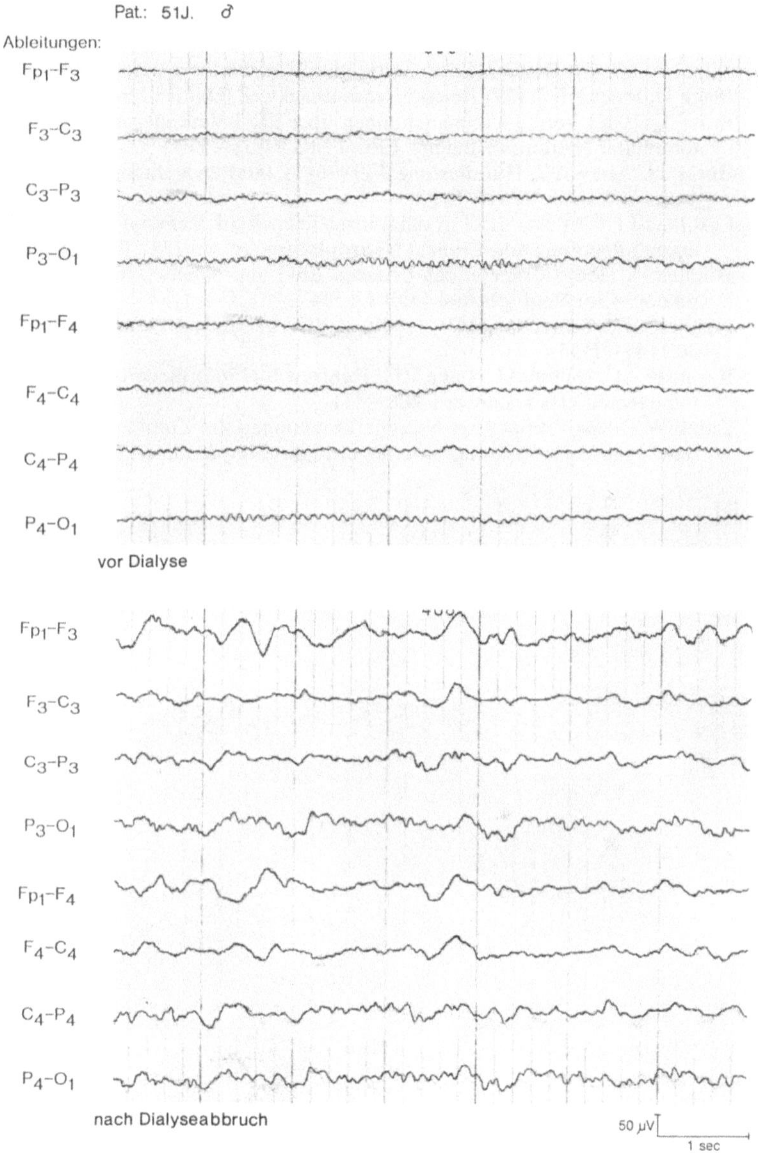

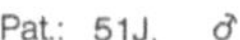

Pat.: 51J. ♂
Ableitungen:
Fp₁-F₃
F₃-C₃
C₃-P₃
P₃-O₁
Fp₁-F₄
F₄-C₄
C₄-P₄
P₄-O₁
vor Dialyse
Fp₁-F₃
F₃-C₃
C₃-P₃
P₃-O₁
Fp₁-F₄
F₄-C₄
C₄-P₄
P₄-O₁
nach Dialyseabbruch
50 µV
1 sec

Literaturübersicht

Alfrey AC (1978) Dialysis Encephalopathy Syndrome. Ann Rev Med 29:93 – 98
Black D, Jones NF (1979) Renal disease. Blackwell, Oxford London Edinburgh Melbourne
Brass N (1980) Verlaufsuntersuchungen über EEG-Veränderungen während Hämodialyse bei terminaler Niereninsuffizienz. EEG EMG 11:51 – 57
Burks JS, Alrey AC, Huddlestone J (1976) A fatal encephalopathy in chronic haemodialysis patients. Lancet 1:764 – 768
Cadilhac J (1976) The EEG in renal insufficiency. In: Remond A (Hrsg) Handbook of Electroencephalography and Clinical Neurophysiology, vol 15 C. Elsevier, Amsterdam, S 51 – 69
Hughes JR (1980) Correlations between EEG and chemical changes in uremia. Electroencephalogr Clin Neurophysiol 48:583 – 594
Hughes JR, Schreeder MT (1980) EEG in dialysis encephalopathy. Neurology (NJ) 30:1148 – 1154
Kennedy AC, Linton AL, Luke RG, Renfrew S (1963) Elecqroencephalographic changes during haemodialysis. Lancet 1:408 – 411
Zidek W (1986) Komata bei Nierenerkrankungen. In: Zumkley H, Zidek W (Hrsg) Differentialdiagnose der Komata. Thieme, Stuttgart New York, S 35 – 47

II. Herz-Kreislauf-Störungen

Die mit 20% des Gesamtbedarfs gegenüber anderen Organsystemen hohe Stoffwechselleistung und Durchblutung des Gehirns wird durch autoregulative Steuermechanismen unter physiologischen und auch in weiten Grenzen unter pathologischen Veränderungen der Herz-Kreislauf-Parameter unverändert aufrecht erhalten. Dies geschieht über eine subtile stoffwechsel- und druckgesteuerte Bedarfsanpassung der cerebralen Gefäßweite. Die Anpassungsmechanismen sind ausgeschöpft, wenn der Gefäßtonus nicht mehr verändert (gesteigert bzw. vermindert) werden kann. Als Grenzwerte, unter denen die größte Gefäßkonstriktion bzw. -dilatation eingetreten ist, gelten arterielle Mitteldruckwerte von 190 bzw. 60 mm Hg. Die cerebrale Durchblutung ändert sich nach Überschreiten dieser physiologischen Grenzen blutdruckabhängig.

Bei cerebralen Vorschädigungen sind Abweichungen der Regelgrößen zu berücksichtigen: Bei Vorliegen arteriosklerotischer cerebraler Gefäßveränderungen ist z.B. der untere arterielle Mitteldruckgrenzwert höher anzusetzen. Nach allgemeinen cerebralen Schädigungen sowie in Tumor- und Erweichungsherden versagt die Autoregulation durch vorübergehende oder bleibende Gefäßparalyse in diesen Gebieten.

Störungen der Herz-Kreislauf-Funktion beeinträchtigen die cerebrale Blut- und Substratversorgung, wenn hämodynamische Grenzwerte über- bzw. unterschritten werden. Der Bereich, in dem eine intakte Autoregulation der Hirndurchblutung gewährleistet ist, zeigt auch beim klinisch gesunden Erwachsenen zumindest im mittleren und späteren Lebensalter eine erhebliche individuelle Varianz.

Die EEG-Überwachung demonstriert im Einzelfall, zu welchem Zeitpunkt bei Funktionsstörungen des Herz-Kreislauf-Systems in Grenzsituationen cerebrale Mangelzustände auftreten. Während und nach Herz-Kreislauf-Versagen sind im EEG die cerebralen Folgen der hypoxischen Schädigung zu sehen.

Übersicht zu den Beispielen

Beispiel 1:   PDA und Blutdruckabfall, passagere cerebrale Symptome.
Beispiel 2:   Intraoperative Bradyarrhythmie, passagere cerebrale Symptome.
Beispiel 3:   Kardiomyopathie, Tod.
Beispiel 4:   Intraoperativer Blutungsschock, Tod.
Beispiel 5:   Nach intraoperativem Schock protrahiertes Herz-Kreislauf-Versagen, Tod.

Beispiel 1

Klinische Situation	Patient 63 Jahre, m. (J. H.). Zustand bei generalisierter Arteriosklerose; Profundaplastik in Periduralanästhesie. Intraoperativ akuter Blutverlust mit 15minütigem Blutdruckabfall um mehr als 30% des Ausgangswertes. Am Operationstag Bewußtseinseintrübung.
EEG-Befunde	EEG vor Operation: Grundaktivität vom Alpha-Beta-Typ. Alpha-Wellen (10–11 Hz), Beta-Wellen (15–18 Hz). EEG am 1. postoperativen Tag: Niedergespannte Hirnstromkurve, Amplituden: 10 µV.

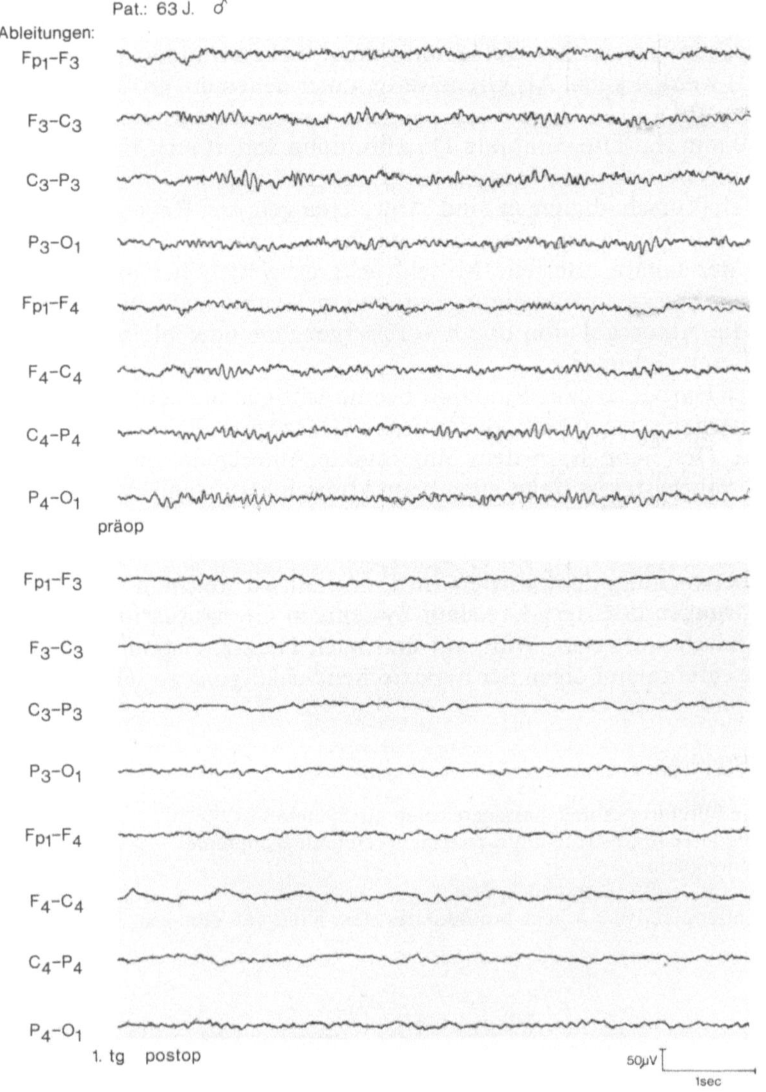

EEG am 2. postoperativen Tag: Mäßig bis gering ausge-
prägte Beta-, Delta-, Theta- und Alpha-Wellen mit einer
Amplitude von 25 µV.
EEG am 5. postoperativen Tag: Dominanz von Alpha-
Wellen (10 − 12 Hz) mit einer Amplitude von 15 − 65 µV.

Beurteilung

Das präoperative EEG ist altersentsprechend mit
15 − 18 Hz-Wellen als Folge der Prämedikation. Der
kurzfristige intraoperative Blutdruckabfall über 30 % des
Ausgangswertes hat bei dem 63jährigen, cerebral vorgeschädigten Patienten zu einer Durchblutungsstörung im
Gehirn geführt. Bei klinischen Zeichen einer deutlich
herabgesetzten Vigilanz sieht man im EEG 2 h nach dem

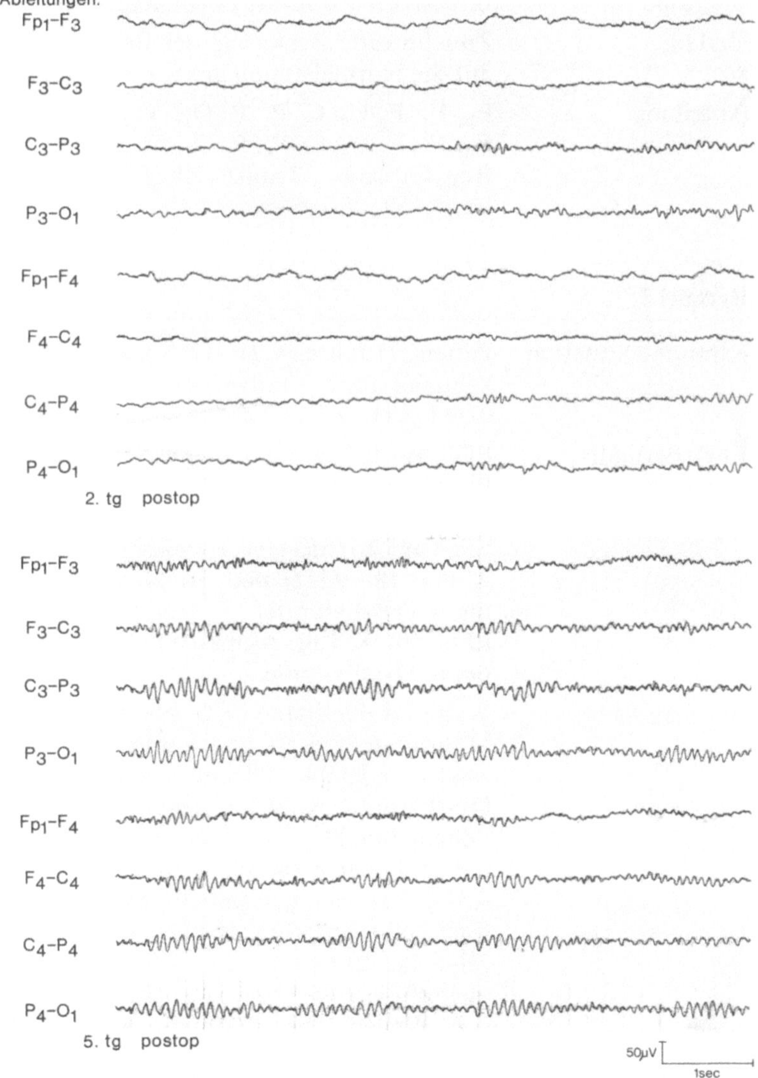

Operationsende im Vergleich zum Vorbefund eine deutliche Abnahme der elektrischen Leistung in allen Frequenzbereichen. Entsprechend der folgenden Besserung der Bewußtseinslage sind im EEG am 2. postoperativen Tag wieder Alpha- und Beta-Wellen nachzuweisen. Auch die Amplitude der Wellen hat geringfügig zugenommen. Insgesamt zeigt dieses EEG allerdings noch ein subvigiles Aktivitätsmuster. 3 Tage später ist der Patient klinisch völlig unauffällig. Im EEG findet sich eine Grundaktivität vom Alpha-Typ. Allein im Hirnstromkurvenbild sind anhand der wechselnden Form, Ausprägung und Amplitude der Alpha-Wellen noch Vigilanzschwankungen (Ermüdungseffekte) nachzuweisen.

Therapie	Intensivmedizinische Pflegemaßnahmen.
Verlauf	Zunehmende Besserung der Bewußtseinslage. Verlegung auf die Normalstation am 5. postoperativen Tag.
Ableitung	F_{p1}-F_3; F_3-C_3; C_3-P_3; P_3-O_1; F_{p1}-F_4; F_4-C_4; C_4-P_4; P_4-O_1; Reg. Geschw.: 30 mm/s; ZK: 0,3 s; Filter: 70 Hz; Verst.: 50 µV/7 mm.

Beispiel 2

Klinische Situation   Patient 34 Jahre, w. (B.-G. S.). Zustand nach Verbrauchskoagulopathie, Bradyarrhythmie und kurzfristiger Hypoxie bei Herz-Kreislauf-Stillstand nach Sectio.

EEG-Befunde   EEG am 1. Tag: Überwiegen von Theta-Wellen mit einer Frequenz von 5 – 7 Hz. Alpha-Wellen (8 – 12 Hz) frontal und occipital Gruppen langsamer 4 – 7 Hz-Wellen.
EEG am 2. Tag: Unregelmäßiges EEG. Überwiegen von Alpha- (8 – 9 Hz) und Theta- (6 – 7 Hz) Wellen. Gruppierte Dysrhythmie.
EEG am 4. Tag: Alpha-EEG (8 – 12 Hz). Leichte gruppierte Dysrhythmie.

Beurteilung   Während der ersten EEG-Ableitung ist die Patientin mit Midazolam sediert und kontrolliert beatmet. Das EEG zeigt eine leichte Allgemeinveränderung. Die gruppierte Dysrhythmie weist auf eine hirnstammnahe Funktionsstörung hin. Die Beta-Überlagerung ist auf die Sedierung mit Midazolam zurückzuführen.
Am 2. Tag nach der Aufnahme ist die Patientin extubiert, wach und ansprechbar. Im Vergleich zum Vorbefund zeigt das EEG eine deutliche Zunahme an Alpha-Frequenzen bei gleichzeitiger Abnahme des Anteils langsamer Wellen. Die gruppierte Dysrhythmie besteht jetzt

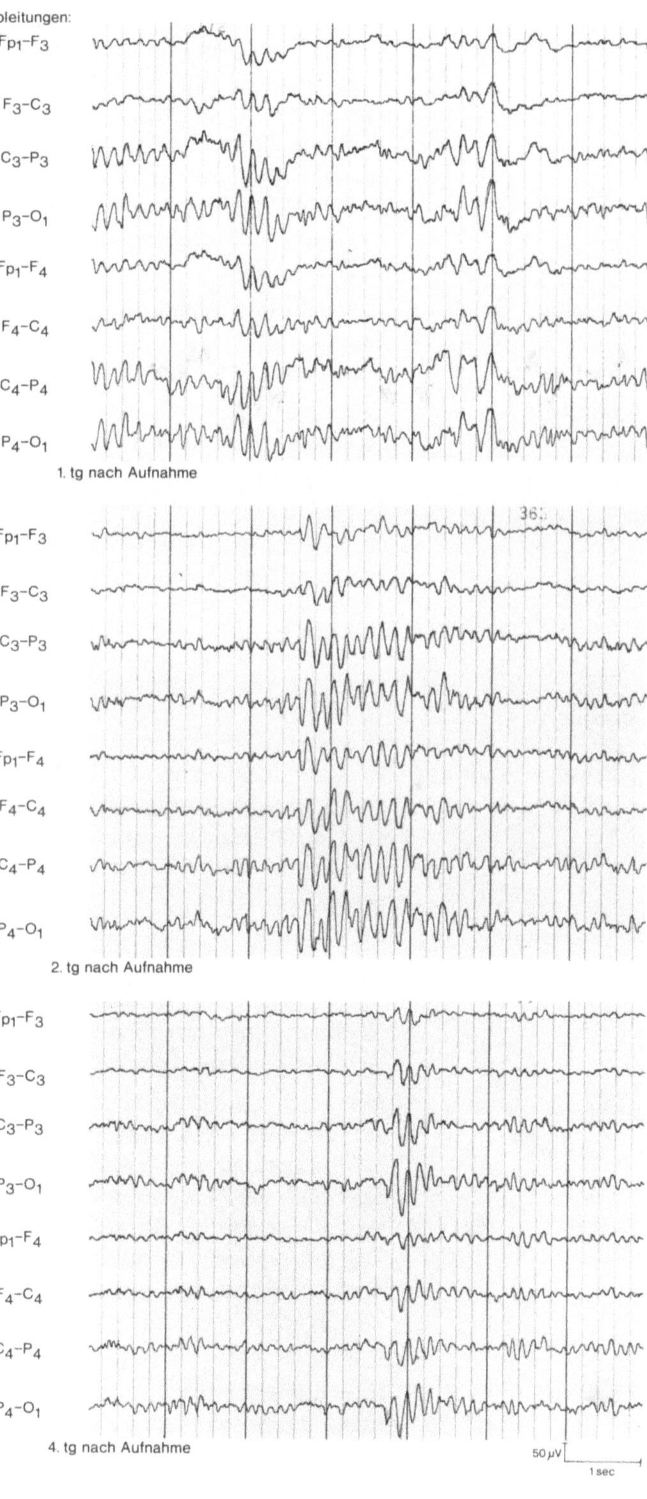

Pat.: 34 J. ♀
Ableitungen:
Fp1-F3
F3-C3
C3-P3
P3-O1
Fp1-F4
F4-C4
C4-P4
P4-O1
1. tg nach Aufnahme
Fp1-F3
F3-C3
C3-P3
P3-O1
Fp1-F4
F4-C4
C4-P4
P4-O1
2. tg nach Aufnahme
Fp1-F3
F3-C3
C3-P3
P3-O1
Fp1-F4
F4-C4
C4-P4
P4-O1
4. tg nach Aufnahme
50 µV
1 sec

vor allem aus 6 – 8 Hz Frequenzanteilen. Dieser EEG-Befund spricht für eine deutliche Besserung der cerebralen Funktionsleistung bei fortbestehender hirnstammnaher Funktionsstörung.
Am 4. Tag nach Aufnahme ist die Patientin klinisch unauffällig. Die im EEG sichtbaren Vigilanzschwankungen mit Residuen der gruppierten Dysrhythmie und die vermehrte Variationsbreite der Alpha-Frequenzen weisen auf die der Klinik verzögert nachfolgende cerebrale Erholung hin.

Therapie	Kontrollierte Beatmung, Sedierung, Frischblut, Gerinnungsfaktoren. Spezifische Therapie: Dexamethason.
Verlauf	Die Patientin wird am 5. Tag nach Aufnahme in gutem Allgemeinzustand auf die Normalstation verlegt.
Ableitung	F_{p1}-F_3; F_3-C_3; C_3-P_3; P_3-O_1; F_{p1}-F_4; F_4-C_4; C_4-P_4; P_4-O_1; Reg. Geschw.: 30 mm/s; ZK: 0,3 s; Filter: 70 Hz; Verst.: 50 µV/7 mm.

Beispiel 3

Klinische Situation	Patient 56 Jahre, w. (C. H.). Zustand nach Cholezystektomie, Adipositas permagna, Kardiomyopathie. Postoperative Respiratorbehandlung bei labilen Kreislaufverhältnissen mit Entwicklung eines kardiogenen Schockzustandes.
EEG-Befunde	EEG am 1. postoperativen Tag: Unregelmäßiges EEG mit hohem Alpha- und Theta-Anteil. EEG am 4. postoperativen Tag: Hochamplitudige Delta-Wellen, gruppierte Dysrhythmie. Überlagerung von niederamplitudiger Theta-Aktivität.
EEG-Beurteilung	Bei noch ausreichend kompensierter Kreislaufsituation ist das EEG am 1. postoperativen Tag altersentsprechend bzw. durch gering erhöhte Theta-Aktivität leicht verändert. Mit dem Eintreten einer manifesten Schocksituation und einer geringgradigen Hypoxie am 4. postoperativen Tag treten hochamplitudige Delta-Wellen hinzu, die bei noch bestehenden schnelleren Frequenzanteilen einer mittleren Allgemeinveränderung entsprechen. Die Patientin ist während des gesamten Verlaufes ansprechbar.
Therapie	Intensivbehandlung mit kontrollierter Beatmung, Katecholamingaben, Antiarrhythmika.

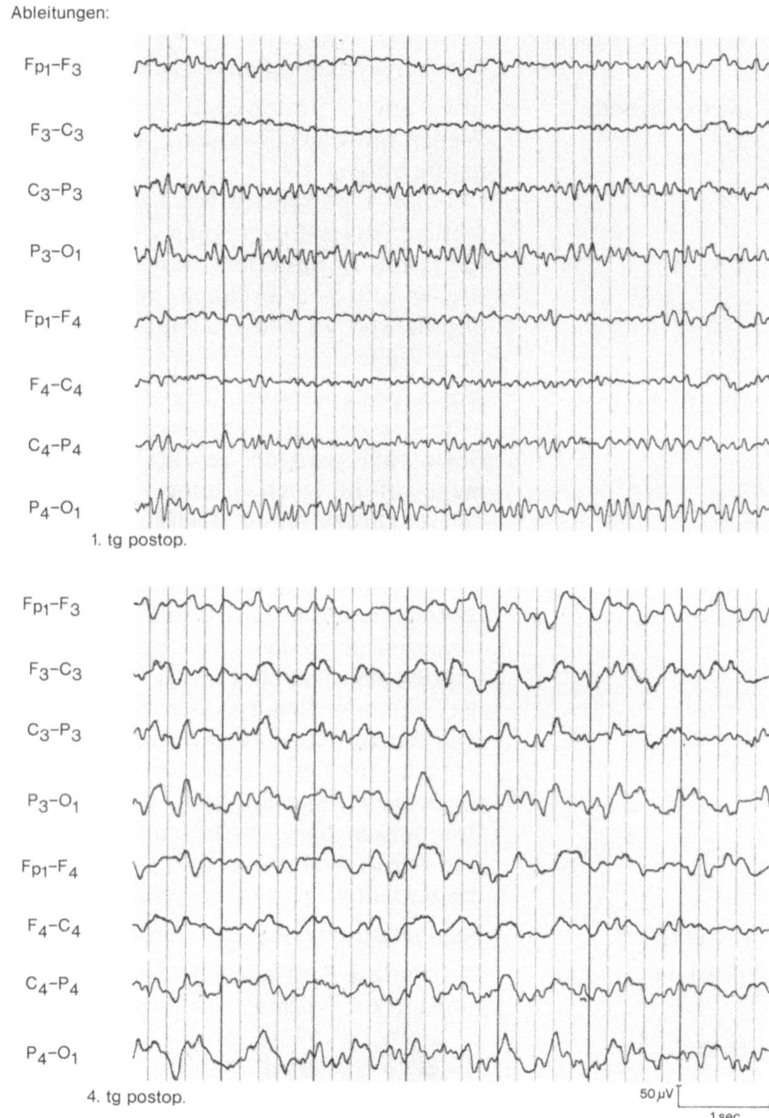

Verlauf	Die Patientin stirbt am 6. postoperativen Tag im kardiogenen Schock.
Ableitung	F_{p1}-F_3; F_3-C_3; C_3-P_3; P_3-O_1; F_{p1}-F_4; F_4-C_4; C_4-P_4; P_4-O_1; Reg. Geschw.: 30 mm/s; ZK: 0,3 s; Filter: 70 Hz; Verst.: 50 µV/7 mm.

Beispiel 4

Klinische Situation	Patient 68 Jahre, m. (S. P.). Zustand nach intraoperativem hämorrhagischen Schock. Postoperative Beatmung.
EEG-Befunde	EEG am 1. postoperativen Tag: Überwiegend Theta-Wellen mit einer Frequenz von 3,5−7 Hz, Delta-Wellen mäßig ausgeprägt. EEG am 4. postoperativen Tag: Überwiegend Theta- und mäßige Alpha-Ausprägung wechselnder Amplitude. EEG am 7. postoperativen Tag: Überwiegend Alpha-Wellen mit einer Frequenz von 8−12 Hz und einer Amplitude von 10−30 µV. Mäßig ausgeprägte Theta- und Beta-Wellen.
Beurteilung	Am 1. postoperativen Tag − 24 h nach der 1. Sedativagabe − ist der Patient ansprechbar. Die im EEG sichtbare Beeinträchtigung der cerebralen Funktion läßt sich nicht mehr auf die Nachwirkung von Narkosemitteln oder Sedativa zurückführen. Die intraoperative Minderversorgung des Gehirns bei hämorrhagischem Schock hat zu EEG-Veränderungen geführt, die eine mittelgradige cerebrale Funktionseinschränkung anzeigen. Mit der Verbesserung des Allgemeinzustandes nehmen im EEG am 4. postoperativen Tag − im Vergleich zum Vorbefund − die Alpha-Wellen zu. Der EEG-Befund zeigt nur noch eine leichte Allgemeinveränderung mit deutlichen Vigilanzschwankungen. Das Hirnstromkurvenbild am 7. postoperativen Tag zeigt eine Zunahme des Anteils schneller Frequenzen ohne Auftreten von Vigilanzschwankungen. Dieses EEG kann − auch bei Berücksichtigung des Alters des Patienten − als noch verlangsamt gelten.
Therapie	Nachbeatmung, Katecholamingabe.
Verlauf	Der Patient wird einen Tag nach der letzten EEG-Ableitung auf die Normalstation verlegt.
Ableitung	F_{p1}-F_3; F_3-C_3; C_3-P_3; P_3-O_1; F_{p1}-F_4; F_4-C_4; C_4-P_4; P_4-O_1; Reg. Geschw.: 30 mm/s; ZK: 0,3 s; Filter: 70 Hz; Verst.: 50 µV/7 mm.

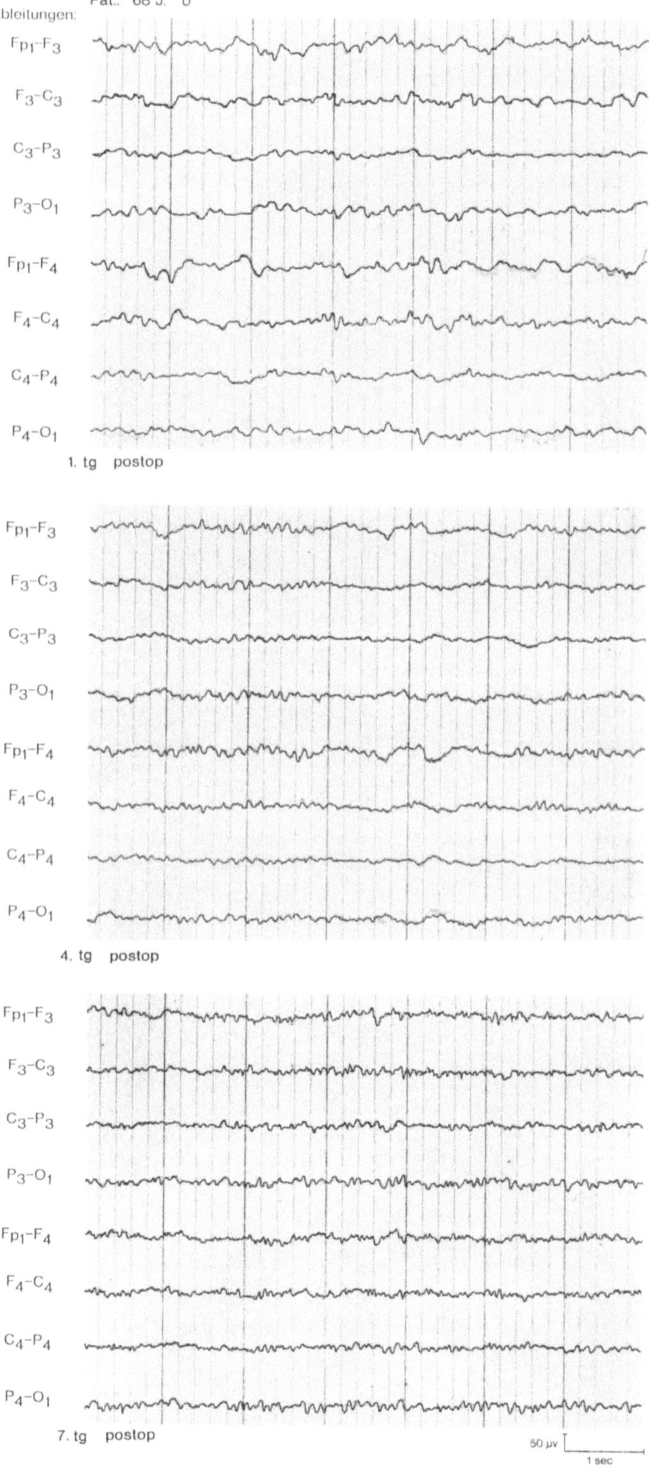
Pat.: 68 J. ♂
Ableitungen:
Fp1-F3
F3-C3
C3-P3
P3-O1
Fp1-F4
F4-C4
C4-P4
P4-O1
1. tg   postop
Fp1-F3
F3-C3
C3-P3
P3-O1
Fp1-F4
F4-C4
C4-P4
P4-O1
4. tg   postop
Fp1-F3
F3-C3
C3-P3
P3-O1
Fp1-F4
F4-C4
C4-P4
P4-O1
7. tg   postop
50 µV
1 sec

Beispiel 5

Klinische Situation	Patient 61 Jahre, m. (U. U.). Zustand nach abdomino-perinealer Rektumexstirpation mit exzessivem Blutverlust und prolongierter Hypotonie. Im weiteren Intensivbehandlungsverlauf Fortbestehen labiler Herz-Kreislauf-Verhältnisse. Koma.
EEG-Befunde	EEG am 1. postoperativen Tag: Stark abgeflachte Grundaktivität mit Delta/Theta-Wellen. Frontal und occipital eingestreute Beta-Aktivität. EEG am 3. postoperativen Tag: Nahezu isoelektrisches EEG mit langsamen Burst-Suppression Phasen.
Beurteilung	Postoperativ ist das EEG bei labilen Kreislaufverhältnissen (Blutdruck: 100/60 mm Hg; Herzfrequenz 100/min) deutlich supprimiert, die Einstreuung schnellerer Frequenzen ist durch den noch bestehenden Narkotikaüberhang bedingt. Nach 3 Tagen — bei weiterer Verschlechterung der Herz-Kreislauf-Situation (Blutdruck: 60/30 mm Hg; Herzfrequenz 180/min) — zeigt die EEG-Registrierung einen nahezu völligen Zusammenbruch der Cerebralfunktion an. Langsame Bursts deuten auf eine irreversible Schädigung der kortikalen Funktion hin.
Therapie	Hochdosierte Katecholamingaben. Kontrollierte Beatmung.
Verlauf	Der Patient stirbt 4 Tage nach Operation im Herz-Kreislauf-Versagen bei protrahiertem Schock.
Ableitung	F_{p1}-F_3; F_3-C_3; C_3-P_3; P_3-O_1; F_{p1}-F_4; F_4-C_4; C_4-P_4; P_4-O_1; Reg. Geschw.: 30 mm/s; ZK: 0,3 s; Filter: 70 Hz; Verst.: 50 µV/7 mm.

Pat.: 61 J.   ♂

Ableitungen:
Fp1-F3
F3-C3
C3-P3
P3-O1
Fp1-F4
F4-C4
C4-P4
P4-O1
1. tg
Fp1-F3
F3-C3
C3-P3
P3-O1
Fp1-F4
F4-C4
C4-P4
P4-O1
3. tg
50 µV
1 sec

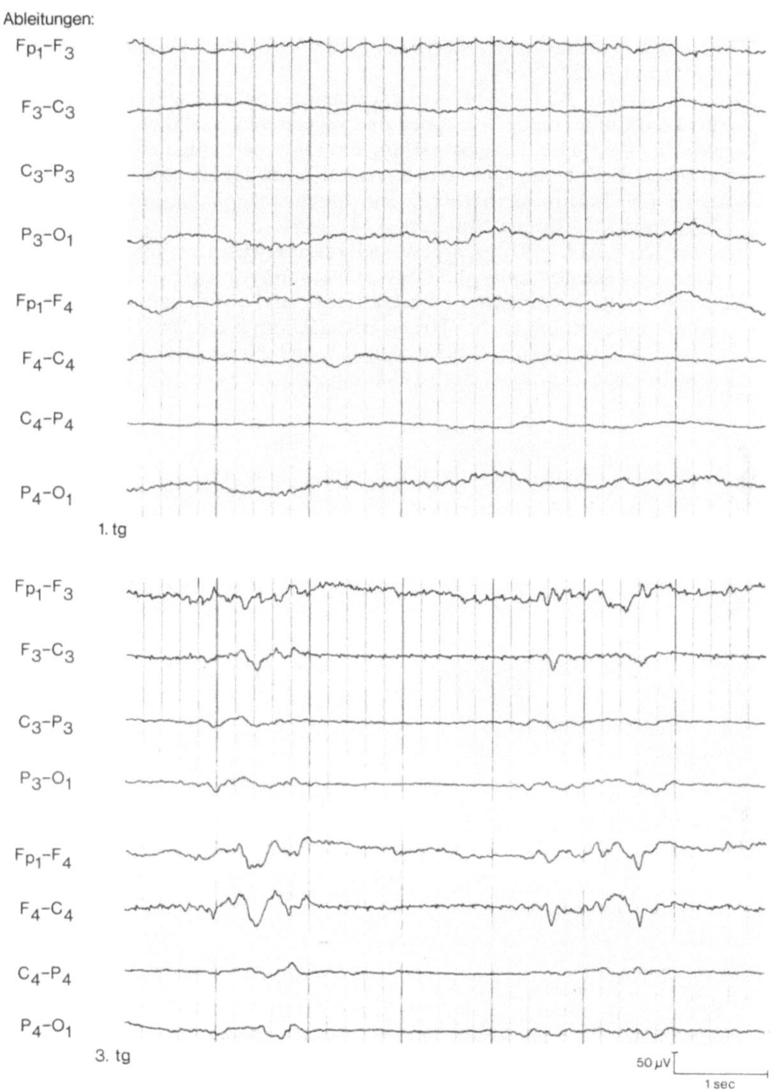

Literaturübersicht

Bräu H, Hegerl U, Puzich R, Girke W (1985) EEG-Befunde bei Patienten mit aorto-koronarem Bypass. Eine visuell-morphologische Analyse im Vergleich mit klinischen Daten. EEG EMG 16:21−27

Durst W, Krump JG (1961) Electroencephalographische und polygraphische Untersuchungen bei kreislaufbedingten Synkopen und vegetativen Ausfällen. Nervenarzt 32:401−406

Krump JE (1953) Die Lebenswandlung des Elektroenzephalogramms bei Herz- und Kreislaufkranken. Verh Dtsch Ges Herz Kreislaufforsch 19:258−265

Krupp P (1972) Hirndurchblutung und Elektroenzephalographie. In: Gänshirt H (Hrsg) Der Hirnkreislauf. Thieme, Stuttgart, S 441−464

Van der Drift JHA (1972) Cardiac and vascular diseases. In: Remond A (ed) Handbook of Electroencephalography and Clinical Neurophysiology, vol 14A. Elsevier, Amsterdam

Welter FL (1985) Klinische, hirnelektrische und psychopathologische Befunde mit Längsschnittuntersuchungen bei Herzschrittmacherträgern. In: Gänshirt H, Berlit P, Haack G (Hrsg) Kardiovaskuläre Erkrankungen und Nervensystem, Neurotoxikologie, Probleme des Hirntodes. Springer, Berlin Heidelberg New York Tokyo, S 290−293

III. Pulmonale Störungen

Funktionsstörungen der Lunge als Folge von Polytraumen, großen Operationen oder Anästhesiekomplikationen sind als ARDS (z. B. nach Schock oder Massentransfusion) oder als Mendelson-Syndrom nach Aspiration häufig Ursache für eine Intensivbehandlung. Unter der Intensivtherapie von Patienten mit vitalen Störungen treten Funktionsstörungen der Lunge als häufigste Komplikation im Intensivverlauf auf. Sie betreffen bevorzugt Patienten mit reduziertem Allgemeinzustand.

Die resultierende Hypoxie führt zu einem cerebralen Sauerstoffmangel, wenn die individuellen Ausgangswerte der arteriellen Sauerstoffsättigung um ca. 50% (30−60%) abfallen. Die Ausbildung der cerebralen Störung hängt sowohl von der Entwicklungsgeschwindigkeit als auch vom Schweregrad der Hypoxie ab. Bei globalen Lungenfunktionseinschränkungen führt die begleitende Hyperkapnie durch die unter pCO_2-Erhöhung gesteigerte Hirndurchblutung zu vorübergehender kurzfristiger Verschleierung der cerebralen Symptome, im weiteren Verlauf jedoch zu einer Zunahme des cerebralen Schadens.

Unter gradueller Verminderung des arteriellen Sauerstoffpartialdruckes werden definierte Stadien der cerebralen Funktionseinschränkung durchlaufen: Als erste Reaktion zeigt sich im EEG eine Amplitudenerhöhung der Alpha-Aktivität mit folgender Beta-Aktivierung. Dann tritt ein progredienter Frequenzabfall zunächst hoher, dann niedriger Amplitude ein, der bei weiterbestehendem Sauerstoffmangel über Burst-Suppression Phasen in ein isoelektrisches EEG übergeht. Das Erscheinungsbild ähnelt dem einer Narkosevertiefung und geht mit ähnlichen Bewußtseinseinschränkungen einher. Die cerebralen Frühsymptome des Sauerstoffdefizits werden häufig schnell durchlaufen und selten erfaßt.

Übersicht zu den Beispielen

Beispiel 1: ARDS, Tod.
Beispiel 2: Postoperative respiratorische Insuffizienz, Rehabilitation.
Beispiel 3: Aspiration, Tod.
Beispiel 4: Totalatelektase linke Lunge, Rehabilitation.
Beispiel 5: ARDS postpartal, Rehabilitation.

Beispiel 1

Klinische Situation	Patient 40 Jahre, w. (P. K.). Zustand nach Blutungsschock mit Massentransfusion, ARDS mit akut fortschreitender Hypoxie und Hyperkapnie.
EEG-Befunde	EEG am 1. postoperativen Tag: $pO_2 = 65\,mm\,Hg$, $pCO_2 = 62\,mm\,Hg$; in der Grundaktivität Überwiegen langsamer Frequenzen, die von schnellen Wellen aus dem Alpha- und Beta-Bereich überlagert sind. EEG am 1. postoperativen Tag: $pO_2 = 45\,mm\,Hg$, $pCO_2 = 58\,mm\,Hg$; weiterhin Theta-Aktivität, vermehrtes Auftreten von Delta-Wellen hoher Amplitude. Weiterhin schnelle Wellen aus dem Beta-Bereich. EEG am 1. postoperativen Tag: $pO_2 = 26\,mm\,Hg$, $pCO_2 = 59\,mm\,Hg$; weitere Zunahme der Delta-Wellen. Abnahme der Beta-Frequenzen und der Theta-Wellen.

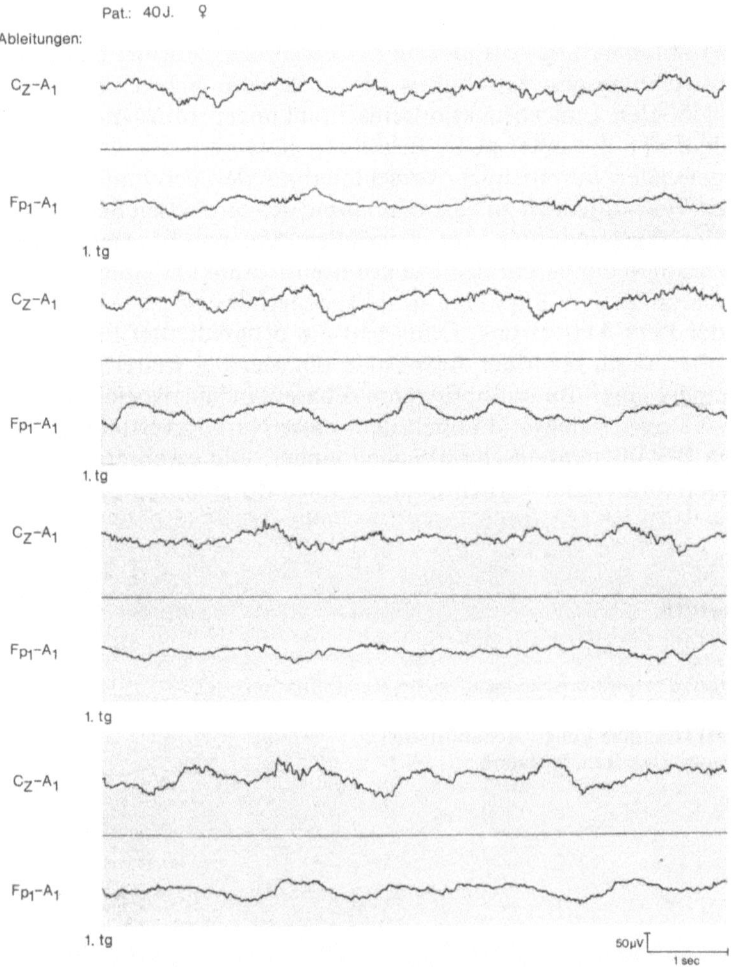

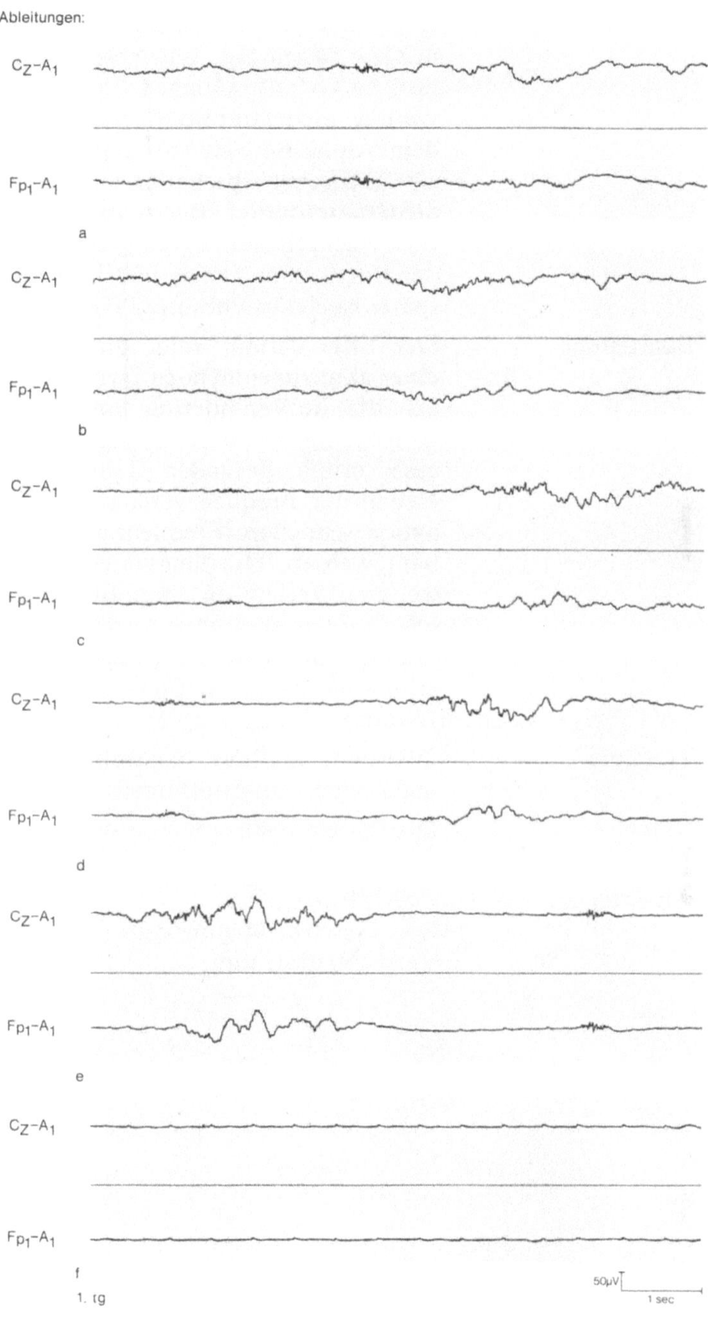

Ableitungen:
C_z-A_1
Fp_1-A_1
a
C_z-A_1
Fp_1-A_1
b
C_z-A_1
Fp_1-A_1
c
C_z-A_1
Fp_1-A_1
d
C_z-A_1
Fp_1-A_1
e
C_z-A_1
Fp_1-A_1
f
50µV
1 sec

EEG am 1. postoperativen Tag: $pO_2 = 20$ mm Hg, $pCO_2 = 54$ mm Hg; zunächst abrupter Amplitudenverlust, EKG-Einstreuungen (a), im weiteren Verlauf Aktivierung niederamplitudiger schnellerer Frequenzen aus dem Alpha-Bereich (b), gefolgt von Auftreten längerer isoelektrischer Abschnitte, unterbrochen durch noch sehr niederamplitudige Bursts mit Alpha- und Beta-Wellen (c). Nachfolgend Verlangsamung der Frequenzanteile der Bursts zum Theta- und Delta-Bereich (d, e). 15 min später isoelektrisches EEG (f).

Beurteilung

Der EEG-Verlauf zeigt die cerebralen Auswirkungen einer akut zunehmenden Hypoxämie. Diese Beobachtungen, die die Veränderung innerhalb von 3 Stunden beinhalten, zeigen sämtliche Stadien der möglichen Reaktion eines primär gesunden Gehirns auf akute Hypoxämie. Neben der Frequenzverlangsamung treten als Alarmreaktion schnellere Frequenzen auf, die allmählich abgebaut werden. Die langsamen Frequenzen verlieren im weiteren Verlauf an Amplitude, bis die gesamte elektrische Energie zusammenbricht. Über die Phase der Burst-Suppression, deren Suppressionen immer länger werden, erlischt die cerebrale Funktion in einem Zeitintervall von 15 min.

Therapie

Intensivbehandlung; kontrollierte Beatmung mit PEEP und hohem Sauerstoffanteil.

Verlauf

Die Patientin stirbt nach eingetretenem Hirntod im hypoxischen Herz-Kreislauf-Versagen.

Ableitungen

C_z-A_1; F_{p1}-A_1;
Reg. Geschw.: 30 mm/s; ZK: 0,3 s; Filter: 70 Hz;
Verst.: 50 µV/7 mm.

Beispiel 2

Klinische Situation	Patient 58 Jahre, m. (H. H.). Zustand nach Hemicolekto-mie Adipositas permagna, postoperative respiratorische Insuffizienz.
EEG-Befunde	EEG am 2. postoperativen Tag: Unregelmäßiges EEG mit Alpha (8−9 Hz)-Dominanz und Theta-Einstreuungen.

EEG am 4. postoperativen Tag: Starker Amplitudenverlust bei Dominanz von Alpha und Theta.

EEG am 10. postoperativen Tag: Erneuter Aufbau einer konstanten 8−9 Hz-Aktivität mit reichlichen Theta- und Delta-Einstreuungen.

Der EEG-Befund bleibt bei regelmäßiger Kontrolle unverändert bis zum 26. postoperativen Tag.

EEG am 26. postoperativen Tag: Unregelmäßiges EEG mit vermehrten frontalen Beta-Einstreuungen.

EEG am 30. postoperativen Tag: Erneut deutliche Amplitudenreduktion, Theta-Wellen dominieren bei Reduktion von Alpha/Beta-Aktivität.

EEG am 36. postoperativen Tag: Zunahme des Alpha/Beta-Anteils bei Dominanz von Delta hoher Amplitude.

EEG am 50. postoperativen Tag: Alpha-EEG mit hohem Theta-Anteil, frontal niederamplitude Beta-Wellen.

EEG am 66. postoperativen Tag: Unregelmäßiges EEG mit vereinzelt auftretender gruppierter Dysrhythmie in Form unregelmäßiger Delta-Wellen.

Beurteilung

Im EEG am 2. postoperativen Tag zeigen sich − bedingt durch die sedative Therapie unter kontrollierter Beatmung − deutliche Vigilanzschwankungen. Der Patient reagiert auf Ansprache und ist ausreichend ventiliert. Am 4. postoperativen Tag tritt gleichzeitig mit einer Verschlechterung der pulmonalen Funktion ein Amplitudenverlust im EEG auf. Es kommt unter gleichbleibender Sedierung zu einer deutlichen Frequenzverlangsamung. Der Patient reagiert nur auf Schmerzreize. Der EEG-Befund spiegelt den Einfluß der Hypoxie. Diese bessert sich bis zum 10. postoperativen Tag. Das Bewußtsein hellt auf, der Patient reagiert auf Ansprache. Im EEG zeigt sich eine Frequenzbeschleunigung. Bis zum 26. postoperativen Tag ist der EEG-Status gleichbleibend.

Am 30. postoperativen Tag tritt erneut eine EEG-Abflachung mit langsamen Wellen auf. Diese Veränderung ist wiederum durch eine Verschlechterung der pulmonalen Funktion mit leichter Hypoxie ausgelöst. Unter Besserung der pulmonalen Symptomatik bauen sich am 36.

postoperativen Tag wieder höhere Amplituden im EEG auf. Der klinische Verlauf wird durch eine Sepsis zusätzlich kompliziert. Im EEG bauen sich hochamplitudige Delta-Wellen auf. Bis zum 50. postoperativen Tag hat sich die Lungenfunktion normalisiert. Die Sepsis wird durch Antibiotika beherrscht. Im EEG zeigen sich als Zeichen der cerebralen Erholung überwiegend Alpha-Wellen. Es bleibt zunächst noch ein erhöhter Theta-Anteil bestehen. Niedrige frontal eingestreute Beta-Wellen deuten bei ausschleichender Sedierung eine Streßsituation an, die im weiteren Verlauf zu Magenblutungen führt. Am 66. postoperativen Tag ist das EEG unregelmäßig. Als Residuum des langen Krankheitsverlaufes und der sedativen Therapie zeigt sich eine leichte gruppierte Dysrhythmie.

Therapie	Intensivbehandlung mit kontrollierter Beatmung. Antibiotika. Spezifische Therapie: Sedierung mit Midazolam.
Verlauf	Nach Extubation am 66. postoperativen Tag wird der Patient auf die Normalstation verlegt und verläßt nach 100 Behandlungstagen die Klinik. Nach längerer Rehabilitationszeit wird das Privat- und Berufsleben ohne größere Einschränkungen wieder aufgenommen.
Ableitungen	F_{p1}-F_3; F_3-C_3; C_3-P_3; P_3-O_1; F_{p1}-F_4; F_4-C_4; C_4-P_4; P_4-O_1; Reg. Geschw.: 30 mm/s; ZK: 0,3 s; Filter: 70 Hz; Verst.: 50 µV/7 mm.

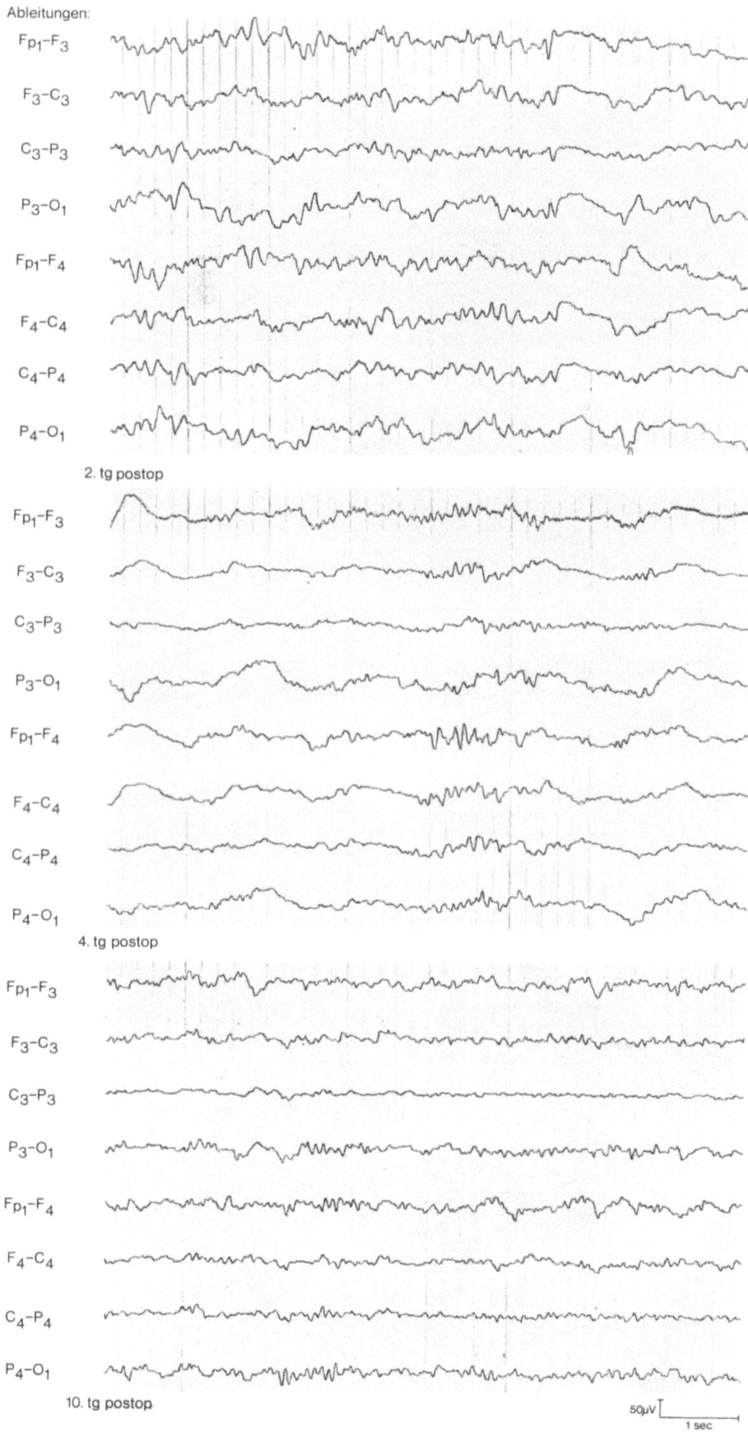
Pat.: 58 J. ♂
Ableitungen:
Fp1-F3
F3-C3
C3-P3
P3-O1
Fp1-F4
F4-C4
C4-P4
P4-O1
2. tg postop
Fp1-F3
F3-C3
C3-P3
P3-O1
Fp1-F4
F4-C4
C4-P4
P4-O1
4. tg postop
Fp1-F3
F3-C3
C3-P3
P3-O1
Fp1-F4
F4-C4
C4-P4
P4-O1
10. tg postop
50µV
1 sec

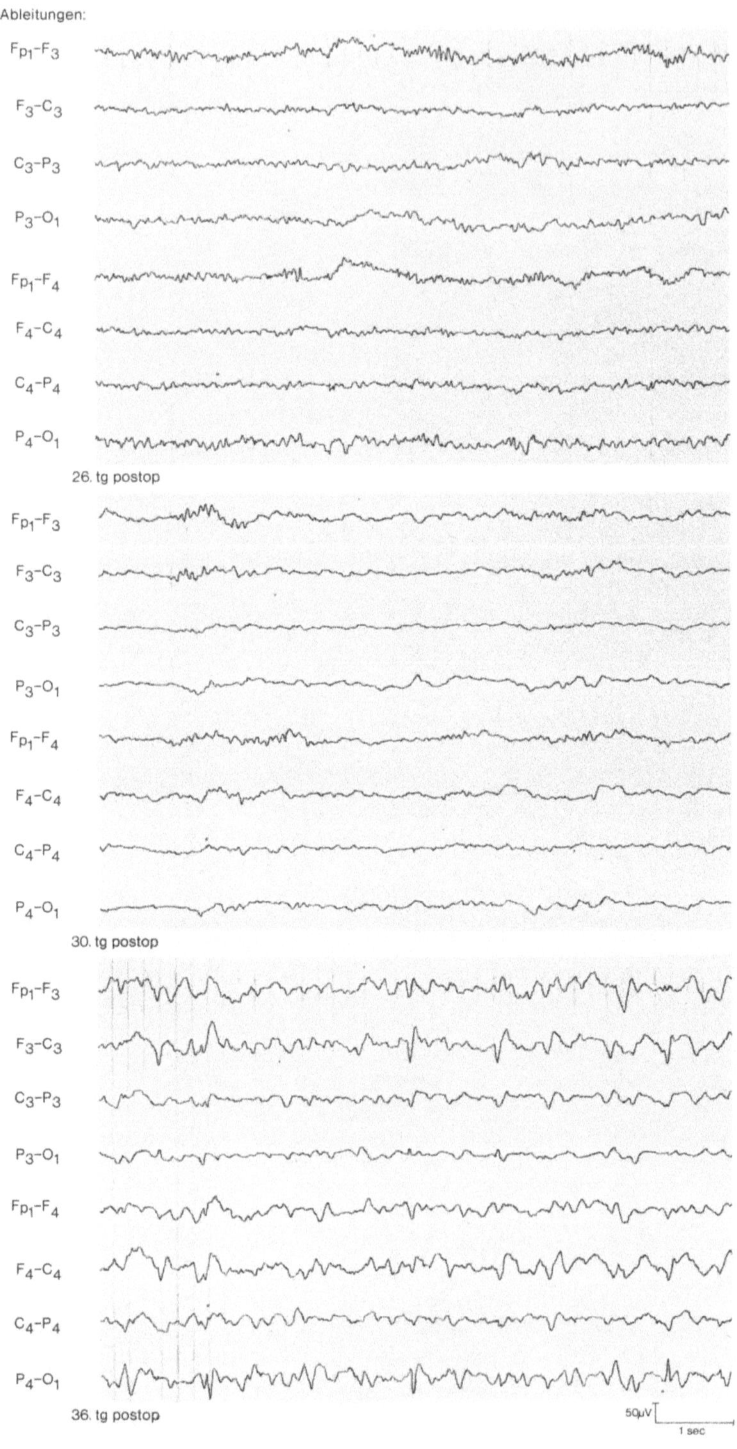
Ableitungen:
Fp1-F3
F3-C3
C3-P3
P3-O1
Fp1-F4
F4-C4
C4-P4
P4-O1
26. tg postop
Fp1-F3
F3-C3
C3-P3
P3-O1
Fp1-F4
F4-C4
C4-P4
P4-O1
30. tg postop
Fp1-F3
F3-C3
C3-P3
P3-O1
Fp1-F4
F4-C4
C4-P4
P4-O1
36. tg postop
50µV
1 sec

Ableitungen:

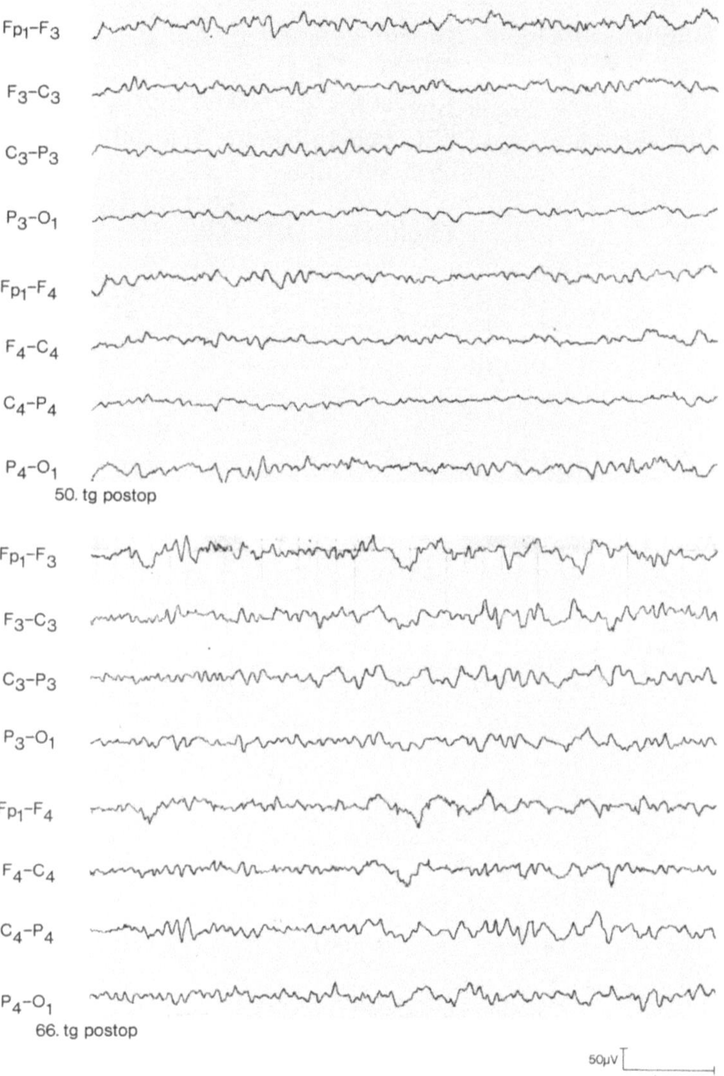

Beispiel 3

Klinische Situation	Patient 42 Jahre, w. (I. B.). Zustand nach Polytrauma mit Schock, Aspiration und folgendem hypoxischem Herz-Kreislauf-Stillstand (Hypoxiezeit 20 min).
EEG-Befunde	EEG bei Aufnahme: Fehlende Grundaktivität, Auftreten hochamplitudiger Bursts. EEG am 2. Tag: Weiterhin flaches EEG. Frontale nieder-amplitudige Delta-Aktivität.

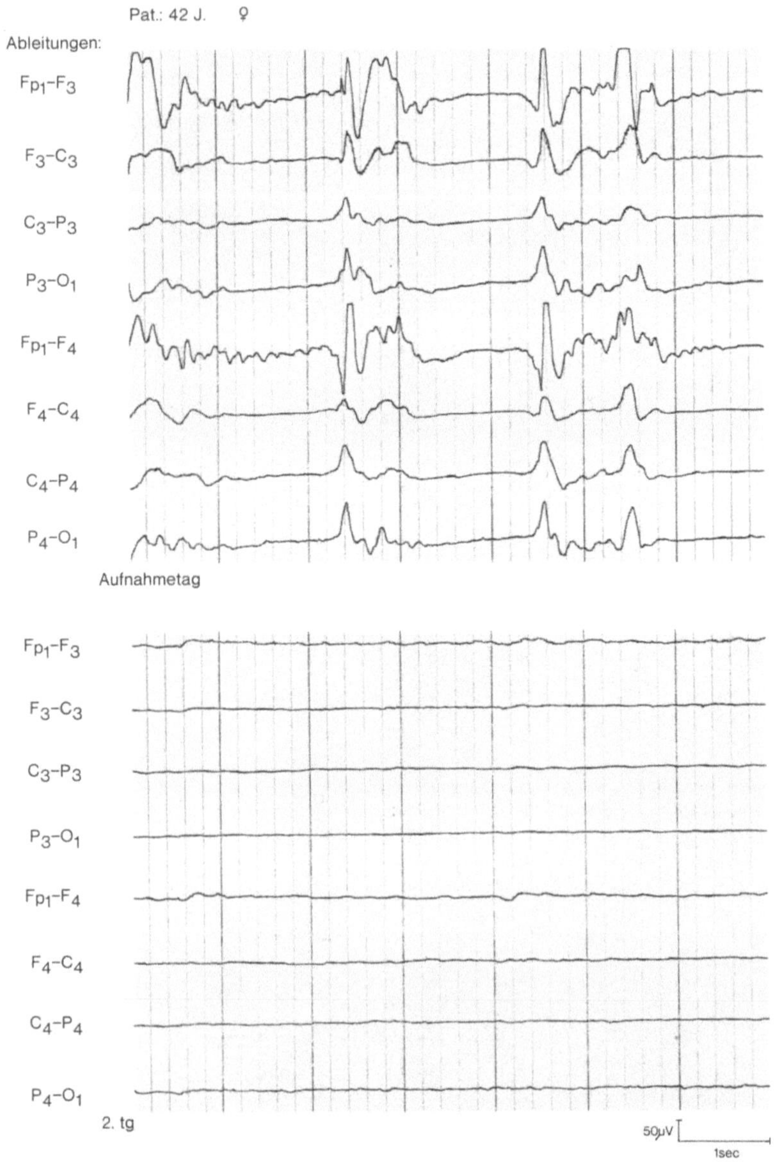

EEG am 4. Tag: Niedervoltage-EEG mit flachen Delta-Wellen und eingestreuter 12–14 Hz Aktivität im Frontalbereich.
EEG am 9. Tag: Nahezu isoelektrisches EEG.

Beurteilung   Die hochamplitudigen Bursts unmittelbar nach Klinikaufnahme zeigen den schweren cerebralen Funktionsschaden bei wahrscheinlicher Mitbeteiligung des Stammhirns nach akuter schwerer Hypoxie. Im weiteren Verlauf flacht das EEG ab. Die frontalen schnellen Wellen am

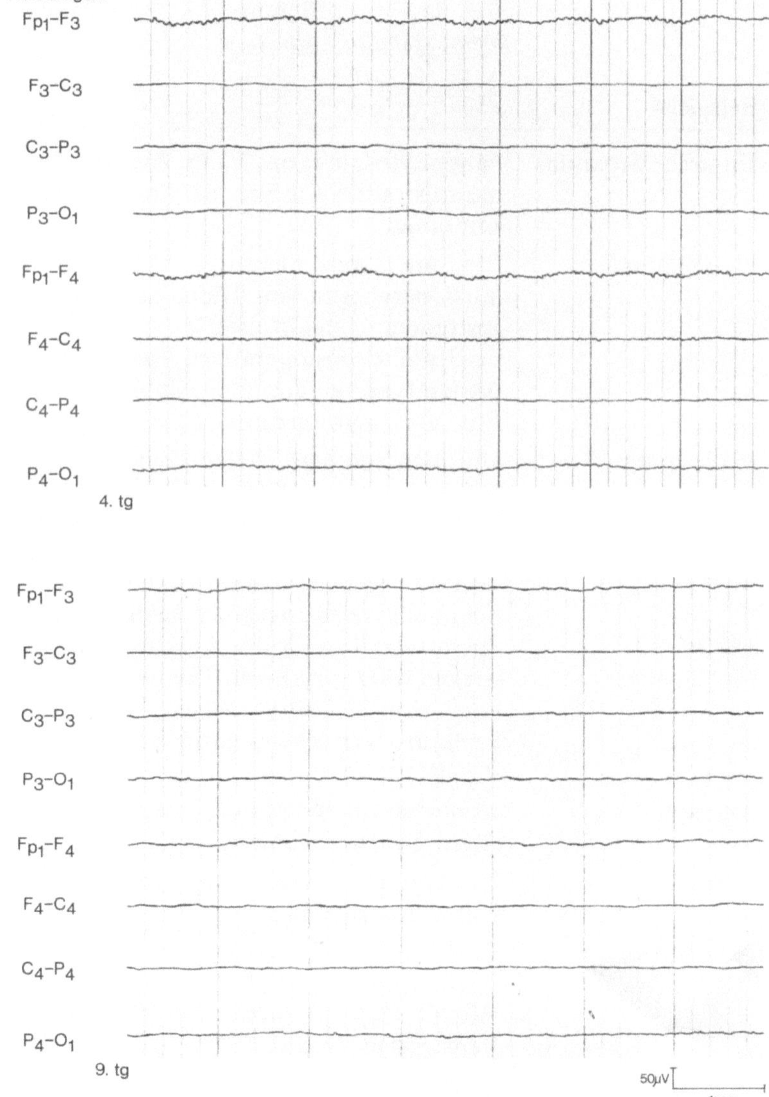

	4. Tag nach Aufnahme sind im Sinne einer kontinuierlichen abnormen Rhythmisierung – ausgelöst durch Schädigung tiefergelegener Hirnabschnitte – zu deuten. Am 9. Tag nach Klinikaufnahme ist bei erneut auftretenden hypoxischen Phasen das EEG isoelektrisch.
Therapie	Intensivbehandlung mit kontrollierter Beatmung, Katecholamingaben. Spezifische Therapie: Corticoide.
Verlauf	Die Patientin stirbt bei vorausgegangenem Hirntod 10 Tage nach Aufnahme.
Ableitungen	F_{p1}-F_3; F_3-C_3; C_3-P_3; P_3-O_1; F_{p1}-F_4; F_4-C_4; C_4-P_4; P_4-O_1; Reg. Geschw.: 30 mm/s; ZK: 0,3 s; Filter: 70 Hz; Verst.: 50 µV/7 mm.

Beispiel 4

Klinische Situation	Patient 70 Jahre, m. (E. J.). Zustand nach Gastrektomie. Intraoperative Ausbildung einer Totalatelektase der linken Lunge.
EEG-Befunde	EEG am 1. postoperativen Tag: Stark abgeflachtes EEG mit Überwiegen von Theta-Aktivität mit vereinzelt eingestreuten Alpha-Wellen. EEG am 2. postoperativen Tag: Hochgespanntes Theta-Aktivität mit vereinzelten Alpha-Wellen. EEG am 7. postoperativen Tag: Alpha-EEG.
Beurteilung	Die mehrstündige leichte Hypoxie (pO_2 um 60 mm Hg) hat zu einer mäßigen Beeinträchtigung der cerebralen Funktion geführt. Unter Verbesserung der Blutgase (pO_2 89 mm Hg, pCO_2 42 mm Hg) ist das EEG am 1. postoperativen Tag noch extrem flach. Ein hypoxisch bedingter Spannungsverlust wird als Ursache gesehen. Am 2. postoperativen Tag ist die Amplitude angestiegen, es überwiegen allerdings noch Frequenzen aus dem Theta-Bereich. Am 7. postoperativen Tag hat sich die cerebrale Funktion weitgehend normalisiert. Ein Alpha-EEG wird registriert.
Therapie	Kontrollierte Beatmung mit PEEP und veränderten Atem-Zeit-Verhältnissen.
Verlauf	Der Patient wird am 7. Tag nach Operation auf die Normalstation entlassen.
Ableitungen	F_{p1}-F_3; F_3-C_3; C_3-P_3; P_3-O_1; F_{p1}-F_4; F_4-C_4; C_4-P_4; P_4-O_1; Reg. Geschw.: 30 mm/s; ZK: 0,3 s; Filter: 70 Hz; Verst.: 50 µV/7 mm.

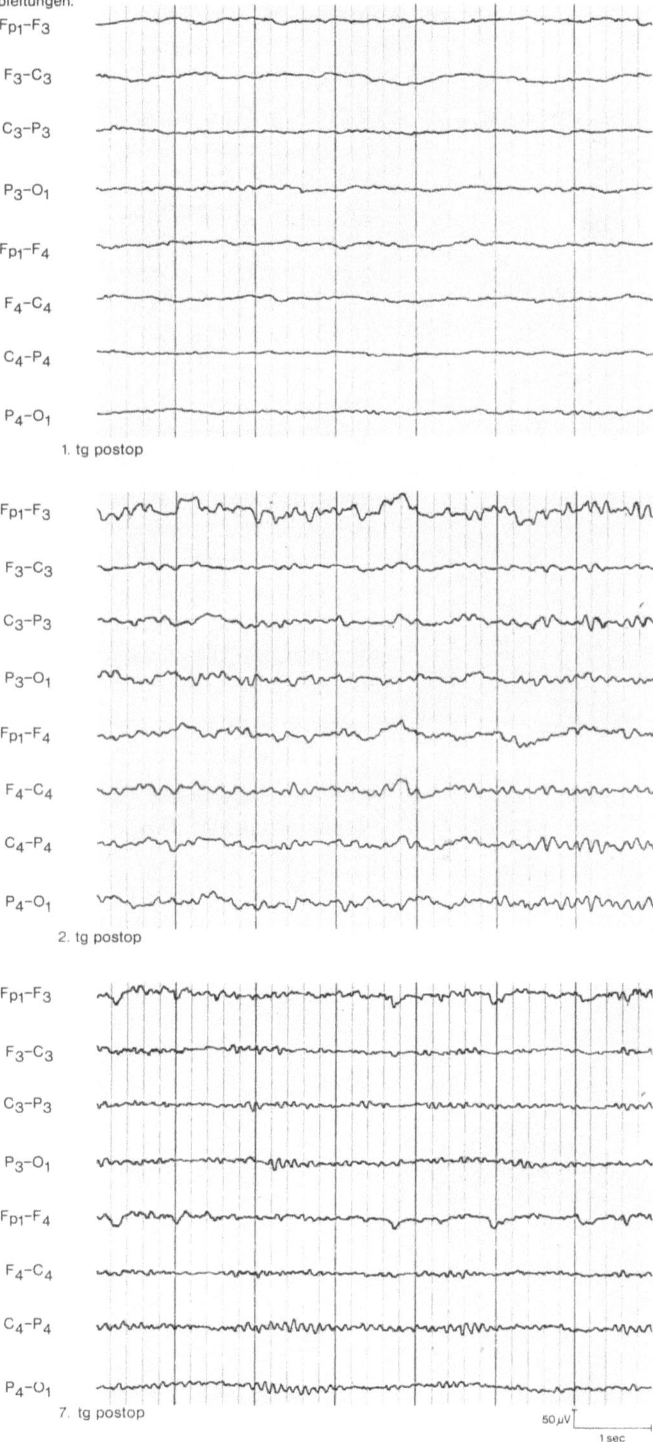
Pat.: 70 J. ♂
Ableitungen:
Fp1-F3
F3-C3
C3-P3
P3-O1
Fp1-F4
F4-C4
C4-P4
P4-O1
1. tg postop
Fp1-F3
F3-C3
C3-P3
P3-O1
Fp1-F4
F4-C4
C4-P4
P4-O1
2. tg postop
Fp1-F3
F3-C3
C3-P3
P3-O1
Fp1-F4
F4-C4
C4-P4
P4-O1
7. tg postop
50 µV
1 sec

Beispiel 5

Klinische Situation	Patient 28 Jahre, w. (S. v. S.). Zustand nach Spontangeburt. Verbrauchskoagulopathie. Laparotomie bei Sepsis mit ARDS.
EEG-Befunde	EEG nach Operation: EEG mit isoelektrischen Abschnitten, unterbrochen von niederamplitudigen Alpha-Theta-Wellen. EEG am 2. postoperativen Tag: Delta/Theta-Aktivität hoher Amplitude. Vereinzelt, vor allem occipital, eingestreute Alpha-Wellen. EEG am 7. postoperativen Tag: Alpha-EEG. Frontal vereinzelt Beta-Wellen.
Beurteilung	Eine Stunde nach der Operation zur Sanierung des Abdomens lassen sich die Alpha/Theta-Aktivität auf die medikamentösen Narkosemittelüberhänge, die isoelektrischen Abschnitte auf die schwere septische Beeinflussung der cerebralen Funktion zurückführen. Es liegt eine mittlere Allgemeinveränderung vor. Am 2. postoperativen Tag treten hochamplitudige Delta- und Theta-Wellen auf, die als Zeichen der Erholung gegenüber dem Vor-EEG zu werten sind. Mit Rückbildung der septischen Erscheinungen bildet sich innerhalb von 5 Tagen ein nahezu altersentsprechendes Alpha-EEG aus.
Therapie	Kontrollierte Beatmung, Gabe von Gerinnungsfaktoren, Katecholaminen und Antibiotika.
Verlauf	Die Patientin kann am 9. postoperativen Tag auf die Normalstation entlassen werden.
Ableitungen	F_{p1}-F_3; F_3-C_3; C_3-P_3; P_3-O_1; F_{p1}-F_4; F_4-C_4; C_4-P_4; P_4-O_1; Reg. Geschw.: 30 mm/s; ZK: 0,3 s; Filter: 70 Hz; Verst.: 50 µV/7 mm.

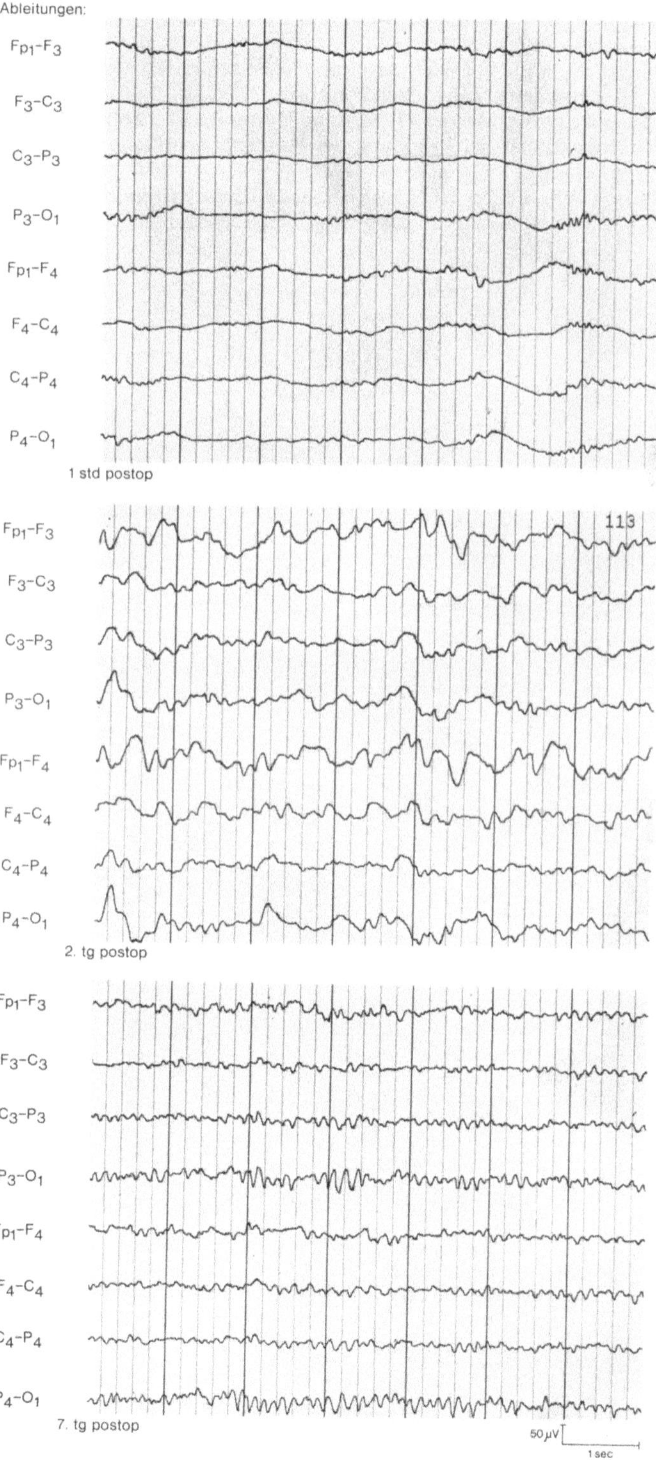
Pat.: 28 J. ♀
Ableitungen:
Fp1-F3
F3-C3
C3-P3
P3-O1
Fp1-F4
F4-C4
C4-P4
P4-O1
1 std postop
Fp1-F3
F3-C3
C3-P3
P3-O1
Fp1-F4
F4-C4
C4-P4
P4-O1
2. tg postop
Fp1-F3
F3-C3
C3-P3
P3-O1
Fp1-F4
F4-C4
C4-P4
P4-O1
7. tg postop
50 µV
1 sec
113

Literaturübersicht

Davidson LAG, Jefferson JM (1959) EEG studies in respiratory failure. Br Med J [Clin Res]
2:396–400
Meyer JS, Waltz G (1960) Arterial oxygen saturation and alveolar carbon dioxide during electroencephalography. Arch Neurol 2:631–643
Pfurtscheller G, Metzler H, Szirmai J, Aranibar A, Pfurtscheller B (1978) Reaktionen in der
Hirnaktivität bei Erhöhung der Kohlendioxydkonzentration in der Atemluft. EEG EMG
9:222–228
Wilson WP, Siecker HO (1958) A study of the factors responsible for changes in the EEG in
chronic pulmonary insufficiency. Electroencephalogr Clin Neurophysiol 10:89–96

IV. Multiorganversagen

Übersicht zu den Beispielen

1. Multiorganversagen

Während einer Intensivbehandlung unter vitaler Indikation kann es zum gleichzeitigen Funktionsausfall mehrerer Organe kommen, ohne daß eine einheitliche Ursache als auslösender Faktor vorliegt. Die Potenzierung allgemein schädigender Faktoren führt bei cerebraler Beteiligung zu entsprechenden Korrelaten im EEG.

Beispiel 1

Klinische Situation	Patient 38 Jahre, w. (A. H.). Zustand nach Leber- und Nierenversagen, ARDS, Kreislaufinsuffizienz.
EEG-Befund	Flaches EEG bis zur isoelektrischen Linie. Angedeutet EKG-Artefakte.
Beurteilung	Im Multiorganversagen wird hier die cerebrale Funktion soweit geschädigt, daß es zu einem vollständigen Verlust der elektrischen Leistung kommt.
Therapie	Intensivbehandlung mit kontrollierter Beatmung, Katecholamin-Zufuhr.
Verlauf	Die Patientin stirbt 1 Tag nach EEG-Kontrolle.
Ableitungen	F_{p1}-F_3; F_3-C_3; C_3-P_3; P_3-O_1; F_{p1}-F_4; F_4-C_4; C_4-P_4; P_4-O_1; Reg. Geschw.: 30 mm/s; ZK: 0,3 s; Filter: 70 Hz; Verst.: 50 µV/7 mm.

Pat.: 38 J. ♀

Ableitungen:
Fp1-F3
F3-C3
C3-P3
P3-O1
Fp1-F4
F4-C4
C4-P4
P4-O1
50 μV
1 sec

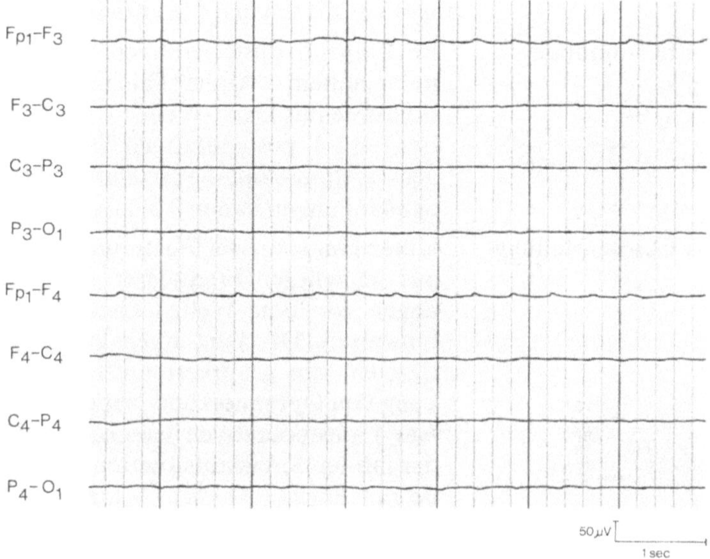

Beispiel 2

Klinische Situation	Patient 69 Jahre, m. (R. T.). Postoperative pulmonale und kardiovaskuläre Insuffizienz.
EEG-Befunde	EEG am 1. postoperativen Tag: Unregelmäßiges EEG mit hohem Alpha/Theta-Anteil. Gruppierte Dysrhythmie mit Delta-Wellen. EEG am 4. postoperativen Tag: Theta-Wellen mit geringem Alpha-Anteil (artefaktbedingte niederfrequente Schwingungen in den frontalen Ableitungen).
EEG-Beurteilung	Unter kontrollierter Beatmung ist das EEG überwiegend aus schnelleren Frequenzen zusammengesetzt. Einstreuungen von Beta-Wellen können auf eine Streßsituation hinweisen. Die langsamen Frequenzen aus dem Delta-Bereich, die gruppiert auftreten, werden als Nachwirkung von Operation und Narkose gedeutet. Am 4. postoperativen Tag, nach Extubation, ist als Folge der labilen Kreislaufsituation und der trotz Sauerstoffgabe mit einem pO_2 von 75 mm Hg verschlechterten Blutgaswerte die Grundaktivität deutlich verlangsamt. Vor allem occipital treten hochamplitudige Theta-Wellen auf. Es liegt eine leichte bis mittlere Allgemeinveränderung vor.
Therapie	Intensivbehandlung mit Nachbeatmung, Katecholamingaben; Antibiotika.
Verlauf	Der Patient stirbt am 10. postoperativen Tag.
Ableitungen	F_{p1}-F_3; F_3-C_3; C_3-P_3; P_3-O_1; F_{p1}-F_4; F_4-C_4; C_4-P_4; P_4-O_1; Reg. Geschw.: 30 mm/s; ZK: 0,3 s; Filter: 70 Hz; Verst.: 50 µV/7 mm.

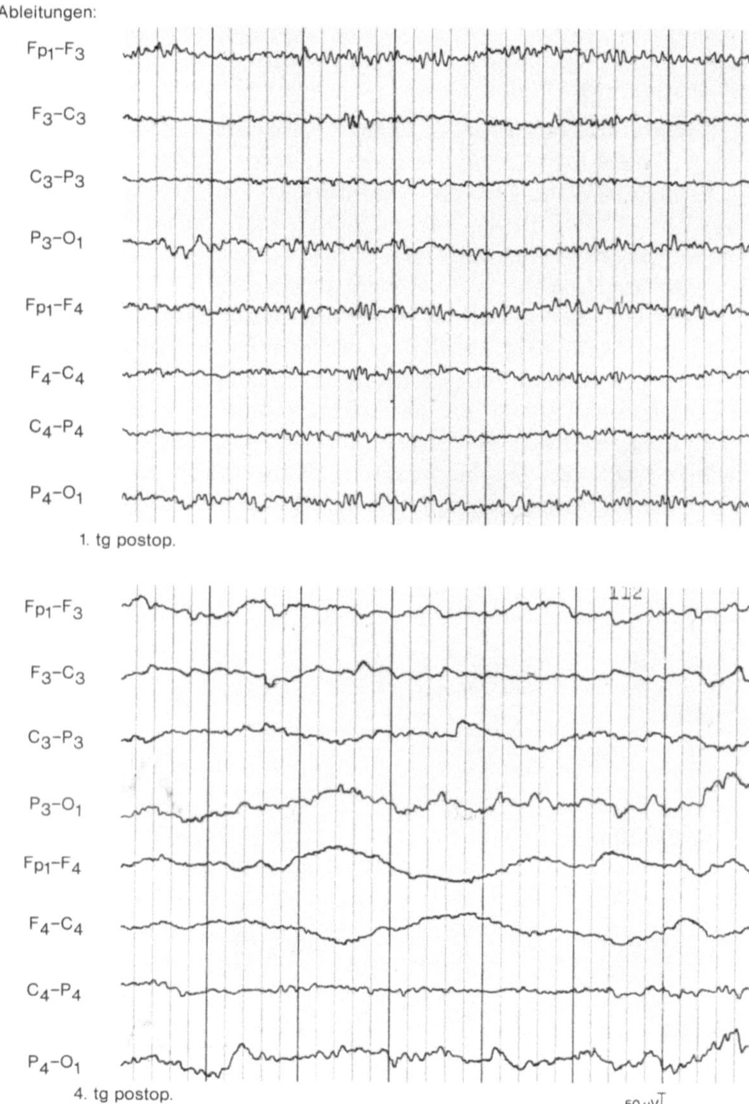
Pat.: 69J.   ♂
Ableitungen:
Fp1–F3
F3–C3
C3–P3
P3–O1
Fp1–F4
F4–C4
C4–P4
P4–O1
1. tg postop.
Fp1–F3
F3–C3
C3–P3
P3–O1
Fp1–F4
F4–C4
C4–P4
P4–O1
4. tg postop.
50 µV
1 sec

2. Multiorganversagen bei Sepsis

Eine Sepsis ist die gefürchtetste Komplikation langer Intensivbehandlungsverläufe, da sie trotz einzelner Therapieerfolge die Gesamtprognose sehr ungünstig beeinflußt.

Durch die Infektion des ganzen Körpers werden die einzelnen Organsysteme — sowohl direkt als auch im weiteren Verlauf durch diverse funktionelle
und metabolische Imbalanzen indirekt — in ihrer Tätigkeit und Morphologie
geschädigt. Von diesen Vorgängen wird das Gehirn gleichermaßen wie alle anderen Organsysteme betroffen.

Die regelmäßige EEG-Überwachung bietet die Möglichkeit, das Vorhandensein und den Grad der cerebralen Beteiligung am gesamten Krankheitsgeschehen regelmäßig aktuell zu verifizieren und therapeutisch zu beeinflussen.
Neben der Allgemeinbehandlung mit gezielter Antibiotikagabe und allen ver-
fügbaren intensivmedizinischen Maßnahmen richtet sich die cerebral wirksame
Therapie vor allem auf die Unterdrückung energieaufwendiger Funktionszu-
stände sowie auf das Hirnödem. Die hierdurch mögliche rechtzeitige Regulation des cerebralen Energiebedarfs trägt wesentlich dazu bei, Anzahl und Ausmaß bleibender cerebraler Schäden nach komplizierten Intensivverläufen zu
verringern.

Beispiel 3

Klinische Situation	Patient 20 Jahre, w. (G. S.). Zustand nach Laparotomie, Sepsis, Verbrauchskoagulopathie und ARDS.
EEG-Befunde	EEG am 1. Tag: Unregelmäßiges EEG mit hohem Alpha-Anteil und frontal eingestreuten Delta-Wellen entsprechend einer gruppierten Dysrhythmie. EEG am 2. Tag: Unveränderte Grundaktivität, bevorzugt frontal spike-wave Komplexe. Verstärkung der gruppierten Dysrhythmie. EEG am 4. Tag: Verlangsamung der Grundaktivität, Überwiegen von Theta-Wellen. Frontal eingestreute hochamplitudige Delta-Wellen.
Beurteilung	Das Ausgangs-EEG zeigt bei beginnender Sepsis und einer Beatmung mit 80% Sauerstoff noch eine befriedigende Gehirnfunktion mit einem hohen Anteil an Alpha-Wellen. Mit Fortschreiten der Sepsis und pulmonal bedingten hypoxischen Phasen treten spike-wave Komplexe, verbunden mit eingestreuten hochamplitudigen Delta-Wellen, auf. Die Grundaktivität ist verlangsamt. Dieser Befund wird als Symptom von septischen und hypoxischen cerebralen Wirkungen gewertet. Am 4. Behandlungstag ist die Grundaktivität bei weiterbestehender

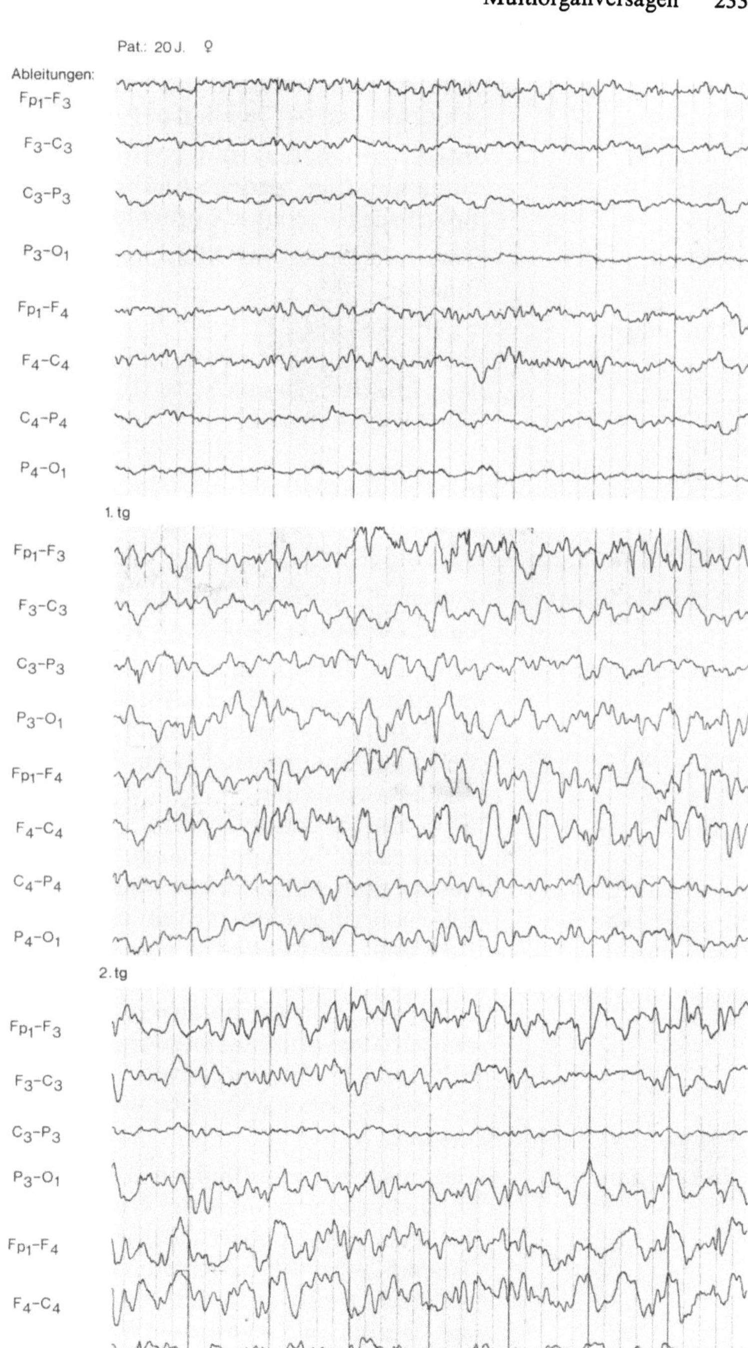
Pat.: 20 J.   ♀
Ableitungen:
Fp$_1$-F$_3$
F$_3$-C$_3$
C$_3$-P$_3$
P$_3$-O$_1$
Fp$_1$-F$_4$
F$_4$-C$_4$
C$_4$-P$_4$
P$_4$-O$_1$
1. tg
Fp$_1$-F$_3$
F$_3$-C$_3$
C$_3$-P$_3$
P$_3$-O$_1$
Fp$_1$-F$_4$
F$_4$-C$_4$
C$_4$-P$_4$
P$_4$-O$_1$
2. tg
Fp$_1$-F$_3$
F$_3$-C$_3$
C$_3$-P$_3$
P$_3$-O$_1$
Fp$_1$-F$_4$
F$_4$-C$_4$
C$_4$-P$_4$
P$_4$-O$_1$
4. tg
50µV
1 sec

Sepsis stark verlangsamt. Die nicht beherrschbare septische Allgemeinerkrankung verursacht eine stetige Verschlechterung der cerebralen Funktion.

Therapie Intensivbehandlung mit kontrollierter Beatmung, Katecholamingaben, gezielte Antibiotikatherapie.
Spezifische Therapie: Corticoide.

Verlauf Tod durch septisches Multiorganversagen am 6. Behandlungstag.

Ableitungen F_{p1}-F_3; F_3-C_3; C_3-P_3; P_3-O_1;
F_{p1}-F_4; F_4-C_4; C_4-P_4; P_4-O_1;
Reg. Geschw.: 30 mm/s; ZK: 0,3 s; Filter: 70 Hz;
Verst.: 50 µV/7 mm.

Beispiel 4

Klinische Situation Patient 52 Jahre, m. (W. D.). Zustand nach Implantation einer Y-Prothese. Sepsis mit respiratorischer Insuffizienz.

EEG-Befunde EEG am 7. postoperativen Tag: Unregelmäßiges EEG mit hohem Alpha/Theta-Anteil.
EEG am 12. postoperativen Tag: Bei Amplitudenreduktion Zunahme frontaler Delta-Wellen und Einstreuungen von Beta-Aktivität.
EEG am 18. postoperativen Tag: Überwiegen langsamer Frequenzen; hochamplitudige Delta/Theta-Aktivität mit vereinzelten Alpha-Einstreuungen.
EEG am 20. postoperativen Tag: Bei Amplitudenreduktion und Überwiegen langsamer Theta-Wellen frontale Beta-Einstreuungen.
EEG am 22. postoperativen Tag: Stärkere allgemeine Amplitudenreduktion mit occipitaler Theta-Aktivität.
EEG am 25. postoperativen Tag: Delta/Theta-Aktivität mit spike-wave- und sharp-wave-ähnlichen Graphoelementen.

Beurteilung Bei zunächst unauffälligem postoperativen Verlauf mit befriedigender pulmonaler Funktion zeigt sich im EEG bei dem ansprechbaren Patienten am 7. postoperativen Tag ein hoher Alpha-Anteil. Dies spiegelt die ungestörte cerebrale Funktion wider. Am 12. postoperativen Tag — mit Beginn pneumonischer Veränderungen — tritt eine EEG-Verlangsamung ein. Die Einstreuung von Beta-Aktivität könnte eine cerebrale Streßsituation andeuten. Am 18. postoperativen Tag ist eine leichte Besserung der cerebralen Funktion zu beobachten. Die Theta- und Alpha-Anteile weisen darauf hin, daß nach Verbesserung der arteriellen O_2-Sättigung cerebrale Erholungstendenzen vorhanden sind. Allerdings sind wie am 12. postoperativen Tag bei der weiterbestehenden Sepsis langsame Frequenzen aus dem Delta-Bereich vermehrt. Eine erneute Verschlechterung der pulmonalen Funktion bei ARDS mit Hypoxämie führt am 20. postoperativen Tag zu einer vermehrten Beta-Einstreuung. Dies kann sowohl in der Frühphase einer Hypoxie als auch bei Streß registriert werden. Am 22. postoperativen Tag, im Vollbild der Sepsis ist das EEG extrem supprimiert. 3 Tage später treten bei einem pO_2 von 50 mm Hg als Zeichen der hypoxischen Beeinflussung der cerebralen Funktion spike-wave- und sharp-wave-ähnliche Graphoelemente auf.

Therapie	Intensivbehandlung mit kontrollierter Beatmung, hochdosierte Katecholamingaben, gezielte Antibiotikatherapie. Spezifische Therapie: Corticoide.
Verlauf	Der Patient stirbt am 26. postoperativen Tag.
Ableitungen	F_{p1}-F_3; F_3-C_3; C_3-P_3; P_3-O_1; F_{p1}-F_4; F_4-C_4; C_4-P_4; P_4-O_1; Reg. Geschw.: 30 mm/s; ZK: 0,3 s; Filter: 70 Hz; Verst.: 50 µV/7 mm.

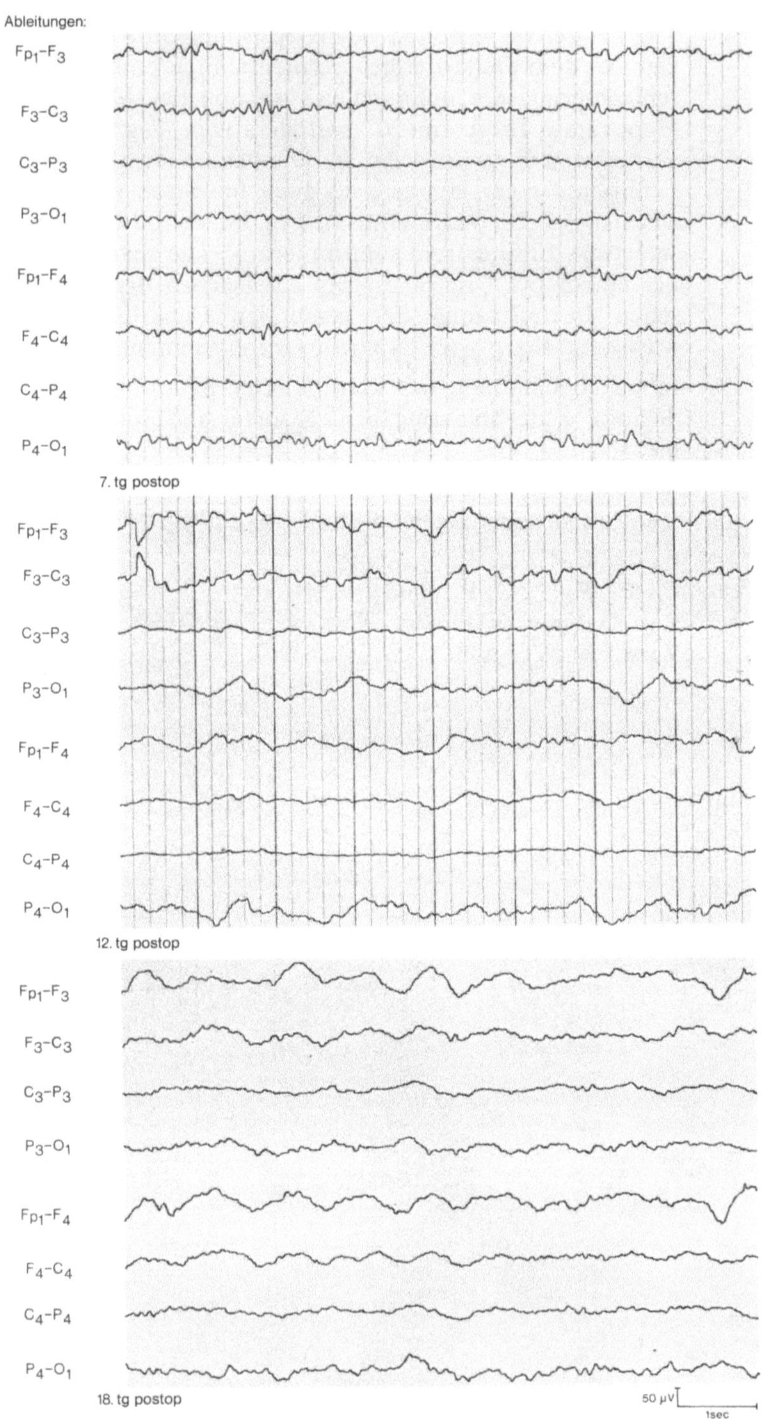
Pat.: 52 J.
Ableitungen:
Fp1-F3
F3-C3
C3-P3
P3-O1
Fp1-F4
F4-C4
C4-P4
P4-O1
7. tg postop
Fp1-F3
F3-C3
C3-P3
P3-O1
Fp1-F4
F4-C4
C4-P4
P4-O1
12. tg postop
Fp1-F3
F3-C3
C3-P3
P3-O1
Fp1-F4
F4-C4
C4-P4
P4-O1
18. tg postop
50 µV
1sec

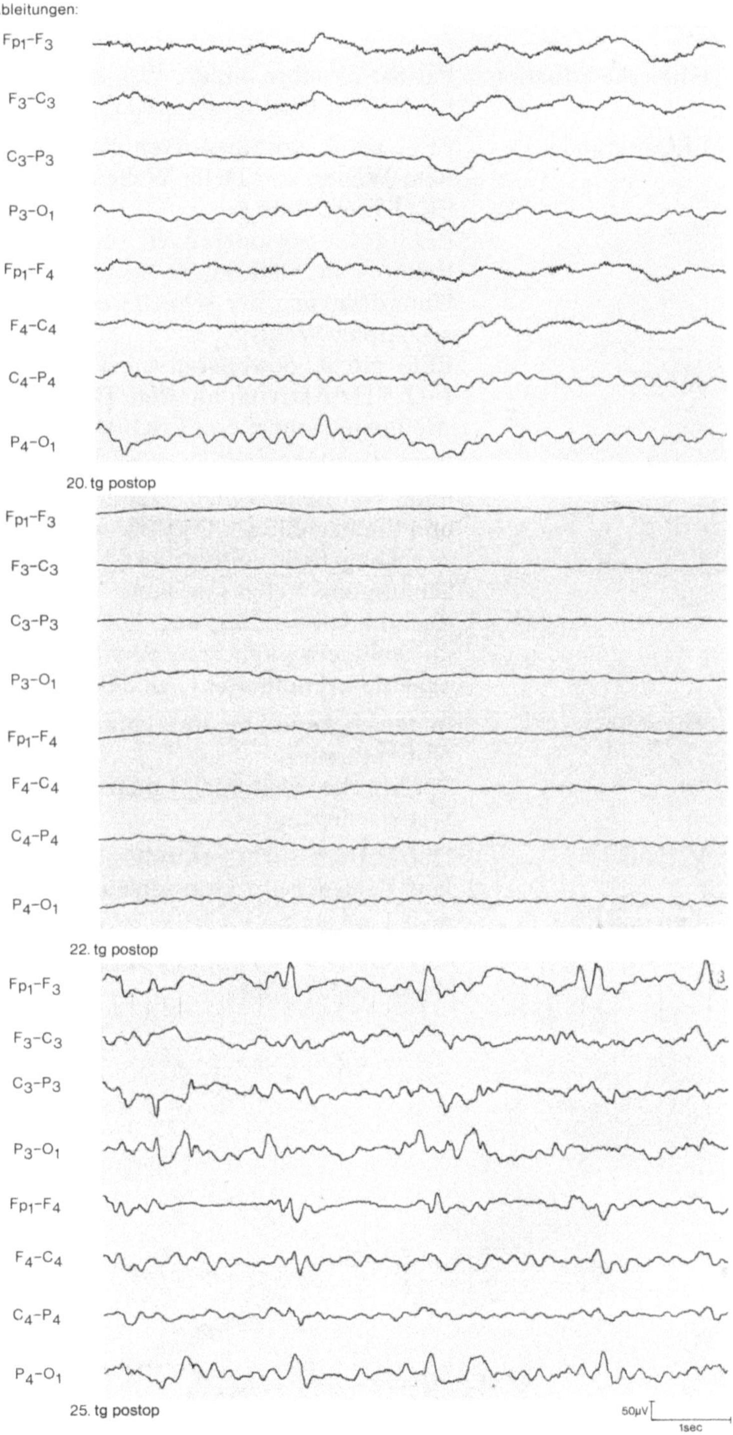

Beispiel 5

Klinische Situation	Patient 25 Jahre, m. (Z. W.). Zustand nach Laparotomie bei Polytrauma, Sepsis, ARDS.
EEG-Befunde	EEG am 2. postoperativen Tag (26. 6.): Spindelförmige Beta-Wellen und Delta-Wellen mit niedriger Amplitude, EKG-Einstreuung. EEG am 3. postoperativen Tag (28. 6.): Vermehrtes Auftreten hochamplitudiger Delta-Wellen bei weitgehender Unterdrückung der schnelleren Frequenzen; nur vereinzelt Alpha-Wellen. EEG am 4. postoperativen Tag (29. 6.): Rhythmisierte 1–1,5 Hz Aktivität aus dem Delta-Bereich. Geringe Einstreuungen schnellerer Frequenzen.
Beurteilung	Zunächst tiefe Sedierung durch Midazolam mit Ausbildung von Beta-Wellen. Durch die fortschreitende Sepsis und die begleitende Hypoxie werden schnellere Frequenzen weitgehend unterdrückt. Als Zeichen der cerebralen Schädigung treten langsame Wellen aus dem Delta-Bereich in den Vordergrund. Die rhythmische Delta-Aktivität stellt eine abnorme Rhythmisierung bei schwerster allgemeinveränderter Grundaktivität dar.
Therapie	Intensivbehandlung mit kontrollierter Beatmung, Antibiotikatherapie. Spezifische Therapie: Midazolam 60–180 mg/Tag zur Dauersedierung.
Verlauf	Der Patient stirbt im septisch-hypoxischen Herz-Kreislauf-Versagen am 5. postoperativen Tag.
Ableitungen	F_7-A_1; F_8-A_2; F_3-A_1; F_4-A_2; Reg. Geschw.: 30 mm/s; ZK: 0,3 s; Filter: 70 Hz; Verst.: 50 µV/7 mm.

Pat.: 25 J. ♂

Ableitungen:

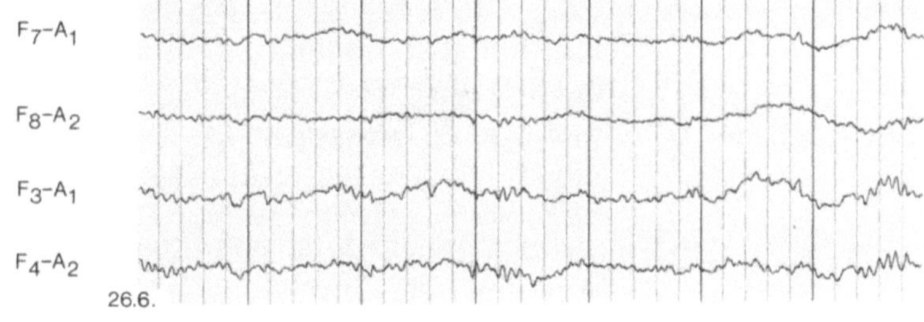

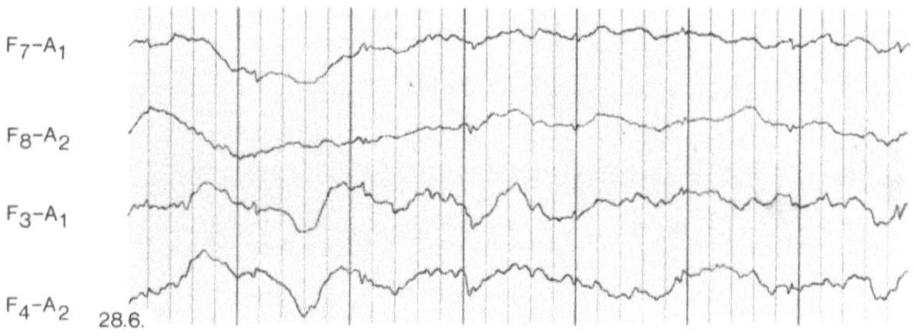

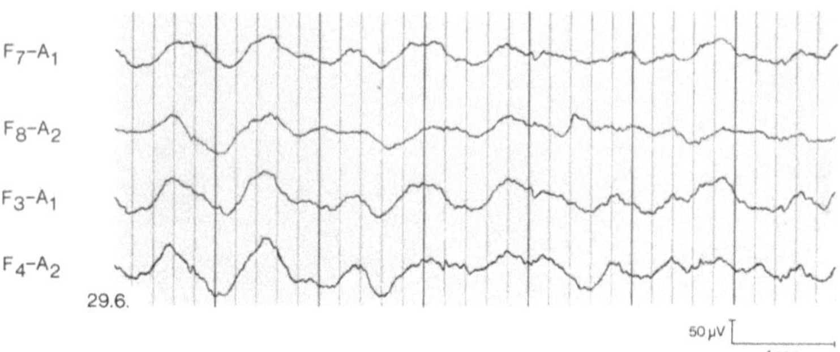

Beispiel 6

Klinische Situation	Patient 48 Jahre, m. (H. H.). Zustand nach Pankreasteilresektion bei Insulinom. Postoperative Nachblutungen mit protrahiertem Schock.
EEG-Befunde	EEG am 2. postoperativen Tag: Leicht verlangsamtes EEG mit hohem Theta-Anteil (5 − 6 Hz).
	EEG am 1. postoperativen Tag nach Relaparotomie: Theta-Aktivität (dominante Frequenz 4 Hz) mit niedriger Amplitude (25 µV).

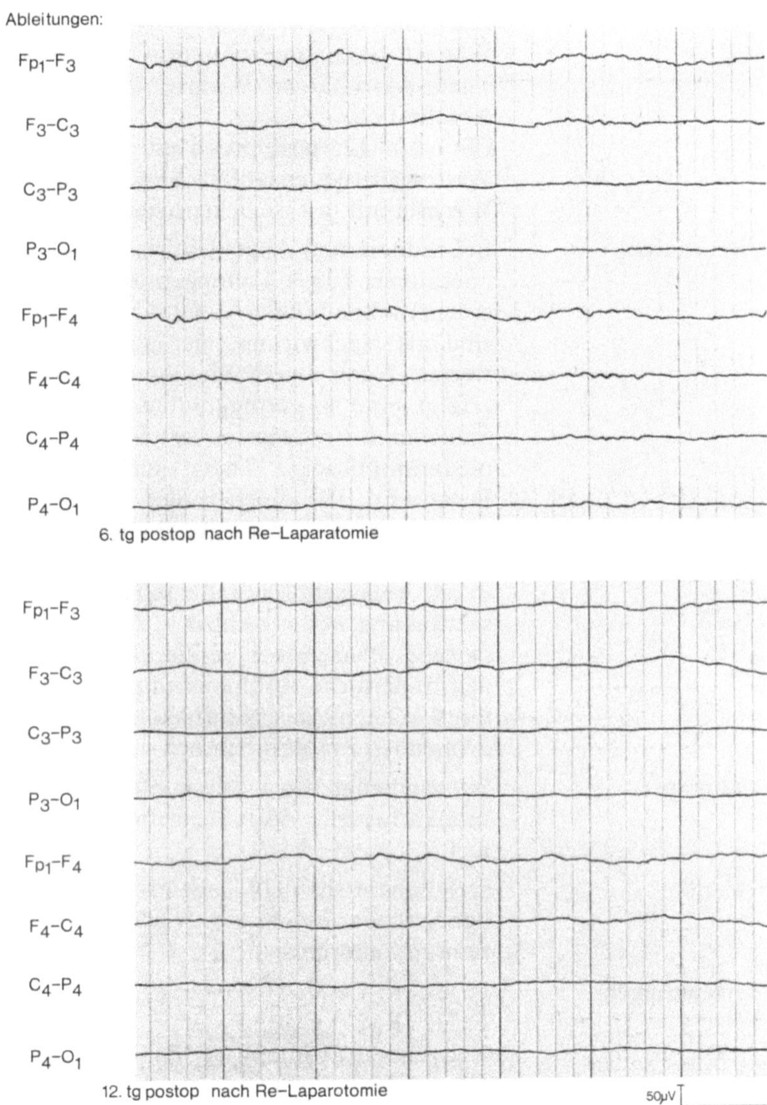
Ableitungen:
Fp1-F3
F3-C3
C3-P3
P3-O1
Fp1-F4
F4-C4
C4-P4
P4-O1
6. tg postop nach Re-Laparatomie
Fp1-F3
F3-C3
C3-P3
P3-O1
Fp1-F4
F4-C4
C4-P4
P4-O1
12. tg postop nach Re-Laparotomie
50μV
1sec

	EEG am 6. postoperativen Tag nach Relaparotomie: Weitere Spannungsreduktion. Abschnitte mit niedriger Theta-Aktivität im Wechsel mit nahezu isoelektrischen Abschnitten. EEG am 12. postoperativen Tag nach Relaparotomie: Weiterer Frequenzabfall. Strecken von Delta-Wellen im Wechsel mit fast isoelektrischen Phasen.
Beurteilung	Bei reduziertem Allgemeinzustand zeigt sich am 2. postoperativen Tag ein unregelmäßiges Ausgangs-EEG mit einem hohen Theta-Anteil. Die langsamen Frequenzen sind als Nachwirkung der ausgedehnten Operation zu werten. Nach einem Blutungsschock am folgenden Tag erfolgt eine 1. geringgradige Spannungsreduktion. Die schnelleren Frequenzen verschwinden. Sie werden durch niederamplitudige Theta- und Delta-Wellen abgelöst. Dies wird als Zeichen der cerebralen Funktionseinschränkung nach protrahiertem Schockzustand gewertet. Im weiteren Verlauf werden die Amplituden im EEG durch eine septisch induzierte cerebrale Funktionseinschränkung weiter reduziert. Zusätzlich auftretende hypoxische Phasen bei septischen Lungenkomplikationen vermindern die verbliebenen niederamplitudigen schnelleren Wellen. Das nahezu isoelektrische EEG zeigt den drohenden Zusammenbruch der elektrischen Leistung.
Therapie	Intensivbehandlung mit kontrollierter Beatmung, Antibiotikatherapie, Volumensubstitution, Katecholamingaben.
Verlauf	Der Patient stirbt 14 Tage nach Relaparotomie bei nicht beherrschbarer Sepsis mit schweren pulmonalen Funktionsveränderungen.
Ableitungen	F_{p1}-F_3; F_3-C_3; C_3-P_3; P_3-O_1; F_{p1}-F_4; F_4-C_4; C_4-P_4; P_4-O_1; Reg. Geschw.: 30 mm/s; ZK: 0,3 s; Filter: 70 Hz; Verst.: 50 µV/7 mm.

Beispiel 7

Klinische Situation	Patient 62 Jahre, w. (B. S.). Zustand nach Hemicolektomie, intraoperativ hypovolämischer Schock, Sepsis.
EEG-Befunde	EEG nach Operation: Überwiegend Theta-Wellen mit niedriger Amplitude. EEG am 1. postoperativen Tag: Niederamplitudiges EEG mit überwiegend Theta-Wellen und Beta-Einstreuungen. EEG am 7. postoperativen Tag: Zunahme langsamer Frequenzen bei Amplitudenreduktion, Abnahme des Beta-Anteiles. EEG am 16. postoperativen Tag: Weitgehender allgemeiner Spannungsverlust, geringe hochfrequente Einstreuungen.
Beurteilung	Unmittelbar postoperativ entspricht die langsame Grundfrequenz einem tiefen Sedierungsstadium. Durch therapeutische Sedierung mit Benzodiazepinen liegt dieses auch am 1. postoperativen Tag vor. Beta-Wellen sind medikamentspezifisch. Im weiteren Verlauf bei Verschlechterung des Allgemeinzustandes bleiben nach Absetzen der Sedation langsame Wellen niedriger Amplitude bestehen. Dies deutet auf einen Leistungsabfall der cerebralen Funktion. Die fortschreitende Sepsis führt am 16. postoperativen Tag zu einem fast völligen cerebralen Funktionsausfall.
Therapie	Intensivbehandlung mit kontrollierter Beatmung, Antibiotikatherapie. Spezifische Therapie: Sedierung mit Benzodiazepinen.
Verlauf	Tod im septischen Herz-Kreislauf-Versagen am 20. postoperativen Tag.
Ableitungen	F_{p1}-F_3; F_3-C_3; C_3-P_3; P_3-O_1; F_{p1}-F_4; F_4-C_4; C_4-P_4; P_4-O_1; Reg. Geschw.: 30 mm/s; ZK: 0,3 s; Filter: 70 Hz; Verst.: 50 µV/7 mm.

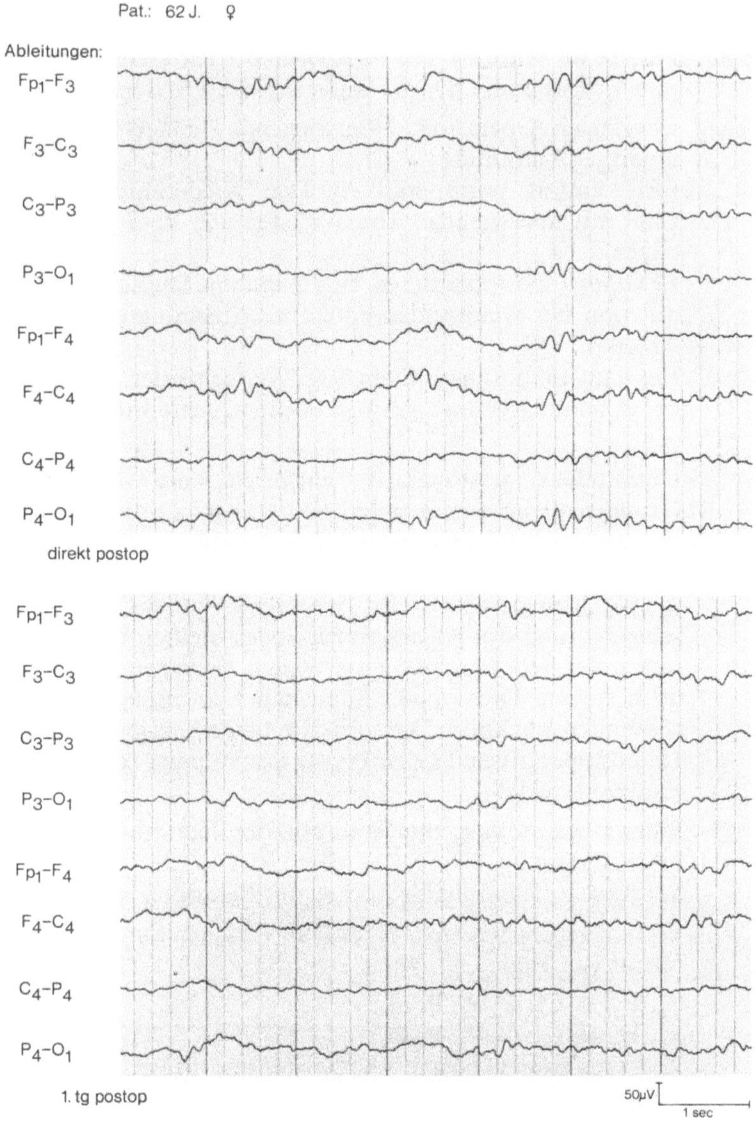

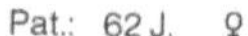

Pat.: 62 J. ♀

Ableitungen:

direkt postop

1. tg postop

50µV

1 sec

Ableitungen:

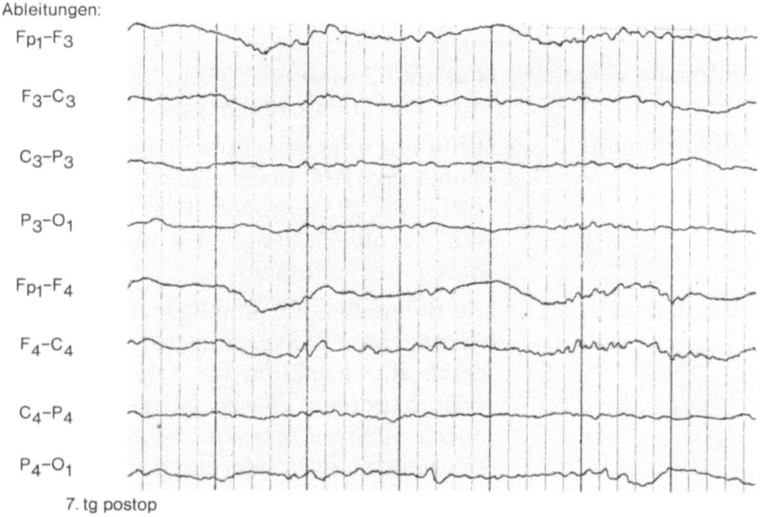

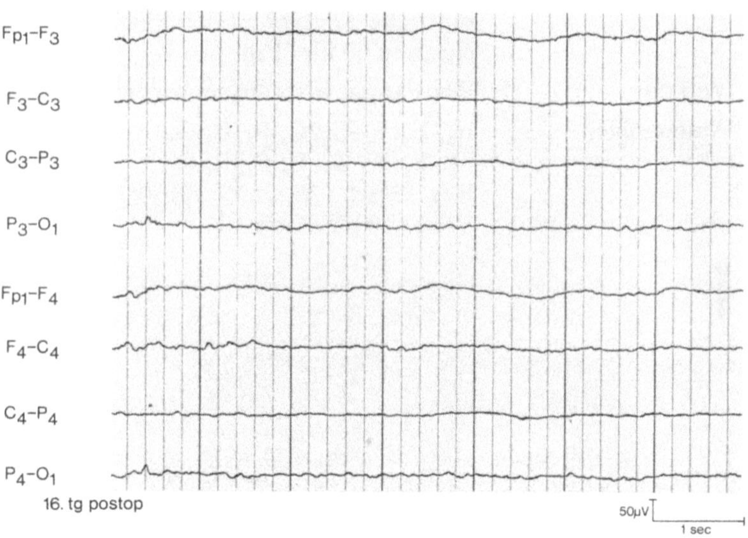

Beispiel 8

Klinische Situation	Patient 62 Jahre, m. (H. L.). Zustand nach Hemicolektomie, Pneumonie und Sepsis.
EEG-Befunde	EEG am 6. postoperativen Tag (16. 1.): Überwiegen von Theta-Aktivität bei gleichzeitiger Alpha-Beta-Aktivität. EEG am 20. postoperativen Tag (23. 1.): Flaches EEG mit frontalen langsamen Wellen (1 − 2 Hz-Artefakte durch die Beatmung).
Beurteilung	Zu Behandlungsbeginn liegt eine leichte Allgemeinveränderung im EEG als Äquivalent zu der gering gestörten cerebralen Funktion vor. Ohne gleichzeitige hypoxische oder hypotone Phasen ist das EEG am 20. Tag allein durch mehrere septische Schübe verändert. Die schwerste Allgemeinveränderung der cerebralen Funktion kann als toxische Wirkung bzw. als direkte Mitbeteiligung des Gehirns am septischen Geschehen interpretiert werden.
Therapie	Intensivbehandlung mit kontrollierter Beatmung. Antibiotische Therapie; Globulinzufuhr; Analgesie durch Piritramid 60 mg/Tag.
Verlauf	Der Patient stirbt im septischen Kreislaufschock.
Ableitungen	F_{p1}-F_3; F_3-C_3; C_3-P_3; P_3-O_1; F_{p1}-F_4; F_4-C_4; C_4-P_4; P_4-O_1; Reg. Gesch.: 30 mm/s; ZK: 0,3 s; Filter: 70 Hz; Verst.: 50 µV/7 mm.

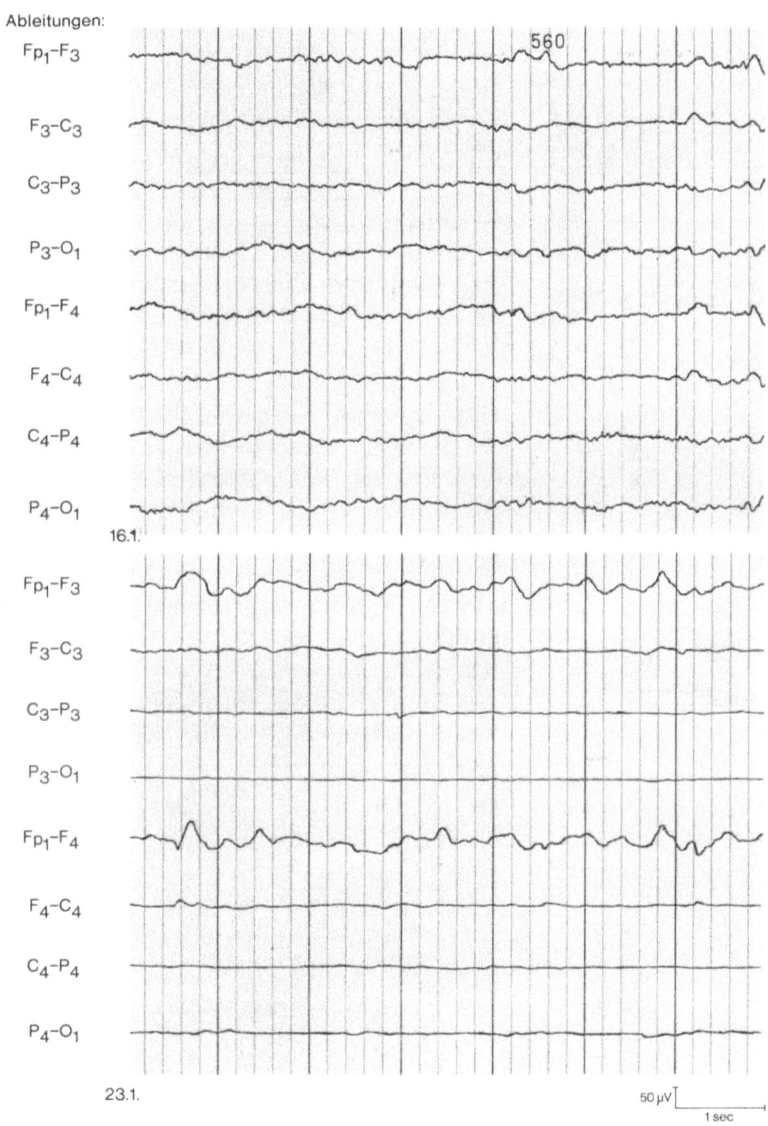
Pat.: 62 J.   ♂
Ableitungen:
Fp1-F3
F3-C3
C3-P3
P3-O1
Fp1-F4
F4-C4
C4-P4
P4-O1
560
16.1.
Fp1-F3
F3-C3
C3-P3
P3-O1
Fp1-F4
F4-C4
C4-P4
P4-O1
23.1.
50 µV
1 sec

Beispiel 9

Klinische Situation	Patient 28 Jahre, w. (I. E.). Zustand nach Kaiserschnittentbindung bei EPH-Gestose. Ausgedehnte Staphylokokkensepsis mit Verbrauchskoagulopathie. Septisches Leberversagen. Relaparotomie, ARDS.
EEG-Befunde	EEG am 2. Tag nach Relaparotomie: Stark abgeflachtes EEG mit Alpha- und Beta-Aktivität. Delta-Wellen frontal und occipital. EEG am 7. Tag nach Relaparotomie. Delta-Wellen mittlerer Amplitude über die gesamte Konvexität verteilt. EEG am 14. Tag nach Relaparotomie: Nahezu isoelektrisches EEG. Vereinzelt eingestreute occipital lokalisierte Delta-Wellen.
Beurteilung	Unter leichter Analgesie (Piritramid) zeigt die progrediente EEG-Verschlechterung von der mittleren zur schweren bis zur schwersten Allgemeinveränderung die Beeinflussung des Gehirns durch Sepsis. Durch die gleichzeitige Verbrauchskoagulopathie ist eine präfinale ubiquitäre cerebrale Einblutung nicht auszuschließen. In diesem Beispiel werden sowohl klinisch wie encephalographisch die klassischen Komastadien I−IV durchlaufen.
Therapie	Intensivbehandlung mit kontrollierter Beatmung, antibiotische Therapie, Gabe von Blutgerinnungsfaktoren und Katecholaminen.
Verlauf	Die Patientin stirbt im septischen Schock mit ARDS 16 Tage nach Aufnahme auf die Intensivstation.
Ableitungen	F_{p1}-F_3; F_3-C_3; C_3-P_3; P_3-O_1; F_{p1}-F_4; F_4-C_4; C_4-P_4; P_4-O_1; Reg. Geschw.: 30 mm/s; ZK: 0,3 s; Filter: 70 Hz; Verst.: 50 µV/7 mm.

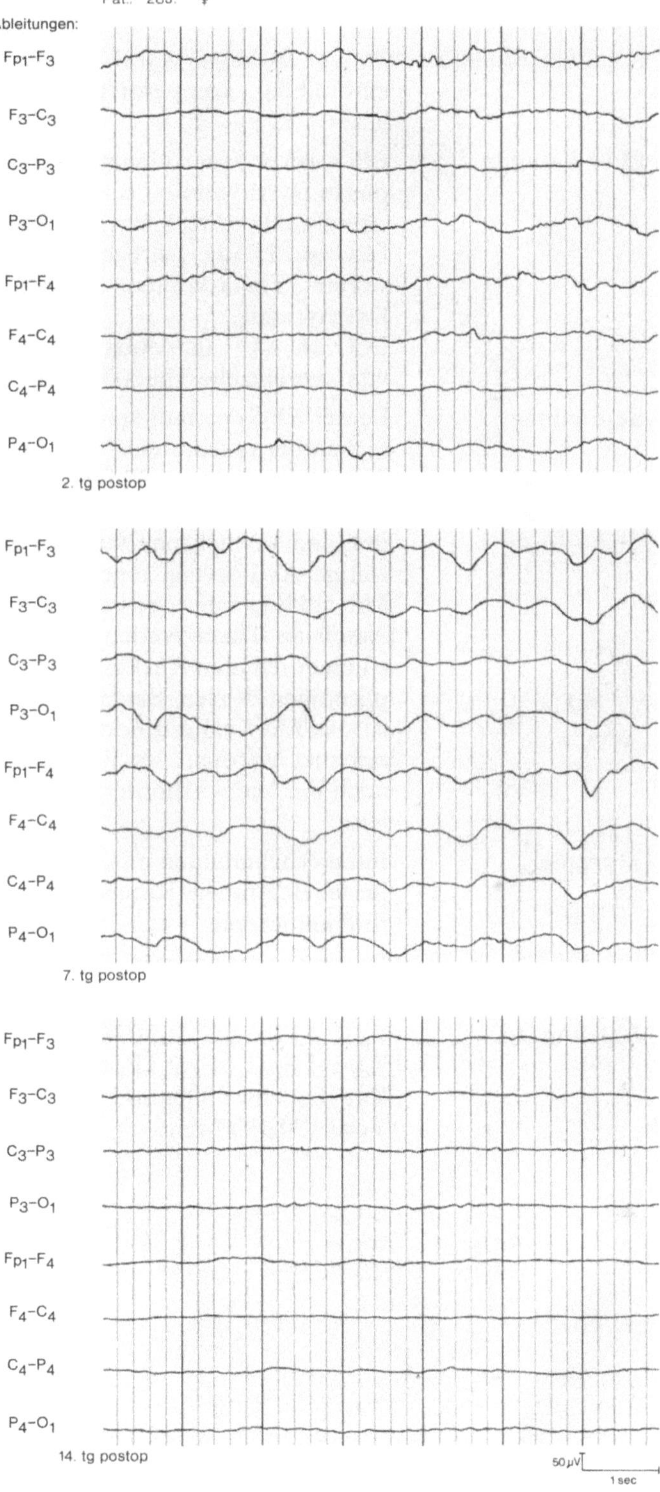
Pat.: 28J. ♀
50 µV
Ableitungen:
Fp1-F3
F3-C3
C3-P3
P3-O1
Fp1-F4
F4-C4
C4-P4
P4-O1
2. tg postop
Fp1-F3
F3-C3
C3-P3
P3-O1
Fp1-F4
F4-C4
C4-P4
P4-O1
7. tg postop
Fp1-F3
F3-C3
C3-P3
P3-O1
Fp1-F4
F4-C4
C4-P4
P4-O1
14. tg postop
50 µV
1 sec

Beispiel 10

Klinische Situation	Patient 29 Jahre, w. (H. J.). Zustand nach Kaiserschnittentbindung, kompensierter septischer Schock. Somnolenz.
EEG-Befunde	EEG am 1. Tag: Unregelmäßiges EEG. Mittlere gruppierte Dysrhythmie occipital. Alpha-Aktivität (9 Hz) occipital und parietal, eingestreute Beta-Wellen frontal. EEG am 2. Tag: Unregelmäßiges EEG, vereinzelt eingestreute Theta-Wellen. Rückbildung der gruppierten Dysrhythmie. EEG am 14. Tag: Alpha-EEG (9 Hz). Frontal Beta-Aktivität, vereinzelte Theta-Wellen.
Beurteilung	Dieser EEG-Verlauf spiegelt die kontinuierliche Verbesserung der cerebralen Funktion bei abklingender Sepsis. Als Zeichen der cerebralen Funktionsstörung tritt hier bei nur mäßiger Beeinträchtigung des Allgemeinzustandes eine Vermehrung von Theta-Wellen und eine gleichzeitige Aktivierung einer gruppierten Dysrhythmie auf. Mit abklingender Sepsis ist zwar immer noch ein hoher Anteil an Theta-Wellen nachweisbar, jedoch kommt es zu einer leichten Rückbildung der eingestreuten hochamplitudigen Wellen. Bei Entlassung von der Intensivstation ist das EEG nahezu normal, es kann als Alpha-EEG bezeichnet werden. Als Restzustand findet sich lediglich noch ein leicht erhöhter Anteil eingestreuter Theta-Wellen.
Therapie	Intensivbehandlung mit primärer Intubation und kontrollierter Beatmung, Katecholamingaben, hochdosiert Antibiotikatherapie.
Verlauf	Die Patientin kann 14 Tage nach der Aufnahme auf die Normalstation entlassen werden.
Ableitungen	F_{p1}-F_3; F_3-C_3; C_3-P_3; P_3-O_1; F_{p4}-F_4; F_4-C_4, C_4-P_4; P_4-O_1; Reg. Geschw.: 30 mm/s; ZK: 0,3 s; Filter: 70 Hz; Verst.: 50 µV/7 mm.

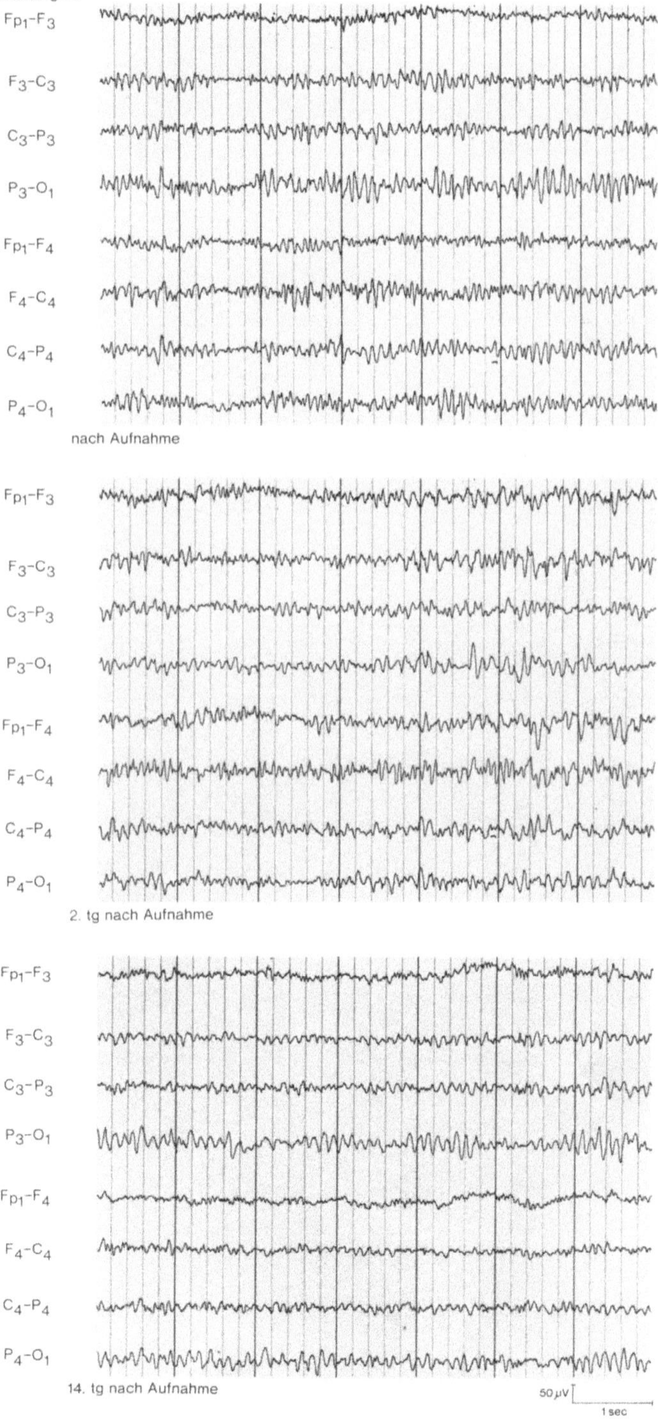
Pat.: 29J. ♀
Ableitungen:
Fp₁-F₃
F₃-C₃
C₃-P₃
P₃-O₁
Fp₁-F₄
F₄-C₄
C₄-P₄
P₄-O₁
nach Aufnahme
Fp₁-F₃
F₃-C₃
C₃-P₃
P₃-O₁
Fp₁-F₄
F₄-C₄
C₄-P₄
P₄-O₁
2. tg nach Aufnahme
Fp₁-F₃
F₃-C₃
C₃-P₃
P₃-O₁
Fp₁-F₄
F₄-C₄
C₄-P₄
P₄-O₁
14. tg nach Aufnahme
50 µV
1 sec

Beispiel 11

Klinische Situation	Patient 41 Jahre, m. (A. R.). Zustand nach Laparotomie bei hämorrhagischer Pankreatitis. Kurzfristiger septischer Schub am 3./4. postoperativen Tag. Alkoholentzugsdelir.
EEG-Befunde	EEG am 1. postoperativen Tag: Delta-Theta-Wellen niedriger Amplitude mit eingestreuten Bursts von Beta-Aktivität.

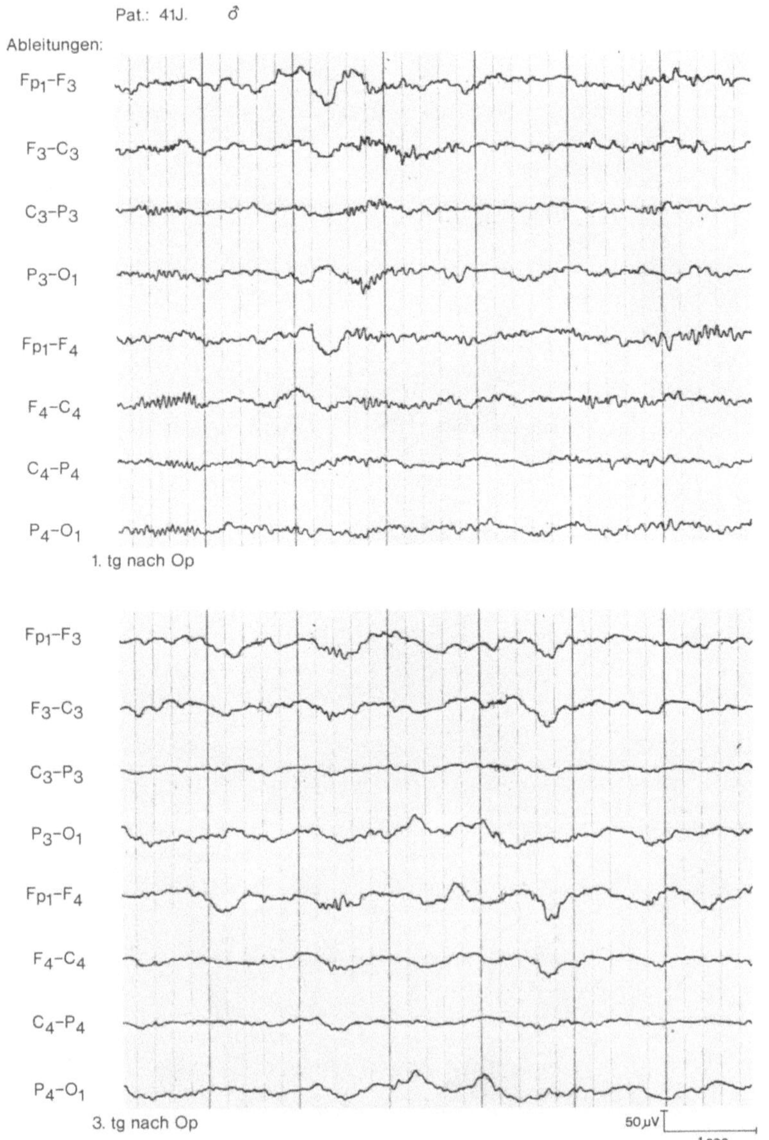

EEG am 3. postoperativen Tag: Delta-Theta-Aktivität hoher Amplitude. Vereinzelt eingestreute Beta-Wellen.
EEG am 7. postoperativen Tag: Unregelmäßiges EEG. Gruppierte und kontinuierliche Dysrhythmie im Frontalbereich und occipital Alpha-Aktivität.
EEG am 12. postoperativen Tag: Alpha-EEG, frontal eingestreute Beta-Wellen.

Beurteilung

Der dargestellte EEG-Verlauf zeigt zunächst Einflüsse einer leichten Benzodiazepinsedierung mit den charakte-

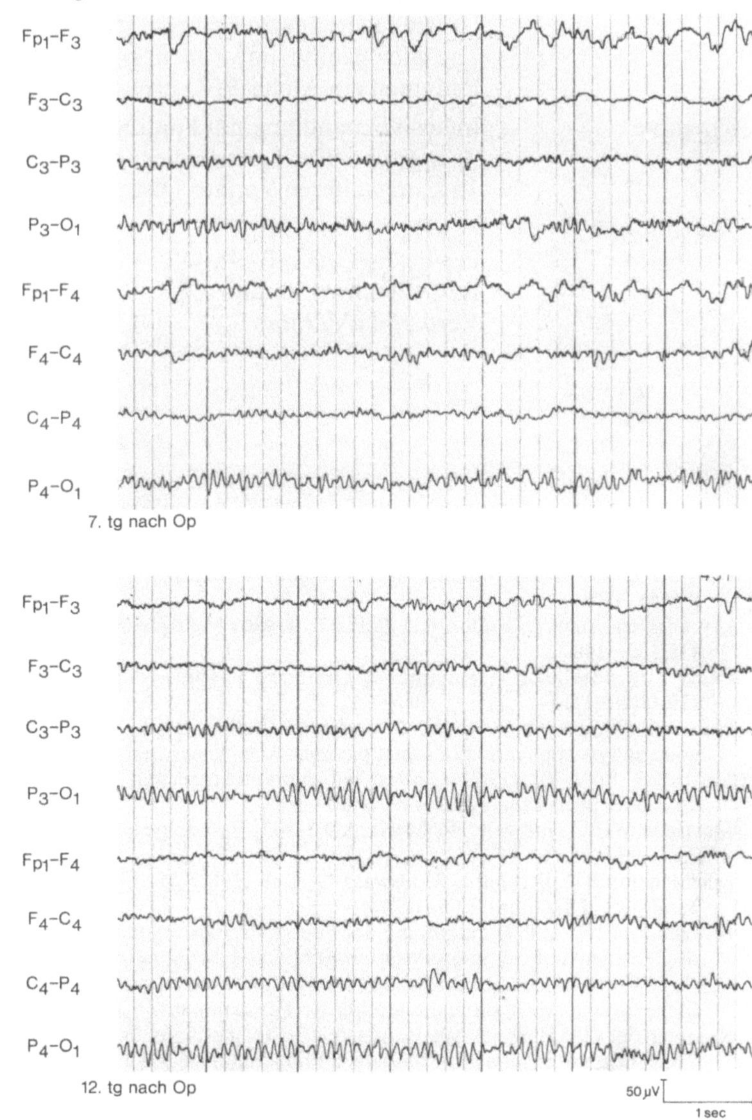

ristischen Beta-Ausbrüchen. Als Nachwirkungen der Operation sind die dazwischenliegenden langsamen Frequenzen zu werten. Die insgesamt leichte Allgemeinveränderung im EEG ist Ausdruck der geringen Bewußtseinsdämpfung. Am 3. postoperativen Tag ist trotz Absetzen der Sedierungstherapie als Folge der akuten Verschlechterung des Allgemeinzustandes im septischen Schub der Patient komatös. Im EEG zeigt sich eine mittlere Allgemeinveränderung. Am 7. postoperativen Tag – nach Extubation – manifestiert sich ein Alkoholentzugsdelir, das im EEG zur gleichzeitigen Aktivierung von Gruppen hochamplitudiger Delta-Wellen und Beta-Aktivität führt.

Unter Distraneurintherapie ist am 12. postoperativen Tag gleichzeitig mit einem kooperativen Verhalten des Patienten ein Alpha-EEG erreicht.

Therapie | Intensivbehandlung mit kontrollierter Beatmung.
Spezifische Therapie: Sedierung mit Midazolam 90 mg/Tag, im weiteren Verlauf Distraneurin 3 Kapseln/Tag.

Ableitungen | F_{p1}-F_3; F_3-C_3; C_3-P_3; P_3-O_1;
F_{p1}-F_4; F_4-C_4; C_4-P_4; P_4-O_1;
Reg. Geschw.: 30 mm/s; ZK: 0,3 s; Filter: 70 Hz;
Verst.: 50 µV/7 mm.

Literaturübersicht

Duff JH (1977) Cardiovascular and metabolic changes in shock and sepsis. Eur Surg Res 9:1155−1161

Fry DE, Pearlstein L, Fulton RL, Polk HC (1980) Multiple system organ failure. Arch Surg 115:136−140

Goris J, te Boekhorst T, Nuytinck J, Gimbrere J (1985) Multiple organ failure. Arch Surg 120:1109−1115

Hesselvik F, Carlsson C, Brodin B, Jorfeldt L, Schildt B (1985) A hemodynamic profile diagram and its application in septic patients. Acta Anaesthesiol Scand 29:706−711

Jacobs ER, Bone RC (1980) Clinical indicators in sepsis and septic adult respiratory distress syndrome. Med Clin North Am 70:921−932

MacCabe WR, Treadwell TL, Maria AD (1983) Pathophysiology of Bacteremia. Am J Med 75:7−18

MacMenamy RH, Birkhahn R, Oswald G et al. (1981) Multiple system organ failure, I, The basal state. J Trauma 21:99−114

Mittenmayer CH (1980) Pathologie der Sepsis. In: Farthmann EH, Horatz U (Hrsg) Der septische Patient auf der Intensivstation. Bibliomed, Melsungen, S 131−142

Moyer E, Cerra F, Chenier R et al. (1981) Multiple systems organ failure, VI, Death predictors in the trauma-septic state, the most critical determinants. J Trauma 21:862−869

Sheagren JH (1985) Shock syndromes related to sepsis. In: Wyngaarden JB, Smith LN (eds) Cecil textbook of medicine. Saunders, Philadelphia, S 1473−1477

E. EEG-Verlaufsbeobachtungen

I. Normalverläufe mit kurzer Intensivbehandlung

Unmittelbar nach Narkose und Operation sind im EEG sowohl die medikamentösen Nachwirkungen als auch die direkte Beeinträchtigung des Allgemeinzustandes erkennbar. Je nach Ausmaß der Einflüsse sind Frequenzverlangsamung und Amplitudenreduktion zu beobachten.

Patienten mit unkompliziertem postoperativen Verlauf erreichen in der Regel bis zum 3. postoperativen Tag ein EEG, das annähernd dem präoperativen Befund entspricht. Lediglich eine Abnahme der dominanten Frequenz innerhalb der Frequenzbänder um 0,5 – 1 Hz können zu diesem Zeitpunkt noch registriert werden.

Übersicht zu den Beispielen

Beispiel 1: Hemicolektomie, Nachbeatmung bei obstruktiver Ventilationsstörung. Schnelle Erholung.
Beispiel 2: Strumektomie mit kurzfristiger Hypoxie. Schnelle Regeneration.
Beispiel 3: Hemicolektomie, Nachbeatmung unter Medazolamsedierung bei höherem Alter und Adipositas. Schnelle Regeneration.
Beispiel 4: Abdominelle Hysterektomie mit Nachblutung und Relaparotomie. Nachbeatmung unter Midazolamsedierung. Leicht verzögerte Regeneration.
Beispiel 5: Adnektomie mit Nachblutung und Relaparotomie. Nachbeatmung. Schnelle Regeneration.

Beispiel 1

Klinische Situation	Patient 56 Jahre, m. (G. H.). Zustand nach Hemicolektomie bei chronisch obstruktiver Ventilationsstörung. Kurzfristige Nachbeatmung.
EEG-Befunde	EEG am 1. postoperativen Tag: Niederamplitudiges EEG, eingestreute Beta-Wellen. EEG am 2. postoperativen Tag: Alpha-EEG (8 Hz, $20-40\ \mu V$), eingestreut langsamere Frequenzanteile. EEG am 3. postoperativen Tag: Alpha-EEG (9 Hz, $20-40\ \mu V$).
Beurteilung	Einen Tag nach der Operation ist der Patient bei der EEG-Ableitung noch sehr müde; das EEG ist niederamplitudig mit flachen Theta-Wellen und Beta-Wellen als Zeichen für die Nachwirkungen der Narkose. Am 2. postoperativen Tag hat sich ein Alpha-EEG aufgebaut. Vigilanzschwankungen und die verlangsamte dominante Alpha-Frequenz lassen noch die leichte cerebrale Leistungsminderung erkennen. Am 3. postoperativen Tag zeigt der klinisch völlig unauffällige Patient im EEG einen altersentsprechenden Normalbefund. Die dominante Alpha-Frequenz ist gestiegen.
Therapie	Nachbeatmung.
Verlauf	Der Patient wird am 4. postoperativen Tag in sehr gutem Allgemeinzustand auf die Normalstation verlegt.
Ableitungen	F_{p1}-F_3; F_3-C_3; C_3-P_3; P_3-O_1; F_{p1}-F_4; F_4-C_4; C_4-P_4; P_4-O_1; Reg. Geschw.: 30 mm/s; ZK: 0,3 s; Filter: 70 Hz; Verst.: 50 μV/7 mm.

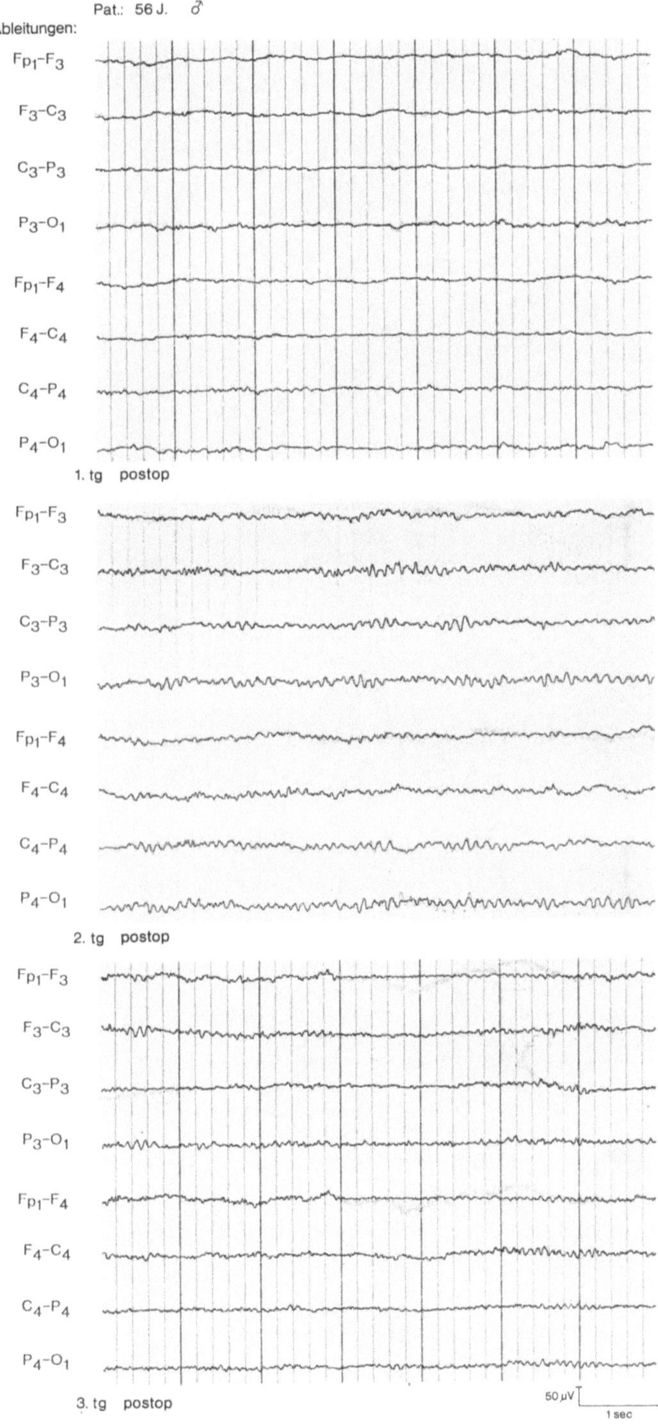

Pat.: 56 J.   ♂
Ableitungen:
Fp₁-F₃
F₃-C₃
C₃-P₃
P₃-O₁
Fp₁-F₄
F₄-C₄
C₄-P₄
P₄-O₁
1. tg   postop
Fp₁-F₃
F₃-C₃
C₃-P₃
P₃-O₁
Fp₁-F₄
F₄-C₄
C₄-P₄
P₄-O₁
2. tg   postop
Fp₁-F₃
F₃-C₃
C₃-P₃
P₃-O₁
Fp₁-F₄
F₄-C₄
C₄-P₄
P₄-O₁
3. tg   postop
50 µV
1 sec

Beispiel 2

Klinische Situation	Patient 49 Jahre, w. (G. W.). Zustand nach Struma permagna mit Tracheaeinengung und Stimmbandlähmung. Bei Intubationsschwierigkeiten kurzfristige Hypoxie.
EEG-Befunde	EEG am präoperativen Tag: Alpha-Wellen (8,5−9 Hz, 20−040 µV) überwiegend ausgeprägt, Beta-Wellen (15−20 Hz, 15−20 µV) mäßig bis gering ausgeprägt, Theta-Wellen vereinzelt. EEG am 1. postoperativen Tag (6. 6.): Niederamplitudiges EEG mit 2 Hz Delta-Wellen, überlagert von 5−6 Hz Frequenzen im Bereich von 5−6 Hz. EEG am 4. postoperativen Tag (9. 6.): Langsames Alpha-EEG (7−8 Hz, 15−40 µV). EEG am 8. postoperativen Tag (13. 6.): Alpha-EEG (9−10 Hz, 20−40 µV).
Beurteilung	Im Ausgangs-EEG dominieren Frequenzen aus dem Alpha-Band. Das Auftreten von Beta- und Theta-Wellen ist auf die Prämedikationseffekte zurückzuführen. Postoperativ wird die Patientin nachbeatmet und zeigt eine deut-

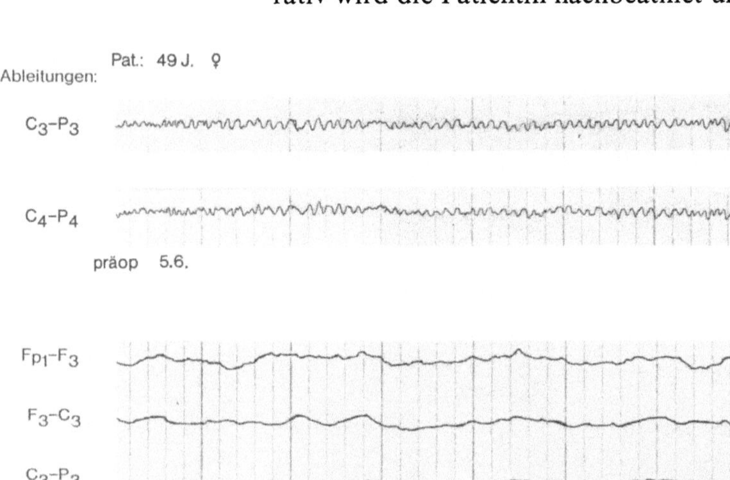

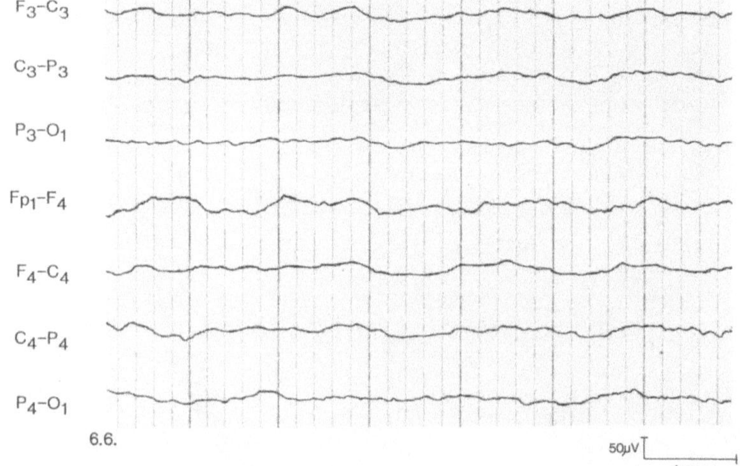

lich verlängerte Aufwachphase. Nach Hypoxie und unter Sedierung läßt das EEG am 1. postoperativen Tag eine cerebrale Funktionsbeeinträchtigung entsprechend einer schweren Allgemeinveränderung erkennen. Am 3. postoperativen Tag bei gutem Allgemeinzustand können eindeutige Zeichen einer cerebralen Funktionsminderung nicht mehr erhoben werden. Das EEG zeigt einen Alpha-Rhythmus mit noch verlangsamter dominanter Frequenz. 4 Tage später tritt als Zeichen der völligen cerebralen Erholung ein schneller Alpha-Rhythmus auf.

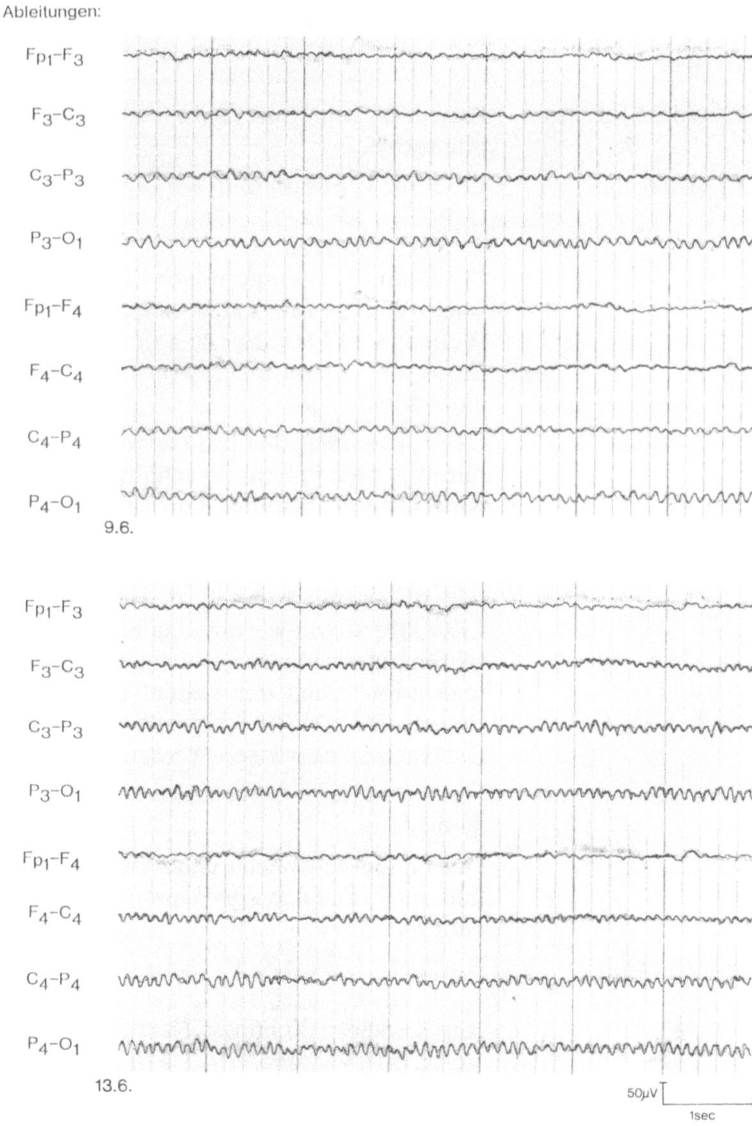

Therapie	Nachbeatmung, Intensivpflege. Spezifische Therapie: Dexamethason 48 mg.
Verlauf	Die Patientin kann am 8. postoperativen Tag in sehr gutem Allgemeinzustand auf die Normalstation verlegt werden.
Ableitungen	F_{p1}-F_3; F_3-C_3; C_3-P_3; P_3-O_1; F_{p1}-F_4; F_4-C_4; C_4-P_4; P_4-O_1; Reg. Geschw.: 30 mm/s; ZK: 0,3 s; Filter: 70 Hz; Verst.: 50 µV/7 mm.

Beispiel 3

Klinische Situation	Patient 66 Jahre, m. (S. H.). Zustand nach Hemicolektomie rechts.
EEG-Befunde	EEG am 1. postoperativen Tag: Niederamplitudige Theta-Wellen (5 Hz, $15-20$ µV) im Wechsel mit Beta-Spindeln ($13-15$ Hz). EEG am 3. postoperativen Tag: Frontal überwiegend Theta-Wellen ($6-7$ Hz), occipital Aufbau von Alpha-Wellen ($8-12$ Hz, $20-40$ µV). EEG am 7. postoperativen Tag: Alpha-EEG (9 Hz, $25-50$ µV).
Beurteilung	Das 1. postoperative EEG ist verlangsamt und niederamplitudig. Der Patient ist schläfrig, aber ansprechbar und wird assistiert beatmet. Das EEG spiegelt den cerebralen Einfluß der Sedierung wider, die Beta-Spindeln sind durch Midazolam hervorgerufen. 2 Tage später ist der Patient extubiert, wach und vollständig orientiert. Im EEG läßt sich noch eine leichte cerebrale Funktionseinschränkung nachweisen. Vor der Verlegung auf die „Normalstation" zeigt der Patient ein Alpha-EEG. Veränderungen, die auf eine Nachwirkung der Operation bzw. der Narkose hinweisen, werden nicht mehr gefunden.
Therapie	Nachbeatmung. Spezifische Therapie: Midazolam 30 mg/Tag.
Verlauf	Der Patient wird nach unauffälligem postoperativen Verlauf am 7. Tag nach der Operation auf die Normalstation verlegt.
Ableitungen	F_{p1}-F_3; F_3-C_3; C_3-P_3; P_3-O_1; F_{p1}-F_4; F_4-C_4; C_4-P_4; P_4-O_1; Reg. Geschw.: 30 mm/s; ZK: 0,3 s; Filter: 70 Hz; Verst.: 50 µV/7 mm.

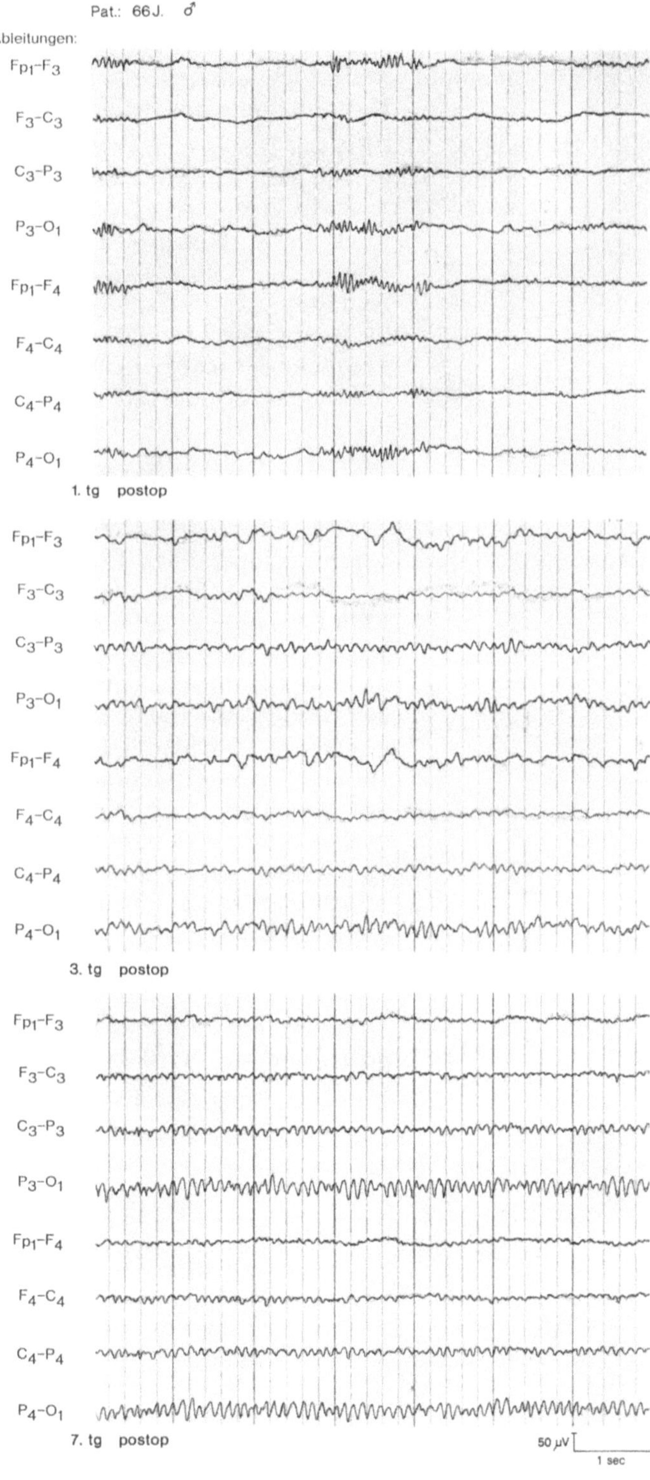
Pat.: 66 J. ♂
Ableitungen:
Fp1-F3
F3-C3
C3-P3
P3-O1
Fp1-F4
F4-C4
C4-P4
P4-O1
1. tg postop
Fp1-F3
F3-C3
C3-P3
P3-O1
Fp1-F4
F4-C4
C4-P4
P4-O1
3. tg postop
Fp1-F3
F3-C3
C3-P3
P3-O1
Fp1-F4
F4-C4
C4-P4
P4-O1
7. tg postop
50 μV
1 sec

Beispiel 4

Klinische Situation	Patient 71 Jahre, w. (L. L.). Zustand nach abdomineller Hysterektomie mit Nachblutung und Relaparotomie.
EEG-Befunde	EEG am 1. postoperativen Tag: Delta-Wellen ($2-3,5$ Hz, $25-50$ µV). Eingestreute Frequenzen von $9-12$ Hz und $5-7$ Hz. Gruppierte Dysrhythmie frontal. EEG am 2. postoperativen Tag: Überwiegend Alpha-Wellen ($8-9$ Hz, $25-50$ µV), mäßig ausgeprägte Beta-Aktivität ($15-25$ Hz, $15-20$ µV). Theta-Aktivität mäßig bis gering ($4-7$ Hz, $20-40$ µV). Form, Ausprägung und Frequenz der im EEG enthaltenen Wellen variieren. EEG am 3. postoperativen Tag: Überwiegend Beta-Wellen ($15-20$ Hz, $15-25$ µV), mäßig ausgeprägte Alpha-Aktivität ($7,5-8$ Hz, $20-40$ µV). Eingestreute 4- bis 7-Hz-Frequenzen. Form, Ausprägung und Frequenz der im EEG enthaltenen Wellen variieren.
Beurteilung	Am 1. postoperativen Tag ist die Patientin noch intubiert und hat 5 mg Midazolam zur Sedierung erhalten. Das EEG ist deutlich verlangsamt. Die EEG-Veränderungen zeigen eine mittlere Funktionsminderung des Gehirns an, die über die durch die Midazolamsedierung zu erwartenden cerebralen Effekte hinausgehen. Die frontal betonte gruppierte Dysrhythmie kann nur bedingt als Hinweis auf eine Störung cerebraler Regulationsmechanismen gewertet werden. Einen Tag später zeigt das EEG eine noch leichte cerebrale Funktionsminderung an, die Patientin ist extubiert und befindet sich klinisch in einem guten Allgemeinzustand. Einen Tag vor der Verlegung auf eine Normalstation ist das EEG noch unregelmäßig. Die Grundaktivität ist langsamer als es für diese Patientin zu erwarten wäre, so daß man annehmen kann, daß diese Veränderungen auf eine Restwirkung des operativen Eingriffes bzw. der Narkose zurückzuführen sind.
Therapie	Nachbeatmung. Spezifische Therapie: Midazolam 5 mg.
Verlauf	Die Patientin wird am 4. postoperativen Tag auf die Normalstation verlegt.
Ableitungen	F_{p1}-F_3; F_3-C_3; C_3-P_3; P_3-O_1; F_{p1}-F_4; F_4-C_4; C_4-P_4; P_4-O_1; Reg. Geschw.: 30 mm/s; ZK: 0,3 s; Filter: 70 Hz; Verst.: 50 µV/7 mm.

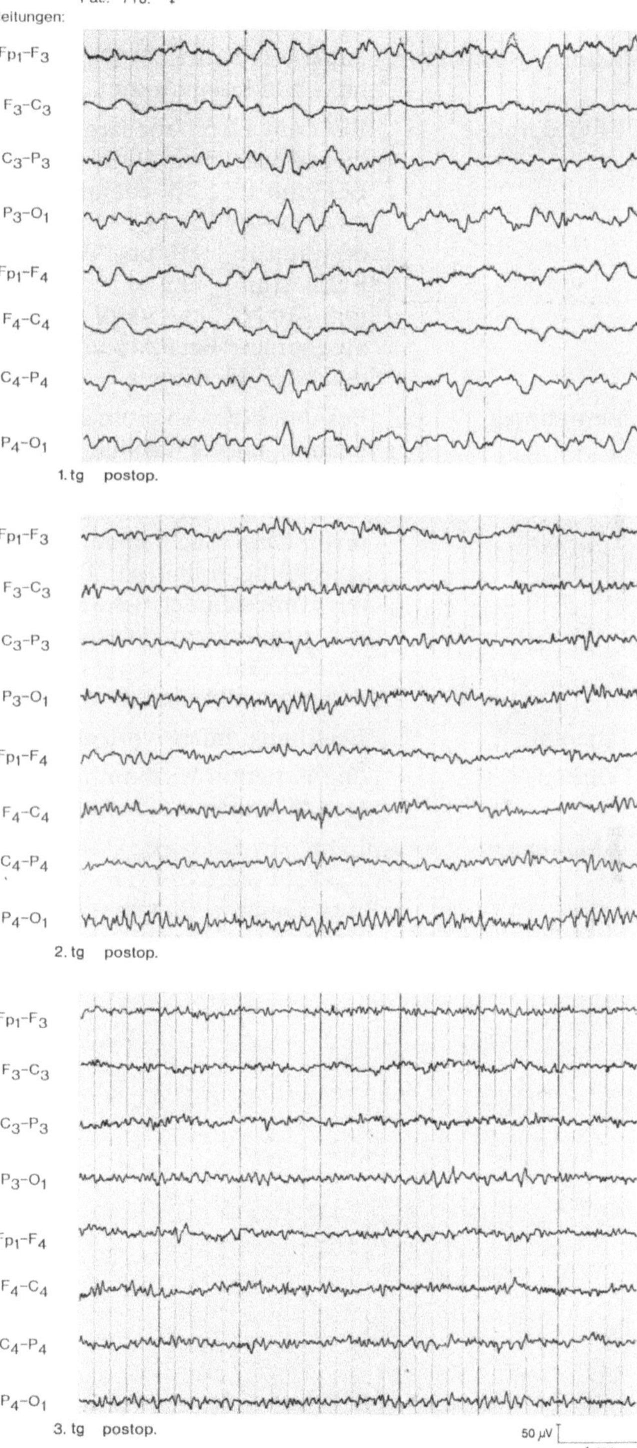

Pat.: 71 J. ♀
Ableitungen:
Fp1-F3
F3-C3
C3-P3
P3-O1
Fp1-F4
F4-C4
C4-P4
P4-O1
1. tg   postop.
Fp1-F3
F3-C3
C3-P3
P3-O1
Fp1-F4
F4-C4
C4-P4
P4-O1
2. tg   postop.
Fp1-F3
F3-C3
C3-P3
P3-O1
Fp1-F4
F4-C4
C4-P4
P4-O1
3. tg   postop.
50 µV
1 sec

Beispiel 5

Klinische Situation	Patient 34 Jahre, w. (W. A.). Zustand nach Adnektomie links und Relaparotomie wegen Nachblutung.
EEG-Befunde	EEG am 12. 5.: Niedergespanntes EEG mit 7−9 Hz Frequenz-Anteilen (15−30 µV). EEG am 15. 5.: Niederamplitudiges EEG, parieto-occipital Beta-Wellen (13−16 Hz, 15−40 µV). Temporal und occipital 10-Hz Alpha-Wellen (bis 25 µV). EEG am 16. 5.: Überwiegend Alpha-Aktivität (9,5−10 Hz, 20−50 µV) wechselnder Amplitude. Mäßig ausgeprägte Beta-Aktivität (15−18 Hz, 15−30 µV) angedeutet spindelförmig.
Beurteilung	Bei der EEG-Ableitung am 12. 5. ist die Patientin noch beatmet und sehr schläfrig. Am EEG wird die Dämpfung der cerebralen Aktivität deutlich; Hinweise auf eine weitergehende cerebral Funktionsstörung ergeben sich nicht. Drei Tage später ist die Patientin extubiert und vollständig orientiert. Das niedergespannte EEG sowie das Auftreten der Beta-Frequenzen können als Ausdruck der psychischen Anspannung der Patientin angesehen werden. Am 16. 5. zeigt das EEG einen altersentsprechenden Normalbefund. Die Patientin ist klinisch unauffällig.
Therapie	Beatmung, Intensivpflege.
Verlauf	Die Patientin wird am 5. postoperativen Tag in sehr gutem Allgemeinzustand auf die Normalstation verlegt.
Ableitungen	F_{p1}-F_3; F_3-C_3; C_3-P_3; P_3-O_1; F_{p1}-F_4; F_4-C_4; C_4-P_4; P_4-O_1; Reg. Geschw.: 30 mm/s; ZK: 0,3 s; Filter: 70 Hz; Verst.: 50 µV/7 mm.

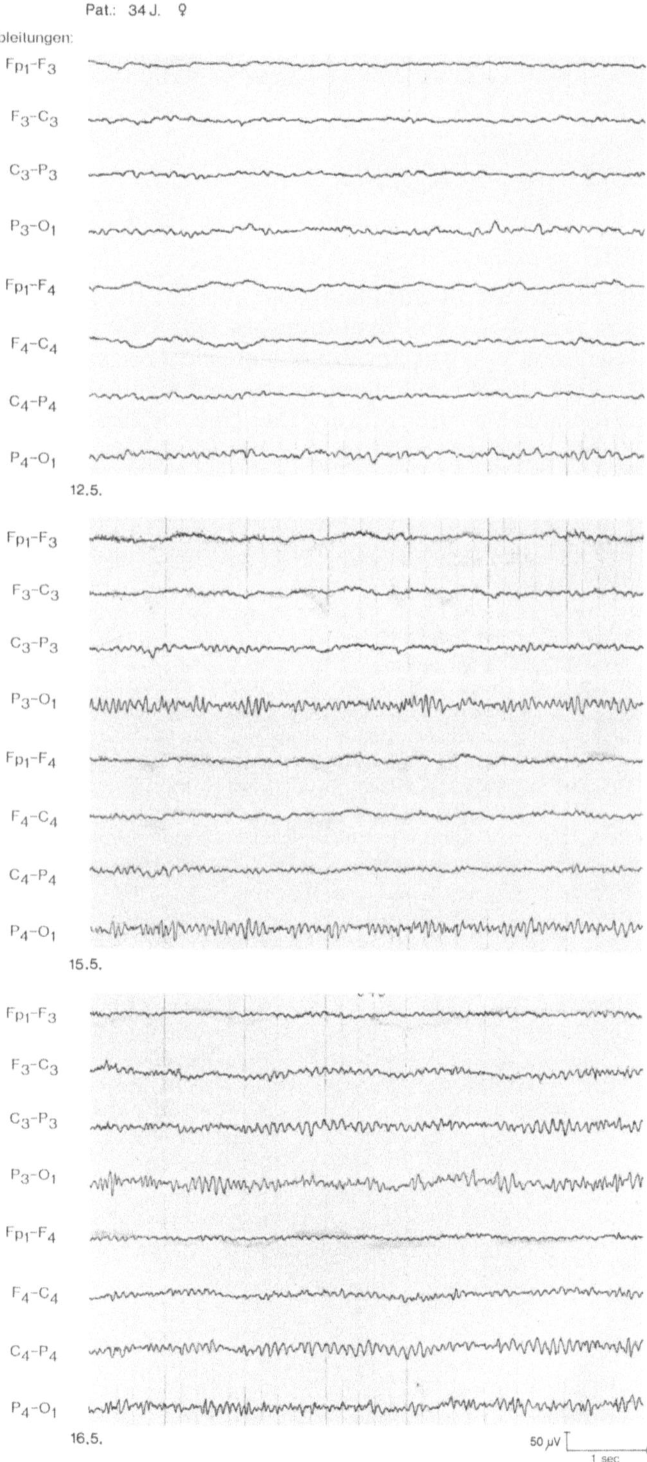
Pat.: 34 J. ♀
Ableitungen:
Fp₁-F₃
F₃-C₃
C₃-P₃
P₃-O₁
Fp₁-F₄
F₄-C₄
C₄-P₄
P₄-O₁
12.5.
Fp₁-F₃
F₃-C₃
C₃-P₃
P₃-O₁
Fp₁-F₄
F₄-C₄
C₄-P₄
P₄-O₁
15.5.
Fp₁-F₃
F₃-C₃
C₃-P₃
P₃-O₁
Fp₁-F₄
F₄-C₄
C₄-P₄
P₄-O₁
16.5.
50 μV
1 sec

II. Normalverläufe mit langer Intensivbehandlung

Intraoperative Komplikationen mit direkter cerebraler Funktionsschädigung sowie narkose- und operationsbedingte Störungen anderer Organsysteme, die wiederum eine verlängerte Rekonvaleszenz nach sich ziehen, führen zu einer längeren Intensivbehandlung. Durch das EEG können das Ausmaß der initialen cerebralen Funktionsstörung und eine verzögerte Erholung in der folgenden Behandlungsphase nachgewiesen werden. Zusätzlich können Vorerkrankungen und Alter des Patienten zu einer Verlängerung des postoperativen Verlaufes beitragen und einer schnellen Erholung der cerebralen Funktion im Wege stehen.

Übersicht zu den Beispielen

Beispiel 1: Gastrektomie. Nachbeatmung unter Sedierung bei stärkerer allgemeiner Beeinträchtigung. Leicht verzögerte Regeneration.
Beispiel 2: Kaiserschnittentbindung bei Diabetes mellitus mit Aspiration und folgendem Mendelson-Syndrom. Verzögerte Regeneration.
Beispiel 3: Kaiserschnittentbindung mit Peritonitis und offener Spülbehandlung. Verzögerte Regeneration.
Beispiel 4: Abdomino-perineale Rektumamputation mit Massentransfusion. Stark verzögerte Regeneration.

Beispiel 1

Klinische Situation	Patient 58 Jahre, m. (M. G.). Zustand nach Gastrektomie.
EEG-Befunde	EEG am 1. postoperativen Tag: Beta ($15-20$ Hz, $15-40$ µV), Theta ($5,6-6$ Hz, $25-50$ µV). EEG am 3. postoperativen Tag: Theta ($4,5-7$ Hz, $30-70$ µV), Alpha ($8-9$ Hz, $25-75$ µV) parieto-occipital eingestreute 18 Hz-Wellen. EEG am 6. postoperativen Tag: Alpha-EEG ($8,5-9$ Hz, $24-75$ µV), eingestreut Beta-Wellen (18 Hz). EEG am 10. postoperativen Tag: Alpha-EEG (10 Hz, $25-100$ µV).
Beurteilung	Am 1. postoperativen Tag ist der Patient noch beatmet, dementsprechend findet sich im EEG noch eine überwiegende Theta-Aktivität mit Beta-Frequenzen als Zeichen der medikamentösen Sedierung und der Beeinträchtigung des Allgemeinzustandes. Die Auswirkungen der Belastung durch Narkose und Operation sind auch am 3. postoperativen Tag anhand der langsamen Frequenzen erkennbar. Drei Tage später ist der Patient klinisch völlig unauffällig. Im EEG zeigt sich ein annähernd altersentsprechender Normalbefund mit noch verlangsamter dominanter Frequenz des Alpha-Bandes. Vier Tage später ist der Patient bereits wieder auf einer Allgemeinstation. Im EEG lassen sich keine Veränderungen mehr erkennen.
Therapie	Nachbeatmung, Antibiotika, Atemtraining.
Verlauf	Der Patient wird am 10. postoperativen Tag in sehr gutem Allgemeinzustand auf die Normalstation verlegt.
Ableitungen	F_{p1}-F_3; F_3-C_3; C_3-P_3; P_3-O_1; F_{p1}-F_4;; F_4-C_4; C_4-P_4; P_4-O_1; Reg. Geschw.: 30 mm/s; ZK: 0,3 s; Filter: 70 Hz; Verst.: 50 µV/7 mm.

Pat.: 58 J. ♂

Ableitungen:

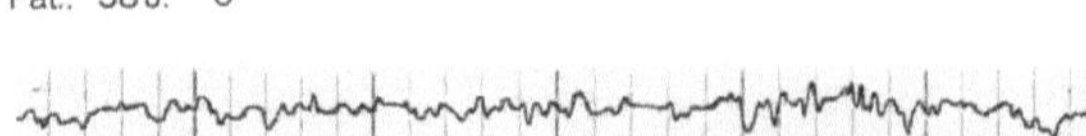
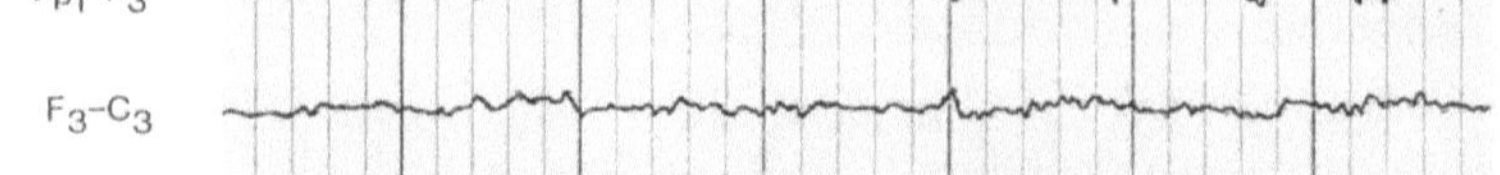
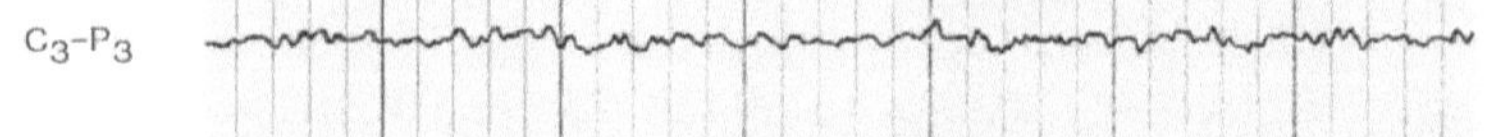
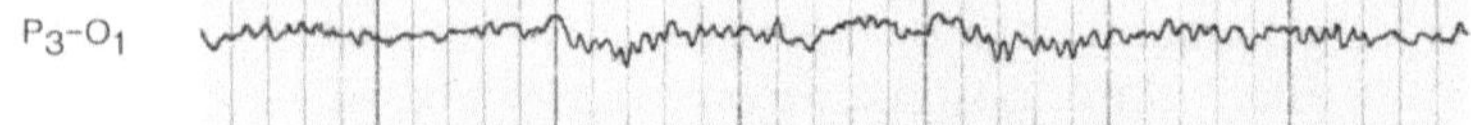
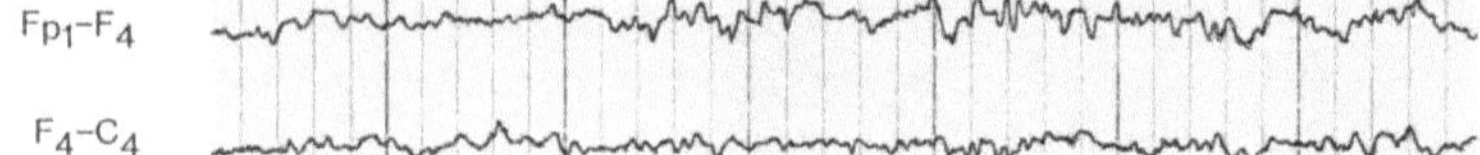
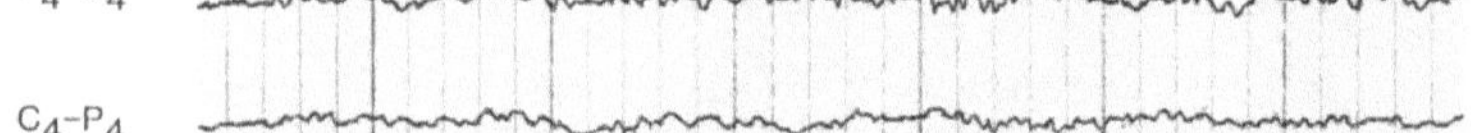
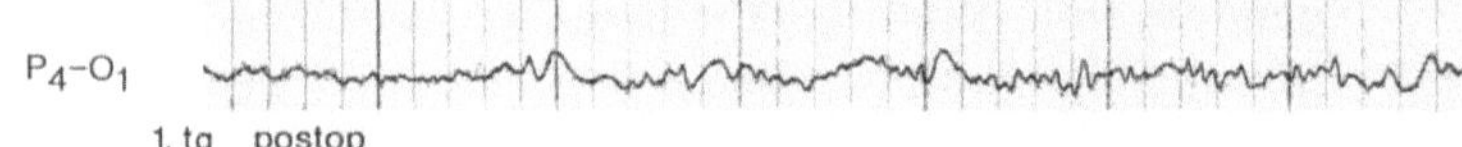

1. tg   postop

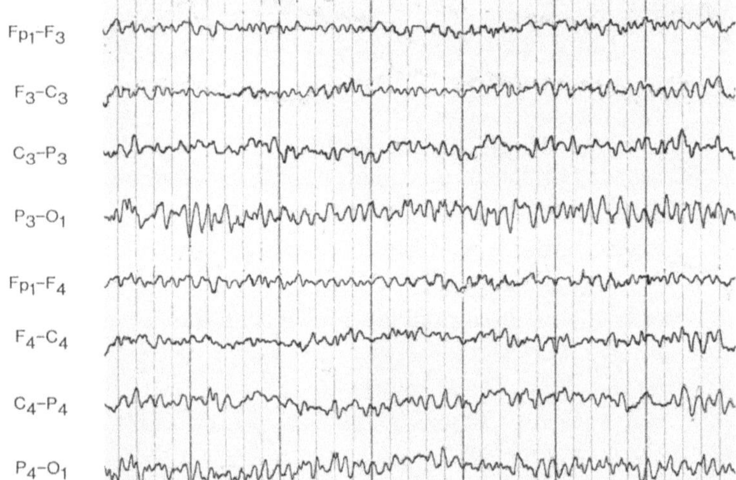

3. tg   postop

50 µV

1 sec

Ableitungen:

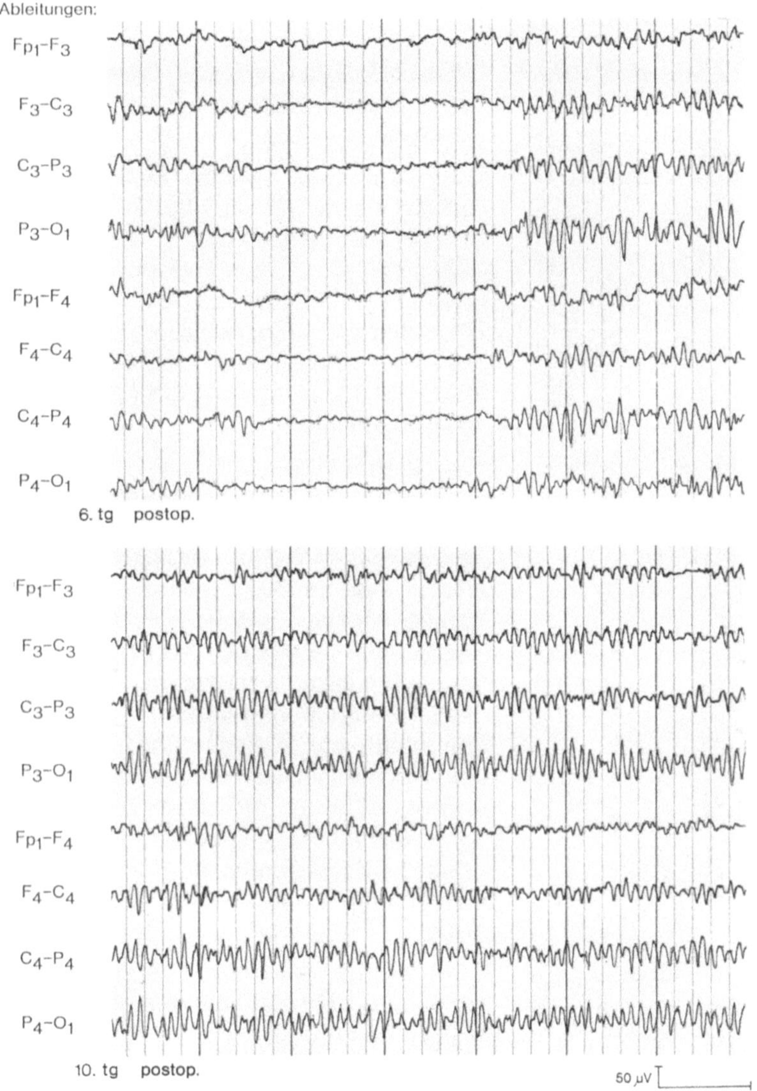

Beispiel 2

Klinische Situation — Patient 22 Jahre, w. (S. I.). Zustand nach Sectio caesarea bei Diabetes mellitus, am 24. 1. Aspiration, Mendelson-Syndrom.

EEG-Befunde — EEG am 26. 1.: Mäßig Delta ($1-2,5$ Hz, $25-50$ µV), mäßig Theta ($4,5-5,5$ Hz, $20-30$ µV). Frequenzen von $8-9$ Hz sind eingestreut.
EEG am 30. 1.: Niederamplitudiges EEG, überwiegend Delta ($1-2,5$ Hz, bis 25 µV).
EEG am 4. 2.: Überwiegend Delta ($1-3$ Hz, $20-50$ µV) von 10-Hz-Frequenzen überlagert.
EEG am 13. 2.: Alpha-EEG ($8-11$ Hz, $20-40$ µV), frontal 6-Hz-Wellen.

Beurteilung — Die Patientin wird kontrolliert beatmet und mit Midazolam sediert, entsprechend dominieren zunächst langsame Frequenzen mit benzodiazepinspezifischen Auflagerungen schneller Wellen. Bei leichter klinischer Verschlechterung sind am 30. 1. auch die schnellen Frequenzanteile verschwunden. Es folgt eine verzögerte Rekonvaleszenz mit einem langsamen Abbau der Delta/Theta-Anteile und vermehrter Einstreuung von Alpha-Wellen bei der nicht sedierten Patientin (4. 2.).
Innerhalb von 9 Tagen wird parallel zur Verbesserung des Allgemeinzustands ein Alpha-EEG aufgebaut. Reststörungen durch die langdauernde Intensivtherapie sind am verbliebenen Theta-Anteil zu erkennen. Am 13. 2. findet sich entsprechend dem guten klinischen Zustand der Patientin ein nahezu altersentsprechendes Alpha-EEG.

Therapie — Kontrollierte Beatmung, Sedierung, Antibiotika, Katecholamine, HNO-Behandlung nach Langzeitbeatmung.

Verlauf — Die Patientin wird am 14. 2. zur Weiterbehandlung auf eine HNO-Station verlegt.

Ableitungen — F_{p1}-F_3; F_3-C_3; C_3-P_3; P_3-O_1;
F_{p1}-F_4; F_4-C_4; C_4-P_4; P_4-O_1;
Reg. Geschw.: 30 mm/s; ZK: 0,3 s; Filter: 70 Hz;
Verst.: 50 µV/7 mm.

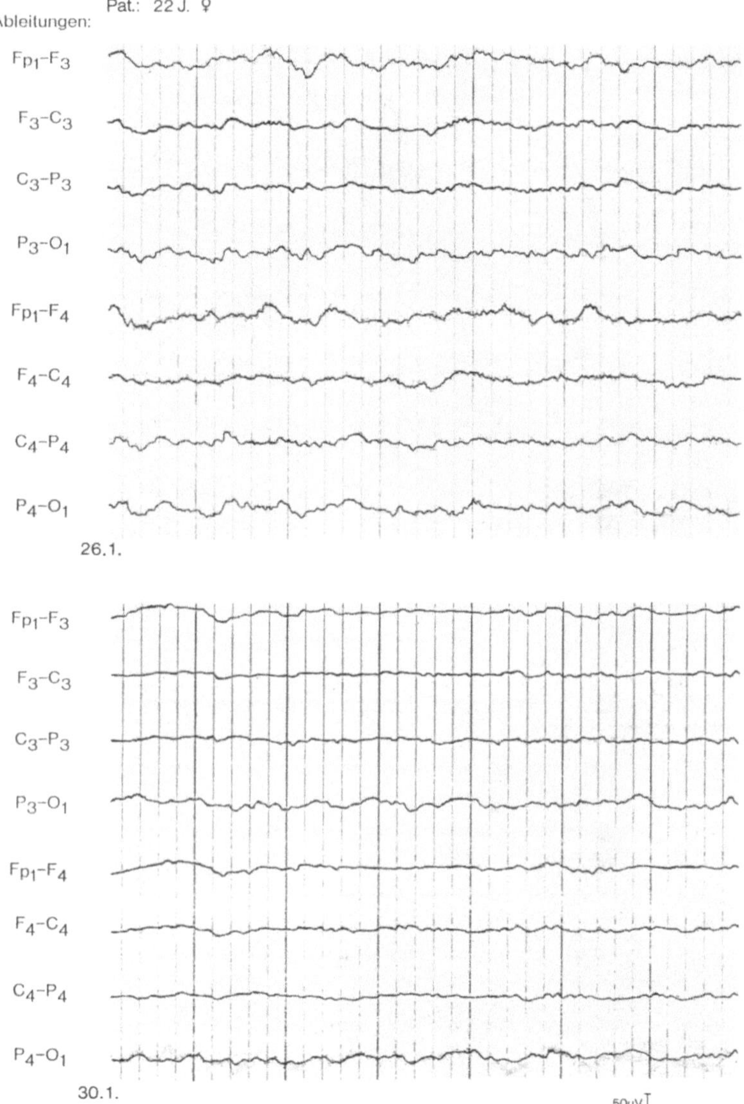
Pat.: 22 J. ♀
Ableitungen:
Fp1-F3
F3-C3
C3-P3
P3-O1
Fp1-F4
F4-C4
C4-P4
P4-O1
26.1.
Fp1-F3
F3-C3
C3-P3
P3-O1
Fp1-F4
F4-C4
C4-P4
P4-O1
30.1.
50µV
1sec

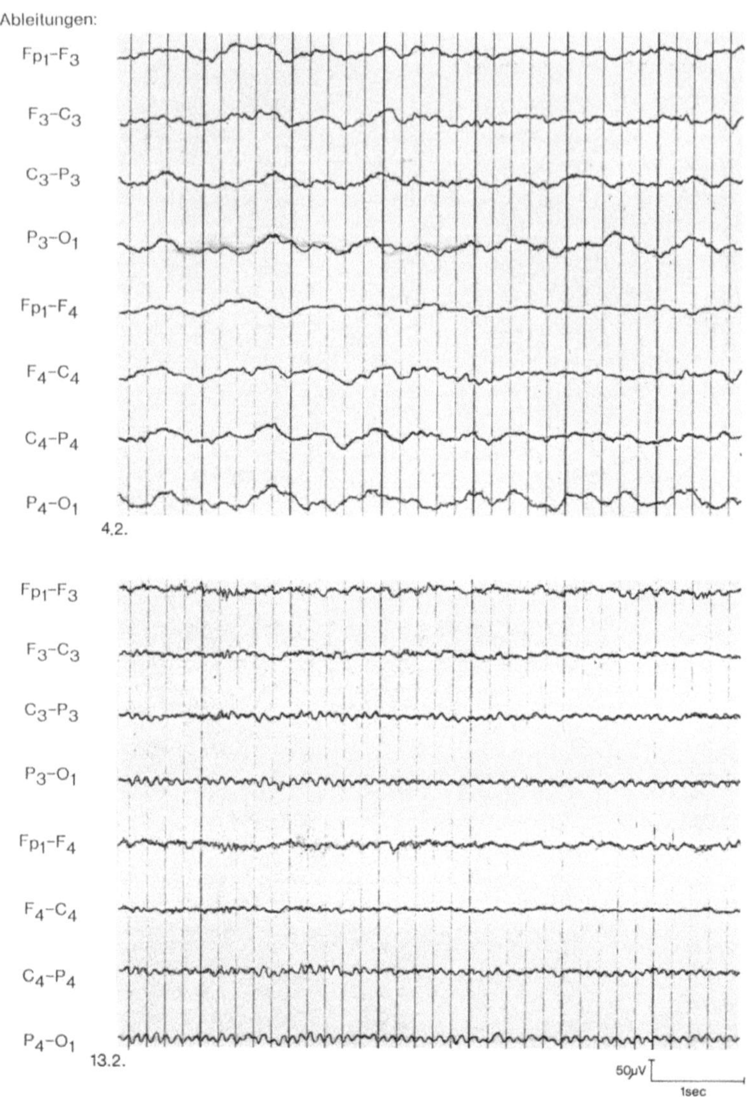

Ableitungen:
Fp1-F3
F3-C3
C3-P3
P3-O1
Fp1-F4
F4-C4
C4-P4
P4-O1
4.2.
Fp1-F3
F3-C3
C3-P3
P3-O1
Fp1-F4
F4-C4
C4-P4
P4-O1
13.2.
50µV
1sec

Beispiel 3

Klinische Situation	Patient 28 Jahre, w. (B. S.). Zustand nach Sectio caesarea. Generalisierte Peritonitis mit offener Spülbehandlung.
EEG-Befunde	EEG am 22. 7.: Überwiegend Delta (0,5−2 Hz, 25−100 µV), mäßig Theta (4−6 Hz, 20−40 µV), frontal betonte gruppierte abnorme Rhythmisierung (Delta 1−2 Hz). EEG am 25. 7.: Überwiegend Theta (3,5−6 Hz, 20−40 µV), vereinzelt Delta-Wellen. EEG am 30. 7.: Überwiegend Alpha (7,5−8,5 Hz, 15−25 µV), Theta-Aktivität, v. a. parieto-occipital (3,5−4,5 Hz, 20−40 µV). EEG am 21. 8.: Überwiegend Alpha (dominante Frequenz 11 Hz, 20−50 µV). Frontal eingestreut 5 Hz-Wellen.
Beurteilung	Am Aufnahmetag ist die Patientin beatmet, aber ansprechbar. Das EEG zeigt als Folge des reduzierten Zustands eine schwere Allgemeinveränderung. Die Patientin wird im weiteren Verlauf in 2tägigen Abständen relaparotomiert. Zur kontrollierten Beatmung wird mit Midazolam sediert (20 mg/Tag). Entsprechend der klinischen Besserung finden sich im EEG am 25. 7. überwiegend Theta-Wellen. Am 30. 7. ist die Patientin noch nicht ganz fieberfrei, Bauchspülungen sind nicht mehr notwendig. Im Vergleich zum Vor-EEG finden sich jetzt Alpha-Wellen, die als Zeichen der Erholung gewertet werden können. Die gesamte elektrische Leistung ist (z. T. midazolambedingt) noch reduziert. Am 21. 8. ist die Patientin extubiert, vollständig orientiert und befindet sich in einem guten Allgemeinzustand. Das EEG zeigt einen altersentsprechenden Normalbefund, lediglich Theta-Frequenzen, die frontal auftreten, sind Nachwirkungen der langdauernden Intensivbehandlung.
Therapie	Beatmung, Sedierung, offene dorso-ventrale Bauchspülung, Katecholamine, Antibiotika. Spezifische Therapie: Midazolam 20 mg/Tag.
Verlauf	Die Patientin wird am 22. 8. auf eine Allgemeinstation verlegt.
Ableitungen	F_{p1}-F_3; F_3-C_3; C_3-P_3; P_3-O_1; F_{p1}-F_4; F_4-C_4; C_4-P_4; P_4-O_1; Reg. Geschw.: 30 mm/s; ZK: 0,3 s; Filter: 70 Hz; Verst.: 50 µV/7 mm.

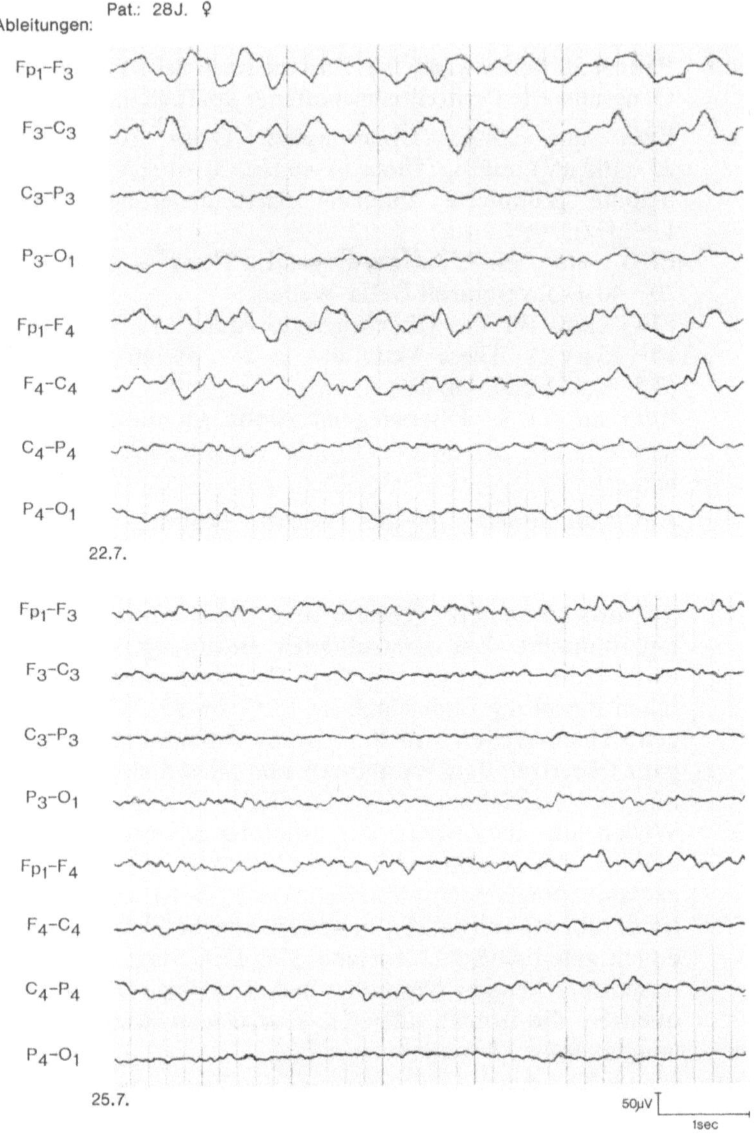
Pat.: 28J. ♀
Ableitungen:
Fp1-F3
F3-C3
C3-P3
P3-O1
Fp1-F4
F4-C4
C4-P4
P4-O1
22.7.
Fp1-F3
F3-C3
C3-P3
P3-O1
Fp1-F4
F4-C4
C4-P4
P4-O1
25.7.
50µV
1sec

Ableitungen:

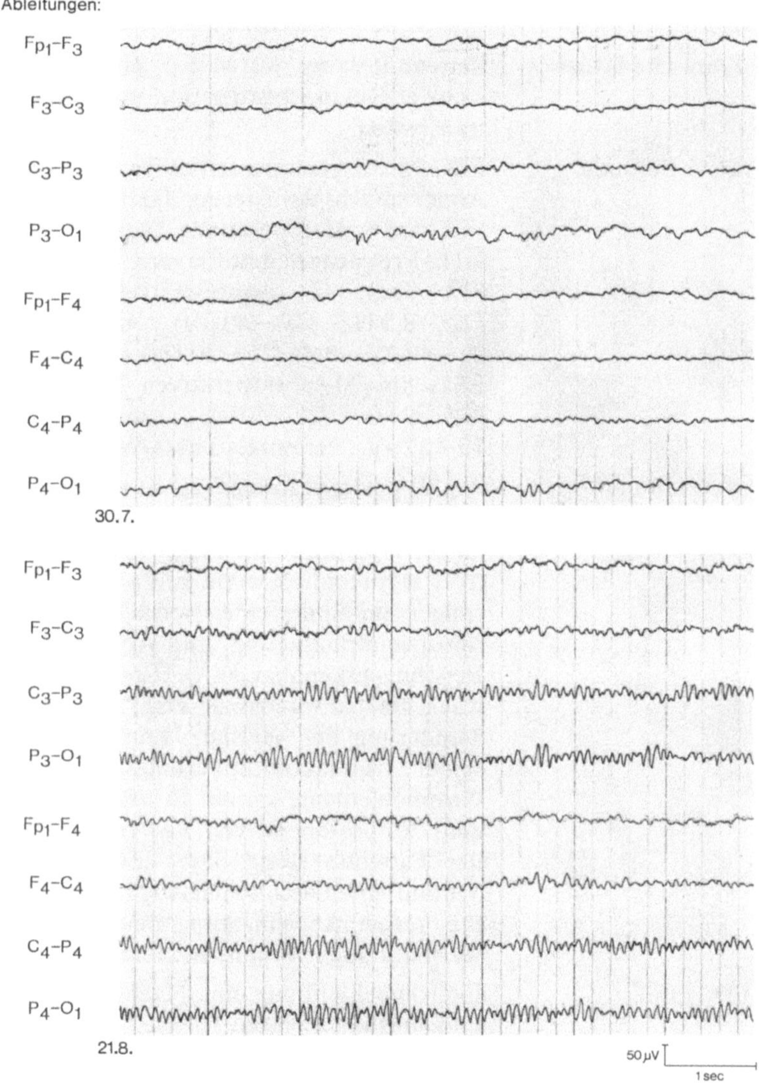

Beispiel 4

Klinische Situation	Patient 56 Jahre, w. (M. E.). Zustand nach abdomino-perinealer Rektumexstirpation mit intraoperativer Massentransfusion.
EEG-Befunde	EEG am 2. postoperativen Tag: Niedergespanntes EEG. Abnorme Rhythmisierung (Delta $2,5-3$ Hz, bis $150\,\mu$V). EEG am 6. postoperativen Tag: Niederamplitudige 8- bis 9-Hz-Frequenzen, unterlagerte Delta-Wellen ($0,5-2$ Hz). EEG am 13. postoperativen Tag: Mäßig Alpha ($7,5-8,5$ Hz, $20-40\,\mu$V), mäßig Theta ($5-7$ Hz, $20-40\,\mu$V). Beta ($15-20$ Hz) eingestreut. EEG am 20. postoperativen Tag: Überwiegend Alpha ($7,5-9$ Hz, $20-40\,\mu$V), mäßig Beta ($15-25$ Hz, $15-25\,\mu$V), vereinzelt Theta-Wellen.
Beurteilung	Am 2. postoperativen Tag ist die nichtsedierte Patientin ansprechbar, aber noch sehr schläfrig. Nach schwerer, langer Operation mit Massentransfusion und intraoperativer Hypotonie sind im EEG als Folgezustand Veränderungen im Sinne einer beträchtlichen cerebralen Funktionsbeeinträchtigung mit Abbau der hirnelektrischen Leistung erkennbar. Vier Tage später ist die Patientin wach und ansprechbar, zeigt aber noch eine deutliche Minderung der Vigilanz. Entsprechend ist das EEG in seiner Grundaktivität verlangsamt. Die Rückbildung der Graphoelemente spricht für eine cerebrale Erholung. Bis zum 20. postoperativen Tag verbessert sich der Zustand der Patientin stetig. Die EEG-Ableitungen zeigen im Verlauf einen deutlichen Anstieg der mittleren Frequenz, die vermehrte Variationsbreite der Alpha-Frequenzen weist auf noch vorhandene metabolische Imbalanzen hin.
Therapie	Intensivbehandlung mit Nachbeatmung, Katecholamin- und Antibiotikagabe.
Verlauf	Die Patientin wird am 24. postoperativen Tag auf die Allgemeinstation verlegt.
Ableitungen	F_{p1}-F_3; F_3-C_3; C_3-P_3; P_3-O_1; F_{p1}-F_4; F_4-C_4; C_4-P_4; P_4-O_1; Reg. Geschw.: 30 mm/s; ZK: 0,3 s; Filter: 70 Hz; Verst.: 50 μV/7 mm.

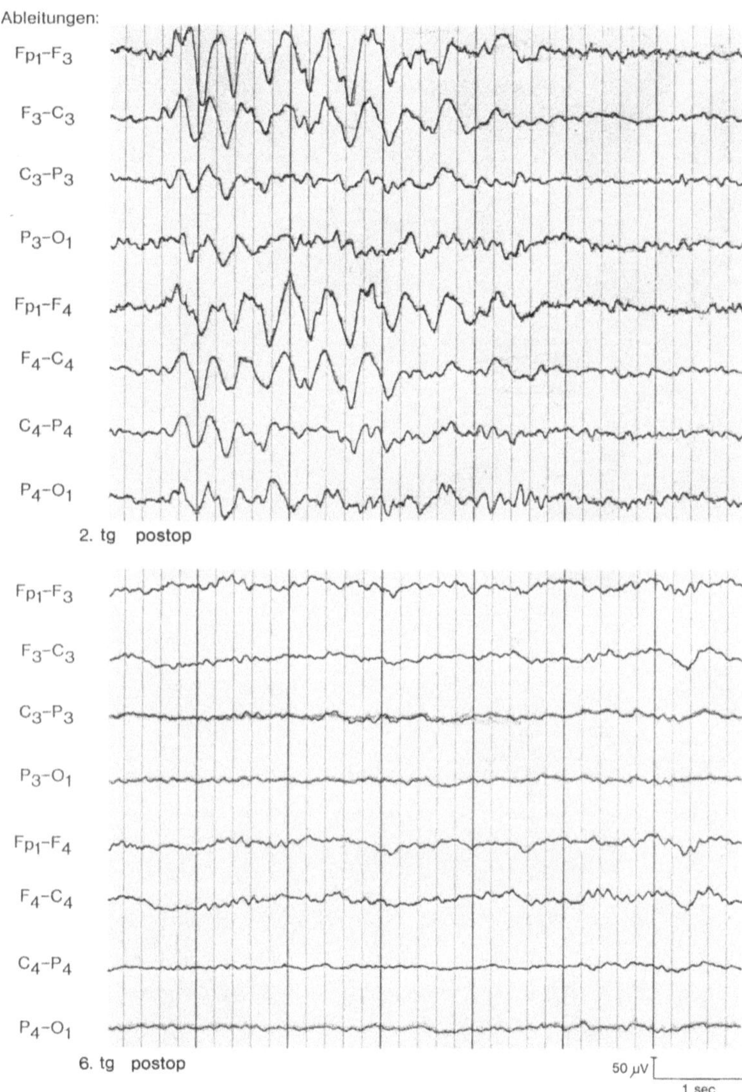
Pat.: 56J. ♀
Ableitungen:
Fp1-F3
F3-C3
C3-P3
P3-O1
Fp1-F4
F4-C4
C4-P4
P4-O1
2. tg   postop
Fp1-F3
F3-C3
C3-P3
P3-O1
Fp1-F4
F4-C4
C4-P4
P4-O1
6. tg   postop
50 μV
1 sec

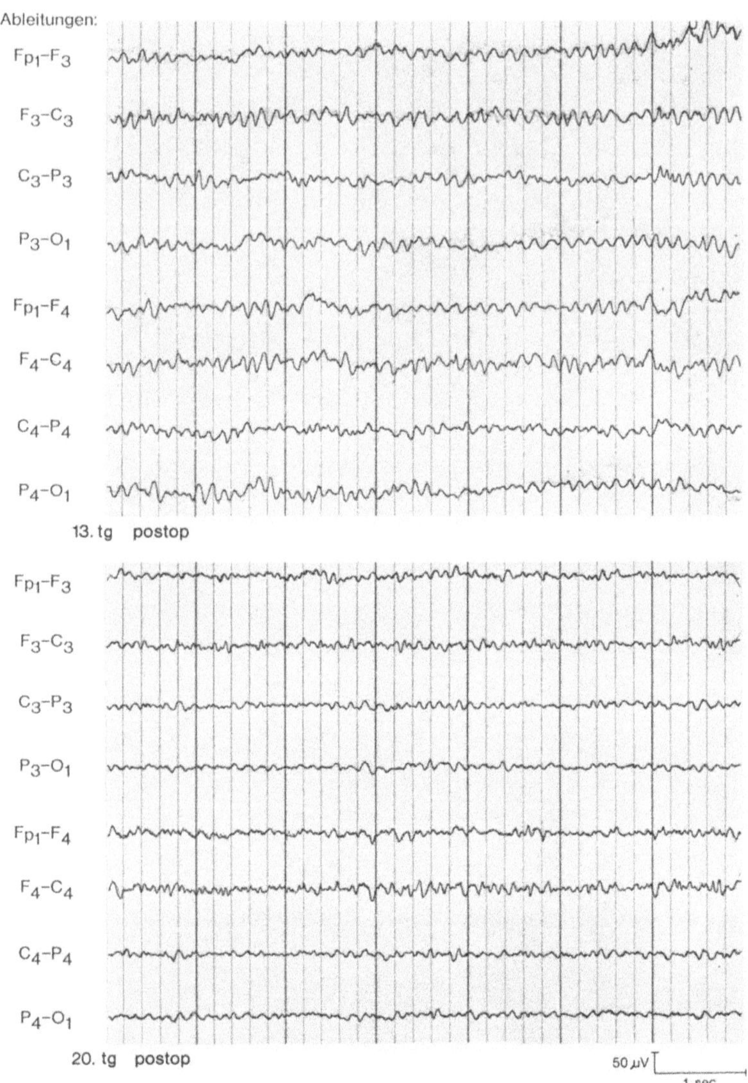

III. Komplizierte Intensivbehandlungsverläufe

Komplikationen unter postoperativer Intensivbehandlung betreffen häufig direkt oder indirekt die cerebrale Funktion. Unter Sedierung und Beatmung sind die Störungen v. a. im EEG zu erkennen. Die Summe der Störungen verschiedener Organsysteme kann Veränderungen des EEG bewirken, ehe eine klinische Symptomatik auffällt.

Zur Vermeidung postoperativer Komplikationen kann das EEG in der Aufwachphase herangezogen werden. Die frühzeitige Erkennung von Streßsituationen, die u. U. Infarkt oder Magen-Darm-Blutung provozieren, sowie von Sedativaüberhängen kann therapeutische Entscheidungshilfen geben.

Medikamentöse Einflüsse auf die cerebrale Funktion sollten im EEG von Auswirkungen anderer Genese unterschieden werden. Dies ist unter Sepsis und Hypoxie sowie bei metabolischen Entgleisungen bedingt möglich.

Übersicht zu den Beispielen

Beispiel 1: Anämie bei Nachblutung. Schnelle Regeneration.
Beispiel 2: Operation mit Gefäßersatz. Postoperative Sepsis. Verzögerte Regeneration.
Beispiel 3: Kaiserschnittentbindung bei Verdacht auf ein HELLP-Syndrom. Kurzfristige postoperative Hypoxie. Verzögerte Regeneration.
Beispiel 4: Kaiserschnittentbindung, postoperative Sepsis. Verzögerte Regeneration.
Beispiel 5: Gastrektomie, postoperative Sepsis und Lungenfunktionsstörung. Verzögerte Regeneration.

Beispiel 1

Klinische Situation	Patient 17 Jahre, w. (P. K.). Zustand nach Appendektomie mit postoperativer Nachblutung. Unter Verzicht auf die Gabe von Blutkonserven Abfall des Hb auf 44 g/l und des Hk auf 14%.
EEG-Befunde	EEG am 9. 3.: Überwiegend Theta-Aktivität (5−7 Hz, 25−75 µV), mäßig Alpha-Aktivität (7,5−8,5 Hz, 20−40 µV), angedeutete Gruppe langsamer Wellen (Delta-, Theta-Frequenzen). EEG am 12. 3.: Alpha-EEG (7,5−9 Hz, 15−40 µV).
Beurteilung	Bei der 1. EEG-Ableitung ist die Patientin hochgradig anämisch und bewußtseinsgetrübt. Das EEG zeigt eine leichte cerebrale Funktionsminderung, die angedeutete gruppierte Dysrhythmie kann für eine leichte durch Substratmangel bedingte Regulationsstörung sprechen. Nach Gabe von Vollblut finden sich im EEG als Ausdruck der guten cerebralen Erholung vorwiegend 7,5- bis 9-Hz-Frequenzen. Die vermehrte Variationsbreite der Alpha-Frequenzen kann auf eine Nachwirkung der protrahierten Mangelsituation hinweisen oder altersbedingt sein.
Therapie	Bluttransfusionen.
Verlauf	Die Patientin wird am 6. postoperativen Tag auf eine Allgemeinstation verlegt.
Ableitungen	F_{p1}-F_3; F_3-C_3; C_3-P_3; P_3-O_1; F_{p1}-F_4; F_4-C_4; C_4-P_4; P_4-O_1; Reg. Geschw.: 30 mm/s; ZK: 0,3 s; Filter: 70 Hz; Verst.: 50 µV/7 mm.

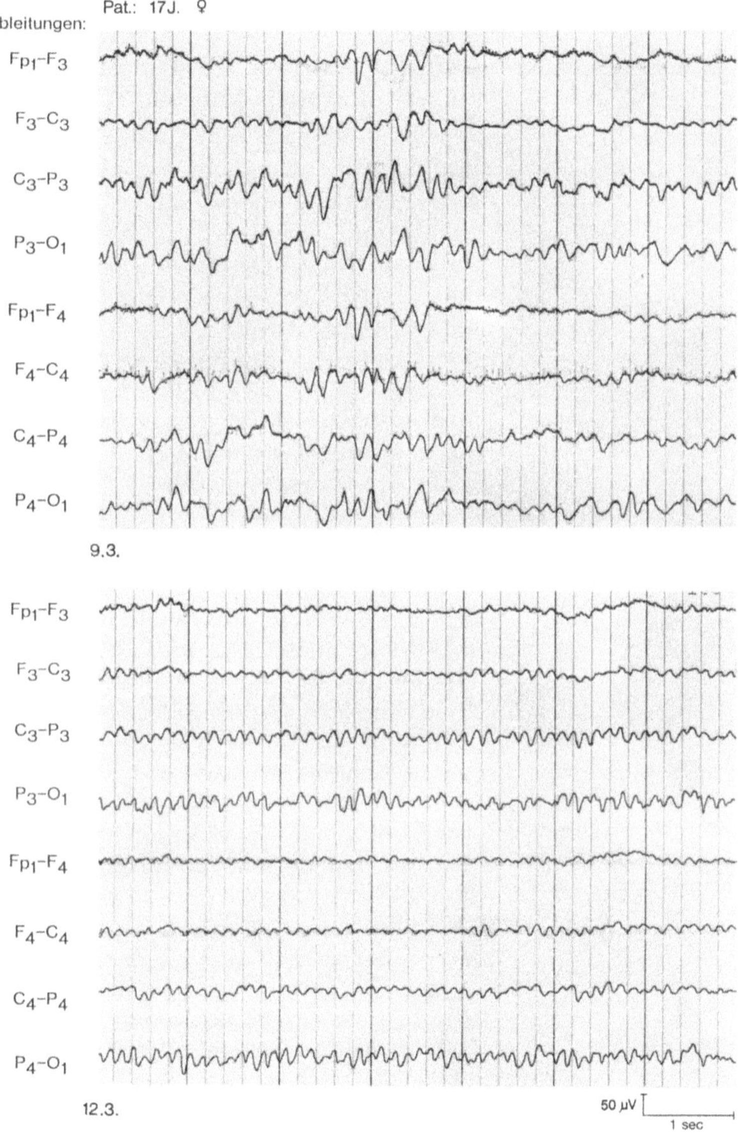
Pat.: 17J. ♀
Ableitungen:
Fp1-F3
F3-C3
C3-P3
P3-O1
Fp1-F4
F4-C4
C4-P4
P4-O1
9.3.
Fp1-F3
F3-C3
C3-P3
P3-O1
Fp1-F4
F4-C4
C4-P4
P4-O1
12.3.
50 µV
1 sec

Beispiel 2

Klinische Situation	Patient 63 Jahre, m. (Ö. R.). Zustand nach aortobifemoraler Prothese bei AVK III°. Im postoperativen Verlauf Sepsis. Anstieg der Leber- und Retentionswerte.
EEG-Befunde	EEG am 1. postoperativen Tag (31. 8.): Überwiegend Theta-Aktivität (6,5 – 7 Hz, 15 – 30 µV), mäßige Delta-Aktivität (0,5 – 1 Hz, 15 – 30 µV). EEG am 4. postoperativen Tag (3. 9.): Überwiegend Alpha (7,5 – 8,5 Hz, 15 – 30 µV), überwiegend Theta (3,5 – 7 Hz, 15 – 30 µV). EEG am 12. postoperativen Tag (11. 9.): Alpha- (7,5 – 8,5 Hz, 15 – 30 µV) und Theta-Aktivität (4,5 – 6,5 Hz, 20 – 40 µV). Gruppe langsamer Wellen (3,5 – 4 Hz) parieto-occipital. EEG am 22. postoperativen Tag (21. 9.): Alpha-EEG (7,6 – 8,5 Hz, 15 – 40 µV).
Beurteilung	Das EEG zeigt die Nachwirkungen von Narkose und Operation: Es findet sich eine niederamplitudige elektrische Aktivität, die von Theta-Wellen bestimmt wird. Am 4. postoperativen Tag wäre bei einem unkomplizierten Verlauf im EEG ein annähernd altersentsprechender Befund zu erwarten. Das EEG des Patienten ist zu diesem Zeitpunkt aber noch leicht allgemeinverändert, erkennbar an dem hohen Anteil von Theta-Wellen. Trotz geringer klinischer Symptomatik muß an die Möglichkeit einer Komplikation, z. B. einer beginnenden Sepsis gedacht werden. Am 12. postoperativen Tag hat der Patient das Vollbild einer Sepsis entwickelt. Im EEG zeigt sich im Vergleich zum Vorbefund eine weitere Verlangsamung der Grundaktivität und das Auftreten von Gruppen langsamer Wellen. Am selben Tag wird die Indikation zur Amputation des Beines gestellt. Im weiteren Verlauf erholt sich der Patient schnell und befindet sich am 22. postoperativen Tag in sehr gutem Allgemeinzustand. Das EEG zeigt am 21. 9. einen langsamen Alpha-Grundrhythmus. Die Verlangsamung der dominanten Alpha-Frequenz bei anamnestisch bekannter generalisierter Arteriosklerose kann dem Ausgangsbefund des Patienten entsprechen oder als Nachwirkungen des Krankheitsverlaufes interpretiert werden.
Therapie	Beatmung, Antibiotika, Amputation des rechten Beines.
Verlauf	Der Patient wird auf die Normalstation verlegt.
Ableitungen	F_{p1}-F_3; F_3-C_3; C_3-P_3; P_3-O_1; F_{p1}-F_4; F_4-C_4; C_4-P_4; P_4-O_1; Reg. Geschw.: 30 mm/s; ZK: 0,3 s; Filter: 70 Hz; Verst.: 50 µV/7 mm.

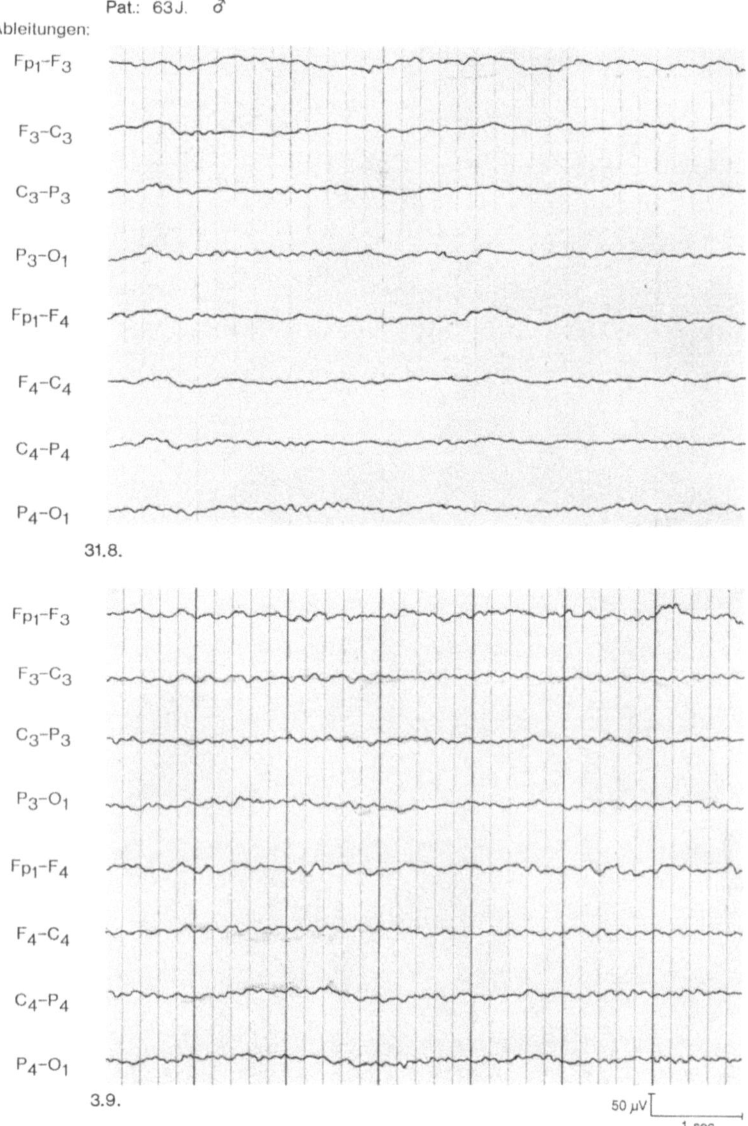
Pat.: 63 J.   ♂
Ableitungen:
Fp$_1$-F$_3$
F$_3$-C$_3$
C$_3$-P$_3$
P$_3$-O$_1$
Fp$_1$-F$_4$
F$_4$-C$_4$
C$_4$-P$_4$
P$_4$-O$_1$
31.8.
Fp$_1$-F$_3$
F$_3$-C$_3$
C$_3$-P$_3$
P$_3$-O$_1$
Fp$_1$-F$_4$
F$_4$-C$_4$
C$_4$-P$_4$
P$_4$-O$_1$
3.9.
50 µV
1 sec

Ableitungen:

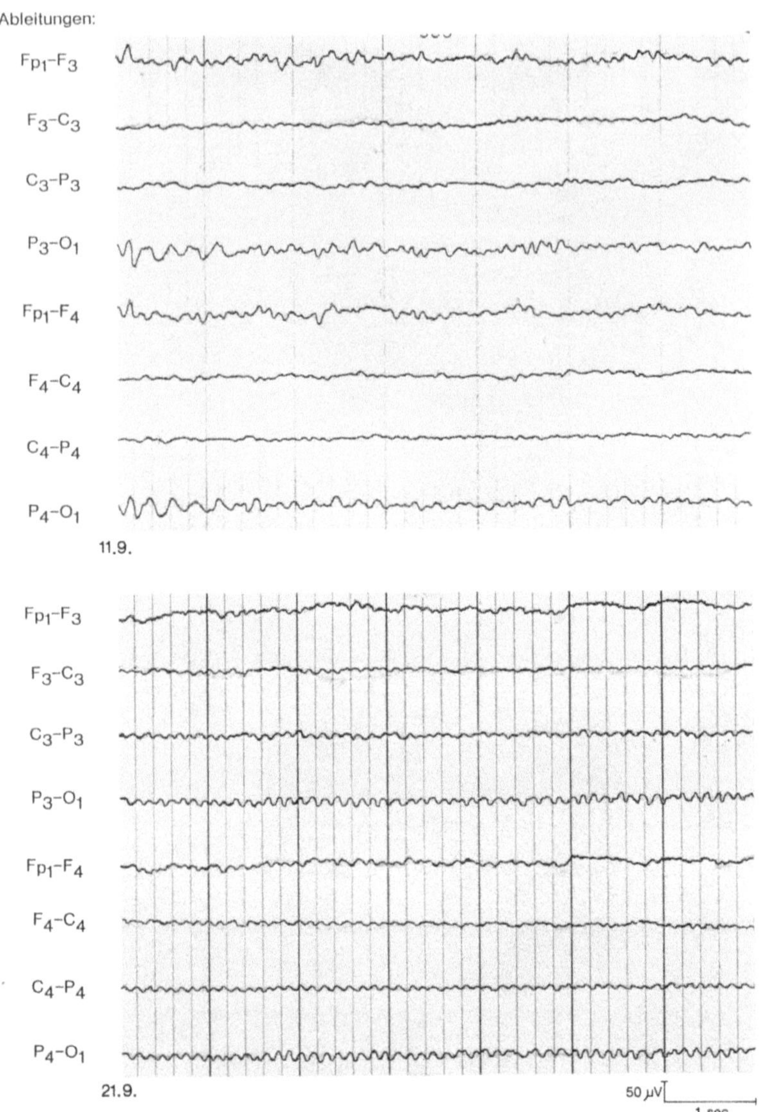

Beispiel 3

Klinische Situation	Patient 32 Jahre, w. (G. H.). Zustand nach Sectio-caesarea bei Verdacht auf ein HELLP-Syndrom. Nachblutung, kurzfristige Hypoxie am 2. postoperativen Tag.
EEG-Befunde	EEG am 3. postoperativen Tag (2. 1.): Niederamplitudige Delta-Aktivität ($1-2$ Hz, bis $40\,\mu$V), von Beta-Wellen überlagert (15 Hz). EEG am 6. postoperativen Tag (5. 1.): Mäßig Alpha ($9-11$ Hz, $15-30\,\mu$V), mäßig Theta ($5-6$ Hz, $25-40\,\mu$V), eingestreut Beta-Wellen ($15-18$ Hz, $15-20\,\mu$V). EEG am 16. postoperativen Tag (15. 1.): Alpha-EEG ($10-11$ Hz, $20-60\,\mu$V).
Beurteilung	Das EEG am Tag nach der kurzfristigen Hypoxie zeigt bei der nicht sedierten Patientin eine deutliche cerebrale Funktionsminderung im Sinne einer schweren Allgemeinveränderung. In den nächsten 3 Tagen stabilisiert sich der Zustand der Patientin, im EEG ist eine Verbesserung der cerebralen Leistung zu sehen − Alpha-Wellen treten erneut auf. Am 15. 1. ist die Patientin extubiert und klinisch völlig unauffällig. Das EEG zeigt einen altersentsprechenden Befund.
Therapie	Beatmung, Tracheotomie, Antibiotikagabe, Antiarrhythmika.
Verlauf	Die Patientin wird am 16. postoperativen Tag auf eine Normalstation verlegt.
Ableitungen	F_{p1}-F_3; F_3-C_3; C_3-P_3; P_3-O1; F_{p1}-F_4; F_4-C_4; C_4-P_4; P_4-O_1; Reg. Geschw.: 30 mm/s; ZK: 0,3 ; Filter: 70 Hz; Verst.: 50 μV/7 mm.

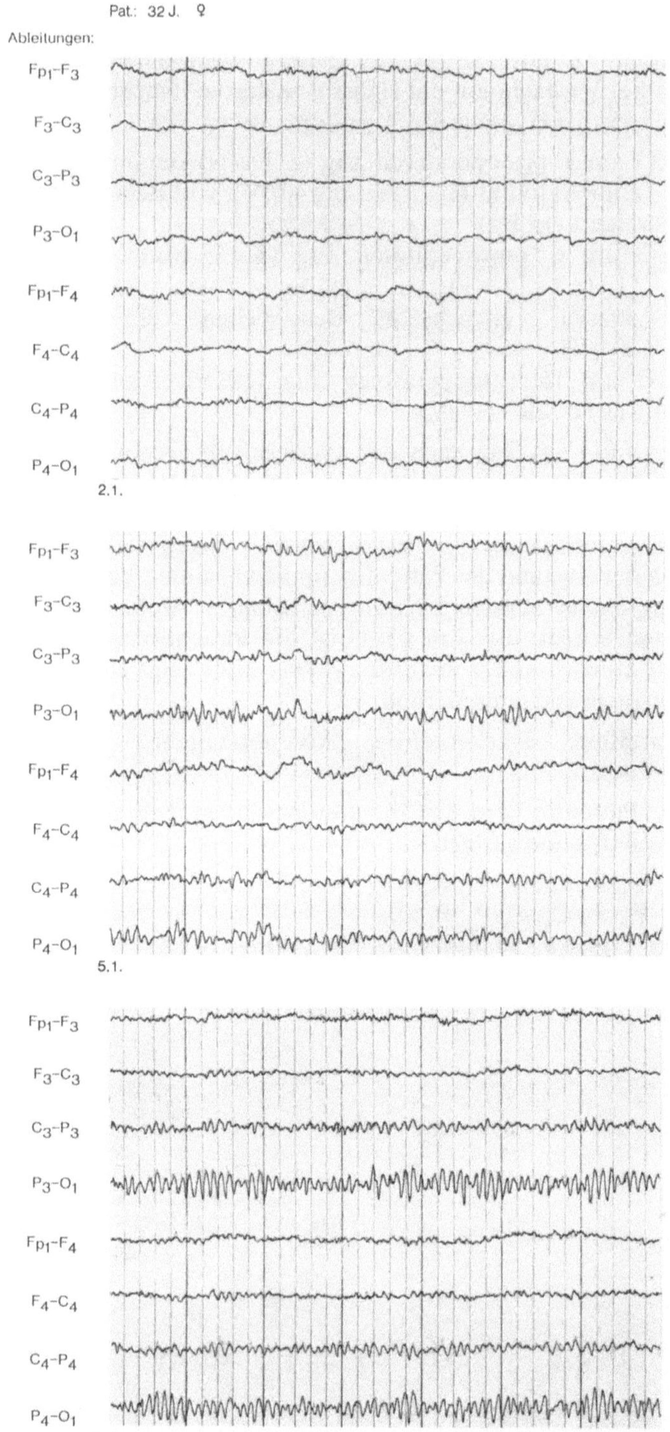

Pat.: 32 J. ♀

Ableitungen:

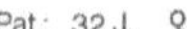

Beispiel 4

Klinische Situation	Patient 25 Jahre, w. (T. S.). Zustand nach Sectio am 30. 5., postoperative Peritonitis mit Sepsis, Hysterektomie.
EEG-Befunde	EEG am 12. 6.: Überwiegend Frequenzen von 7,5 − 8,5 Hz (10 − 30 μV), mäßig Theta (4,5 − 6 Hz, 15 − 25 μV). EEG am 13. 6.: Überwiegend Alpha (7,5 − 9 Hz, 15 − 30 μV), Theta-Einstreuungen. EEG am 18. 6.: Überwiegend Alpha (8 − 9 Hz, 20 − 30 μV). Theta vereinzelt. EEG am 20. 6.: Alpha-EEG (9 − 10 Hz mit 7,5- bis 8-Hz-Anteilen, 20 − 40 μV).
Beurteilung	Die EEG-Ableitung nach Aufnahme zeigt eine leichte cerebrale Funktionseinschränkung. Entsprechend den klinischen Befunden spiegelt sich im EEG die Entwicklung der cerebralen Funktion in der weiteren postoperativen Phase wider. Während am 13. 6. nach Hysterektomie bei Sepsis die dominante Alpha-Frequenz noch erniedrigt und die Grundaktivität insgesamt verlangsamt ist, zeigt sich in den folgenden EEG-Ableitungen unter erfolgreicher Therapie der Sepsis eine weitere Zunahme der schnelleren Frequenzanteile unter Abnahme der Theta-Aktivität. Am 20. 6. weisen nur noch die in dem Alpha-EEG enthaltenen 7,5- bis 8-Hz-Frequenzen auf die Nachwirkungen des komplizierten Intensivverlaufs hin.
Therapie	Hysterektomie, Antibiotikagabe.
Verlauf	Die Patientin wird am 20. 6. in sehr gutem Allgemeinzustand auf eine Normalstation verlegt.
Ableitungen	F_{p1}-F_3; F_3-C_3; C_3-P_3; P_3-O_1; F_{p1}-F_4; F_4-C_4; C_4-P_4; P_4-O_1; Reg. Geschw.: 30 mm/s; ZK: 0,3 s; Filter: 70 Hz; Verst.: 50 μV/7 mm.

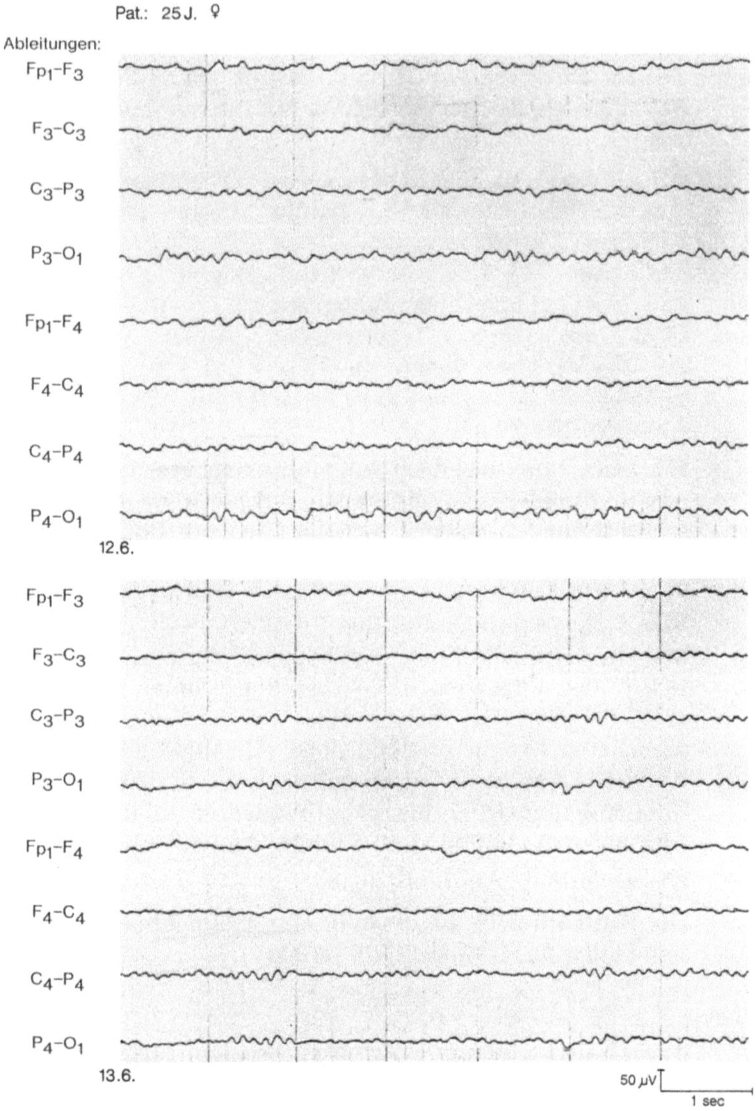

Pat.: 25 J. ♀

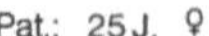

Ableitungen:

Fp₁-F₃

F₃-C₃

C₃-P₃

P₃-O₁

Fp₁-F₄

F₄-C₄

C₄-P₄

P₄-O₁

12.6.

Fp₁-F₃

F₃-C₃

C₃-P₃

P₃-O₁

Fp₁-F₄

F₄-C₄

C₄-P₄

P₄-O₁

13.6.

50 µV

1 sec

Ableitungen:

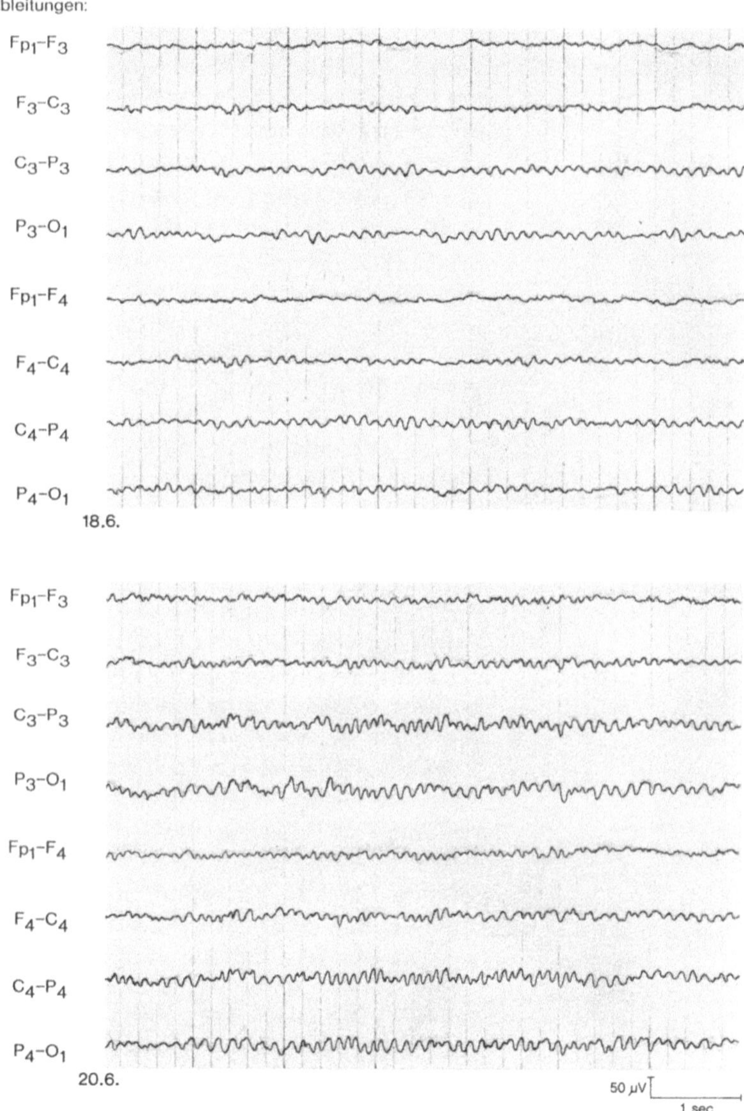

Beispiel 5

Klinische Situation	Patient 51 Jahre, w. (H. M.). Zustand nach Gastrektomie bei restriktiver Ventilationsstörung und Cor pulmonale. Pneumonie und Sepsis, Herz-Kreislauf-Probleme.
EEG-Befunde	EEG am 26. 9.: Überwiegend Theta-Aktivität (5−7 Hz, 25−50 µV). Mäßig Delta-Aktivität (1−3 Hz, 25−50 µV). EEG am 6. 10.: Mäßig Theta (parieto-occipital, 5,5−6 Hz, 30−75 µV), mäßig Alpha (8,5−9,5 Hz, 20−40 µV), eingestreut Beta-Wellen (15−18 Hz). EEG am 26. 10.: Überwiegend Alpha (7,5−10 Hz, 20−75 µV), mäßig Theta (5,5−6,5 Hz, 20−40 µV), eingestreut Beta-Wellen (15−18 Hz). EEG am 10. 11.: Überwiegend Alpha (9−10 Hz, 20−60 µV), mäßig Beta (13−18 Hz, 15−30 µV), mäßig Theta (6−7 Hz, bis 40 µV).
Beurteilung	Am Tag der Aufnahme zeigt das EEG das Ausmaß der cerebralen Mitbeteiligung bei milder Hypoxie an, eine schwere Allgemeinveränderung wird sichtbar. Im weiteren Verlauf verbessert sich die pulmonale Funktion und damit auch die Herz-Kreislauf-Situation, im EEG steigt die mittlere Frequenz der Grundaktivität an. Frequenzen aus dem Alpha-Band treten erstmals auf. Am 26. 10. zeigt das EEG im Vergleich zum Vorbefund eine deutliche Zunahme der mittleren Frequenz der Grundaktivität, die aber noch einen relativ hohen Anteil an Theta-Wellen enthält. Das EEG ist unregelmäßig. Die Patientin ist leicht ermüdbar und muß weiterhin kontrolliert beatmet werden. Am 10. 11. atmet die Patientin ausreichend spontan und kann am darauffolgenden Tag extubiert werden. Bei der EEG-Ableitung finden sich überwiegend Alpha-Wellen, wobei die dominante Frequenz im Alpha-Band im Vergleich zum Vor-EEG angestiegen ist. Der noch hohe Anteil an Theta-Frequenzen demonstriert, daß noch cerebrale Nachwirkungen des schweren Krankheitsverlaufes zu sehen sind. Die cerebrale Erholung erfolgt stark verzögert.
Therapie	Intensivtherapie mit kontrollierter Beatmung, Antibiotikatherapie, Katecholamine.
Verlauf	Die Patientin wird am 14. 11. in gutem Allgemeinzustand auf die Normalstation verlegt.
Ableitungen	F_{p1}-F_3; F_3-C_3; C_3-P_3; P_3-O_1; F_{p1}-F_4; F_4-C_4; C_4-P_4; P_4-O_1; Reg. Geschw.: 30 mm/s; ZK: 0,3 s; Filter: 70 Hz; Verst.: 50 µV/7 mm.

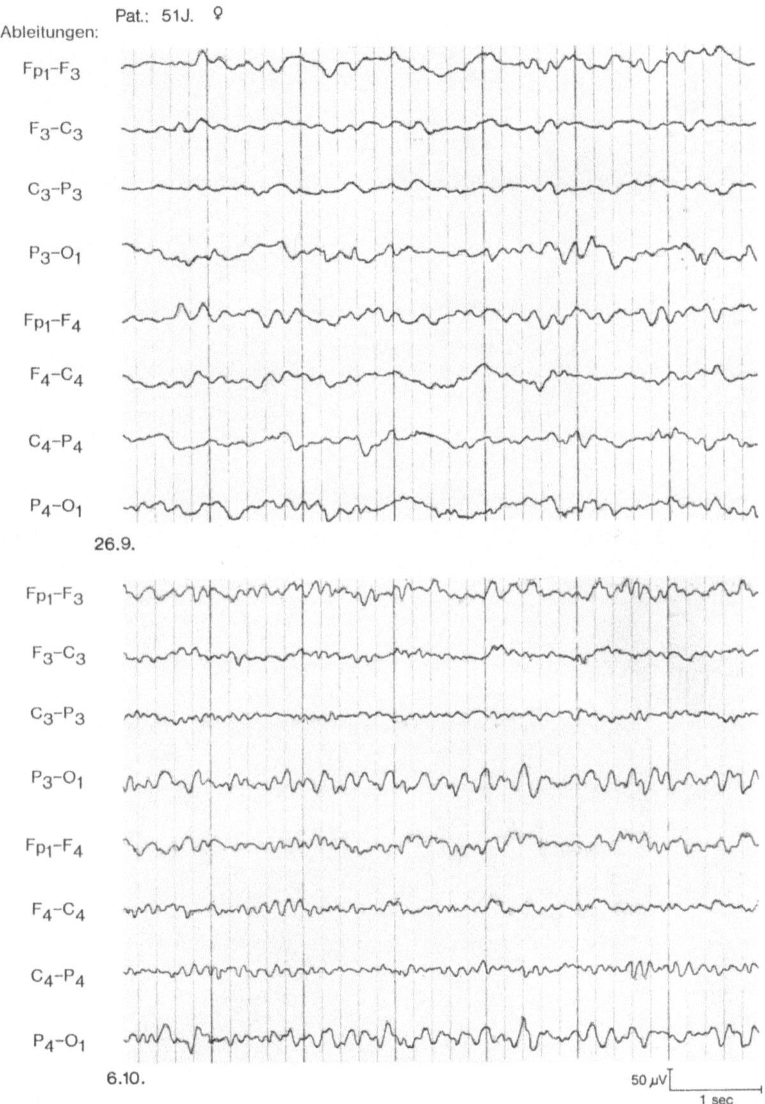
Pat.: 51J. ♀
Ableitungen:
Fp1-F3
F3-C3
C3-P3
P3-O1
Fp1-F4
F4-C4
C4-P4
P4-O1
26.9.
Fp1-F3
F3-C3
C3-P3
P3-O1
Fp1-F4
F4-C4
C4-P4
P4-O1
6.10.
50 µV
1 sec

Ableitungen:

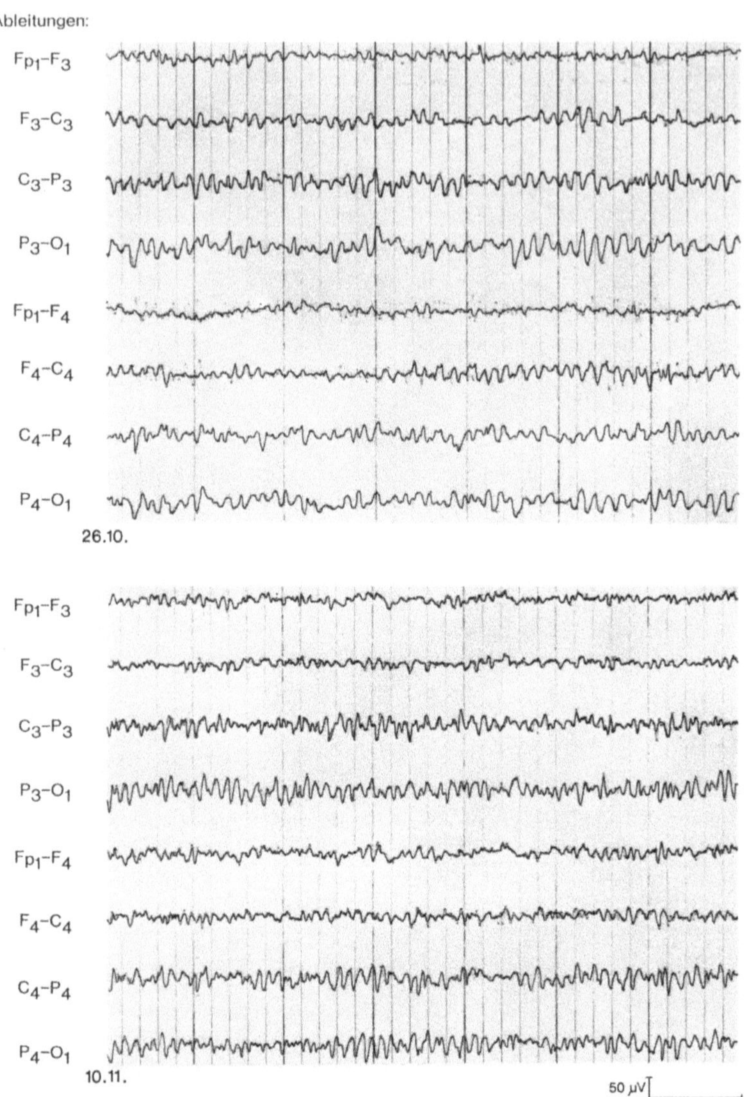

F. Schwere reversible und irreversible EEG-Veränderungen

I. Cerebrale Grenzsituationen

Nach akuter Schädigung und im Verlauf einer Intensivtherapie kann – bei unveränderter allgemeiner Krankheitssituation – während längerer Behandlungsabschnitte Unsicherheit vorliegen, ob eine im EEG registrierte primäre oder sekundäre Hirnfunktionsstörung noch reversibel ist.

Die Erholungsfähigkeit des Gehirns hängt von Alter, Allgemeinzustand und cerebraler Ausgangslage ab. Die Lebensfähigkeit und Funktion der Nervenzellen wird ganz wesentlich von Art und Dauer der Primärnoxe sowie von Einwirkungszeit und Stärke negativer Sekundäreinflüsse im Krankheitsverlauf geprägt.

Kinder und Jugendliche haben bessere Erholungschancen als ältere Menschen, bei denen physiologische oder bereits pathologische Altersveränderungen im Gehirn abgelaufen sind. Allgemeinerkrankungen erhöhen die cerebrale Hypoxieempfindlichkeit generell und in Abhängigkeit von der Schwere der Erkrankung. Abnehmende Erholungstendenzen wurden in der Reihenfolge folgender aufgeführter Krankheitsbilder beobachtet.

1. Intoxikationen mit Hypnotika
2. Wiederholte hypoxische Insulte
3. Langdauernde Primärhypoxie
4. Schädeltraumen mit Substanzverlust

Übersicht zu den Beispielen

Beispiel 1: Schlafmittelintoxikation, Rehabilitation.
Beispiel 2: Schlafmittelintoxikation, Tod.
Beispiel 3: Wiederholte hypoxische Insulte, Rehabilitation.
Beispiel 4: Längerdauernde Primärhypoxie, apallisches Syndrom, Tod nach 200 Behandlungstagen.
Beispiel 5: Langdauernde Primärhypoxie, Tod im frühen Verlauf.
Beispiel 6: Langdauernde Primärhypoxie, Tod im frühen Verlauf.
Beispiel 7: Schädel-Hirn-Trauma III°, Rehabilitation.
Beispiel 8: Schädel-Hirn-Trauma III°, apallisches Syndrom, Tod im frühen Verlauf.

1. Intoxikationen mit Hypnotika

Intoxikationen mit Hypnotika führen dosisabhängig zu unterschiedlichen Graden cerebraler Depression. Dies reicht von medikamentenspezifischen EEG-Veränderungen bis zum völligen Funktionsausfall mit isoelektrischem EEG. Parallel dazu sinken der cerebrale Funktionsstoffwechsel und die cerebrale Durchblutung. Klinische Äquivalente sind Bewußtseinsstörungen bis zum tiefen Koma, Reaktions- und Reflexanomalien bis zur Muskelatonie und Arreflexie sowie Veränderungen der Atem- und Kreislaufregulationen bis zu deren Ausfall. Medikamentenspezifisch zeigt sich unter Barbituraten im EEG ein Zuwachs sowohl langsamer (Theta) als auch schneller (Beta) Anteile des Frequenzspektrums. Akute Vergiftungen führen mit dem Bewußtseinsverlust sofort zu alleiniger Frequenzabnahme mit zunächst hoher Amplitude. Bei anhaltender Barbiturateinwirkung folgt eine maximale Frequenzverlangsamung mit Amplitudenreduktion.

Intoxikationen mit Benzodiazepinen bedingen zwar ähnliche Frequenzbilder im EEG, sind jedoch durch die besonders starke Vermehrung des Beta-Anteils bei gleichzeitiger Zunahme langsamer Frequenzen vielfach abgrenzbar. Das Auftreten von Beta-Spindeln kann beobachtet werden.

Alle Intoxikationen mit Hypnotika können zum totalen cerebralen Funktionsausfall führen. Ein isoelektrisches EEG kann bei solchen Vergiftungsbildern voll reversibel sein, wenn durch schnell einsetzende adäquate Behandlung mit Übernahme der vitalen Funktionen und Regulationen Sekundärschäden mit cerebralorganischer Auswirkung vermieden werden können. Je später eine adäquate Behandlung einsetzt, desto schlechter ist die Prognose in bezug auf Zeitpunkt und Ausmaß der Wiedergewinnung der cerebralen Funktion und der generellen cerebralen Wiederbelebbarkeit. Da die klinische Ausgangssituation häufig unbekannt bleibt, sind von einer früh einsetzenden und regelmäßigen Überwachung der elektrischen Hirnaktivität zumindest eine aktuelle Bestandsaufnahme mit Hinweisen auf die Intoxikationssubstanz und im weiteren Verlauf prognostische Aussagemöglichkeiten zu erwarten.

Beispiel 1

Klinische Situation	Patient 46 Jahre, w. (C. M.). Schlafmittelintoxikation, Koma.
EEG-Befunde	EEG am 1. Tag nach Aufnahme: Weitgehende Unterdrückung der cerebralen elektrischen Gesamtaktivität bei Überwiegen von niederamplitudigen Delta-Wellen. EEG nach 3 Monaten: Niederamplitudiges Alpha-EEG ($9-10$ Hz, $10-15$ μV) mit noch hohem Anteil langsamer Wellen. Artefakteinstreuungen.
Beurteilung	Der klinische Zustand tiefer Bewußtlosigkeit nach Schlafmittelvergiftung findet seine Bestätigung in der schweren Allgemeinveränderung des Ausgangs-EEG. Nach langem Krankheitsverlauf ist im EEG nach 3 Monaten eine cerebrale Erholung mit einer Alpha-Grundfrequenz sichtbar. Der hohe Anteil langsamer Wellen ist Äquivalent einer deutlichen Retardierung der Patientin bei allen Verrichtungen im Tagesablauf.
Therapie	Intensivbehandlung mit kontrollierter Beatmung, medikamentöser Herz-Kreislauf-Unterstützung, Hämodialyse.
Verlauf	Verlegung zur Rehabilitation.
Ableitungen	F_{p1}-F_3; F_3-C_3; C_3-P_3; P_3-O_1; F_{p1}-F_4; F_4-C_4; C_4-P_4; P_4-O_1; Reg. Geschw.: 30 mm/s; ZK: 0,3 s; Filter: 70 Hz; Verst.: 50 μV/7 mm.

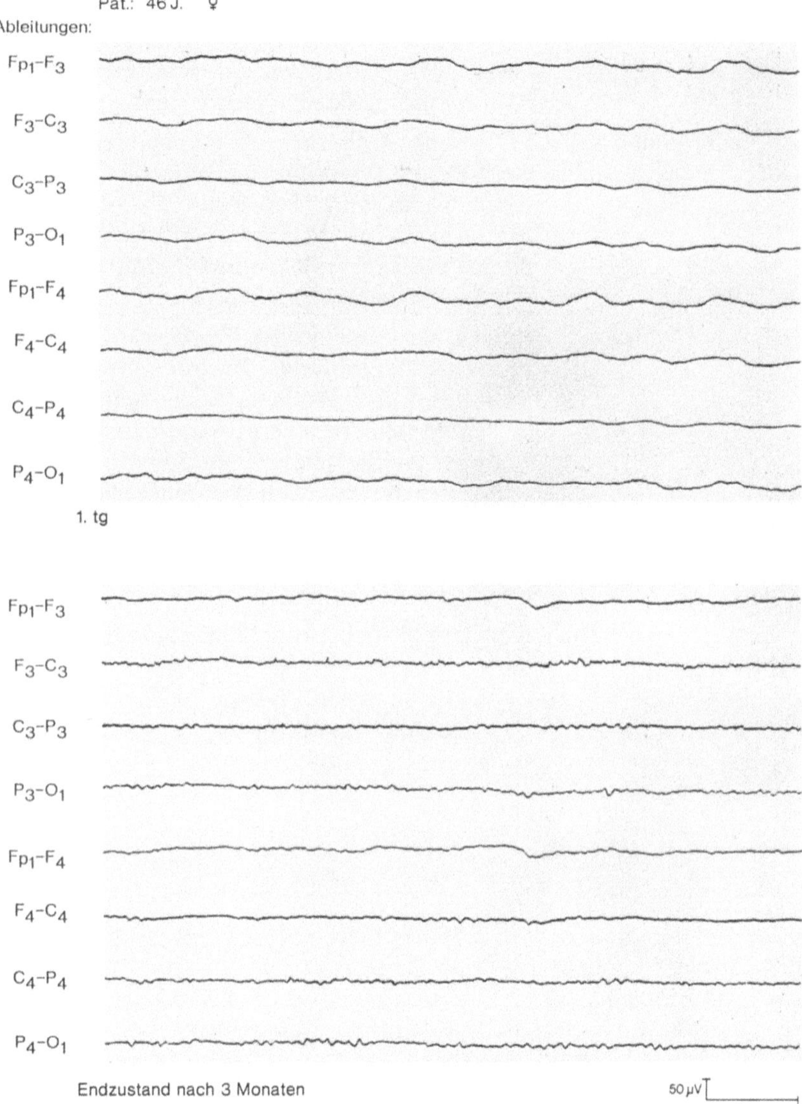
Pat.: 46 J.   ♀
Ableitungen:
Fp1-F3
F3-C3
C3-P3
P3-O1
Fp1-F4
F4-C4
C4-P4
P4-O1
1. tg
Fp1-F3
F3-C3
C3-P3
P3-O1
Fp1-F4
F4-C4
C4-P4
P4-O1
Endzustand nach 3 Monaten
50 µV
1 sec

Beispiel 2

Klinische Situation	Patient 58 Jahre, m. (J. K.). Barbituratintoxikation, Koma, respiratorische Insuffizienz.
EEG-Befunde	EEG nach Aufnahme: Weitgehende Unterdrückung der elektrischen Aktivität; mäßig ausgeprägte, niederamplitudige Delta- und Theta-Anteile. EEG am 7. Tag: Weitere Abflachung der Gesamtaktivität. EKG-Einstreuungen und Beatmungsartefakte.
Beurteilung	Die Barbituratintoxikation, die zu tiefem Koma und Störungen der vegetativen Funktionen geführt hat, ist im EEG als tiefgreifende Beeinträchtigung der cerebralen Funktion mit langsamen Wellen sehr niedriger Amplitude erkennbar (schwere Allgemeinveränderung). Nach 7 Tagen ist die irreversible Schädigung bei Befundverschlechterung mit weiterer genereller Abflachung deutlich sichtbar (schwerste Allgemeinveränderung).
Therapie	Intensivbehandlung mit kontrollierter Beatmung, Dialyse, Katecholamingaben.
Verlauf	Der Patient stirbt am 9. Behandlungstag.
Ableitungen	F_{p1}-F_3; F_3-C_3; C_3-P_3; P_3-O_1; F_{p1}-F_4; F_4-C_4; C_4-P_4; P_4-O_1; Reg. Geschw.: 30 mm/s; ZK: 0,3 s; Filter: 70 Hz; Verst.: 50 µV/7 mm.

Pat.: 58 J.   ♂

Ableitungen:
Fp₁-F₃
F₃-C₃
C₃-P₃
P₃-O₁
Fp1-F4
F₄-C₄
C₄-P₄
P₄-O₁
1.tg
Fp₁-F₃
F₃-C₃
C₃-P₃
P₃-O₁
Fp₁-F₄
F₄-C₄
C₄-P₄
P₄-O₁
7.tg
50 µV
1 sec

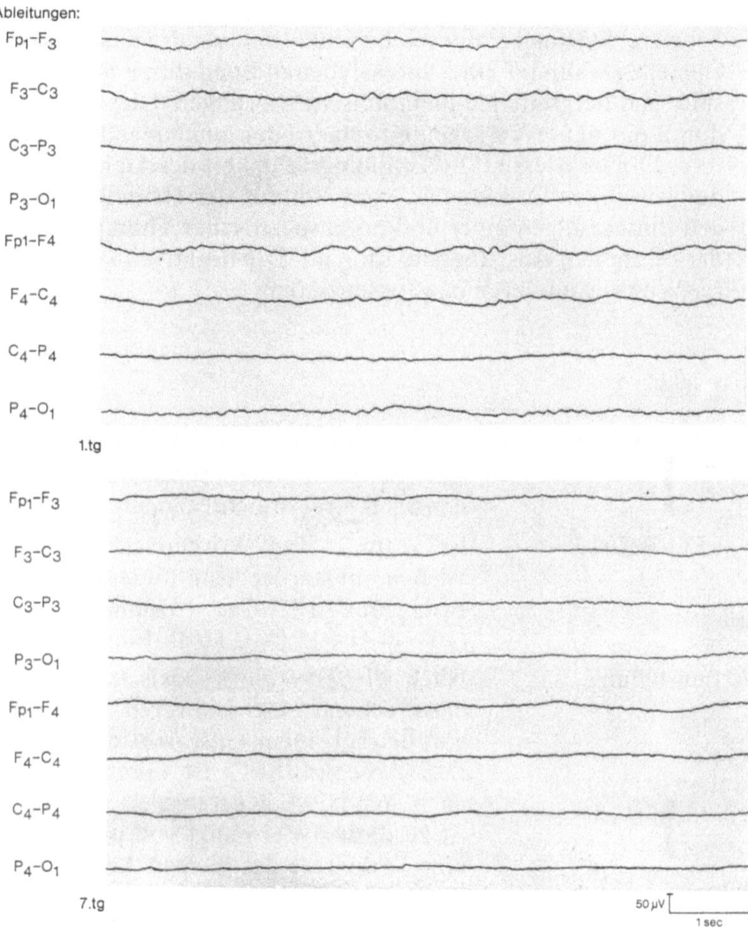

2. Wiederholte hypoxische Insulte

Schwere Störungen der Gehirnfunktion und substantielle Hirnorganschäden entstehen während einer Intensivbehandlung durch wiederholte hypoxische Insulte und tiefgreifende metabolische Störungen. Diese können ausgelöst werden durch das akute Versagen einzelner oder zunehmenden Funktionsausfall mehrerer Organsysteme. Die Erholungsfähigkeit des Gehirns hängt von der Dauer des jeweiligen O_2-Mangels, vom Verlauf der Grundkrankheit, vom rechtzeitigen Einsatz allgemeiner und organspezifischer Therapiemaßnahmen sowie von der cerebralen Ausgangssituation ab. Die negativen Einflüsse können sich in ihrer Wirkung addieren bzw. potenzieren.

Beispiel 3

Klinische Situation	Patient 29 Jahre, w. (C. M.). Wiederholte hypoxische Insulte bei postpartaler Sepsis bei mehrfachen Reanimationen nach Kreislaufstillständen.
EEG-Befunde	EEG am 1. Tag: Vorherrschen von Delta- und Theta-Wellen mit starker Amplitudenreduktion. EEG am 12. Tag: Dominanz von Alpha-Wellen ($10-11$ Hz, 15 µV), Theta-Einstreuungen.
Beurteilung	Nach wiederholten hypoxischen Zuständen ist das EEG entsprechend einer schweren Allgemeinveränderung beeinträchtigt. Dem entspricht der tief komatöse Zustand. Das Abschluß-EEG ist unregelmäßig, als Restzustand nach hypoxischer cerebraler Schädigung. Die Patientin ist zu diesem Zeitpunkt voll orientiert, Restschäden sind eine Teilparese des rechten Armes, verwaschene Sprache und leichte Ermüdbarkeit.
Therapie	Intensivbehandlung mit kontrollierter Beatmung, kreislaufunterstützender Therapie, gezielter Antibiotikatherapie. Spezifische Therapie: Dexamethason 48 mg/Tag (4 Tage). Sedierung mit Benzodiazepinen.
Verlauf	Verlegung zur Rehabilitation.
Ableitungen	F_{p1}-F_3; F_3-C_3; C_3-P_3; P_3-O_1; F_{p1}-F_4; F_4-C_4; C_4-P_4; P_4-O_1; Powerbänder C_3-P_3; Reg. Geschw.: 30 mm/s; ZK: 0,3 s; Filter: 70 Hz; Verst.: 50 µV/7 mm.

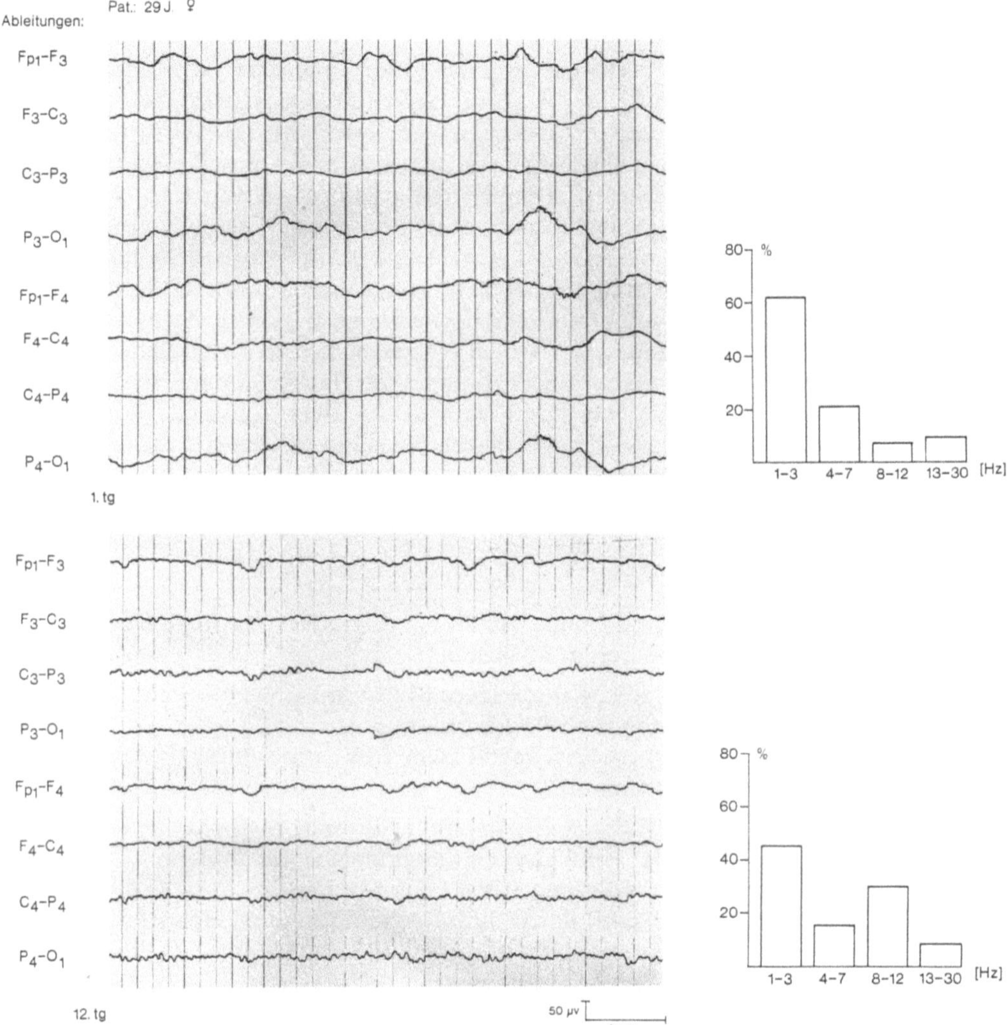

Pat.: 29 J. ♀
Ableitungen:
Fp1-F3
F3-C3
C3-P3
P3-O1
Fp1-F4
F4-C4
C4-P4
P4-O1
1. tg
80 %
60
40
20
1-3 4-7 8-12 13-30 [Hz]
Fp1-F3
F3-C3
C3-P3
P3-O1
Fp1-F4
F4-C4
C4-P4
P4-O1
12. tg
80 %
60
40
20
1-3 4-7 8-12 13-30 [Hz]
50 µV
1 sec

3. Langdauernde Primärhypoxie

Ein vollständiger cerebraler Versorgungsmangel führt innerhalb von 2 min zum Ausfall der Gehirnfunktion. Die im EEG registrierbare Hirntätigkeit verschwindet in Großhirnrinde und Zwischenhirn nach etwa 20 s. Die Hirnstammgebiete des Mittelhirns und die Brücke sind gegenüber Sauerstoffmangel nur geringfügig widerstandsfähiger. Tiefere Hirnabschnitte (verlängertes Mark, Kleinhirn) zeigen bis etwa zur 90. Sekunde Restfunktionen. Eine unvollständige, langdauernde Primärhypoxie kann zunächst langsame Frequenzen mit hoher Amplitude und Krampfentladungsmuster verursachen, bevor die hirnelektrische Stille eintritt. Der Ausfall der elektrischen Hirntätigkeit kann in seinem Ablauf regionale Unterschiede zeigen. Nach einem schweren hypoxischen Primärschaden kommt gelegentlich eine Erholung von Teilfunktionen mit einer Besserung der EEG-Aktivität vor. Der Endausgang dieser Zustandsbilder ist aber in jedem Fall hoffnungslos, da die Alternative zum tödlichen Ausgang das Überleben mit schwersten Restschäden ist.

Beispiel 4

Klinische Situation	Patient 54 Jahre, m. (K. R.). Zustand nach hypoxischem Herz-Kreislauf-Stillstand.
EEG-Befunde	EEG am 2. Tag: Flaches EEG mit isoelektrischen Strekken, abnorme Rhythmisierung. EEG am 120. Tag: Flaches EEG mit Muskelartefakten (links frontal).
Beurteilung	Das EEG am 2. Tag spricht für einen hypoxischen Hirnschaden mit starker cerebraler Depression bei tiefem Koma. Während der Beobachtungszeit von 120 Tagen ändert sich der cerebrale Zustand kaum. Bei schwerster Allgemeinveränderung im EEG liegt am 120. Tag ein apallisches Syndrom vor.
Therapie	Intensivpflegerische Maßnahmen. Spezifische Therapie: Zunächst hirnprotektive Maßnahmen (Barbiturate, Corticoide).
Verlauf	Tod nach 200 Behandlungstagen durch Lungenembolie.
Ableitungen	F_{p1}-F_3; F_3-C_3; C_3-P_3; P_3-O_1; F_{p1}-F_4; F_4-C_4; C_4-P_4; P_4-O_1; Reg. Geschw.: 30 mm/s; ZK: 0,3 s; Filter: 70 Hz; Verst.: 50 µV/7 mm.

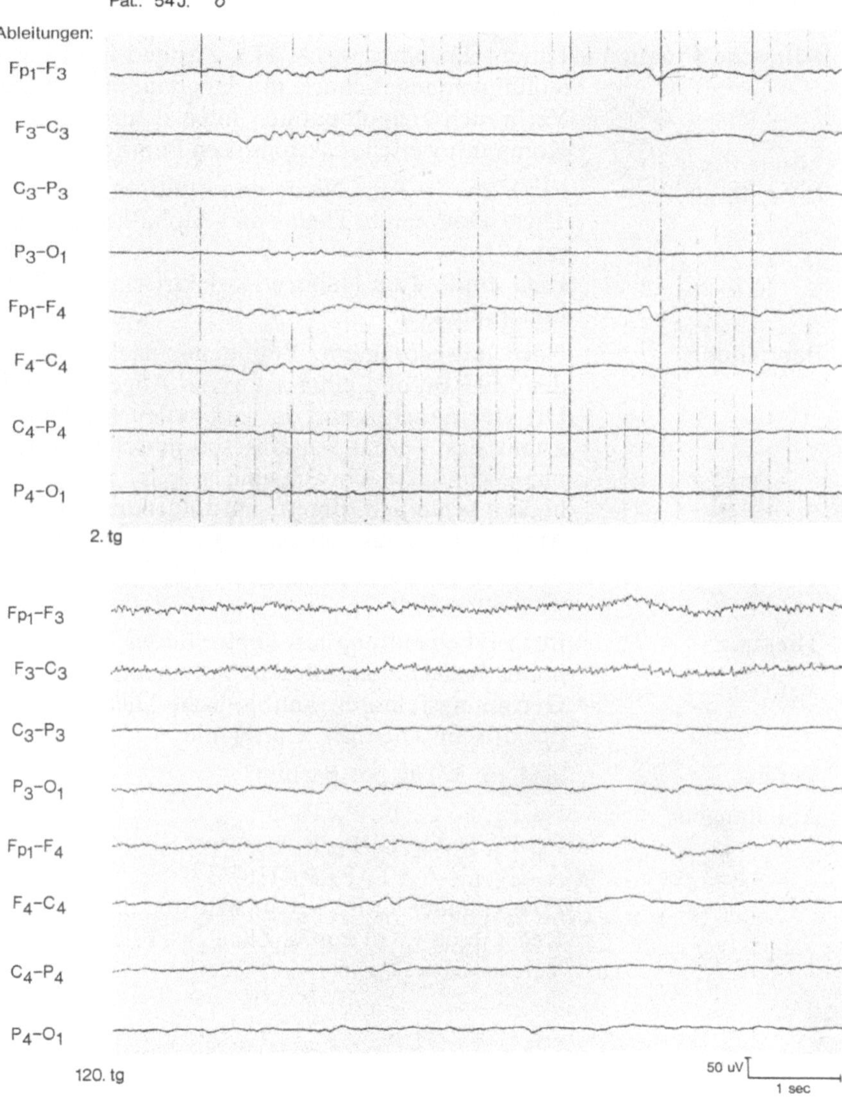
Pat.: 54 J.   ♂
Ableitungen:
Fp$_1$–F$_3$
F$_3$–C$_3$
C$_3$–P$_3$
P$_3$–O$_1$
Fp$_1$–F$_4$
F$_4$–C$_4$
C$_4$–P$_4$
P$_4$–O$_1$
2. tg
Fp$_1$–F$_3$
F$_3$–C$_3$
C$_3$–P$_3$
P$_3$–O$_1$
Fp$_1$–F$_4$
F$_4$–C$_4$
C$_4$–P$_4$
P$_4$–O$_1$
120. tg
50 uV
1 sec

Beispiel 5

Klinische Situation	Patient 23 Jahre, w. (A. H.). Zustand nach postpartalem Volumenmangelschock mit langdauernder Hypoxie und Verbrauchskoagulopathie. Intensivaufnahme im tiefen Koma mit weiten reaktionslosen Pupillen.
EEG-Befunde	EEG am 1. Tag: Niederamplitudiges EEG mit Delta/Theta-Dominanz. Theta- und Alpha-Einstreuungen occipital. EEG am 2. Tag: Nahezu isoelektrisches EEG mit EKG-Einstreuungen.
Beurteilung	Nach ausgeprägtem Volumenmangelschock entspricht der EEG-Befund einer schweren Allgemeinveränderung. Die Beeinträchtigung der cerebralen Funktion läßt aufgrund des Vorhandenseins sporadischer occipitaler Alpha-Aktivität noch auf eine mögliche Regenerationsfähigkeit schließen. Bereits am folgenden Tag hat sich die Amplitudenreduktion verstärkt. EKG-Einstreuungen dominieren. Die Hirnfunktionsstörung ist damit als irreversibel anzusehen.
Therapie	Intensivbehandlung mit kontrollierter Beatmung, Zufuhr hoher Katecholamindosen, Volumentherapie, Gabe von Gerinnungsfaktoren, antibiotische Therapie. Spezifische Therapie: Corticoide.
Verlauf	Tod am 3. Tag postpartum.
Ableitungen	F_{p1}-F_3; F_3-C_3; C_3-P_3; P_3-O_1; F_{p1}-F_4; F_4-C_4; C_4-P_4; P_4-O_1; A_1-C_z; C_z-A_z; T_5-P_z-P_z-T_6; Powerbänder C_3-P_3, Frequenzhistogramm C_3-P_3; Reg. Geschw.: 30 mm/s; ZK: 0,3 s; Filter: 70 Hz; Verst.: 50 µV/7 mm.

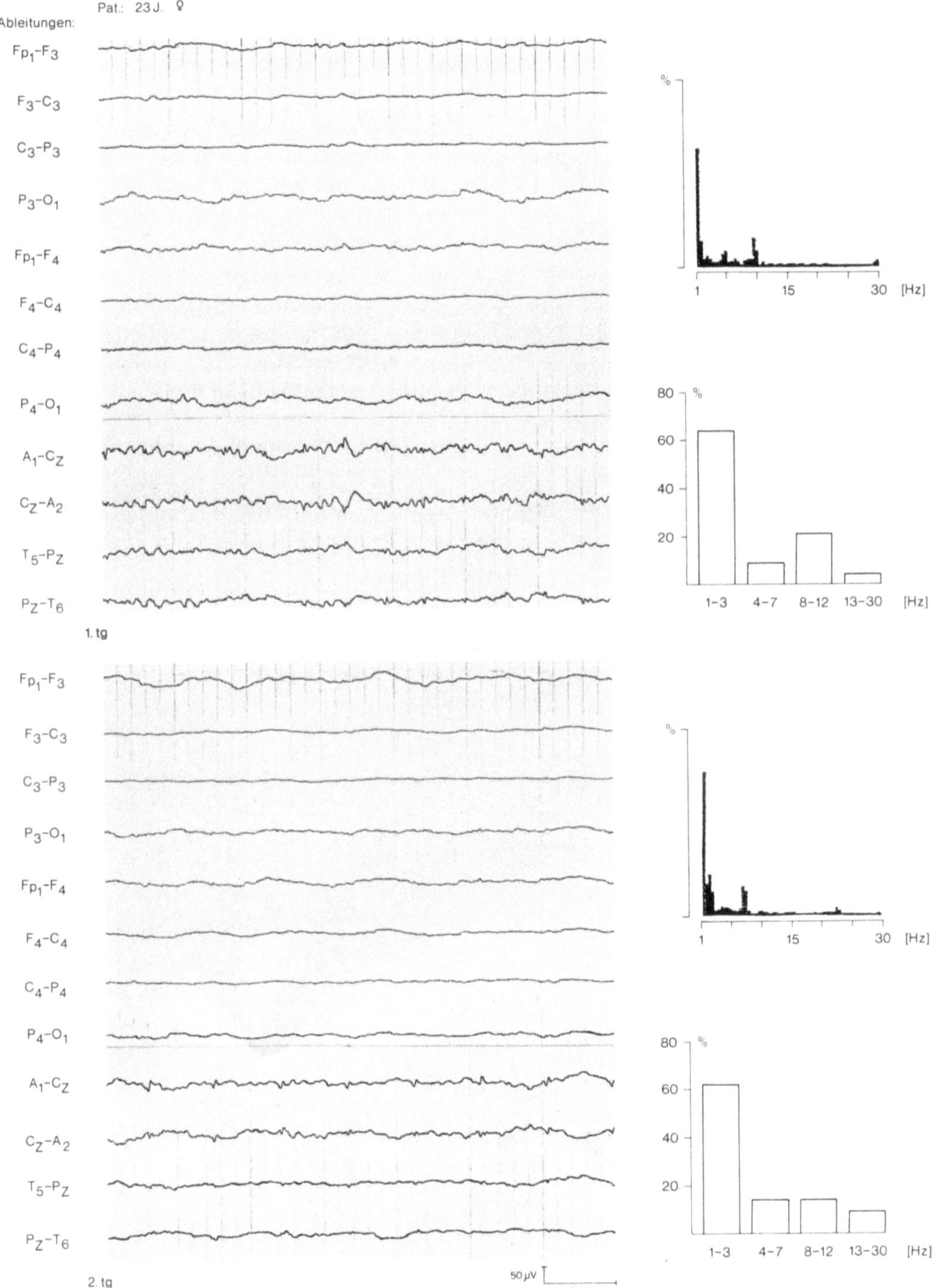

Pat.: 23 J. ♀
Ableitungen:
Fp₁-F₃
F₃-C₃
C₃-P₃
P₃-O₁
Fp₁-F₄
F₄-C₄
C₄-P₄
P₄-O₁
A₁-Cz
Cz-A₂
T₅-Pz
Pz-T₆
1. tg
2. tg
50 µV
1 sec
%
1   15   30   [Hz]
80 %
60
40
20
1-3   4-7   8-12   13-30   [Hz]

Beispiel 6

Klinische Situation	Patient 27 Jahre, w. (D. S.). Langdauernde Primärhypoxie durch postpartale Blutungskomplikation.
EEG-Befunde	EEG am 1. Tag: Schwere gruppierte Dysrhythmie mit sharp-wave-ähnlichen Graphoelementen bei niederamplitudiger Grundaktivität mit hohem Theta- und Delta-Anteil; geringe niederamplitudige Beta-Einstreuungen. EEG am 5. Tag: Isoelektrisches EEG.
Beurteilung	Nach der Aufnahme zur Intensivbehandlung zeigt das EEG nach cerebraler Hypoxie eine mittlere bis schwere Allgemeinveränderung mit Krampfäquivalenten. Der Übergang in ein isoelektrisches EEG am 5. Behandlungstag ist Hinweis auf die irreversible Schädigung der Hirnfunktion, deren Ursache in weiteren cerebralen Blutungen bei fortbestehender Gerinnungsstörung gesehen wird.
Therapie	Intensivbehandlung mit kontrollierter Beatmung. Spezifische Therapie: Phenytoin 3mal 125 mg/Tag.
Verlauf	Tod am 6. Behandlungstag.
Ableitungen	F_{p1}-F_3; F_3-C_3; C_3-P_3; P_3-O_1; F_{p1}-F_4; F_4-C_4; C_4-P_4; P_4-O_1; Reg. Geschw.: 30 mm/s; ZK: 0,3 s; Filter: 70 Hz; Verst.: 50 µV/7 mm.

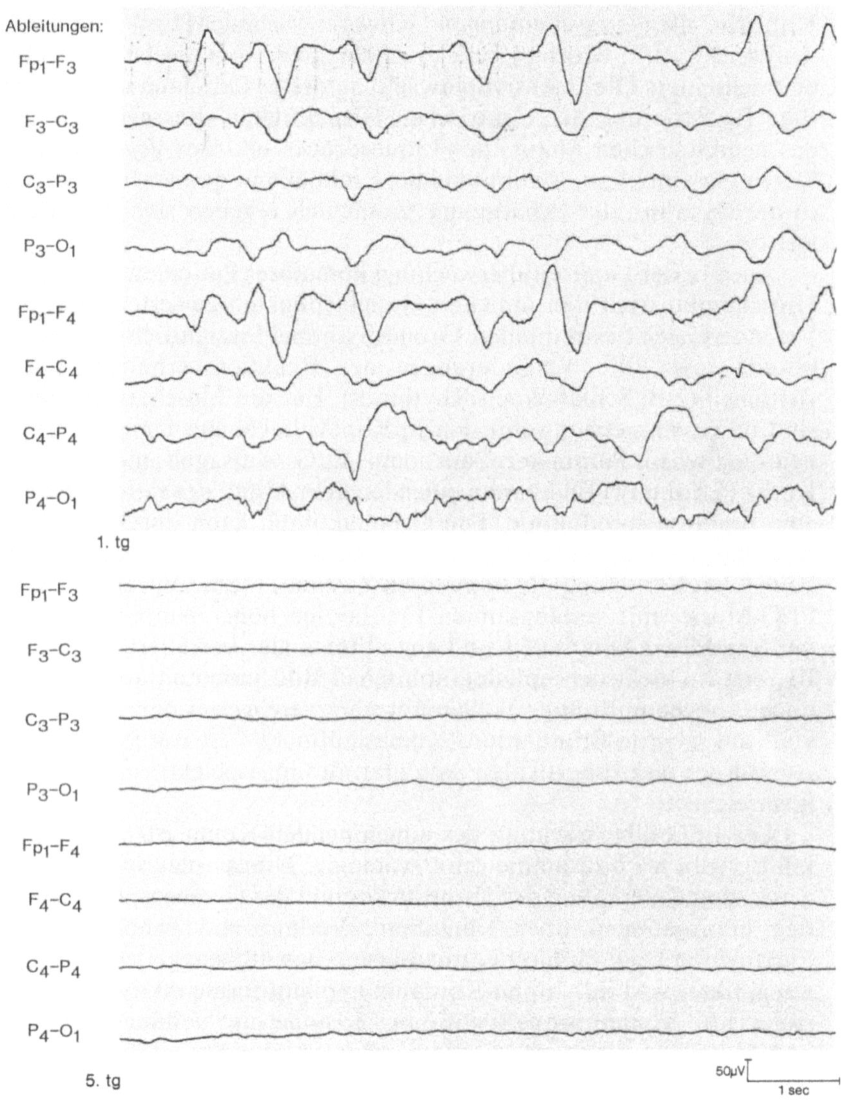
Pat.: 27 J. ♀
Ableitungen:
Fp_1-F_3
F_3-C_3
C_3-P_3
P_3-O_1
Fp_1-F_4
F_4-C_4
C_4-P_4
P_4-O_1
1. tg
Fp_1-F_3
F_3-C_3
C_3-P_3
P_3-O_1
Fp_1-F_4
F_4-C_4
C_4-P_4
P_4-O_1
5. tg
50µV
1 sec

4. Schädel-Hirn-Traumen mit Substanzverlust

Klinische Begleiterscheinungen schwerer Schädel-Hirn-Traumen sind Bewußtseinsverlust, neurologische Ausfälle sowie somatische und vegetative Beeinträchtigung. Die Intensivüberwachung dieser Patienten umfaßt die regelmäßige Registrierung der elektrischen Hirnaktivität, die regelmäßige Erhebung des neurologischen Status, des Liquordrucks und der vegetativen Parameter. Deren Gesamtschau erlaubt aktuelle Einblicke in den vorliegenden Status und in die Dynamik der Schädigung. Zusätzlich ergeben sich prognostische Hinweise.

Auch in der Langzeitüberwachung komatöser Patienten wird die elektrische Hirnaktivität nach den üblichen Gesichtspunkten gewertet. Man beurteilt die Veränderungen des normalen Grundrhythmus hinsichtlich Frequenz und Amplitude sowie die Veränderungen des Reaktionsverhaltens und der Biorhythmen (z.B. Schlaf-Wach-Rhythmus). Für die Einschätzung der Komatiefe sind in Zusammenhang mit den in Kap. C I, Tabelle 1 angegebenen klinisch-neurologischen Parametern aus dem EEG Aussagen möglich. Im leichten Koma (Stadium I) findet man einen leichten Abfall der mittleren Frequenz und eine Amplitudenreduktion. Die Grundaktivität kann durch Bursts von Delta-Aktivität (frontal) unterbrochen sein. Die Reaktivität auf externe Stimuli ist erhalten. Bei Vertiefung des komatösen Zustandes (Stadium II) treten wechselnde EEG-Muster mit verlangsamten Frequenzen hoher Amplitude auf. Kortikale und vegetative Aktivitäten sind eng miteinander korreliert. Das Komastadium III zeigt im elektroencephalographischen Bild monoton ablaufende niederfrequente, hochamplitudige Wellen mit stark verzögerter oder erloschener Reaktivität auf externe Stimulation. Komastadium IV ist durch den zunehmenden Ausfall der elektrokortikalen Aktivität, die im isoelektrischen EEG endet, gekennzeichnet.

Die EEG-Überwachung des zunehmenden Koma ist allein nicht aussagekräftig, gibt aber zusammen mit Ätiologie, klinisch-neurologischen Befunden, Zustand und Verhalten des Hirndruckes und der Cerebrospinalflüssigkeit wichtige Informationen über Komatiefe, Verlauf und Erholungsmöglichkeiten. Elektroencephalographische, mit tiefster Bewußtlosigkeit gekoppelte Erscheinungsbilder sind das Alpha-Koma und epileptiforme Aktivität. Der neurophysiologische Mechanismus für die bei Läsionen im verlängerten Mark, Brücke und Mittelhirn erhaltene unmodulierbare Alpha-Aktivität im tiefen Koma ist noch nicht geklärt. Der Befund spricht für eine infauste Prognose. Epileptiforme Graphoelemente sind Korrelate umschriebener oder ausgedehnter lokalisierter Läsionen durch Kompression (Blutungen) oder Gewebezerstörungen unterschiedlicher Genese. Die Prognose schwerster Schädel-Hirn-Traumen ist schlecht. Überleben mit Restschäden unter Ausfall wesentlicher oder aller kortikalen Funktionen wird in Einzelfällen beobachtet (z.B. apallisches Syndrom mit „Wachheit" bei Verlust bewußten Handelns, jedoch erhaltenen vegetativen Funktionen und Regulationen). Gewöhnlich tritt der Tod durch Ausfall aller Hirnfunktionen ein.

Beispiel 7

Klinische Situation	Patient 79 Jahre, w. (J. K.). Zustand nach Polytrauma und Schädel-Hirn-Trauma III°, Rippenserienfraktur.
EEG-Befunde	EEG am 1. Tag: Dominanz hochamplitudiger Delta- und Theta-Wellen, frontale gruppierte Dysrhythmie. EEG am 10. Tag: Überwiegen von Frequenzen aus dem Delta- und Theta-Bereich. Gruppierte Dysrhythmie frontal.
Beurteilung	Die anfangs registrierte mittlere bis schwere Allgemeinveränderung der cerebralen Funktion entspricht dem klinischen Bewußtseinszustand des Komastadium II. Nach 10tägiger Intensivbehandlung mit spezifischer Behand-

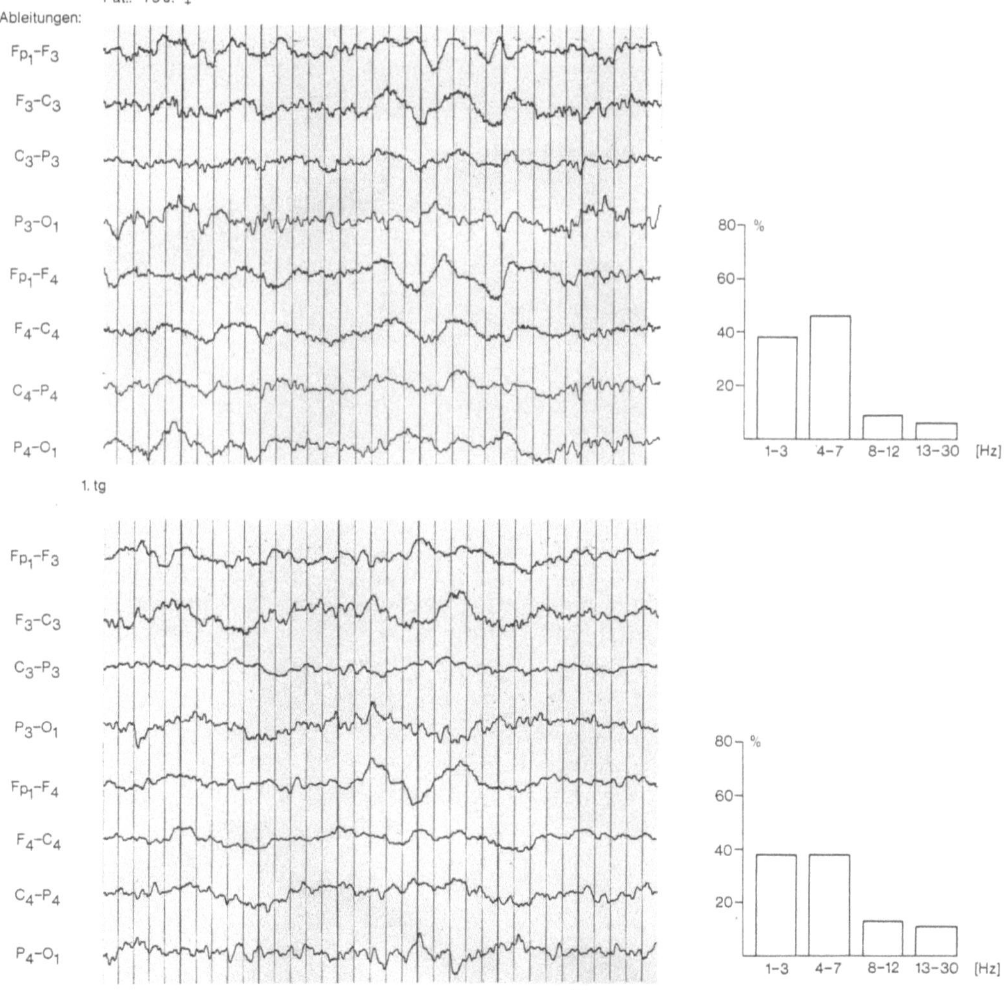

lung des cerebralen Ödems ist der EEG-Befund weiterhin als mittlere Allgemeinveränderung zu werten. Die Patientin ist verwirrt.

Therapie	Intensivbehandlung mit kontrollierter Beatmung, Hyperventilation. Spezifische Therapie: Dexamethason 48 mg/Tag (4 Tage).
Verlauf	Verlegung zur Rehabilitation.
Ableitungen	F_{p1}-F_3; F_3-C_3; C_3-P_3; P_3-O_1; F_{p1}-F_4; F_4-C_4; C_4-P_4; P_4-O_1; Powerbänder: C_3-P_3; Reg. Geschw.: 30 mm/s; ZK: 0,3 s; Filter: 70 Hz; Verst.: 50 µV/7 mm.

Beispiel 8

Klinische Situation	Patient 25 Jahre, m. (U. Z.). Zustand nach Schädel-Hirn-Trauma III° bei Polytrauma.
EEG-Befunde	EEG am 1. Tag: Niederspannungs-EEG mit Strecken von 15 Hz-Aktivität und Delta-Einstreuungen. EEG am 12. Tag: Niederspannungs-EEG mit vereinzelten Alpha- und Delta-Einstreuungen.
Beurteilung	Der tief bewußtlose Patient zeigt im EEG eine mittlere bis schwere Allgemeinveränderung. Trotz spezifischer Therapie verschlechtert sich der Befund und zeigt bei apallischem Syndrom im Laufe der Intensivbehandlung eine schwere Allgemeinveränderung.
Therapie	Intensivbehandlung mit kontrollierter Beatmung, Sedierung mit Benzodiazepinen. Spezifische Therapie: Hyperventilation, Osmotherapeutika.
Verlauf	Der Patient stirbt im weiteren Krankheitsverlauf bei apallischem Syndrom an septischen Komplikationen.
Ableitungen	F_{p1}-F_3; F_3-C_3; C_3-P_3; P_3-O_1; F_{p1}-F_4; F_4-C_4; C_4-P_4; P_4-O_1; Reg. Geschw.: 30 mm/s; ZK: 0,3 s; Filter: 70 Hz; Verst.: 50 µV/7 mm.

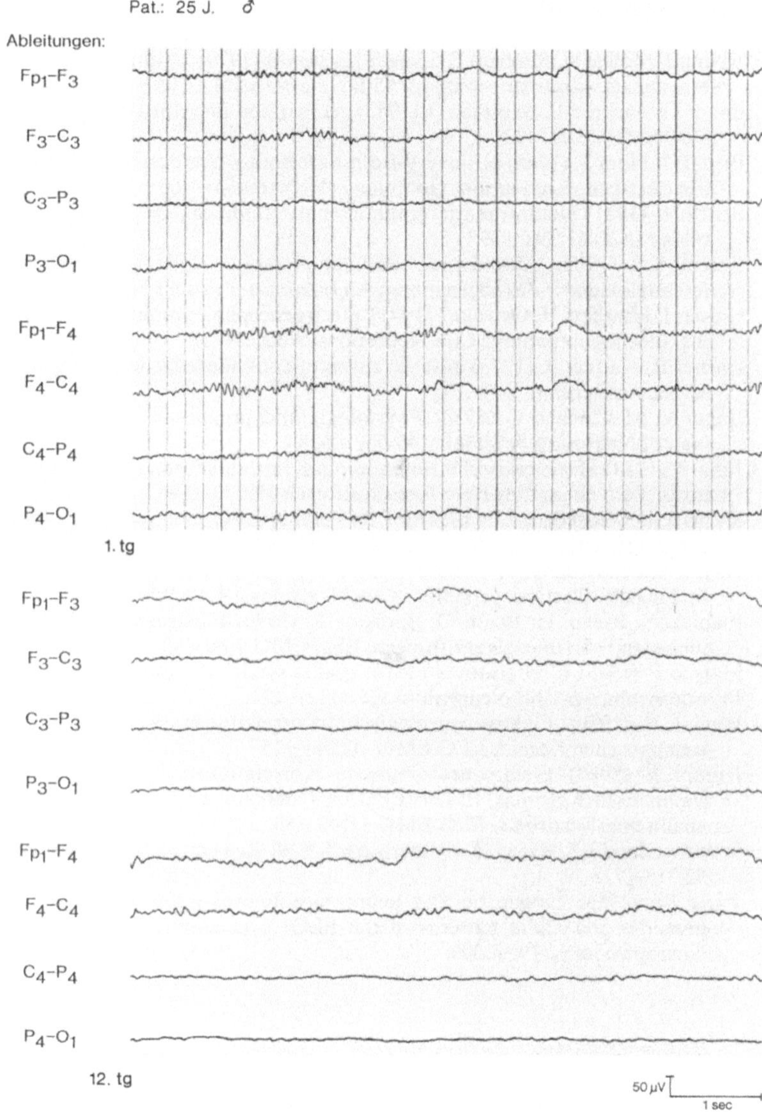

Pat.: 25 J.   ♂
Ableitungen:
Fp₁-F₃
F₃-C₃
C₃-P₃
P₃-O₁
Fp₁-F₄
F₄-C₄
C₄-P₄
P₄-O₁
1. tg
Fp₁-F₃
F₃-C₃
C₃-P₃
P₃-O₁
Fp₁-F₄
F₄-C₄
C₄-P₄
P₄-O₁
12. tg
50 µV
1 sec

Literaturübersicht

Alving J, Moller M, Sindrup E, Lyager Nielsen B (1970) "Alpha pattern coma" following cerebral anoxia. Electroencephalogr Clin Neurophysiol 47:95−101

Bauer G, Aichner F, Klingler D (1982) Aktivitäten im Alpha-Frequenzbereich und Koma. Z EEG EMG 13:28−33

Bird TD, Plum F (1968) Recovery from barbiturate overdose coma with a prolonged isoelectric electroencephalogram. Neurology (NY) 18:456−460

Britt CW (1981) Nontraumatic "spindle coma". Clinical, EEG and prognostic features. Neurology (NY) 31:393−397

Flügel KA (1982) Alphakoma, Pseudoalphakoma und Alpha-Pseudokoma − zur Differentialdiagnose des sogenannten Alphakomas. Fortschr Neurol Psychiatr 50:371−386

Haider I, Matthew H, Oswald I (1971) Electroencephalographic changes in acute drug poisoning. Electroencephalogr Clin Neurophysiol 30:23−31

Harner R, Naquet R (1973) Altered states of consciousness, coma, cerebral death, vol 12. Elsevier, Amsterdam, S 5−105

Iragni V, McCutchen C (1983) Physiologic and prognostic significance of "alpha coma". J Neurol Neurosurg Psychiatry 46:632−638

Jung R (1953) Hirnelektrische Befunde bei Kreislaufstörungen und Hypoxieschäden des Gehirns. Verh Dtsch Ges Herz Kreislaufforsch 19:170−196

Karnaze DS, Marshall LF, Bickford RG (1982) EEG monitoring of clinical coma: The compressed spectral array. Neurology (NY) 32:289−292

Kayser-Gatchalian MC, Neundörfer B (1980) The prognostic value of EEG in ischaemic cerebral insults. Electroencephalogr Clin Neurophysiol 49:608−617

Kubicki S, Rieger H, Busse G, Barckow D (1970) Elektroenzephalographische Befunde bei schweren Schlafmittelvergiftungen. EEG EMG 1:80−93

Matsuo F (1985) EEG features of the apallic syndrome resulting from cerebral anoxia. Electroencephalogr Clin Neurophysiol 61:113−121

Rumpl E (1979) Elektro-neurologische Korrelationen in den frühen Phasen des posttraumatischen Komas. EEG EMG 10:148−157

Rumpl E (1980) Elektro-neurologische Korrelationen in den frühen Phasen des posttraumatischen Komas, II. Das EEG im Übergang zum und im Vollbild des traumatischen apallischen Syndroms. EEG EMG 11:43−50

Westmoreland BF, Klaas DW, Sharbrough FW, Reagan TJ (1975) Alpha-Coma. Arch Neurol 32:713−718

Zaret BS (1985) Prognostic and neurophysiological implications of concurrent burst suppressions and alpha patterns in the EEG of post-anoxic coma. Electroencephalogr Clin Neurophysiol 61:199−209

II. Das sterbende Gehirn

Das moderne Management einer Intensivbehandlung erschwert oder verhindert die exakte Erfassung der Vigilanz, des Bewußtseins und definierter intellektueller Leistungen. Durch die routinemäßige hirnelektrische Verlaufsüberwachung ist die bereits bekannte klinische Beobachtung bestätigt worden, daß dem Tod anhaltende Perioden langsamen Versagens der Hirnfunktion vorausgehen können.

Ursache des hirnorganischen Versagens sind schwere Störungen im Verlauf der Grundkrankheit wie hypoxisch-ischämische Phasen durch respiratorische oder kardiovaskuläre Komplikationen mit irreversiblen Auswirkungen auf die Gehirnfunktion. Allgemeine Auswirkungen einer schweren zum Tode führenden Erkrankung, die im Rahmen allgemein metabolischer, toxischer, hypoxischer oder ischämischer Organschäden auch das Gehirn mitbetreffen, bedingen den fortschreitenden Ausfall der cerebralen Leistung. Unterschiedliche Formen des Erlöschens hirnelektrischer Aktivität wurden beobachtet und beschrieben.

Übersicht zu den Beispielen

Beispiel 1:   Zustand nach Reanimation, rascher Verlauf, Tod.
Beispiel 2:   Zustand nach Hypoxie, langsamer Verlauf, Tod.
Beispiel 3:   Zustand nach intraoperativer Reanimation, langsamer Verlauf, Tod.
Beispiel 4a: Sepsis, protrahierter Verlauf, Tod.
Beispiel 4b: Sepsis, präfinale paroxysmale Aktivität, Tod.
Beispiel 5:   Schädel-Hirn-Trauma III°, Tod.
Beispiel 6:   Zustand nach Barbituratintoxikation, präfinale abnorme Rhythmisierung, Tod.
Beispiel 7:   Zustand nach intracerebraler Blutung, isoelektrisches EEG, Tod.
Beispiel 8:   Zustand nach intraoperativer Hypoxie, präfinale Burst-Suppression Aktivität, Tod.

1. Rascher Übergang eines normalen oder gestörten EEG in elektrische Stille

Die Veränderung erfolgt schnell. Sie wird durch schwere anoxisch-ischämische Komplikationen bei Vorschädigung des Organs verursacht bzw. durch akute schwere Hypoxie bei plötzlichen Ausfällen der Atem- und Herz-Kreislauf-Funktion.

Beispiel 1

Klinische Situation	Patient 55 Jahre, m. (A. K.). Zustand nach Reanimation bei Herzinfarkt, massive subarachnoidale Blutungen.
EEG-Befunde	Nahezu isoelektrisches EEG unter der üblichen Ableitungstechnik. Bei 4facher Verstärkung sind Reste einer niederamplitudigen Aktivität erkennbar. EKG- und Beatmungsartefakte.
Beurteilung	Das EEG unmittelbar nach erfolgreicher Reanimation zeigt die nahezu erloschene Hirntätigkeit.
Therapie	Intensivbehandlung mit kontrollierter Beatmung.
Verlauf	Todeseintritt 24 h nach Reanimation.
Ableitungen	F_{p1}-F_3; C_3-C_3; C_3-P_3; P_3-O_1; F_{p1}-F_4; F_4-C_4; C_4-P_4; P_4-O_1; Verstärkung a) 50 µV = 1 cm, b) 50 µV = 2 cm, Reg. Geschw.: 30 mm/s; ZK: 0,3 s; Filter: 70 Hz.

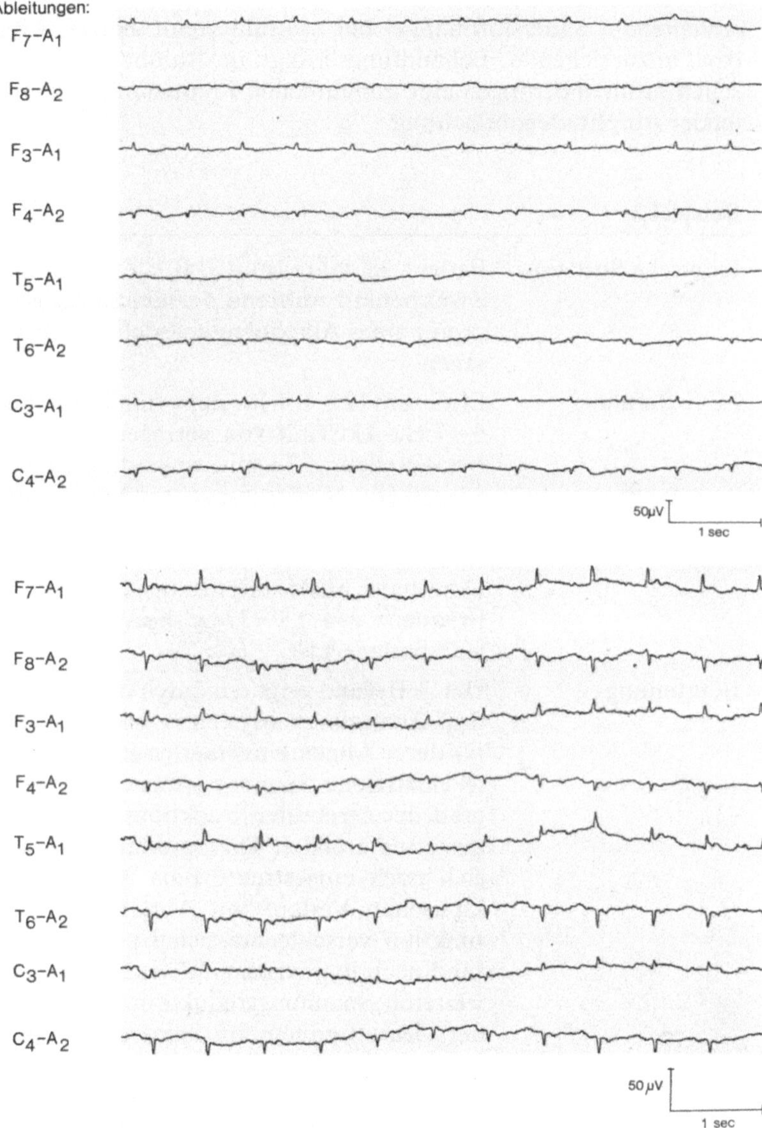
Pat.: 55 J.   ♂
Ableitungen:
F7-A1
F8-A2
F3-A1
F4-A2
T5-A1
T6-A2
C3-A1
C4-A2
50 µV
1 sec
F7-A1
F8-A2
F3-A1
F4-A2
T5-A1
T6-A2
C3-A1
C4-A2
50 µV
1 sec

2. Langsamer Übergang eines gestörten EEG in elektrische Stille

Anhaltender Sauerstoffmangel bei protrahiertem, schweren Krankheitsverlauf bzw. unzureichender Behandlungserfolge im Rahmen von hypoxisch-ischämischen Insulten bedingen eine zunehmende Frequenzverlangsamung mit begleitender Amplitudenabflachung.

Beispiel 2

Klinische Situation	Patient 38 Jahre, m. (S. B.). Zustand nach hypoxischem Zwischenfall während der Behandlung (Distraneurintherapie) eines Alkoholentzugsdelirs; Leber- und Nierenversagen.
EEG-Befunde	EEG am 29. 1.: In den frontoparietalen Ableitungen $6-7$ Hz-Aktivität von geringer Amplitude. Eingestreute Beta-Wellen, z. T. mit einer dominanten Frequenz von $15-30$ Hz. Niedergespanntes EEG in den zentralen Ableitungen. EEG am 30. 1.: Vereinzeltes Auftreten von Beta-Wellen. Dominanz niederamplitudiger Delta-Aktivität mit einer Frequenz von $0,5-3$ Hz, die von langsamen Theta-Wellen überlagert ist.
Beurteilung	Der 1. Befund zeigt ein durch die hypoxische Schädigung des Zentralnervensystems gekennzeichnetes EEG mit mittlerer Allgemeinveränderung. Die insgesamt reduzierte elektrische Spannung weist auf den hohen Schweregrad der cerebralen Funktionsstörung hin. Als Residuen einer sedierenden Therapie mit Benzodiazepinen finden sich noch eingestreute Beta-Wellen. Entsprechend dem klinischen Verlauf mit Abfall der Leber- und Nierenfunktion verschlechtert sich parallel dazu der EEG-Befund nach hypoxischem Zwischenfall. Es kommt zu einer weiteren Spannungsreduktion und einer Verlangsamung der Grundfrequenz im Sinne einer schweren Allgemeinveränderung. Die Zunahme der cerebralen Funktionseinschränkung − beeinflußt durch das Multiorganversagen − wird im EEG deutlich wiedergegeben. Als prognostisch ungünstiges Zeichen sind die EKG-Einstreuungen in der parieto-occipitalen Ableitung zu werten.
Therapie	Intensivbehandlung mit kontrollierter Beatmung.
Verlauf	Der Patient stirbt 2 Tage nach der letzten EEG-Ableitung.
Ableitungen	F_{p1}-F_3; F_3-C_3; C_3-P_3; P_3-O_1; F_{p1}-F_4; F_4-C_4; C_4-P_4; P_4-O_1; Reg. Geschw.: 30 mm/s; ZK: 0,3 s; Filter: 70 Hz; Verst.: 50 µV/7 mm.

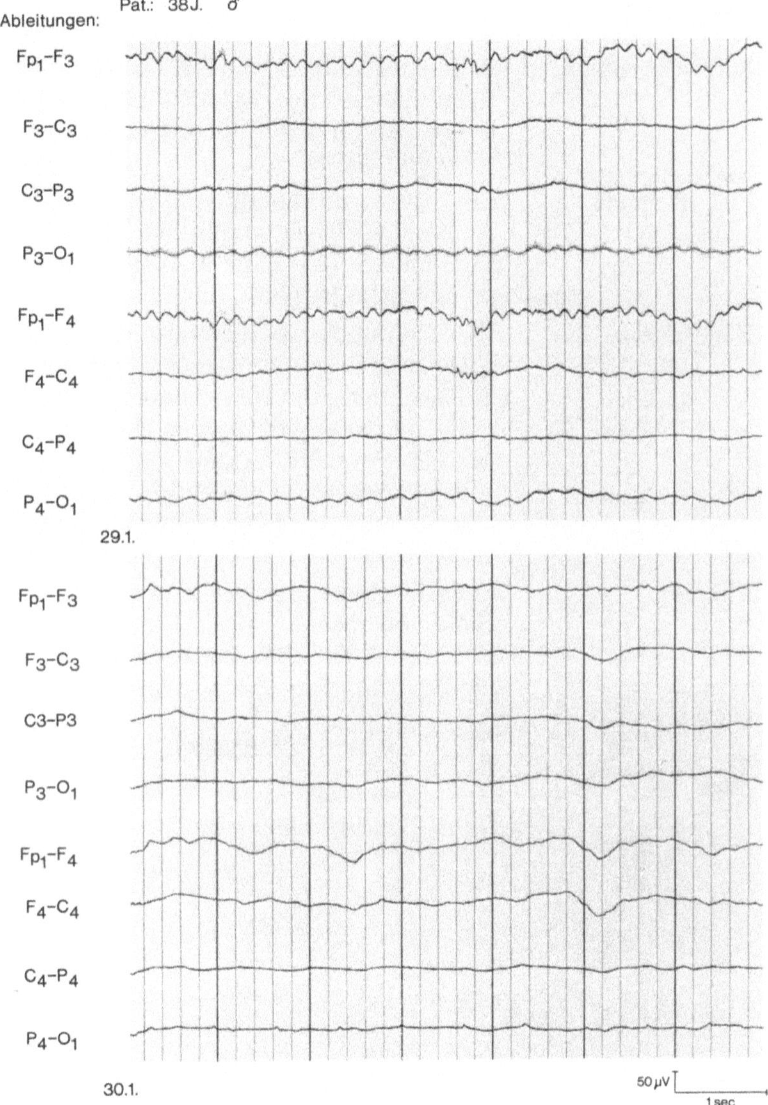

Pat.: 38 J. ♂
Ableitungen:
Fp₁-F₃
F₃-C₃
C₃-P₃
P₃-O₁
Fp₁-F₄
F₄-C₄
C₄-P₄
P₄-O₁
29.1.
Fp₁-F₃
F₃-C₃
C3-P3
P₃-O₁
Fp₁-F₄
F₄-C₄
C₄-P₄
P₄-O₁
30.1.
50 µV
1 sec

Beispiel 3

Klinische Situation	Patient 62 Jahre, w. (S. E.). Zustand nach intraoperativer Reanimation bei Kreislaufstillstand während Hemicolektomie. Schwerer postoperativer Verlauf bei Nahtinsuffizienz und Sepsis.
EEG-Befunde	EEG direkt postoperativ: Überwiegen von Delta-Theta-Aktivität niedriger Amplitude. EEG am 16. Tag: Extreme Abflachung bei geringer Theta- und Beta-Aktivität.
Beurteilung	Das unmittelbar postoperativ registrierte EEG ist stark supprimiert. Es überwiegen langsame Frequenzen. Die Zeichen der schweren Allgemeinveränderung sind als Folge der vorausgegangenen Hypoxie bei noch bestehender Narkosemittelwirkung zu werten. Das ohne Sedierung nahezu isoelektrische EEG am 16. Tag ist Ausdruck einer schwersten Allgemeinveränderung bei Ausbildung einer Sepsis.
Therapie	Intensivbehandlung mit kontrollierter Beatmung, Katecholamingaben. Spezifische Therapie: Benzodiazepine.
Verlauf	Die Patientin stirbt 20 Tage nach Operation.
Ableitungen	F_{p1}-F_3; F_3-C_3; C_3-P_3; P_3-O_1; F_{p1}-F_4; F_4-C_4; C_4-P_4; P_4-O_1; Reg. Geschw.: 30 mm/s; ZK: 0,3 s; Filter: 70 Hz; Verst.: 50 µV/7 mm.

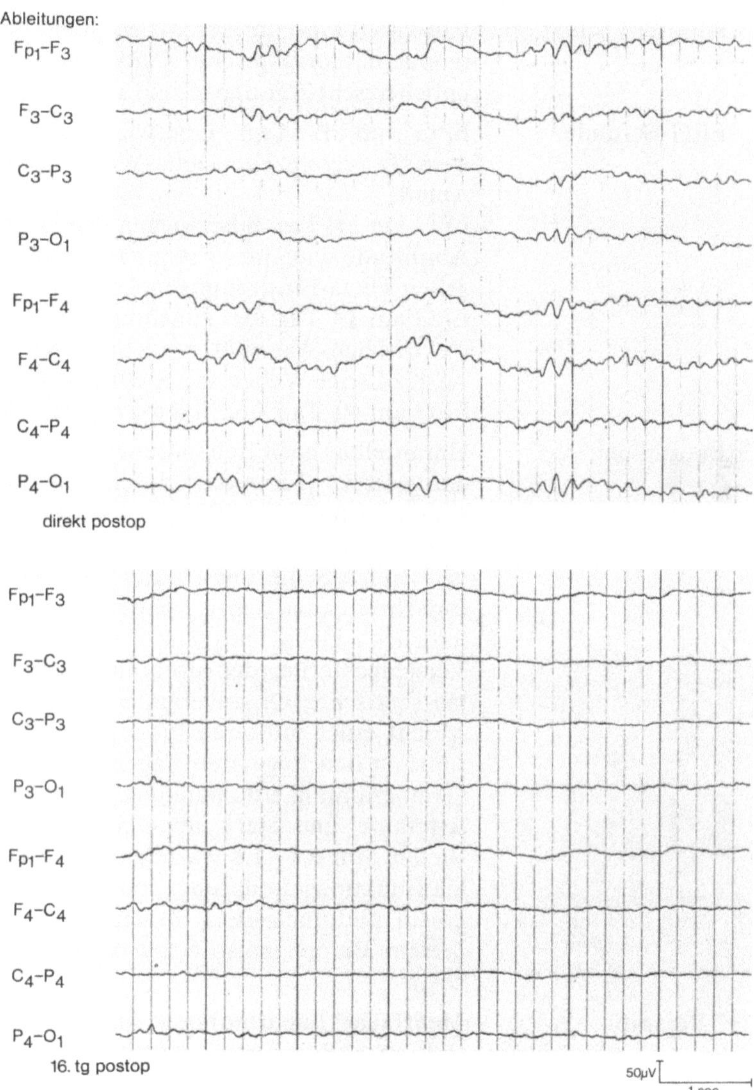

Pat.: 62 J. ♀
Ableitungen:
Fp$_1$-F$_3$
F$_3$-C$_3$
C$_3$-P$_3$
P$_3$-O$_1$
Fp$_1$-F$_4$
F$_4$-C$_4$
C$_4$-P$_4$
P$_4$-O$_1$
direkt postop
Fp$_1$-F$_3$
F$_3$-C$_3$
C$_3$-P$_3$
P$_3$-O$_1$
Fp$_1$-F$_4$
F$_4$-C$_4$
C$_4$-P$_4$
P$_4$-O$_1$
16. tg postop
50µV
1 sec

Beispiel 4 a

Klinische Situation	Patient 20 Jahre, m. (N. S.). Zustand bei akut nekrotisierender hämorrhagischer Pankreatitis mit nachfolgender unbeherrschbarer Sepsis und Lungenversagen.
EEG-Befunde	EEG am 1. Tag: Überwiegender Theta-Anteil von 4−6 Hz, vereinzelte Delta-Wellen und mäßiger Alpha-Anteil.

EEG-Befunde

EEG am 1. Tag: Überwiegender Theta-Anteil von 4−6 Hz, vereinzelte Delta-Wellen und mäßiger Alpha-Anteil.

EEG am 23. Tag: Überwiegen von Delta-Wellen mäßiger Amplitude und einer Frequenz von 0,5−2 Hz mit vereinzelten Theta-Einstreuungen. EEG-Abflachung.

EEG am 39. Tag: Bei zunehmender Abflachung der hirnelektrischen Aktivität wird das EKG sichtbar; 0,5- bis 1,5-Hz-Delta-Wellen von niedriger Amplitude.

EEG am 40. Tag: Nullinien-EEG mit EKG-Artefakten.

Beurteilung

Unmittelbar nach Behandlungsbeginn ist im EEG der Sedativaeffekt (Etomidat) durch den hohen Theta/Delta-Anteil nachweisbar. Bei nur mäßigem Alpha-Anteil entspricht dies einer leichten Allgemeinveränderung und einem tiefen Sedierungsstadium. Im weiteren Verlauf mit fortschreitender Sepsis werden schnelle Frequenzen unterdrückt; Delta-Frequenzen überwiegen und zeigen die Verschlechterung der cerebralen Funktion bei ausgeprägten septischen Organveränderungen. Das EEG-Bild entspricht einer mittleren bis schweren Allgemeinveränderung. In den folgenden Tagen tritt neben der Frequenzverlangsamung ein Spannungsverlust im EEG auf. EKG-Artefakte und stark abgeflachte, verlangsamte Delta-Wellen von 0,5−1,5 Hz zeigen das Ausmaß der cerebralen Funktionsminderung. Am 40. Behandlungstag ist mit einem Nullinien-EEG hirnelektrische Stille eingetreten; diesem Befund entsprechen klinisch-neurologische Zeichen.

Therapie

Mehrfache Laparotomien, Intensivbehandlung mit kontrollierter Beatmung, antibiotische Therapie. Dauersedierung mit Etomidat 600−1500 mg/Tag entsprechend 0,4−0,9 mg/kg KG/h.

Verlauf

Am 42. Behandlungstag wird die Therapie bei nachgewiesenem Hirntod abgebrochen.

Ableitung

C_3-P_3;
Reg. Geschw.: 30 mm/s; ZK: 0,3 s; Filter: 70 Hz;
Verst.: 50 µV/7 mm.

Pat.: 20 J.   ♂
Ableitung: C$_3$–P$_3$

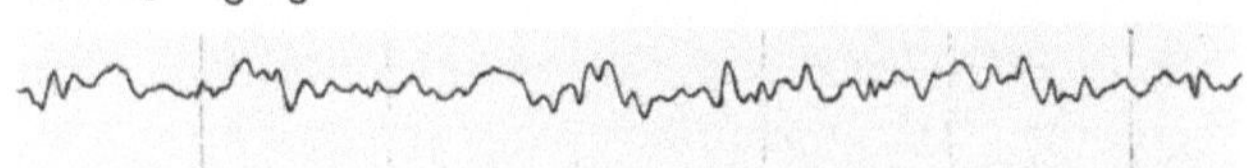

1. tg

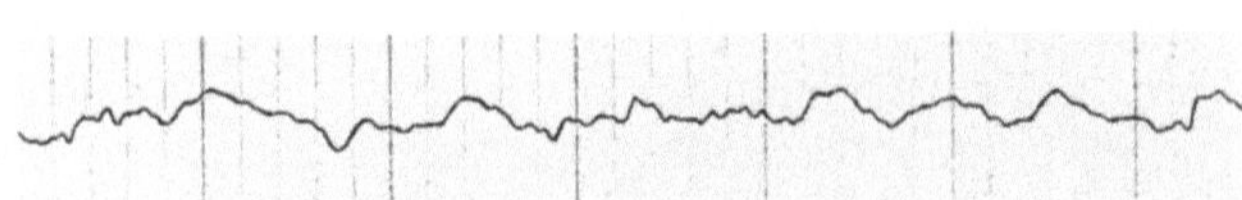

23. tg

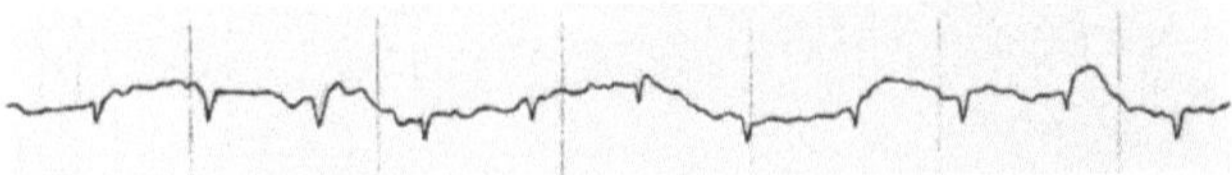

39. tg

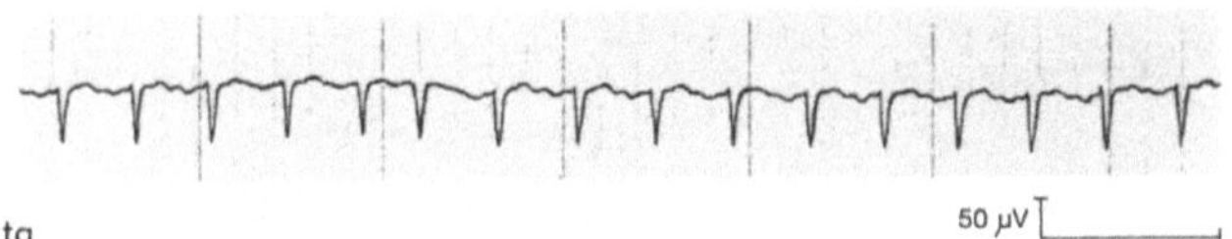

40. tg

Weitere Verlaufsformen langsamer Übergänge eines veränderten EEG in elektrische Stille, bedingt durch unterschiedliche Schädigungsmuster, *zeigen Phasen diskontinuierlicher oder periodischer Aktivität.* Für diese Erscheinungsformen cerebraler Störungen nach Versorgungsmängeln werden zeitliche Unterschiede der Funktionsausfälle im Kortex und Hirnstamm angenommen − niedrige 2−8 Hz Frequenzen im Wechsel mit isoelektrischen Strecken. Der Funktionsverlust tieferer Hirnstrukturen führt zu diskontinuierlichen EEG-Veränderungen. Verlaufsformen mit rhythmischer Aktivität − hohe langsame Wellen mit unregelmäßig langen isoelektrischen Strecken − setzen eine erhaltene Autorhythmik des Hirnstammes voraus. Auslösend können neben primärer Hypoxie Traumen, Vergiftungen und intracerebrale Blutungen sein.

Beispiel 4 b

Klinische Situation	Patient 20 Jahre, m. (N. S.). Nekrotisierende Pankreatitis, Sepsis.
EEG-Befunde	EEG am 40. Tag: Aktivität in Form von Burst-suppression-Phasen (Delta-Theta-Bursts) und occipital auftretender kontinuierlicher abnormer Rhythmisierung. EEG am 42. Tag: Nullinien-EEG mit EKG-Einstreuungen.
Beurteilung	Beispiel für das präfinale Auftreten paroxysmaler Aktivität und kontinuierlicher abnormer Rhythmisierung in Form von 3/s-Wellen, als Zeichen von pathologischer Restaktivität eines schwerstgeschädigten Gehirns.

Therapie und Verlauf s. Beispiel 4 a.

Ableitungen
a) s. Beispiel 4 a;
b) F_3-A_1; F_4-A_2; P_3-A_3; P_4-A_z;
F_{p1}-T_3; F_{p1}-T_4; T_5-O_1; T_6-O_1;
A_1-C_Z; C_Z-A_2;
a) ZK: 0,3 s; Filter 70 Hz; Verst.: 50 µV/1 cm;
b) ZK: 1,2 s; Filter 70 Hz; Verst.: 50 µV/2 cm.

Pat.:   20 J.   ♂

Ableitungen:
Fp1-F3
F3-C3
C3-P3
P3-O1
Fp1-F4
F4-C4
C4-P4
P4-O1
40. tg
50 µV
1 sec

F3-A1
F4-A2
P3-A1
P4-A2
Fp1-T3
Fp1-T4
T5-O1
T6-O1
A1-Cz
Cz-A2
EKG
42. tg
50 µV
1 sec

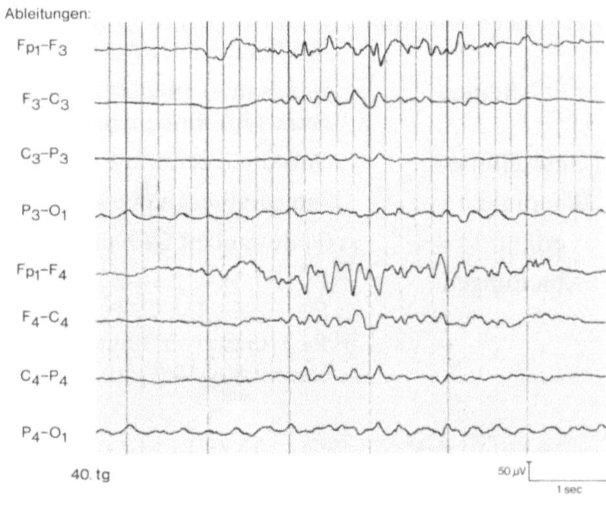

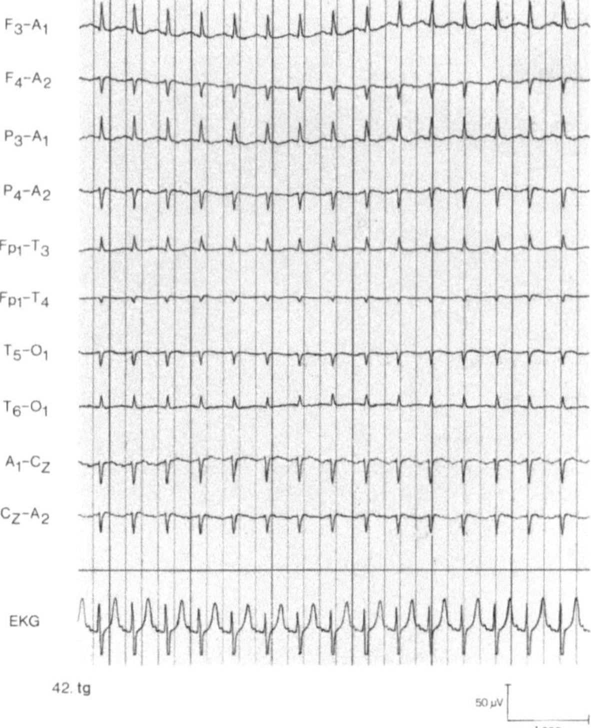

Beispiel 5

Klinische Situation	Patient 25 Jahre, m. (U. Z.). Zustand nach Polytrauma mit Schädel-Hirn-Trauma III°.
EEG-Befund	Langsame, niederamplitudige Delta-Wellen mit Theta-Bursts im Sinne einer Burst-Suppression Aktivität.
Beurteilung	Subtotale cerebrale Depression mit EKG-Einstreuungen.
Therapie	Intensivtherapie mit kontrollierter Beatmung.
Verlauf	Todeseintritt 24 h nach EEG-Ableitung.
Ableitungen	F_{p1}-F_3; F_3-C_3; C_3-P_3; P_3-O_1; F_{p1}-F_4; F_4-C_4; C_4-P_4; P_4-O_1; Reg. Geschw.: 30 mm/s; ZK: 0,3 s; Filter: 70 Hz; Verst.: 50 µV/7 mm.

Pat.: 25 J.   ♂

Ableitungen:

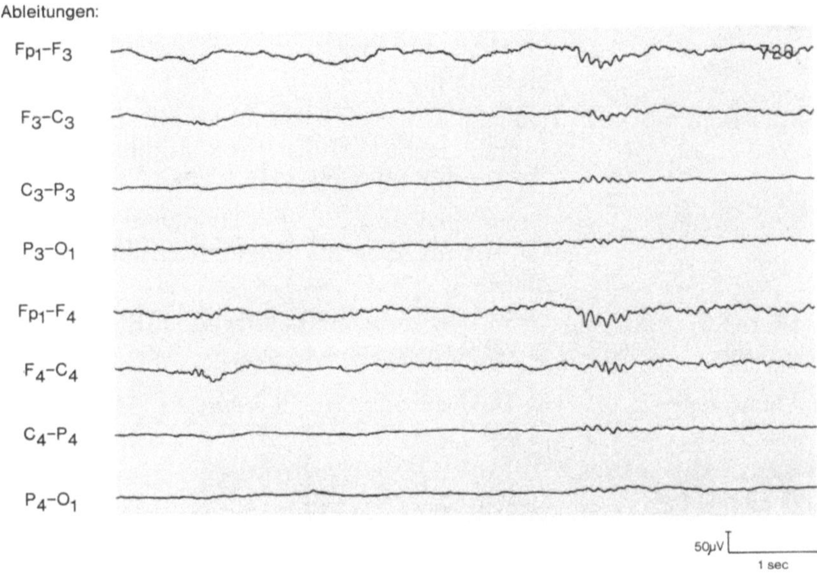

Beispiel 6

Klinische Situation	Patient 48 Jahre, w. (I. R.). Zustand nach Barbituratintoxikation mit hypoxischem Kreislaufstillstand nach Reanimation.
EEG-Befunde	Nahezu isoelektrisches EEG mit EKG-Einstreuungen. Frontal rechtslateralisierte kontinuierliche 4- bis 5-Hz-Wellen und bilateral 2-Hz-Wellen.
Beurteilung	Cerebrale Depression mit langsamer frontaler Restaktivität, die als abnorme Rhythmisierung angesehen werden kann.
Therapie	Intensivtherapie mit kontrollierter Beatmung.
Verlauf	Klinischer Tod 48 h nach EEG-Ableitung.
Ableitungen	a) F_{p1}-F_7; F_7-T_3; T_3-T_5; T_5-O_1; F_{p1}-F_8; F_8-T_4; T_4-T_6; T_6-O_1; b) F_{p1}-F_3; F_3-C_3; C_3-P_3; P_3-O_1; F_{p1}-F_4; F_4-C_4; C_4-P_4; P_4-O_1; Reg. Geschw.: 30 mm/s; ZK: 0,3 s; Filter: 70 Hz; Verst.: 50 µV/7 mm.

Pat.: 48 J.   ♀

Ableitungen:
Fp₁–F₇
F₇–T₃
T₃–T₅
T₅–O₁
Fp₁–F₈
F₈–T₄
T₄–T₆
T₆–O₁
Fp₁–F₃
F₃–C₃
C₃–P₃
P₃–O₁
Fp₁–F₄
F₄–C₄
C₄–P₄
P₄–O₁
50μV
1sec

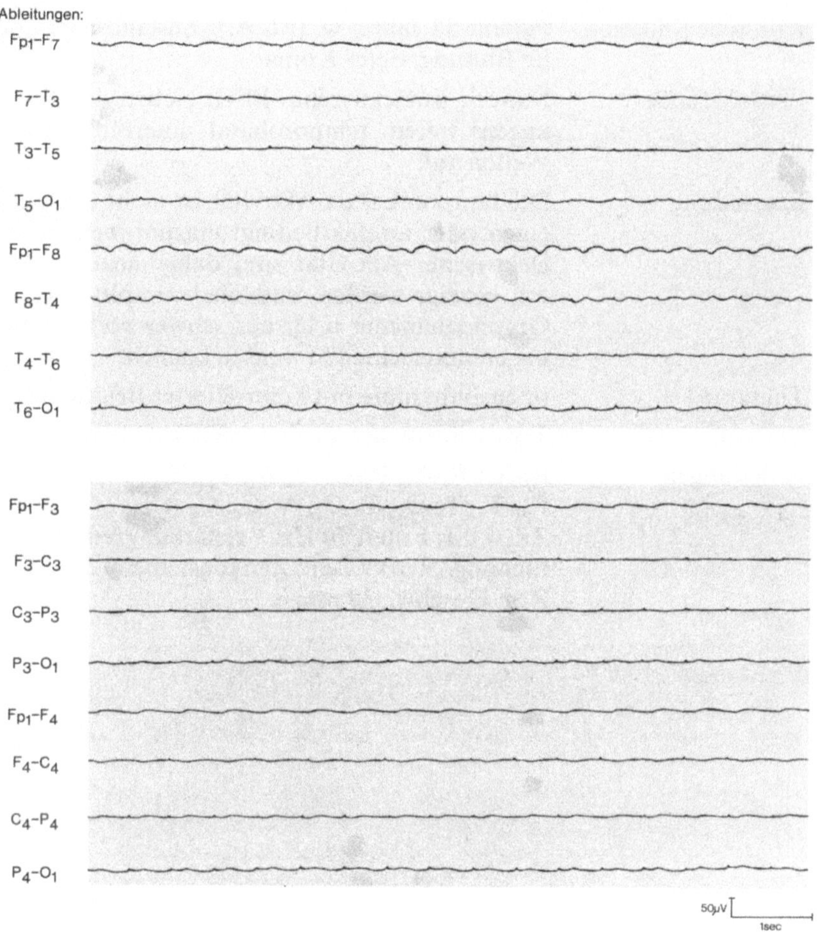

Beispiel 7

Klinische Situation	Patient 53 Jahre, w. (M. A.). Zustand nach intracerebraler Blutung, tiefes Koma.
EEG-Befunde	Nahezu isoelektrisches EEG. Neben den EKG-Einstreuungen treten temporobasal intermittierend langsame Wellen auf.
Beurteilung	Die temporobasale Aktivität ist nicht eindeutig als hirneigen oder artefaktbedingt einzuordnen. Residuen hirnelektrischer Aktivität sind daher anzunehmen. Hiermit soll gezeigt werden, daß niederamplitudige, lokalisierte Graphoelemente u. U. nur schwer von Artefakteinstreuungen unterschieden werden können.
Therapie	Intensivtherapie mit kontrollierter Beatmung.
Verlauf	Todeseintritt 48 h nach der EEG-Ableitung.
Ableitungen	F_3-A_1; F_4-A_2; P_3-A_1; P_4-A_2; F_{p1}-T_5; F_{p1}-T_4; T_5-O_1; T_6-O_1; A_1-C_z; C_z-A_2; ZK = 0,1; Filter: 70 Hz; Verstärkung: 50 µV/2 cm; Eichung: 50 µV/2 cm; Zeitkonstante: 0,3 s; Filter: 70 Hz; Reg. Geschw.: 30 mm/s.

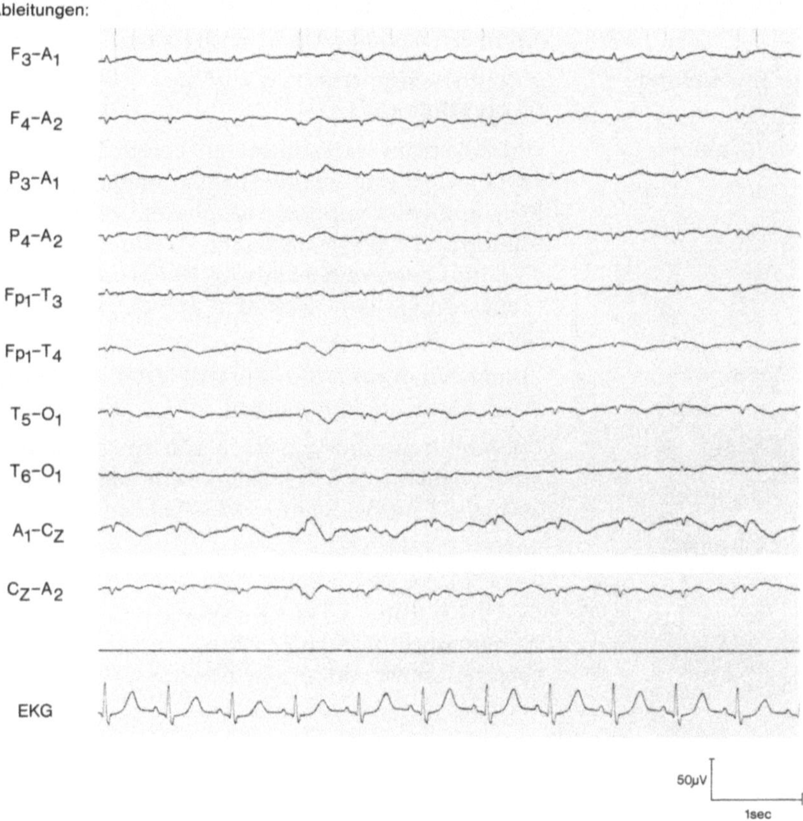

Pat.: 53 J. ♀
Ableitungen:
F₃-A₁
F₄-A₂
P₃-A₁
P₄-A₂
Fp₁-T₃
Fp₁-T₄
T₅-O₁
T₆-O₁
A₁-C_Z
C_Z-A₂
EKG
50µV
1sec

Beispiel 8

Klinische Situation	Patient 18 Jahre, w. (S. K.). Zustand nach intraoperativem Kreislaufstillstand mit Hypoxie.
EEG-Befunde	a) Burst-Suppression Aktivität b) Nullinien-EEG.
Beurteilung	Als Zeichen der subtotalen cerebralen Depression sind synchronisierte Entladungen schneller Aktivität im Wechsel mit Suppressionsphasen vorhanden. Diese sind unterlagert von langsamen Delta-Wellen. Im weiteren Verlauf gehen sie nach wenigen Stunden in ein isoelektrisches EEG, dem Zeichen des eingetretenen Hirntodes, über.
Therapie	Intensivtherapie mit kontrollierter Beatmung, hochdosierte Katecholamingaben.
Verlauf	Behandlungsabbruch nach Eintritt des klinisch-neurologisch sowie im EEG nachgewiesenen Hirntodes. Todeseintritt 3 h nach letzter EEG-Ableitung.
Ableitungen	a) C_3-P_3; C_4-P_4; b) C_3-P_3; C_4-P_4; ZK: 0,3; Filter: 70 Hz; a) Verstärkung 50 µV/1 cm; b) Verstärkung 50 µV/2 cm; Reg. Geschw.: 30 mm/s; ZK: 0,3 s; Filter: 70 Hz.

Pat.: 18 J.   ♀

Ableitungen:

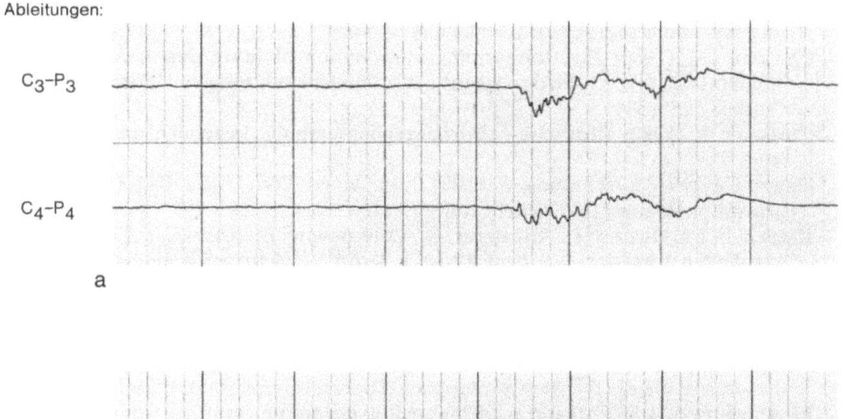

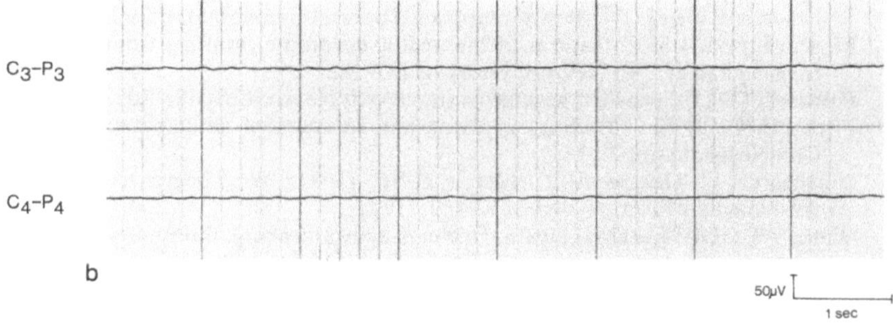

Literaturübersicht

Bennet DR, Hughes JR, Korein J, Merlis JK, Suter C (1976) Atlas of electroencephalography in coma and cerebral death. Rauen, New York

Chatrian GE (1980) Electrophysiologic evaluation of brain death. A critical appraisal. In: Aminoff M (Hrsg) Electrodiagnosis in clinical neurology. Churchill Livingstone, New York, S 525−588

Christian W (1982) Klinische Elektroenzephalographie. Lehrbuch und Atlas. Thieme, Stuttgart

Henry CE (1984) Ableitung des EEG. In: Klass DW, Daly DD (Hrsg) Klinische Elektroenzephalographie. Fischer, Stuttgart New York, S 159−199

Kugler J, Angstwurm H, Finsterer U, Osterpowitz B, Ross A (1973) Das Erlöschen der cerebralen Funktion vor dem Tod. In: Krösl W, Scherzer E (Hrsg) Die Bestimmung des Todeszeitpunktes. Mandrich, Wien

Leestma JE, Hughes JR, Diamond ER (1984) Temporal correlates in brain death. Arch Neurol 41:147−152

Marguth E, Lanzsch W (1973) Klinische Symptome im Vorfeld des Hirntodes. In: Krösl W, Scherzer E (Hrsg) Die Bestimmung des Todeszeitpunktes. Mandrich, Wien

Matsuo F (1985) EEG features of the apallic syndrome resulting from cerebral anoxia. Electroencephalogr Clin Neurophysiol 61:113−122

Phiroze L (1985) Persistent vegetative state. Arch Neurol 42:1048−1052

Prior PF (1969) EEG findings in dying and resuscitated adult patients. Electroencephalogr Clin Neurophysiol 27:333

Schuchardt V, Heitmann R, Janzen RWC (1985) Was begrenzt die neurologische Intensivmedizin? Aktuel Neurol 12:189−192

Walter AE (1985) Cerebral Death. Urban & Schwarzenberg, Baltimore Munich

III. Hirntod

Neben der Beendigung des Lebens durch gleichzeitiges oder in unmittelbarer Reihenfolge eintretendes Erlöschen aller Organfunktionen, ist während Intensivbehandlungen unter regelmäßiger EEG-Kontrolle zu beobachten, daß der Hirntod dem Versagen anderer Organfunktionen nicht selten Stunden bis Tage vorausgeht. Die exakte Diagnose des Hirntodes berechtigt heute den Abbruch weiterer Therapiemaßnahmen. Die Kriterien zur Bestimmung des Hirntodes wurden vom wissenschaftlichen Beirat der Bundesärztekammer erarbeitet und sind in der in Kap. H, VIII wiedergegebenen Stellungnahme vom 24. 10. 1986 erschöpfend behandelt und zusammengefaßt.

Die Ableitung eines isoelektrischen EEG erfordert folgende technische Besonderheiten:

Ableite- und Registrierbedingungen bei der Hirntoddiagnostik

- Elektrodenwiderstände sämtlich unter 10 kΩ,
- Zeitkonstante 1,0 s,
- obere Grenzfrequenz 70 Hz,
- Verstärkung mit 2 cm/50 µV,
- Elektrodenabstände zwischen 8 und 10 cm,
- durchgehende Ableitezeit von 30 min,
- Mitregistrierung des EKG,
- Mitregistrierung des EMG.

Die Auswahl der Ableitepunkte sollte so getroffen werden, daß größere Hirnabschnitte sowohl frontal als auch occipital und besonders temporal eingeschlossen sind. Muskelartefakte können – z. B. durch Relaxierung – ausgeschaltet werden. Unvermeidbare Artefakteinstreuungen durch die kontrollierte Beatmung oder EKG-Aktivitäten sind ihrer Ursache streng zuzuordnen, da Potentiale unbekannter Herkunft als hirneigen interpretiert werden müssen. Die simultane Mitregistrierung des EKG erfolgt deshalb routinemäßig, die der maschinellen Atemimpulse ist erwünscht, jedoch notfalls verzichtbar. Die Anwesenheit eines neurophysiologisch geschulten Arztes bei der EEG-Aufzeichnung ist gefordert, ebenso die Testung und Dokumentation des gesamten Ableite- und Registriersystems. Intoxikationen müssen vor Ableitung eines EEG zur Hirntodbestimmung ausgeschlossen sein.

Übersicht zu den Beispielen

Beispiel 1:   Intraarachnoidale Blutung, Hirntod.
Beispiel 2:   Hypoxie bei Polytrauma, Hirntod.
Beispiel 3:   Schädel-Hirn-Trauma III°, Hirntod.
Beispiel 4:   Myokardinfarkt, Hirntod.
Beispiel 5:   Kopfschußverletzung, Hirntod.

Beispiel 1

Klinische Situation	Patient 36 Jahre, w. (L. Z.). Zustand nach intraarachnoidaler Blutung. Der Hirntod ist nach klinisch-neurologischen Gesichtspunkten eingetreten.
EEG-Befunde	a) Nullinien-EEG mit Muskelartefakten. b) Nach Ausschaltung des Muskelartefakts durch Relaxierung Nullinien-EEG.
Beurteilung	Hirntod.
Therapie	Intensivtherapie mit kontrollierter Beatmung. Der im EEG und klinisch-neurologisch nachgewiesene Hirntod berechtigt zum Abbruch der Therapie.
Verlauf	Beendigung der Therapie und endgültiger Todeseintritt nach EEG-Ableitung.
Ableitungen	a) und b) F_3-A_1; F_4-A_2; P_3-A_1; P_4-A_2; F_{p1}-T_3; F_{p1}-T_4; T_5-O_1; T_6-O_1; A_1-C_Z; C_Z-A_2; Reg. Geschw.: 30 mm/s; ZK: 1,0 s; Filter: 70 Hz; Verst.: 50 µV/2 cm.

Pat.:   36 J.   ♀

Ableitungen:

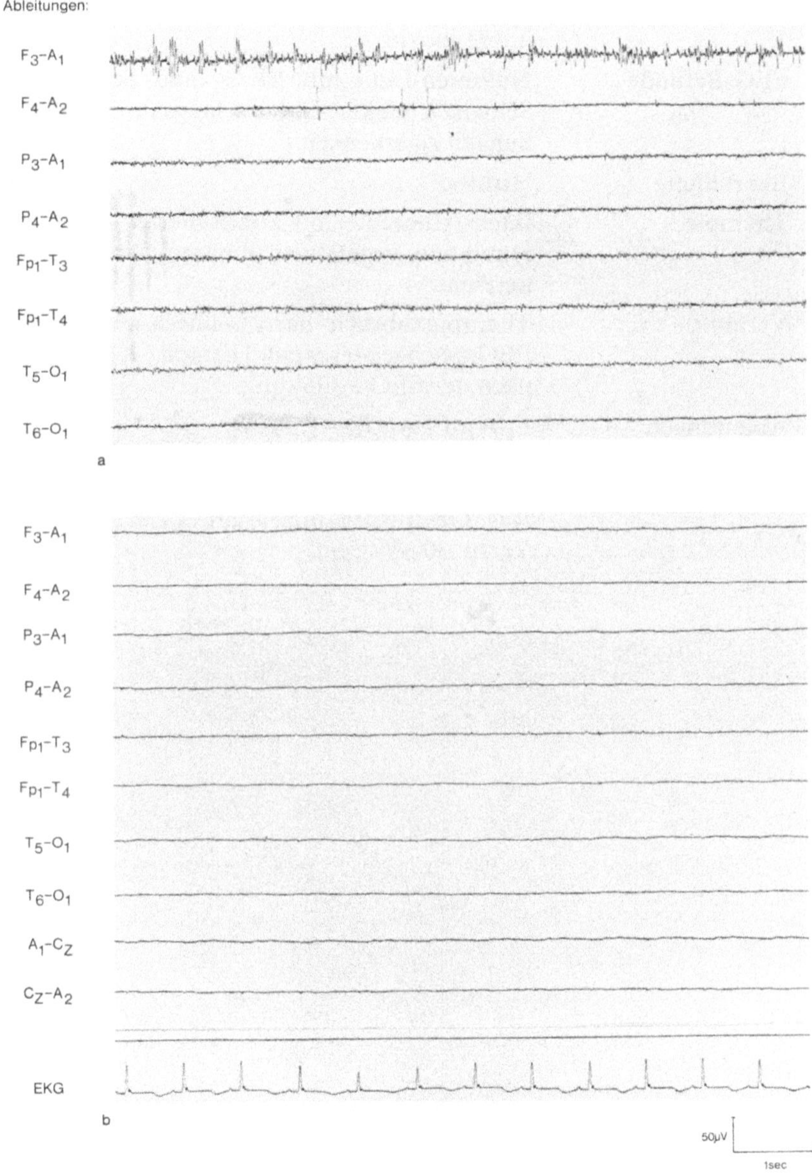

Beispiel 2

Klinische Situation	Patient 10 Jahre, w. (S. W.). Zustand nach Polytrauma mit Hypoxie.
EEG-Befunde	Nullinien-EEG mit EKG- und Schwitzartefakten. Die Schwitzartefakte sind als langsame Grundlinienschwankungen zu erkennen.
Beurteilung	Hirntod.
Therapie	Intensivtherapie mit kontrollierter Beatmung, eine Dysregulation vegetativer Zentren wird medikamentös beherrscht.
Verlauf	Therapieabbruch nach klinisch-neurologisch sowie im EEG nachgewiesenem Hirntod. Klinischer Tod 30 min nach der EEG-Ableitung.
Ableitungen	F_3-A_1; F_4-A_2; P_3-A_1; P_4-A_2; F_{p1}-T_3; F_{p1}-T_4; T_5-O_1; T_6-O_1; A_1-C_z; C_z-A_1; Reg. Geschw.: 30 mm/s; ZK: 1,2 s; Filter: 70 Hz; Verst.: 30 µV/1 cm;

Pat.: 10 J.   ♀

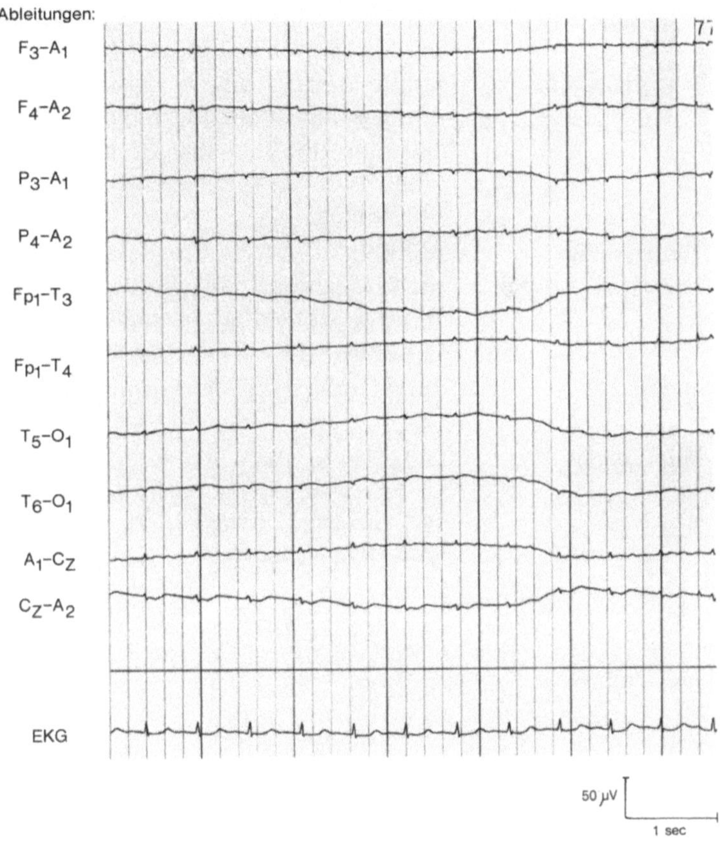

Beispiel 3

Klinische Situation	Patient 23 Jahre, m. (B. E.). Zustand nach Polytrauma mit Schädel-Hirn-Trauma III°.
EEG-Befunde	Nullinien-EEG mit niederamplitudigem, hochfrequentem Artefakt durch ungenügende Tubusblockung. Bei Inspiration ruft die neben der Blockungsmanschette austretende Luft Schwingungen hervor, die sich auf das EEG übertragen.
Beurteilung	Hirntod.
Therapie	Intensivtherapie mit kontrollierter Beatmung. Das nach Blockung des Tubus artefaktfreie Nullinien-EEG berechtigte zum Abbruch der Therapie.
Verlauf	Nach Feststellung des Hirntodes Beendigung der Therapie.
Ableitungen	F_3-A_1; F_4-A_1; P_3-A_1; P_4-A_2; F_{p1}-T_3; F_{p1}-T_4; T_5-O_1; T_6-O_1; A_1-C_z; C_z-A_2; Reg. Geschw.: 30 mm/s; ZK 1,2 s; Filter: 70 Hz; Verst.: 30 μV/1 cm.

Pat.: 23 J.   ♂

Ableitungen:

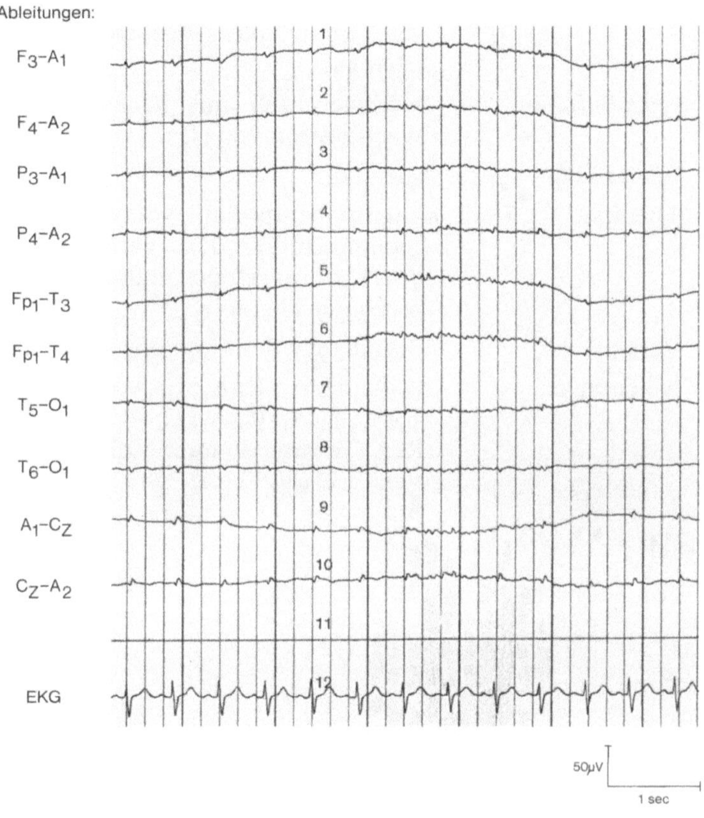

Beispiel 4

Klinische Situation	Patient 63 Jahre, w. (I. P.). Zustand nach Reanimation auf Grund eines Myocardinfarktes, hypoxischer Hirnschaden.
EEG-Befunde	Nullinien-EEG mit hochfrequenten Artefakten durch Wechselstrom (50 Hz).
Beurteilung	Hirntod.
Therapie	Intensivtherapie mit kontrollierter Beatmung und Katecholaminzufuhr. Das nach Ausschaltung der Artefaktquelle störungsfreie Nullinien-EEG berechtigt zum Abbruch der Therapie.
Verlauf	Beendigung der Therapie; klinischer Todeseintritt.
Ableitungen	F_7-A_1; F_8-A_2; F_3-A_1; F_4-A_2; T_3-A_1; T_4-A_1; C_3-A_1; C_4-A_2; Reg. Geschw.: 30 mm/s; ZK 1,2 s; Filter: 70 Hz; Verst.: 30 µV/1 cm.

Pat.: 63 J.   ♀

Ableitungen:

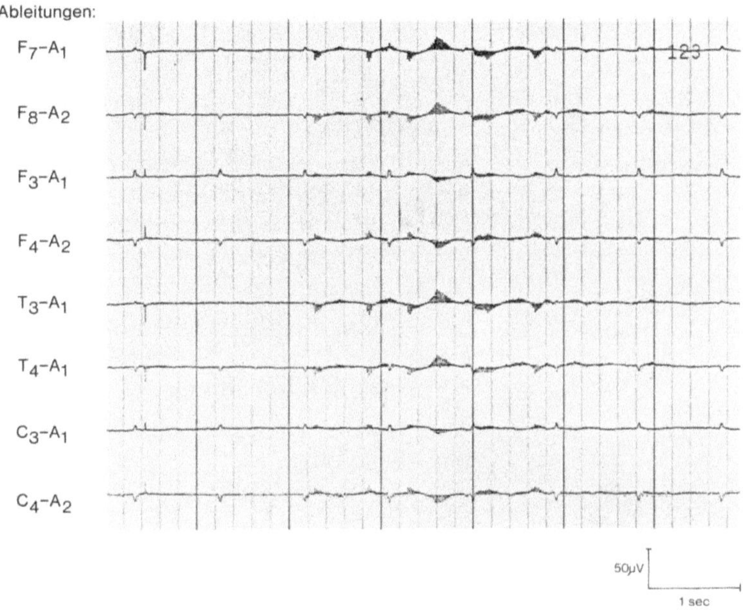

Beispiel 5

Klinische Situation	Patient 50 Jahre, m. (H. R.). Zustand nach Kopfschuß-verletzung, Hirntod nach klinisch-neurologischen Gesichtspunkten.
EEG-Befunde	Isoelektrisches EEG mit ausgeprägter EKG-Einstreuung.
Beurteilung	Ausfall der cerebralen Aktivität. Besondere Aufmerksamkeit bei der Befundung war geboten, da bei stark hervortretenden EKG-Einstreuungen mögliche hirneigene Aktivität überlagert werden kann.
Therapie	Intensivtherapie mit kontrollierter Beatmung. Der EEG-Befund und die klinisch-neurologische Situation des eingetretenen Hirntodes berechtigen zum Abbruch der therapeutischen Maßnahmen.
Verlauf	Abbruch der Therapie und klinischer Todeseintritt nach EEG-Ableitung.
Ableitungen	F_3-A_1; F_4-A_2; P_3-A_1; P_4-A_2; F_{p1}-T_3; F_{p1}-T_4; T_5-O_1; T_6-O_1; A_2-C_Z; C_Z-A_2; Reg. Geschw.: 30 mm/s; ZK: 1,0; Filter: 70 Hz; Verst.: 50 µV/2 cm.

Pat.: 50 J.   ♂

Ableitungen:

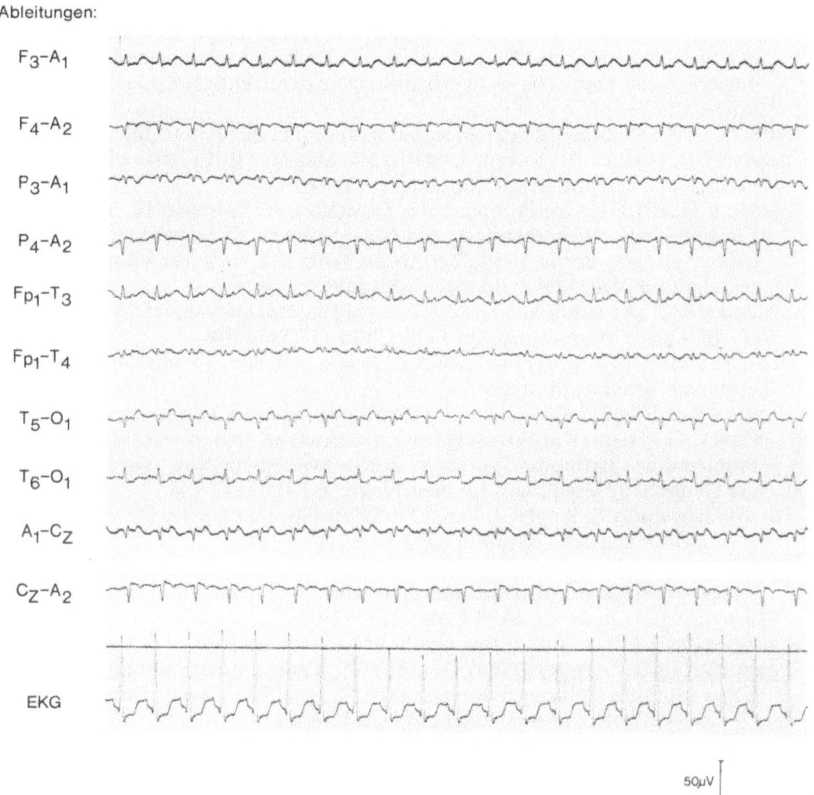

Literaturübersicht

Angstwurm H, Einhäupl K, Heuser M (1985) Erfahrungen bei der Diagnose und Dokumentation des Hirntodes. In: Gänshirt H, Berlit P, Haack G (Hrsg) Kardiovaskuläre Erkrankungen und Nervensystem, Neurotoxikologie, Probleme des Hirntodes. Springer, Berlin Heidelberg New York Tokyo (Verhandlungen der Deutschen Gesellschaft für Neurologie, Bd 3), S 577−581

Arfel G (1970) Probleme electroencephalographiques de la mort. Masson, Paris

Bennett DR, Hughes JR, Korein J, Merlis JK, Suter C (1976) Atlas of electroencephalography in coma and cerebral death. Rauen, New York

Böckle F (1985) Ethische Probleme des Hirntodes. In: Gänshirt H, Berlit P, Haack G (Hrsg) Kardiovaskuläre Erkrankungen und Nervensystem, Neurotoxikologie, Probleme des Hirntodes. Springer, Berlin Heidelberg New York Tokyo (Verhandlungen der Deutschen Gesellschaft für Neurologie, Bd 3), S 565−569

Braun J (1982) Die klinischen Kriterien des Hirntodes. Nervenarzt 53:654−658

Crone RK (1983) Brain death. Am J Dis Child 137:545−546

Fritsche P (1979) Grenzbereich zwischen Leben und Tod − klinische, juristische und ethische Probleme. Thieme, Stuttgart

Frowein RA, Richard KE, Hamel E (1985) Probleme des Hirntodes. In: Gänshirt H, Berlit P, Haack G (Hrsg) Kardiovaskuläre Erkrankungen und Nervensystem, Neurotoxikologie, Probleme des Hirntodes. Springer, Berlin Heidelberg New York Tokyo (Verhandlungen der Deutschen Gesellschaft für Neurologie, Bd 3), S 543−553

Hirsch H, Kubicki S, Kugler J, Penin H (1970) Empfehlung der Deutschen EEG-Gesellschaft zur Bestimmung der Todeszeit. EEG-EMG 1:53−54

Medical consultants on the diagnosis of death to the President's commission for the study of ethical problems in medicine and biomedical and behavioral research: Guide lines for the determination of death. JAMA 246:2184−2186

Pallis C (1983) ABC of brain stem death. Br Med J [Clin Res]

Penin H, Käufer C (Hrsg) (1969) Der Hirntod, Todeszeitbestimmung bei irreversiblem Funktionsverlust des Gehirns. Symposion am 14. 12. 1968 in Bonn. Thieme, Stuttgart

Pia W (1986) Hirntod. Dtsch Ärztebl 31/32:2153−2156

Silverman D (1975) Electroencephalographic recording techniques for suspected cerebral death. In: Harner A, Naquet R (Hrsg) Altered states of consciousness, coma, cerebral death. Handbook of electroencephalography and clinical neurophysiology, Vol 12. Elsevier, Amsterdam

Walter AE (1985) Cerebral death. Urban & Schwarzenberg, Baltimore Munich

G. EEG-Überwachung bei speziellen Patientengruppen

I. Geriatrische Patienten

D. PRASS

1. Bedeutung der Gerontologie und Geriatrie in der Anästhesie und Intensivmedizin

Der kontinuierliche Anstieg der Lebenserwartung in der Bevölkerung und die verbesserten therapeutischen Möglichkeiten der Medizin führen dazu, daß der Anteil an geriatrischen Patienten am Operationsgut in steigendem Maße zunimmt. Schon 1962 betont Freudenberg [8] die Aktualität der Gerontologie und Geriatrie und sagt eine maximale Überalterung der Bevölkerung für 1980 voraus. Zur Zeit sind 1,1 Mio Bundesbürger 65 Jahre und älter. Vergleichbare Daten in den USA zeigen, daß 50% der über 65jährigen eines chirurgischen Eingriffes bedürfen [10]. Das Risiko der Operation und Narkose ist bei Patienten ab dem 7. Lebensjahrzehnt aufgrund ihrer Polymorbidität wesentlich erhöht [26].

Bei dem physiologischen Altern kommt es u. a. zu anatomischen und funktionellen Änderungen des kardialen, vaskulären und pulmonalen Systems, die eine signifikante Minderung der Leistungsreserven bewirken [7, 11 – 13, 28]. Altersbedingte Lungenveränderungen sind häufig mit Lungenerkrankungen verbunden (obstruktive Ventilationsstörungen); diese Patienten zeigen in der postoperativen Phase eine 3fach erhöhte pulmonale Komplikationsrate [11]. Verminderte renale Reserven der alten Patienten bewirken zusätzlich eine erhöhte Anfälligkeit für Volumenüberbelastung, Dehydratation und Elektrolytstörun-

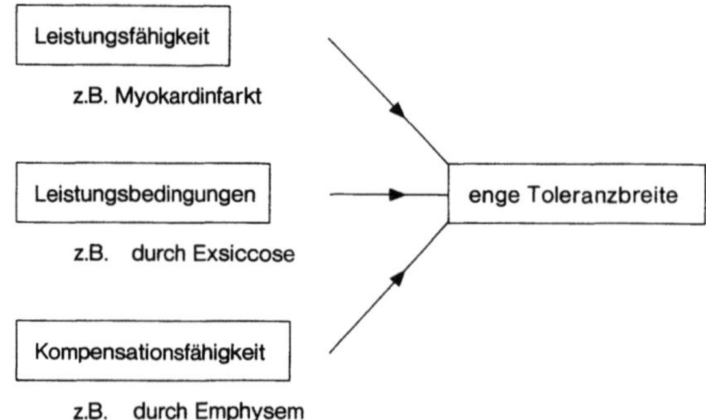

Abb. 1. Altersbedingte tanatogenetische Faktoren (Aus Ahnefeld 1974 [2]) in extremen Altersklassen

gen im perioperativen Zeitraum. Alte Patienten zeigen zudem eine erhöhte Empfindlichkeit gegenüber Arzneimitteln. Medikamente, die in der Leber metabolisiert werden, haben eine verlängerte Halbswertzeit und Wirksamkeit [7]. Dies stellt besonders in der unmittelbar postoperativen Phase ein Gefahrenmoment für diese Patientengruppe dar.

Insgesamt sind die physiologischen Altersveränderungen charakterisiert durch verminderte Reaktionsmöglichkeiten des Organismus auf Streßsituationen. Bei erhöhten Leistungsanforderungen an den Organismus, wie sie im intra- und postoperativen Zeitabschnitt auftreten, kann dies zu einer frühzeitigen Dekompensation führen. Ahnefeld [2] führt verschiedene altersbedingte „tanatogenetische Faktoren" als Ursache für den Funktionsausfall eines oder mehrerer Organsysteme an (Abb. 1).

2. Physiologische Alterungsprozesse des Gehirns

Im Rahmen der biologischen Alterungsprozesse ist die Anpassungsfähigkeit des Gehirns an erhöhte Anforderungen vermindert [22]. Beim physiologischen cerebralen Altern findet man eine herabgesetzte Reaktionsfähigkeit, Motorik und intellektuelle Reaktion [27]. Die Durchblutung in der grauen Substanz ist vermindert [25], die O_2-Aufnahme und die Metabolisierungsrate sind herabgesetzt, die Transmitterproduktion erniedrigt und der Transmitterabbau erhöht [5, 7].

Ein häufiger Alterungsbefund des Gehirns ist die jenseits des 4. Lebensjahrzehnts auftretende progressive Abnahme der kortikalen Neurone und der damit verbundene Gewichtsverlust des Gehirns [5, 7, 21]. Bei der altersbedingten cerebralen Involution kommt der reduzierten metabolischen Aktivität des Gehirns eine entscheidende Bedeutung zu. Das funktionelle Defizit auf der Seite des Transmitterstoffwechsels findet seinen Ausdruck in elektroencephalographischen Abweichungen.

2.1 Charakteristische EEG-Befunde

Unabhängig von pathologischen Veränderungen kommt es im Rahmen des Alterungsprozesses zu charakteristischen EEG-Befunden. Im Senium zeigt das EEG generell eine größere Variabilität als in mittleren Lebensabschnitten. Es verliert etwa mit dem Beginn des 6. Lebensjahrzehntes seine individuelle Konstanz. Ein wesentliches Merkmal des Alters-EEG ist die Verlangsamung der Alpha-Frequenz, die im Senium signifikant erniedrigt ist [5, 21, 24]. Obrist u. Busse [24] geben für 70- bis 80jährige eine mittlere Frequenz von 9,1 Hz und für über 80jährige von 8,6 Hz an. Damit verbunden ist häufig eine Diskontinuität, Spannungsreduktion bis zur successiven Auflösung der Alpha-Aktivität mit passagerer Abflachung der Kurve und Verlangsamung der Rhythmen. Diese subvigilen Aktivitätsmuster können im Alter das Bild des Ruhe-EEG beherrschen. In Abhängigkeit von Häufigkeit, Ausmaß und Art gesundheitlicher Beeinträchtigungen im höheren Lebensalter entwickelt sich eine Insuffizienz der

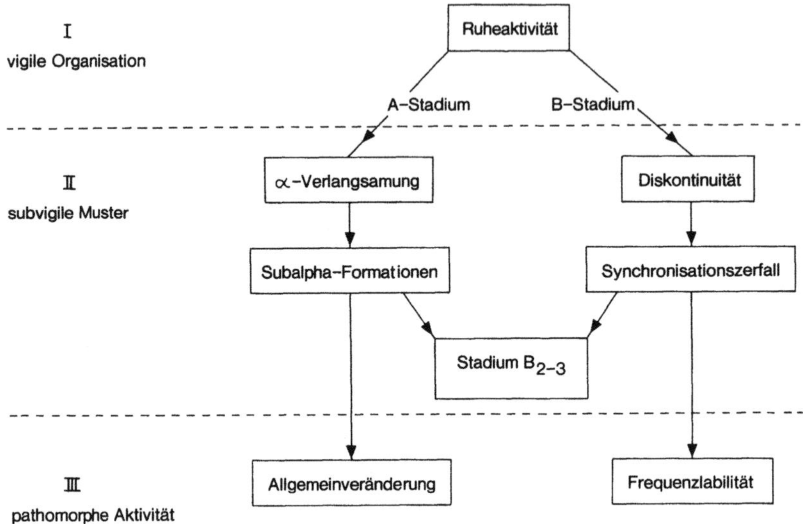

Abb. 2. Entwicklung subvigiler und pathomorpher Muster. (Aus Bente 1981 [3]. In: Platt 1974 [27])

die Vigilanzeinstellung und -regulierung gewährleistenden Funktionen, bis zum Übergang in pathomorphe Muster (Abb. 2).

Eine signifikante Alpha-Verlangsamung im Vergleich zu Kontrollgruppen zeigen Patienten mit Arteriosklerose. Diese Tatsache gibt einen Hinweis auf die Ätiologie der Alpha-Verlangsamung und zeigt, daß Gefäßerkrankungen zumindest als Cofaktor zu werten sind [1, 24].

Ein weiteres EEG-Merkmal des alternden Menschen ist das Auftreten diffuser langsamer Aktivität. Sie besteht im wesentlichen aus Theta (4 – 7 Hz) und Delta (1 – 3 Hz)-Wellen. Die diffuse langsame Aktivität steht mehr als jedes andere altersabhängige EEG-Charakteristikum im Zusammenhang mit einem intellektuellen Leistungsabfall. Die durch cerebrale Störvorgänge bedingten Veränderungen der geistigen Leistungsfähigkeit werden von abnormer Ermüdbarkeit und Alterationen des Schlaf-Wach-Verhaltens begleitet. Obrist u. Busse [24] fanden nicht nur eine Korrelation zwischen diffuser langsamer EEG-Aktivität und dem psychiatrischen Zustand, sondern auch zur Prognose und Lebenserwartung.

Vorübergehend imponiert im höheren Lebensalter ein Beta-Zuwachs (2facher Anstieg zwischen dem 20. und 60. Lebensjahr), der als Kompensationsvorgang zu werten ist und sich gewöhnlich bis zum 75. Lebensjahr wieder verringert. Diese schnelle Aktivität ist bei Frauen signifikant häufiger zu sehen als bei Männern. In 50% der Fälle findet man noch im hohen Alter Spuren von niederamplitudigem Beta-Rhythmus in einer oder mehreren Ableitungen [5].

Mit zunehmendem Alter steigt die Inzidenz fokaler, langsamer Theta- und Delta-Aktivität, v. a. in temporalen Hirnabschnitten links. Im Gegensatz zu anderen EEG-Merkmalen im Senium bleiben solche fokalen Veränderungen meistens klinisch stumm [24].

3. Präoperative EEG-Befunde des eigenen geriatrischen Patientengutes

Bei 162 Patienten im Alter zwischen 60 und 96 Jahren erfolgte präoperativ eine 12kanalige EEG-Ableitung mit Elektrodenposition nach dem 10/20-System. Zur Auswertung wurden das konventionelle EEG und die Daten der automatischen Frequenzanalyse der Ableitungen C_3-P_3 und C_4-P_4 (2-s-Epochen) herangezogen. Insgesamt weisen 37,7% der Patienten ein Alpha-EEG, 34,5% ein partielles Beta- oder Beta-EEG auf. In 11,7% zeigten die Patienten ein Niederspannungs-EEG, in 10,5% ein unregelmäßiges EEG, in 3,7% ein unregelmäßiges EEG mit Übergang zur leichten Allgemeinveränderung und in 1,9% eine leichte Allgemeinveränderung. Bei der weiteren Aufschlüsselung der Ergebnisse nach Altersgruppen (60−69 Jahre, 70−79 Jahre, 80−96 Jahre) kristallisiert sich die alterspezifische Entwicklung des Hirnstrombildes heraus (s. Abb. 3a−c). Der Prozentsatz an Beta und partiellem Beta-EEG fällt von 40,5% bei 60- bis 69jährigen auf 22,8% bei Patienten im Alter von 80−96 Jahren. Der Anteil an Alpha-Grundrhythmen nimmt mit zunehmendem Alter zugunsten von EEG-Bildern mit hohem Anteil an Theta- und Delta-Wellen ab.

Übereinstimmend mit den Ergebnissen von Obrist u. Busse [24] läßt sich bei der Berechnung der mittleren Frequenz für Alpha in den 3 Altersklassen, die für das Senium typische zunehmende Alpha-Verlangsamung dokumentieren. Bei 60- bis 69jährigen beträgt die mittlere Frequenz für Alpha 9,96 ± 1,6 Hz, bei 70- bis 79jährigen 9,3 ± 1,1 Hz, der errechnete Mittelwert für die nächsthöhere Altersklasse (80- bis 96jährige) liegt nur noch bei 8,6 ± 0,86 Hz.

Die EEG-Ausgangsbefunde der 60- bis 69- und 70- bis 79jährigen Patienten unterscheiden sich nur geringfügig. Sie weisen einen hohen Anteil an Alpha-, partiellem Beta- und Beta-EEG auf. Der hohe Anteil an niedergespanntem (flachem) EEG ist z. T. durch die psychische Anspannung vor der Operation bedingt. Bei den über 80jährigen Patienten zeigt sich im Vergleich eine Linksverschiebung (d. h. Zunahme der langsamen Frequenzanteile) der EEG-Befunde. Der Anteil an Alpha- und Beta-EEG-Typen ist erheblich niedriger, der Anteil an unregelmäßigem EEG bis zu EEG mit Allgemeinveränderung ist höher als bei den jüngeren Altersgruppen.

Auffällig ist weiterhin, daß sich mit steigendem Alter der prozentuale Anteil an schnellen Alpha-Rhythmen verringert. Sog. frequenzlabile EEG-Muster und Hirnstrombilder mit einer vermehrten Variationsbreite der Alpha-Frequenzen, die auf eine Alteration des Hirnstoffwechsels und der cerebralen Durchblutung hinweisen, nehmen zu (Tabelle 1).

Unterschiede zwischen den Gruppen zeigen sich auch in der Charakteristik der Beta-Wellen. Während bei jüngeren Patienten im Bereich des Beta-Bandes Frequenzen zwischen 13 und 30 Hz nachzuweisen sind, findet man die schnellen Beta-Wellen in den beiden höheren Altersgruppen nur noch vereinzelt. Der Aufbau von 25- bis 30-Hz-Wellen setzt ein bestimmtes Energieniveau voraus, das im Senium aufgrund von strukturellen und funktionellen Veränderungen nicht mehr bereitgestellt werden kann. Dieses entspricht den Beobachtungen von Obrist u. Busse [24], die eine erhaltene geistige Leistungsfähigkeit mit dem Vorkommen von Beta-EEG-Typen korrelieren konnten.

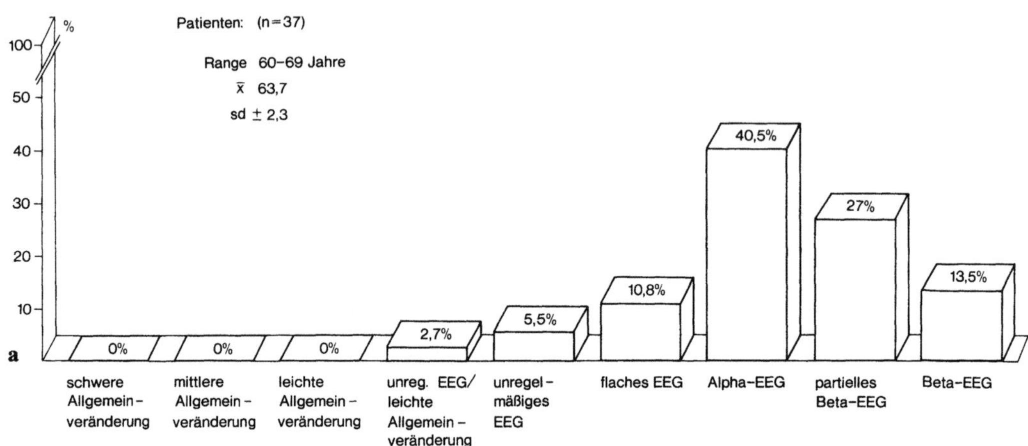

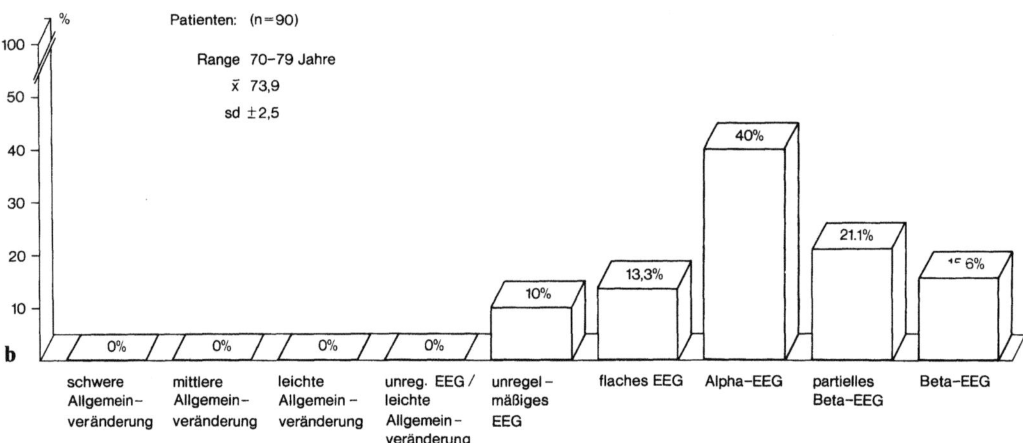

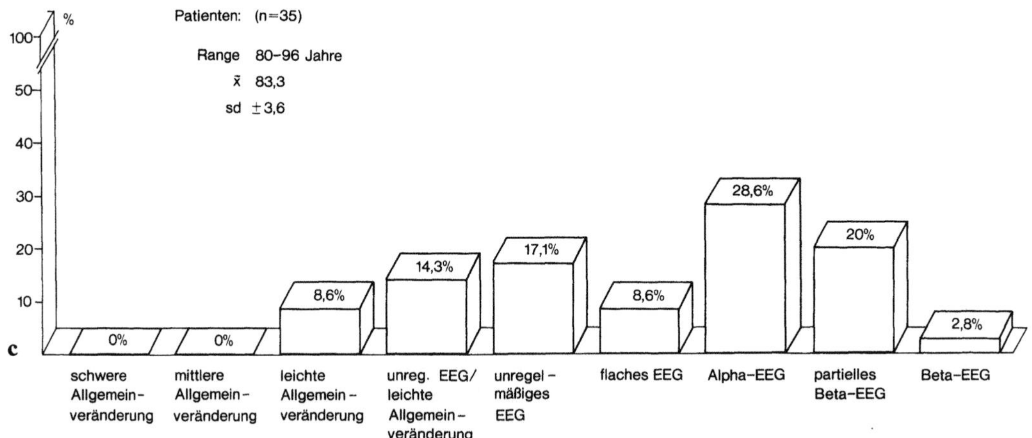

Abb. 3 a–c. Präoperative EEG-Befunde der Altersklasse 60–69 Jahre (**a**), 70–79 Jahre (**b**) und 80–96 Jahre (**c**)

Tabelle 1. Präoperativ dominierende Frequenzbereiche des Alpha-EEG (Häufigkeitsverteilung bei unterschiedlichen Altersgruppen)

Altersgruppen	Frequenzbereiche (mit 7,5 bis 8,5-Hz-Anteilen)		
	7,5−8,5 Hz [%]	8,5−12,5 Hz [%]	8,5−12,5 Hz [%]
60 − 69 Jahre (n = 15)	6,7	20	73,3
70 − 79 Jahre (n = 36)	11,1	19,4	69,5
80 − 96 Jahre (n = 10)	20	60	20

4. Postoperative cerebrale Funktion (eigenes Patientengut)

4.1 Gesamtbeurteilung

Das EEG in der postoperativen Phase gibt Hinweise auf das Ausmaß und die Art der cerebralen Beeinträchtigung durch das Operationstrauma und den Intensivverlauf [15]. Zur Dokumentation der Hirnfunktion wurde 24 h nach dem chirurgischen Eingriff, am 3. postoperativen Tag und bei längerem Intensivaufenthalt in der Folge jeden 2. Tag eine 12kanalige EEG-Ableitung mit automatischer Frequenzanalyse von C_3-P_3 und C_4-P_4 durchgeführt. Dieses erweiterte Monitoring erfolgte bei 116 von 162 präoperativ erfaßten geriatrischen Patienten.

Am 1. postoperativen Tag findet sich folgende Verteilung der EEG-Grundtypen: Beta oder partielles Beta-EEG 17,2%, Alpha-EEG 19%, Niederspannungs-EEG 1,7%, unregelmäßiges EEG 41,4%, unregelmäßiges EEG mit Übergang zur leichten Allgemeinveränderung 13,8%, leichte Allgemeinveränderung 2,6%, mittlere Allgemeinveränderung 2,6%, schwere Allgemeinveränderung 1,7%. Diese Ergebnisse entsprechen im Vergleich mit den präoperativen Befunden einer deutlichen Zunahme an langsamer Aktivität (Delta-/Theta-Wellen), begleitet von einer Abnahme des Anteiles an Alpha-Grundrhythmen und Betaoder partiellem Beta-EEG. Betrachtet man die EEG-Daten nach Altersgruppen getrennt, so wird der Unterschied zwischen den 80- bis 96jährigen und den anderen Altersgruppen besonders deutlich (Abb. 4a−c).

Tabelle 2 veranschaulicht den steigenden Prozentsatz an EEG-Befundverschlechterungen in der postoperativen Phase mit zunehmendem Alter. Als Verschlechterung sind solche EEG-Bilder zu definieren, die im Vergleich zu den Ausgangsbefunden eine erhebliche Frequenzverlangsamung und/oder Zeichen einer hirnstammnahen Funktionsstörung aufweisen.

Verwirrtheitszustände bei geriatrischen Patienten sind in der frühen postoperativen Phase häufig. Damit verbunden sind Graphoelemente im EEG (gruppierte Dysrhythmie), die allerdings auch ohne klinische Manifestation auftreten können (Abb. 5).

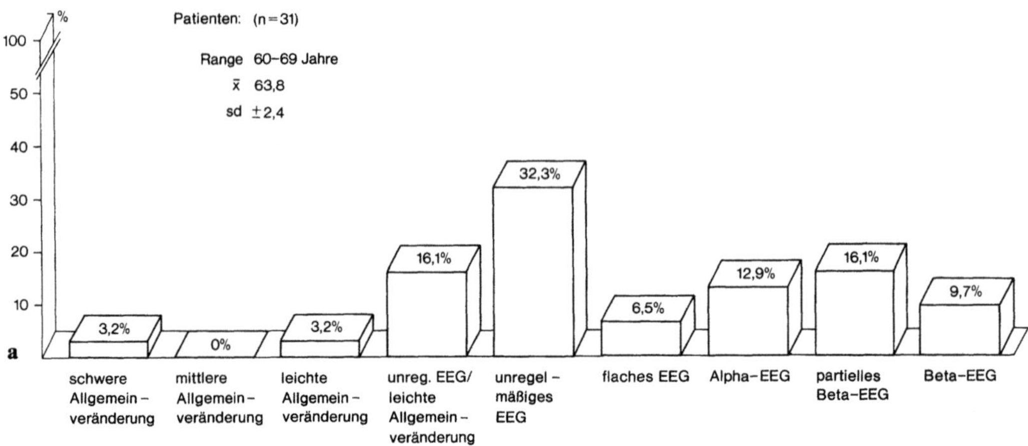

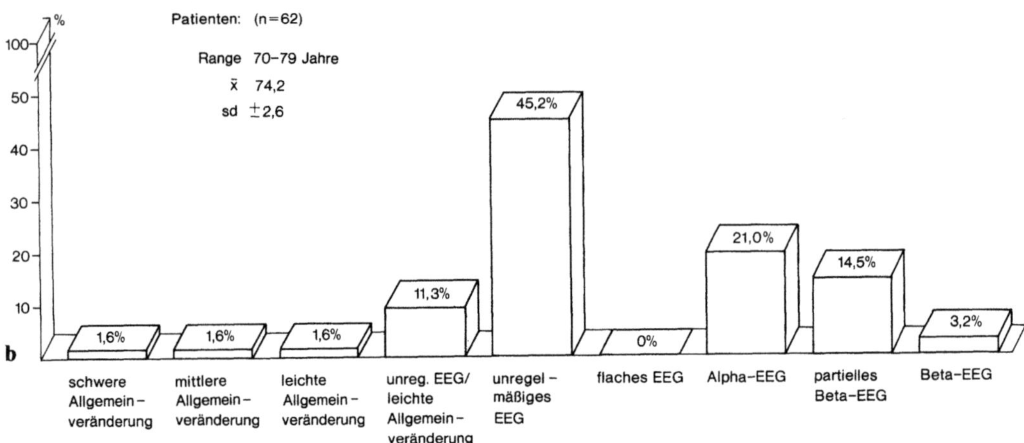

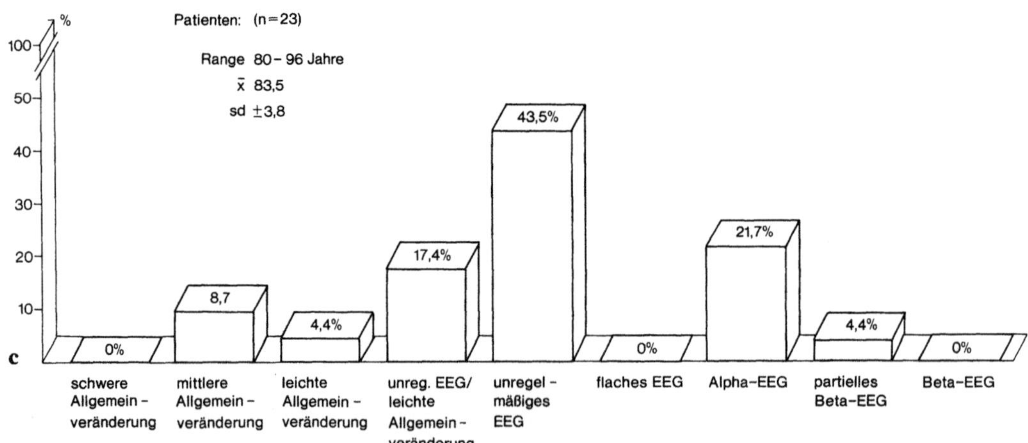

Abb. 4a–c. Postoperative EEG-Befunde von Altersklasse 60–69 Jahre (**a**), 70–79 Jahre (**b**), 80–96 Jahre (**c**)

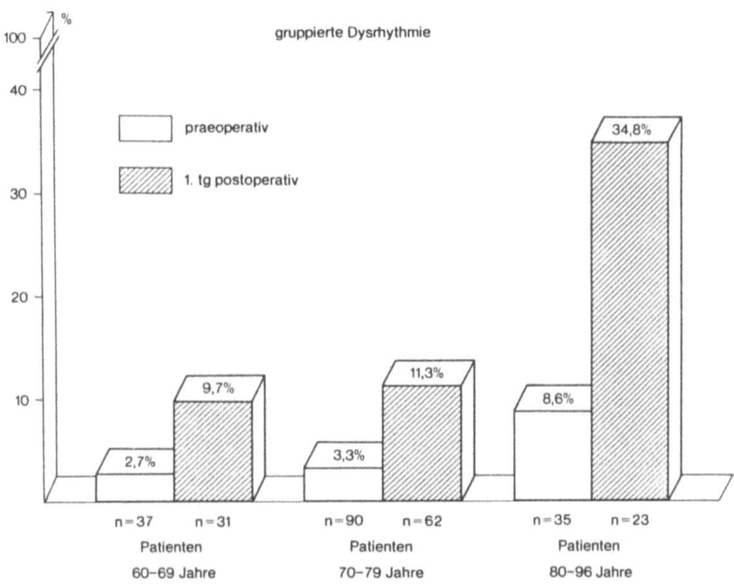

Abb. 5. Häufigkeitsverteilung des Auftretens von gruppierter Dysrhythmie präoperativ und am 1. postoperativen Tag, getrennt nach Altersgruppen

Tabelle 2. Postoperative Veränderungen von EEG-Befunden bei unterschiedlichen Altersgruppen

Altersgruppen	EEG-Befunde	
	unverändert [%]	verschlechtert [%]
60 – 69 Jahre (n = 30)	50	50
70 – 79 Jahre (n = 70)	27,3	65
80 – 96 Jahre (n = 20)	15	85

Die 60- bis 69jährigen Patienten unterscheiden sich kaum von den 70- bis 79jährigen. Dagegen kommt es bei den 80- bis 96jährigen zu einem sprunghaften Anstieg des Auftretens von gruppierter Dysrhythmie am 1. postoperativen Tag als Ausdruck einer hirnstammnahen Funktionsstörung.

Die mittlere Frequenz der Alpha-Wellen ist in allen Gruppen 24 h postoperativ erniedrigt. Die 60- bis 69jährigen Patienten zeigen eine Verlangsamung von 1 bis maximal 4 Hz in 80,6% ($\bar{x}$ 8,9 ± 0,87 Hz), die 70- bis 79jährigen in 83,8% ($\bar{x}$ 8,4 ± 0,8 Hz) der Fälle. Ab dem 80. Lebensjahr tritt bei 87% der Patienten eine Abnahme der mittleren Alpha-Frequenz um ca. 1 Hz auf ($\bar{x}$ 8,39 ± 0,67 Hz). Die elektrische Leistung ist postoperativ um so häufiger um

10 bis maximal 25 µV reduziert, je älter der Patient ist. Diese Veränderungen betreffen ebenso, jedoch in unterschiedlichem Ausmaß, alle anderen Frequenzbänder (Beta, Theta, Delta). Die EEG-Befunde am 3. postoperativen Tag zeigen bei unkompliziertem Verlauf und guter cerebraler Erholung eine dem Ausgangs-EEG entsprechende elektrische Aktivität. Eine Verlangsamung der dominanten Frequenz innerhalb der einzelnen Frequenzbänder (bis 1,5 Hz) ist in einem geringen Prozentsatz noch nachzuweisen.

4.2 Einzelfalldarstellungen

Pathomorphe EEG-Muster als Ausdruck einer systemdynamischen Störung stellen die gemeinsame Endstrecke verschiedenartiger, primär und sekundär die Hirnfunktion in Mitleidenschaft ziehender Störvorgänge dar. Unabhängig von strukturellen ZNS-Veränderungen im Alter beeinflussen physiologische Faktoren, wie hämodynamische und metabolische Variablen, das EEG-Bild [3, 19].

Eine Beeinträchtigung der cerebralen Funktion kann durch das Zusammenwirken mehrerer Einzelkomponenten entstehen. Einflüsse, die zu einer cerebralen im EEG sichtbaren Mangelsituation führen können, sind Störungen der Hämodynamik und des Säure-Basen-Haushaltes, Veränderungen der Blutviskosität, Hyper- und Hypoglykämien, Hypoxie, Leberschäden, Urämie, Sepsis und Medikamentenüberdosierung [20].

Hämodynamische Störungen

Bei der Wertung der Befunde für den geriatrischen Patienten sind neben der Beurteilung der hämodynamischen Situation für den Gesamtorganismus, v. a. deren Auswirkung auf den Hirnkreislauf, in Betracht zu ziehen. Die autoregulatorische Anpassung des Hirngefäßwiderstands an den Blutdruck ist bei arteriosklerotisch veränderten Gefäßen vermindert, so daß eine Hypotension bei älteren Patienten (Blutdruckabfall um mehr als 30% des Ausgangswertes) gelegentlich zu lokalisierter cerebraler Ischämie führen kann [1, 11, 18]. Bei pathologisch niedrigem cerebralem Blutfluß kommt es zu einer zunehmenden „Linksverschiebung" der EEG-Aktivität, d. h. einer Abnahme der Alpha-Aktivität und Zunahme der Aktivität langsamer Wellen [18, 30]. Beispiel 1 zeigt die cerebrale Schädigung durch eine intraoperative hypotone Krise. Eine Besserung der cerebralen Situation kann unter hirnprotektiver Therapie und Hirnödemprophylaxe beobachtet werden [17, 23].

Hypoxie / Sepsis

Die durch CO_2 induzierte Dilatation und durch O_2-induzierte Konstriktion cerebraler Gefäße erlaubt die lokalisierte Anpassung der Zirkulation an verschiedene Stoffwechselanforderungen. Eine isolierte Abnahme des Sauerstoffdrukkes im Gewebe senkt das neurogene Membranpotential und steigert so die Entladungsrate. Ein Absinken des Sauerstoffgehaltes bedingt primär eine Desynchronisation (Amplitudenreduktion + Frequenzsteigerung) im EEG. Anhaltender Sauerstoffmangel führt zu diffuser Verlangsamung und schließlich zur elektrischen Ruhe.

Beispiel 2 demonstriert den Einfluß von Sepsis, hämodynamischer Dekompensation und Hypoxie auf die cerebrale Funktion in der postoperativen Phase. Beim Vollbild der Sepsis zeigt sich im EEG eine Zunahme der langsamen Aktivität. Die Hypoxie im Rahmen eines kardiogenen Schocks führt zu einer deutlichen Verschlechterung der Hirnfunktion mit Theta-Bursts im Wechsel mit flachen Strecken. Die generalisierte Reduktion der elektrischen Leistung zeigt die hypoxische Schädigung an.

Lungenfunktionsstörungen

Schon präoperativ bestehende Leistungsminderungen der Atemfunktion bewirken in der postoperativen Phase häufig pulmonale Komplikationen, die zu einer Verschlechterung der Blutgaswerte führen. Lungenkomplikationen mit ungenügender allgemeiner Sauerstoffversorgung bedingen cerebrale Mangelversorgung, die eine Verlangsamung oder in ausgeprägteren Fällen eine Depression der elektrischen Aktivität bewirken kann.

Beispiel 3 zeigt den postoperativen Verlauf einer 76jährigen Patientin, der in den 1. Tagen durch die Einschränkung der Lungenfunktion gekennzeichnet ist. Die cerebrale Erholung erfolgt verzögert.

Multiorganversagen

Einschränkung der Funktion eines einzelnen Organs im postoperativen Zeitraum zieht häufig aufgrund der präoperativ schon vorhandenen Polymorbidität des geriatrischen Patienten den funktionellen Ausfall anderer Organsysteme nach sich. Beispielhaft ist hierfür der vom Multiorganversagen gekennzeichnete Intensivverlauf eines 82jährigen Patienten. Verwirrtheitszustände am 1. postoperativen Tag geben einen Hinweis auf die Beeinträchtigung der Hirnfunktion, die sich auch im EEG nachweisen läßt (Beispiel 4).

Verwirrtheitszustände

Ältere Patienten neigen nach Allgemeinanästhesien zu passageren, mit EEG-Veränderungen gekoppelten, psychologischen Ausfällen [29]. Häufig sind Verwirrtheitszustände (26,1 % bei der Gruppe der 80- bis 96jährigen). Diese sind oftmals mit Graphoelementen wie gruppierter Dysrhythmus gepaart.

Beispiel 5 stellt die EEG-Befunde bei einer 74jährigen Patientin mit Zuständen von Desorientiertheit und Agitiertheit in der frühen postoperativen Phase dar.

Narkosemittelüberhang/Schnelle cerebrale Erholung

Die Beeinflussung der EEG-Muster durch den operativen Eingriff und die Narkose ist bei schneller cerebraler Erholung nach 24 h nur gering ausgeprägt. In Beispiel 6 sind Narkosemittelnachwirkungen am 1. postoperativen Tag nur noch an einer Zunahme der elektrischen Leistung, verbunden mit einer Verlangsamung der Grundaktivität erkennbar. Der 3. postoperative Tag zeigt ein annähernd dem Ausgangsbefund gleichendes EEG-Bild.

Unmittelbar postoperative EEG-Ableitungen lassen den noch für Stunden bestehenden Narkosemittelüberhang erkennen (Beispiel 7).

5. Schlußbetrachtung

Jeder alte Mensch ist als Problempatient anzusehen, der aufgrund seines labilen biologischen Gleichgewichtes und den eingeschränkten Leistungsreserven bei Komplikationen schnell in einen alle Organsysteme betreffenden Erschöpfungszustand gerät [4, 26]. Ziel jeder operativen und intensivmedizinischen Maßnahme muß die Erhaltung und/oder Verbesserung der Lebensqualität des Patienten sein. Der cerebralen Funktion kommt dabei eine entscheidende Rolle zu [20]. Das Ausmaß der Begleiterkrankungen bei alten Patienten ist hoch und erfordert zusätzliche therapeutische Maßnahmen sowie ein erweitertes und engmaschiges Monitoring, insbesondere in den ersten postoperativen Tagen [19]. So können schon relativ milde, sich erst anbahnende Veränderungen zu einem frühen Zeitpunkt, an dem sie noch reversibel und daher einer Behandlung zugänglich sind, objektiviert werden. Das EEG bietet die Möglichkeit, in Zusammenhang mit klinischen Parametern nichtinvasiv die Wirkung von Medikamenten, Operationstrauma, Narkose, Krankheitsverlauf und therapeutischen Effekten auf das zentrale Nervensystem darzustellen [14, 15, 30]. Die ideale Narkose oder Intensivtherapie für den alten Patienten ist noch nicht erarbeitet. Anzustreben ist die Erfassung von Vorerkrankungen, die Optimierung des präoperativen Zustandes sowie das frühzeitige Entdecken und Korrigieren von Abnormitäten im Krankheitsverlauf [6, 11, 16].

Übersicht zu den Beispielen

Beispiel 1: Abdomino-perineale Rektumexstirpation, Intraoperativ: hypotone Krise. Postoperative EEG-Überwachung. Gute Erholung.

Beispiel 2: Cholezystojejunostomie bei Pankreastumor. Schwere Nebenerkrankungen. Postoperative EEG-Überwachung. Tod.

Beispiel 3: Abdomino-perineale Rektumexstirpation. Komplikationsloser Verlauf bei gutem Allgemeinzustand. Postoperative EEG-Überwachung. Schnelle Erholung.

Beispiel 4: Biliodigestive Anastomose bei inoperablem Pankreastumor mit universeller Metastasierung. Postoperative EEG-Überwachung. Tod.

Beispiel 5: Anteriore Rektumresektion. Komplikationsloser Verlauf. Postoperative EEG-Überwachung. Verzögerte Erholung.

Beispiel 6: Sigmaresektion. Komplikationsloser Verlauf. Postoperative EEG-Überwachung. Schnelle Erholung.

Beispiel 7: Ender-Nagelung. Postoperative EEG-Überwachung. Gute Erholung.

Beispiel 1

Klinische Situation	Patient 66 Jahre, w. (K. D.). Bei gutem präoperativem Allgemeinzustand abdominoperineale Rektumexstirpation. Intraoperativ hypotone Krise mit kurzfristiger Anisokorie. Bei stabilen Kreislaufverhältnissen und Sedierung 24stündige Nachbeatmung. Ansprechbarkeit, zeitliche und örtliche Orientierung am 3. postoperativen Tag.
EEG-Befunde	EEG am präoperativen Tag: Alpha-EEG (9−11 Hz, 10 µV); Beta-Überlagerung (15−20 Hz). EEG am 1. postoperativen Tag: Unregelmäßiges EEG mit Verlangsamung der Alpha-Frequenz, Theta/Delta-Zunahme und mäßiger Beta-Ausprägung bei Amplitudenabnahme. EEG am 3. postoperativen Tag: Unregelmäßiges EEG mit im Vergleich zum Vorbefund geringerem Anteil an Theta/Delta-Wellen bei Zunahme von Alpha. Die Alpha-Wellen sind frequenzlabil, sie liegen in einem Bereich zwischen 8 und 10 Hz und erreichen teilweise eine Amplitude bis zu 100 µV. Im Bereich des Theta-Bandes ist die dominante Frequenz im Vergleich zum 1. postoperativen Tag um 1−2 Hz angestiegen.
Beurteilung	Präoperativ zeigt das EEG einen altersentsprechenden Normalbefund. Nach intraoperativer hypotoner Krise und passagerer Pupillengrößendifferenz findet sich am 1. postoperativen Tag im EEG kein Hinweis auf einen Herdbefund. Im Verlaufe der Intensivtherapie bessert sich der Allgemeinzustand der Patientin, übereinstimmend damit findet sich im EEG am 3. postoperativen Tag eine Amplitudenzunahme und ein erhöhter Anteil an Frequenzen des Alpha-Bandes.
Therapie	Nachbeatmung. Spezifische Therapie: Sedierung und Analgesie (Diazepam/Piritramid). Dexamethason 8mal 4 mg.
Verlauf	Am 7. postoperativen Tag Verlegung auf die Allgemeinstation bei gutem Allgemeinzustand.
Ableitungen	F_{p1}-F_3; F_3-C_3; C_3-P_3; P_3-O_1; F_{p1}-F_4; F_4-C_4; C_4-P_4; P_4-O_1; Darstellung der Frequenzhistogramme C_3-P_3; Reg. Geschw.: 30 mm/s; ZK: 0,3 s; Filter: 70 Hz; Verst.: 50 µV/7 mm.

Pat.: 66 J. ♀

Ableitungen:

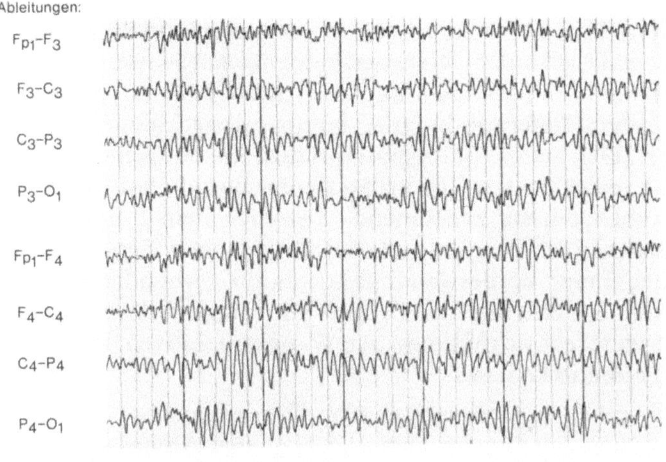

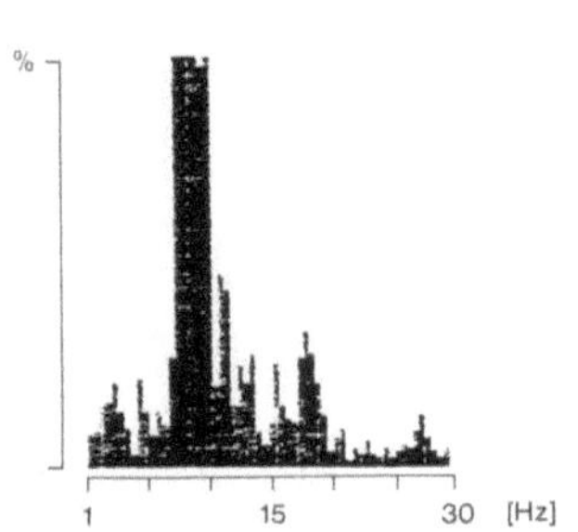

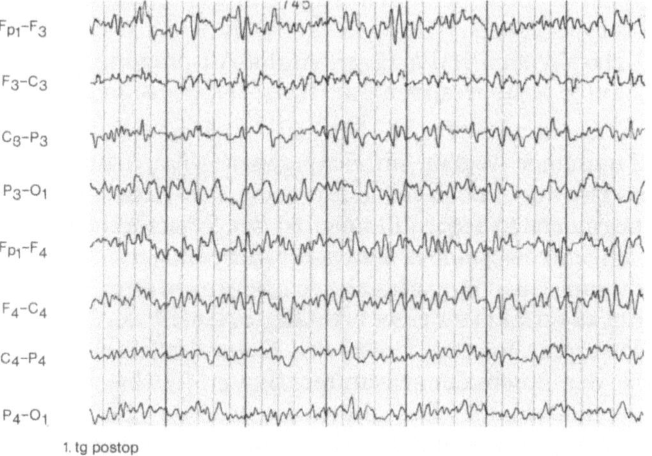

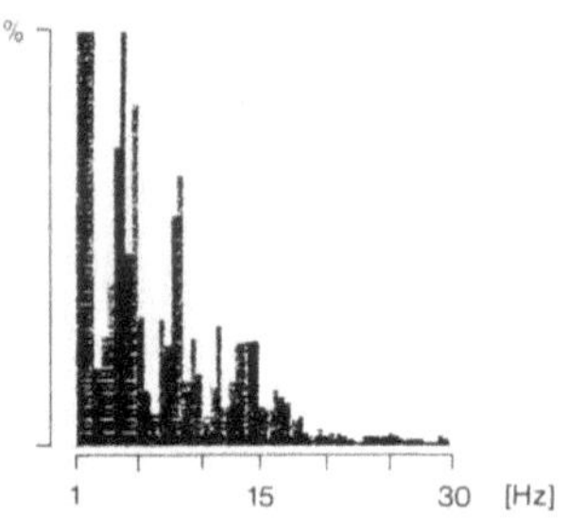

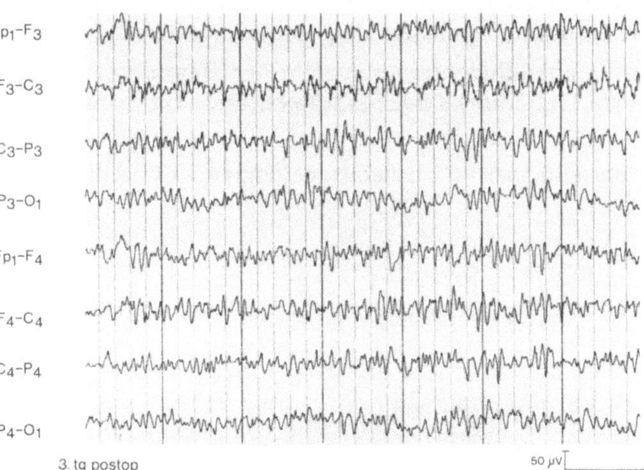

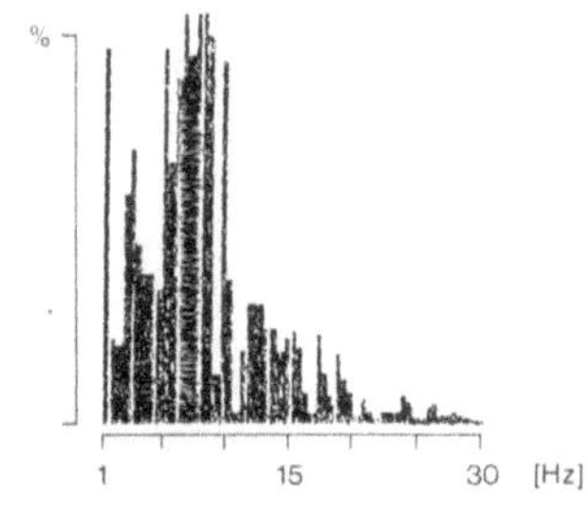

Beispiel 2

Klinische Situation	Patient 76 Jahre, w. (A. G.). Cholezystojejunostomie bei Pankreaskopftumor. Nebenerkrankungen: Schwere obstruktive Ventilationsstörung mit pulmonaler Hypertonie, alter Hinterwandinfarkt, kompensierte Herzinsuffizienz. Der schon präoperativ reduzierte Allgemeinzustand verschlechtert sich im Laufe der postoperativen Intensivbehandlung zunehmend. Zwischen dem 8. und 9. postoperativen Tag entwickelt sich bei einer Sepsis ein ausgedehnter Vorderwandinfarkt, damit verbunden eine dekompensierte Herzinsuffizienz mit Lungenödem, Hypoxie und Tachyarrhythmie. Am 9. postoperativen Tag ist die Patientin komatös.
EEG-Befunde	EEG am 1. postoperativen Tag: Unregelmäßiges EEG mit hohen Anteilen an Theta- (5-Hz-) und Alpha- (8- bis 9-Hz-) Aktivität. EEG am 8. postoperativen Tag: Unregelmäßiges EEG mit überwiegenden Theta- (5- bis 6-Hz-) und Delta- (2- bis 3-Hz-) Wellen und mäßiger Alpha-Ausprägung. EEG am 9. postoperativen Tag: Burst-Suppression EEG.
Beurteilung	Verwirrtheitszustände der Patientin und eine Zunahme der langsamen Wellen im EEG geben schon frühzeitig einen Hinweis auf die Beeinflussung der Hirnfunktion bei beginnender Sepsis. Parallel zu der Verschlechterung des Allgemeinzustandes durch die generalisierte Beeinträchtigung aller Organfunktionen bei manifester Sepsis kommt es im EEG zu einem Abfall des Anteils an Alpha-Wellen zugunsten von Theta- und Delta-Wellen als Ausdruck der cerebralen Beeinträchtigung (leichte Allgemeinveränderung). Das Burst-Suppression EEG am 9. postoperativen Tag dokumentiert die Folgen von Hypoxie und dekompensierter Herz-Kreislauf-Situation auf die Hirnfunktion (schwere Allgemeinveränderung).
Therapie	Intensivbehandlung mit kontrollierter Beatmung, hochdosierte Gabe von Katecholaminen und Antiarrhythmika.
Verlauf	Die Patientin stirbt 1 h nach der letzten EEG-Ableitung im Koma.
Ableitungen	F_{p1}-F_3; F_3-C_3; C_3-P_3; P_3-O_1; F_{p1}-F_4; F_4-C_4; C_4-P_4; P_4-O_1; Zusätzliche Darstellung der Frequenz-Histogramme C_3-P_3; Reg. Geschw.: 30 mm/s; ZK: 0,3 s; Filter: 70 Hz; Verst.: 50 μV/7 mm.

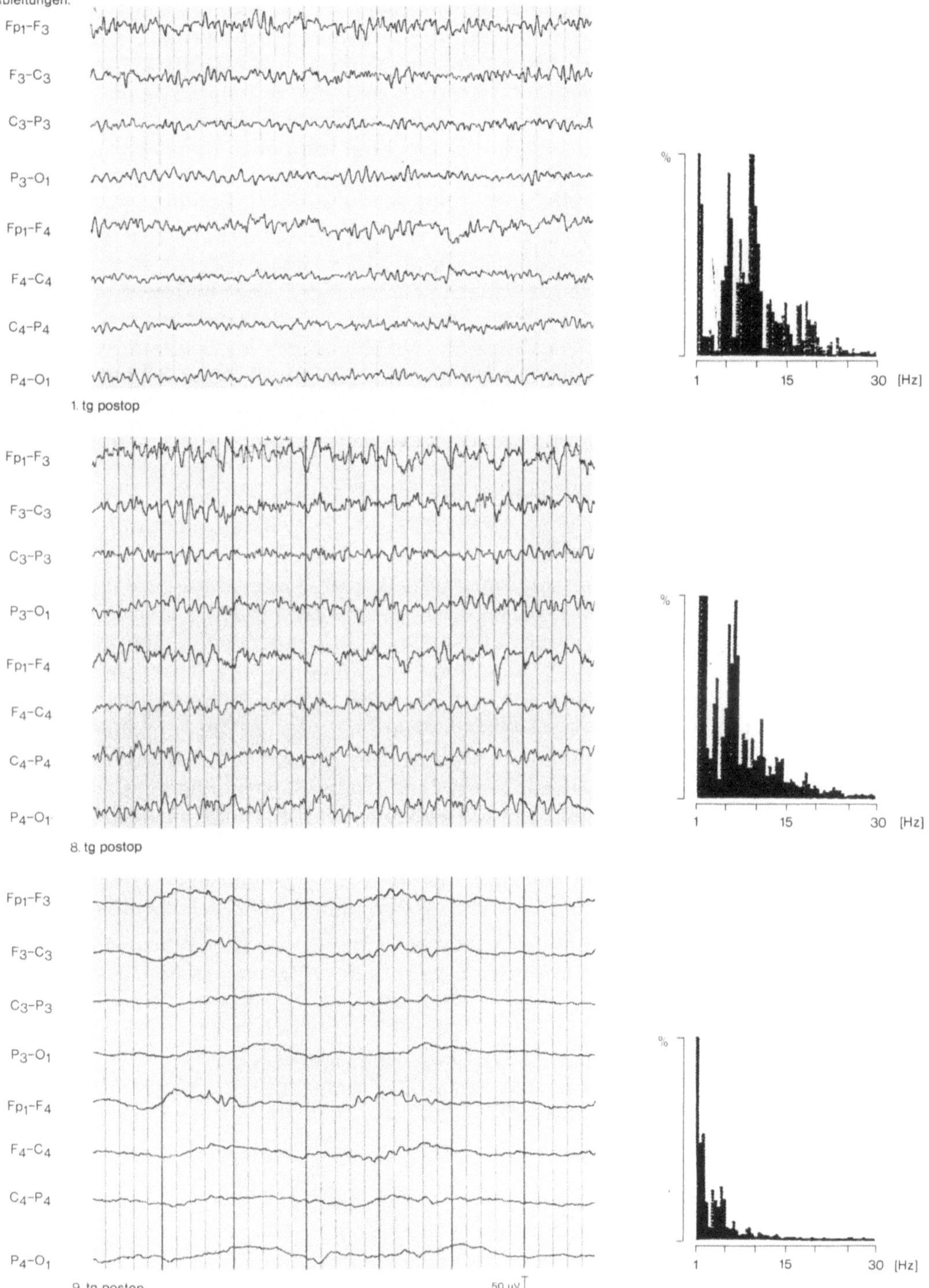
Pat.: 76 J.   ♀
Ableitungen:
Fp1–F3
F3–C3
C3–P3
P3–O1
Fp1–F4
F4–C4
C4–P4
P4–O1
1. tg postop
Fp1–F3
F3–C3
C3–P3
P3–O1
Fp1–F4
F4–C4
C4–P4
P4–O1
8. tg postop
Fp1–F3
F3–C3
C3–P3
P3–O1
Fp1–F4
F4–C4
C4–P4
P4–O1
9. tg postop
%
1   15   30   [Hz]
%
1   15   30   [Hz]
%
1   15   30   [Hz]
50 µV
1 sec

Beispiel 3

Klinische Situation	Patient 76 Jahre, w. (B. L.). Abdominoperineale Rektumexstirpation mit komplikationslosem Verlauf. Bei sehr gutem Allgemeinzustand liegen als Nebenerkrankungen ein labiler Hypertonus und eine mittelgradige obstruktive Ventilationsstörung vor. Vier Stunden postoperativ kann die Patientin extubiert werden. Am 1. postoperativen Tag wird der klinische Zustand der Patientin noch durch die Nachwirkungen des operativen Eingriffs und der vorbestehenden pulmonalen Erkrankung bestimmt, dies findet seinen Ausdruck in einer erniedrigten Sauerstoffsättigung im Blut und verminderter Vigilanz. Im weiteren Intensivverlauf verbessert sich die klinische Situation zunehmend, am 3. postoperativen Tag befindet sich die Patientin in einem guten Allgemeinzustand.
EEG-Befund	EEG am präoperativen Tag: Alpha-EEG (9,5 – 10 Hz). EEG am 1. postoperativen Tag: Verlangsamung des Grundrhythmus mit Theta-Dominanz von 6,5 – 7 Hz. EEG am 3. postoperativen Tag: Langsames Alpha-EEG (7,5 – 8 Hz).
Beurteilung	Präoperativ überwiegt die Alpha-Aktivität. Am 1. postoperativen Tag befindet sich die Patientin in einem noch reduzierten Allgemeinzustand. Parallel dazu läßt sich die cerebrale Funktionseinschränkung mit Hilfe des EEG dokumentieren. Im weiteren Verlauf steigt mit Verbesserung des Allgemeinzustands der Anteil an schnelleren Frequenzen. Es erfolgt ein langsamer Wiederaufbau des Ausgangs-EEG-Befundes, am 3. postoperativen Tag ist die dominante Frequenz allerdings noch um 1 – 2 Hz im Vergleich zum präoperativen EEG verlangsamt.
Therapie	Intensivbehandlung mit Nachbeatmung, forciertem Atemtraining nach Extubation, früher Mobilisation.
Verlauf	Unauffälliger Intensivverlauf, die Patientin wird am 5. postoperativen Tag auf die Allgemeinstation verlegt.
Ableitungen	F_{p1}-F_3; F_3-C_3; C_3-P_3; P_3-O_1; F_{p1}-F_4; F_4-C_4; C_4-P_4; P_4-O_1; Darstellung der Frequenzhistogramme C_3-P_3; Reg. Geschw.: 30 mm/s; ZK: 0,3 s; Filter: 70 Hz; Verst.: 50 µV/7 mm.

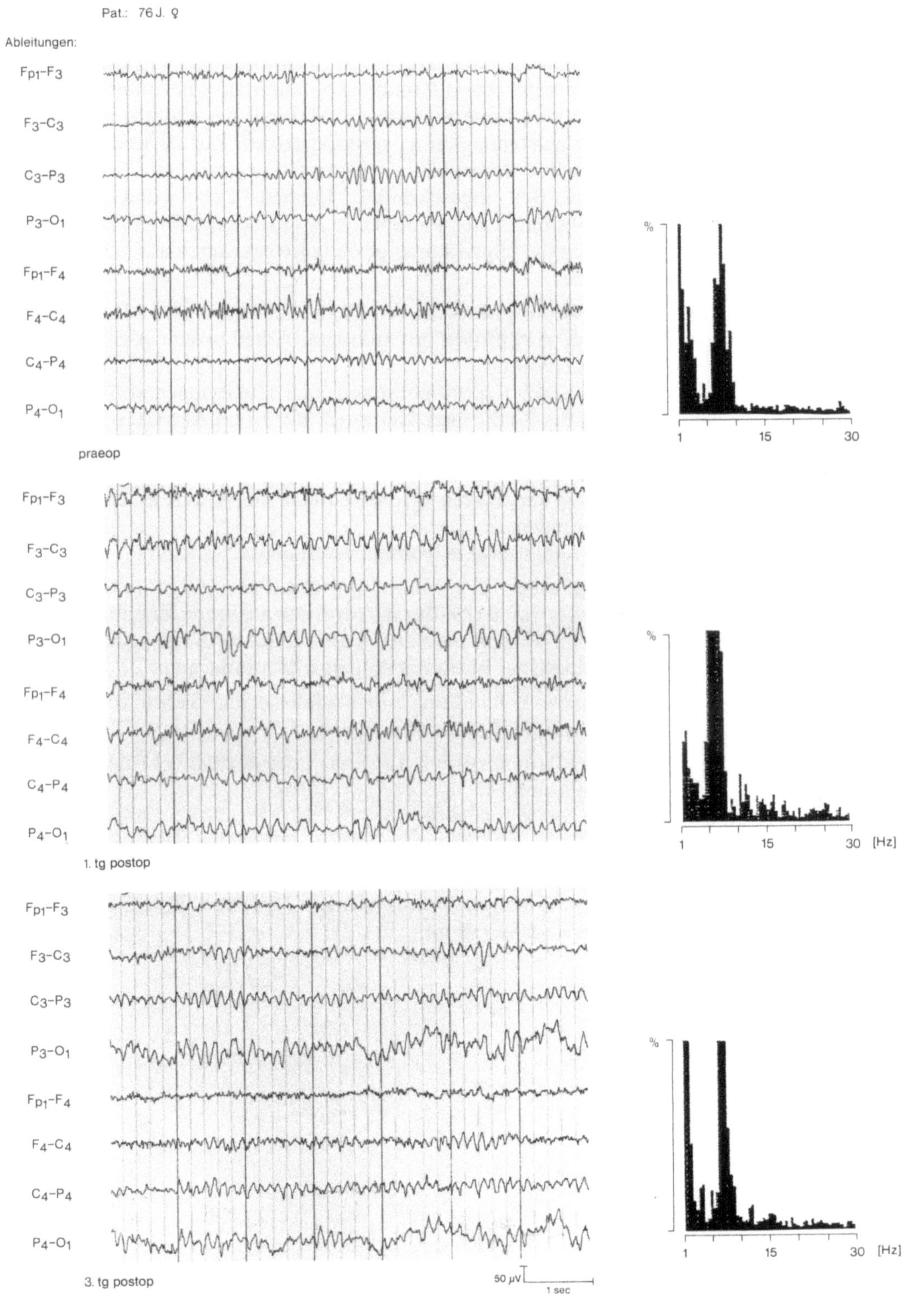

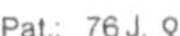

Pat.: 76 J. ♀
Ableitungen:
Fp1-F3
F3-C3
C3-P3
P3-O1
Fp1-F4
F4-C4
C4-P4
P4-O1
praeop
%
1   15   30
Fp1-F3
F3-C3
C3-P3
P3-O1
Fp1-F4
F4-C4
C4-P4
P4-O1
1. tg postop
%
1   15   30   [Hz]
Fp1-F3
F3-C3
C3-P3
P3-O1
Fp1-F4
F4-C4
C4-P4
P4-O1
3. tg postop
%
1   15   30   [Hz]
50 µV
1 sec

Beispiel 4

Klinische Situation	Patient 82 Jahre, m. (G. W.). Biliodigestive Anastomose bei inoperablem Pankreaskopfkarzinom, Peritonealkarzinose und Lebermetastasen. Mäßiger bis schlechter Allgemeinzustand. Am 1. postoperativen Tag ist der Patient verwirrt, desorientiert, reagiert aber gezielt auf Schmerzreize. Bei eingeschränkter Lungen-, Leber- und Nierenfunktion ist der Patient am 3. postoperativen Tag komatös, es erfolgen keine gezielten Reaktionen auf Schmerzreize.
EEG-Befunde	EEG am präoperativen Tag: Theta-EEG (4–5 Hz) niedriger Amplitude mit mäßigen Anteilen von Alpha- und Beta-Wellen.
	EEG am 1. postoperativen Tag: Überwiegen von Theta- (4- bis 7-Hz-) und Delta- (2- bis 3-Hz) Aktivität und geringerem Alpha-Anteil.
	EEG am 3. postoperativen Tag: Bis auf eine Einschränkung der oberen Grenzfrequenz keine wesentlichen Änderungen.
	Muskelartefakte frontal, Bewegungsartefakte.
Beurteilung	Die erhebliche Minderung sämtlicher Organfunktionen findet im EEG ihren Ausdruck in einer Zunahme der Delta-Wellen unter Abnahme der Alpha-Ausprägung im Sinne einer mittleren Allgemeinveränderung.
Therapie	Intensivbehandlung mit hochdosierten Gaben von Dopamin und Dobutamin.
Verlauf	Der Patient stirbt 4 Tage nach der letzten EEG-Ableitung im Koma.
Ableitungen	F_{p1}-F_3; F_3-C_3; C_3-P_3; P_3-O_1; F_{p1}-F_4; F_4-C_4; C_4-P_4; P_4-O_1; Darstellung der Frequenz-Histogramme C_3-P_3; Reg. Geschw.: 30 mm/s; ZK: 0,3 s; Filter: 70 Hz; Verst.: 50 µV/7 mm.

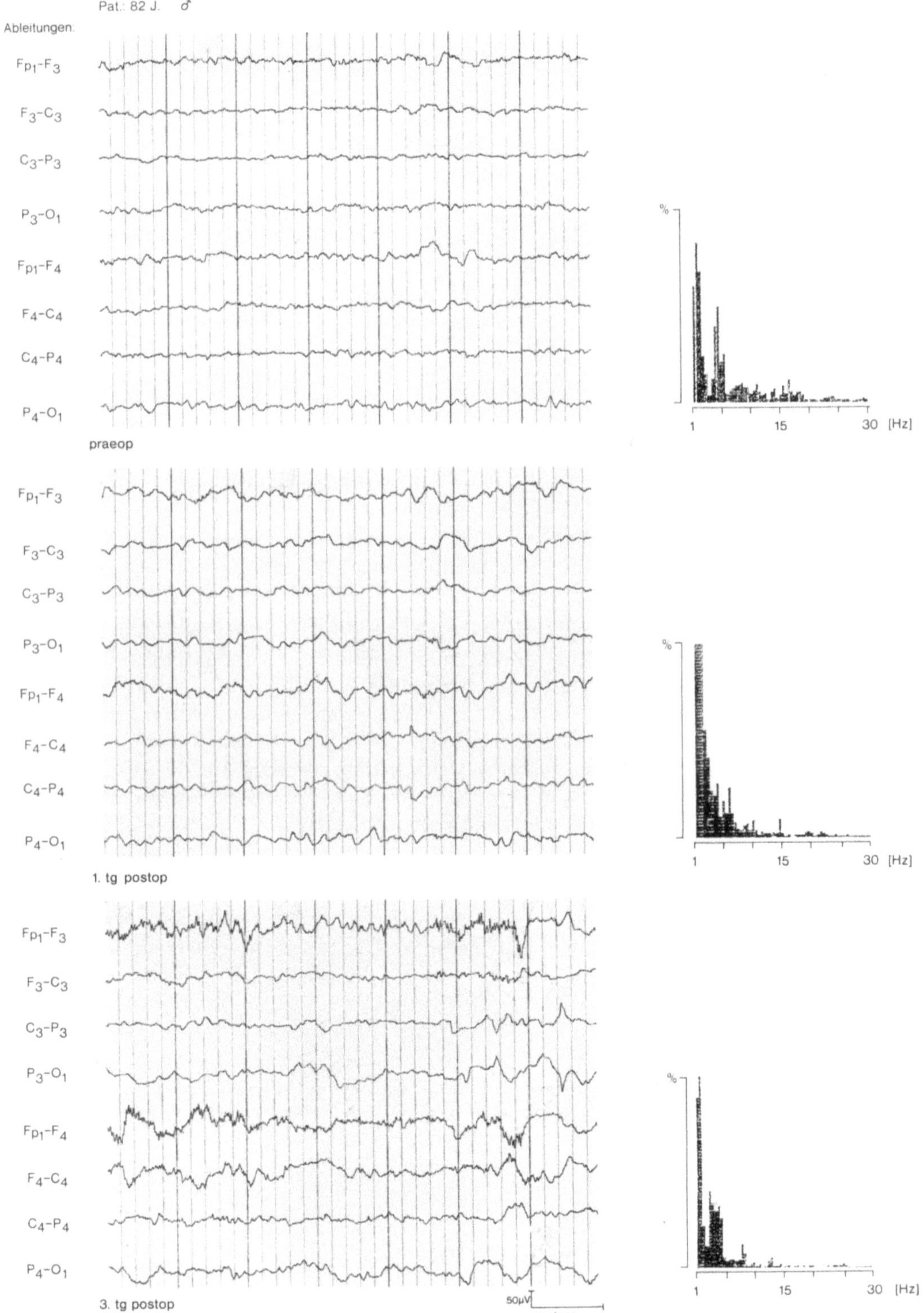
Pat.: 82 J. ♂
Ableitungen:
Fp₁-F₃
F₃-C₃
C₃-P₃
P₃-O₁
Fp₁-F₄
F₄-C₄
C₄-P₄
P₄-O₁
praeop
%
1   15   30 [Hz]
Fp₁-F₃
F₃-C₃
C₃-P₃
P₃-O₁
Fp₁-F₄
F₄-C₄
C₄-P₄
P₄-O₁
1. tg postop
%
1   15   30 [Hz]
Fp₁-F₃
F₃-C₃
C₃-P₃
P₃-O₁
Fp₁-F₄
F₄-C₄
C₄-P₄
P₄-O₁
3. tg postop
50µV
1 sec
%
1   15   30 [Hz]

Beispiel 5

Klinische Situation	Patient 74 Jahre, w. (R. E.). Komplikationslose anteriore Rektumresektion bei gutem Allgemeinzustand und kompensierter Herzinsuffizienz. Am 1. postoperativen Tag ist die Patientin noch schläfrig und zeigt Verwirrtheitszustände. Sie erholt sich nur zögernd.
EEG-Befunde	EEG am präoperativen Tag: Unregelmäßiges EEG mit ständigen regellosen Veränderungen von Frequenz, Amplitude und Form der Wellen. Die Alpha-Wellen liegen in einem Frequenzbereich zwischen 8 und 10 Hz, Beta-Wellen zwischen 13 und 25 Hz, Theta-Wellen zwischen 6 und 7 Hz. EEG am 1. postoperativen Tag: Überwiegender Theta-Anteil (4−7 Hz), Alpha- (8- bis 9-Hz-) und Delta-Wellen (2−3 Hz) treten vereinzelt auf. EEG am 3. postoperativen Tag: Unregelmäßiges EEG mit vereinzelten Alpha-Wellen, Überwiegen von Theta- und Delta-Zunahme. Zusätzlich treten Gruppen unregelmäßiger langsamer Wellen mit weniger als 20 s Dauer auf (gruppierte Dysrhythmie fast ausschließlich aus Delta-Wellen).
Beurteilung	Das präoperative EEG zeigt eine durch das Alter der Patientin geprägte unregelmäßige Grundaktivität. Die Patientin ist neurologisch unauffällig. Am 1. postoperativen Tag ist das EEG im Vergleich zum Ausgangsbefund deutlich verlangsamt (leichte Allgemeinveränderung), klinisch treten Verwirrtheitszustände auf. Das EEG-Bild des 3. postoperativen Tages gibt einen Hinweis auf eine hirnstammnahe Funktionsstörung.
Therapie	Intensivtherapie, Analgesie, Gabe von Nitrolingual.
Verlauf	Unkomplizierter Verlauf bei deutlich verzögerter Rekonvaleszenz. Die Patientin wird am 7. postoperativen Tag in gutem Allgemeinzustand auf eine Allgemeinstation verlegt.
Ableitungen	F_{p1}-F_3; F_3-C_3; C_3-P_3; P_3-O_1; F_{p1}-F_4; F_4-C_4; C_4-P_4; P_4-O_1; Darstellung der Frequenz-Histogramme C_3-P_3; Reg. Geschw.: 30 mm/s; ZK: 0,3 s; Filter: 70 Hz; Verst.: 50 µV/7 mm.

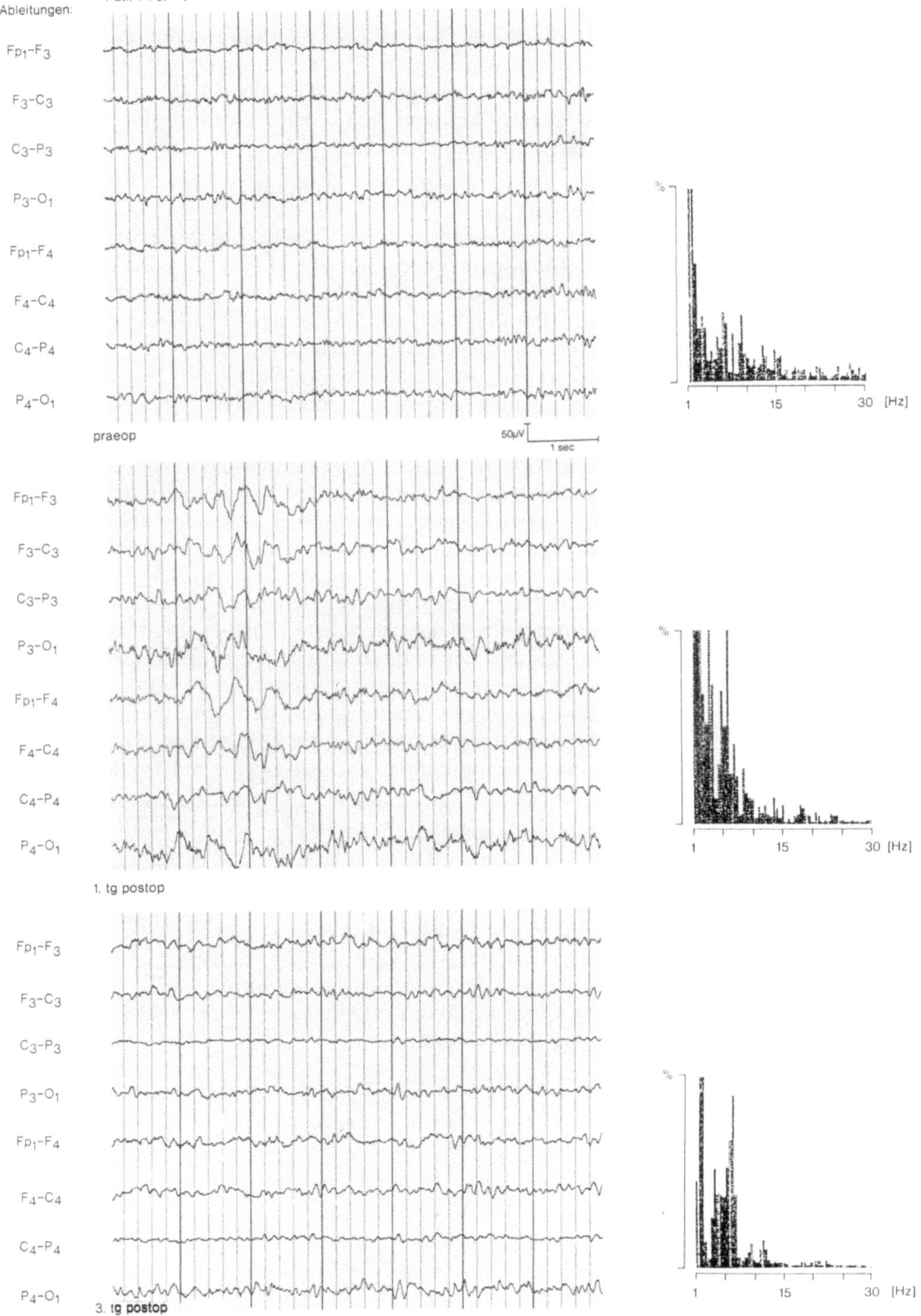
Pat.: 74 J.
Ableitungen:
Fp1-F3
F3-C3
C3-P3
P3-O1
Fp1-F4
F4-C4
C4-P4
P4-O1
praeop
50µV
1 sec
%
1   15   30 [Hz]
Fp1-F3
F3-C3
C3-P3
P3-O1
Fp1-F4
F4-C4
C4-P4
P4-O1
1. tg postop
%
1   15   30 [Hz]
Fp1-F3
F3-C3
C3-P3
P3-O1
Fp1-F4
F4-C4
C4-P4
P4-O1
3. tg postop
%
1   15   30 [Hz]

Beispiel 6

Klinische Situation	Patient 74 Jahre, w. (P. W.). Sigmaresektion bei gutem Allgemeinzustand. Am 1. postoperativen Tag ist die Patientin wach, ansprechbar und kooperativ. Drei Tage postoperativ befindet sich die Patientin in gutem Allgemeinzustand, der klinische Status ist unauffällig.
EEG-Befunde	EEG am präoperativen Tag: Beta-EEG (13–30 Hz; 15–30 µV).
	EEG am 1. postoperativen Tag: Partielles Beta-EEG. Alpha (dominante Frequenz 9–11 Hz) und Beta (dominante Frequenz 13–15 Hz) sind etwa gleich stark ausgeprägt. Im Vergleich zum Ausgangs-EEG hat die Amplitude der einzelnen Wellen zugenommen.
	EEG am 3. postoperativen Tag: Beta-EEG. Bei noch mäßiger Alpha-Ausprägung überwiegen Beta-Wellen in einem Frequenzbereich zwischen 13 und 25 Hz.
Beurteilung	Bei präoperativ gutem Allgemeinzustand zeigt das Hirnstrombild der unprämedizierten Patientin ein Beta-EEG. Die Auswirkungen von Narkose und Operation dokumentieren sich am 1. postoperativen Tag in einer Amplitudenerhöhung und Verlangsamung der Beta-Frequenzanteile bis in den Alpha-Bereich. Im Verlaufe des Intensivaufenthalts gleicht sich das EEG-Bild, bei klinisch gutem Zustand der Patientin, dem Ausgangsbefund wieder an. Es kommt zu einem Wiederaufbau der schnellen Beta-Frequenzen. Entsprechend dem postoperativ guten Allgemeinzustand der Patientin kommt es nur kurzfristig zu einer geringfügigen Verlangsamung der Grundaktivität.
Therapie	Intensivpflegemaßnahmen.
Verlauf	Die Patientin wird in gutem Allgemeinzustand am 4. postoperativen Tag auf die Allgemeinstation verlegt.
Ableitungen	F_7-F_3; F_3-F_Z; F_Z-F_4; F_4-F_8; T_3-C_3; C_3-C_Z; C_Z-C_4; C_4-T_4; Darstellung der Frequenz-Histogramme C_3-P_3; Reg. Geschw.: 30 mm/s; ZK: 0,3 s; Filter: 70 Hz; Verst.: 50 µV/7 mm.

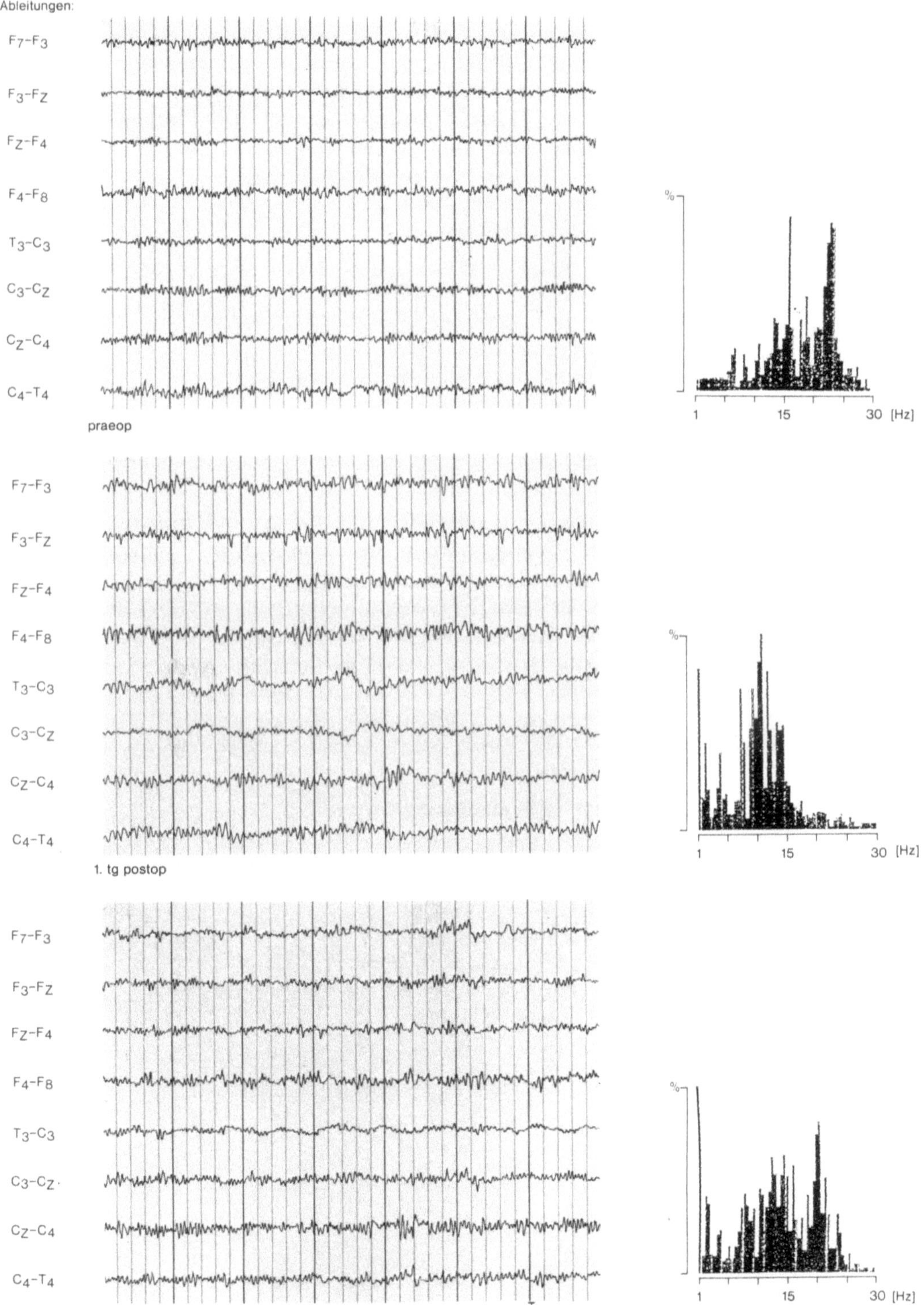
Pat.: 74 J. ♀
Ableitungen:
F7-F3
F3-FZ
FZ-F4
F4-F8
T3-C3
C3-CZ
CZ-C4
C4-T4
praeop
%
1   15   30 [Hz]
1. tg postop
%
1   15   30 [Hz]
3. tg postop
50 µV
1 sec
%
1   15   30 [Hz]

Beispiel 7

Klinische Situation	Patient 96 Jahre, w. (E. E.). Ender-Nagelung einer Oberschenkelhalsfraktur bei gutem Allgemeinzustand. Als Nebenerkrankung liegt eine obstruktive Ventilationsstörung vor. Direkt postoperativ ist die Patientin noch schläfrig, aber ansprechbar und zeitlich und örtlich orientiert. Am 1. postoperativen Tag befindet sich die Patientin in einem guten Allgemeinzustand bei unauffälligem klinischen Status.
EEG-Befunde	EEG am präoperativen Tag: Alpha-EEG (8−9 Hz). Eingestreut sind 13- bis 18-Hz-Wellen. EEG postoperativ: Unregelmäßiges EEG mit mäßiger Ausprägung von Alpha, Beta und Theta, die dominante Frequenz der Alpha-Wellen liegt bei 7,5−8,5 Hz, die der Theta-Wellen bei 4−7 Hz. EEG am 1. postoperativen Tag: Alpha-EEG mit Überwiegen von 7,5- bis 8,5-Hz-Frequenzanteilen bei nur noch mäßigem Anteil von 6- bis 7-Hz-Wellen.
Beurteilung	Präoperativ findet sich ein Alpha-EEG mit alterstypischer Verlangsamung der dominanten Frequenz auf 8−9 Hz. Direkt postoperativ gibt das EEG einen Hinweis auf den Narkosemittelüberhang entsprechend der Schläfrigkeit der Patientin. Übereinstimmend mit der guten klinischen Verfassung der Patientin am 1. postoperativen Tag zeigt das EEG einen Alpha-Rhythmus, der allerdings im Vergleich zum Ausgangsbefund noch um 0,5−1 Hz verlangsamt ist. Vigilanzschwankungen sind nachweisbar.
Therapie	Intensivpflegemaßnahmen.
Verlauf	Der postoperative Verlauf ist unauffällig, die Patientin wird am 2. postoperativen Tag auf eine Allgemeinstation verlegt.
Ableitungen	F_{p1}-F_3; F_3-C_3; C_3-P_3; P_3-O_1; F_{p1}-F_4; F_4-C_4; C_4-P_4; P_4-O_1; Darstellung der Frequenz-Histogramme C_3-P_3; Reg. Geschw.: 30 mm/s; ZK: 0,3 s; Filter: 70 Hz; Verst.: 50 µV/7 mm.

Pat.: 96 J. ♀

Ableitungen:

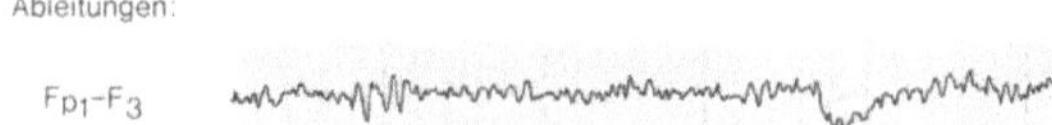
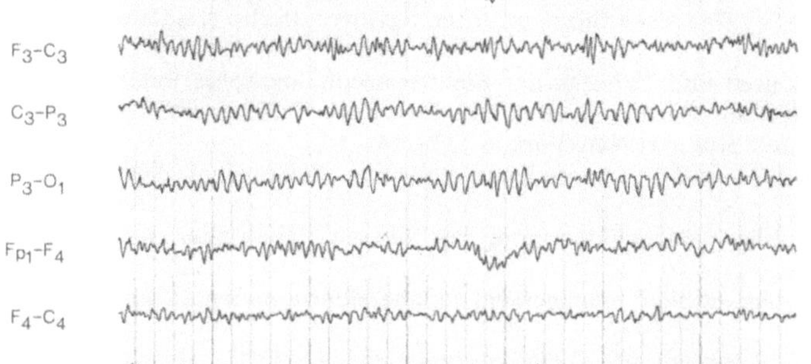
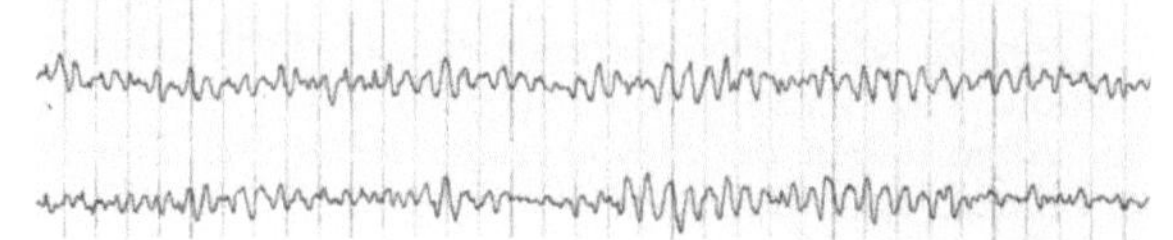
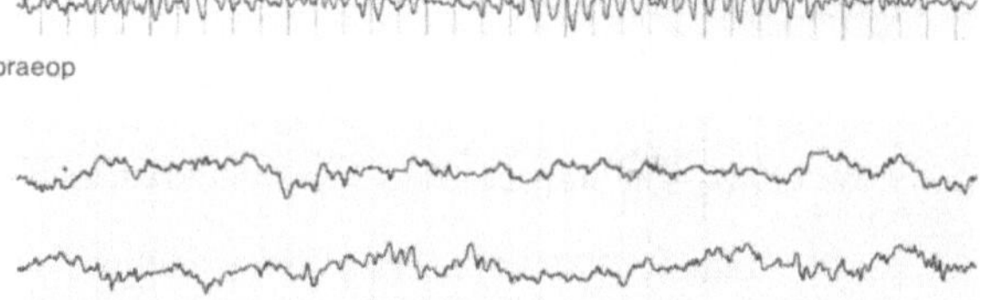

praeop

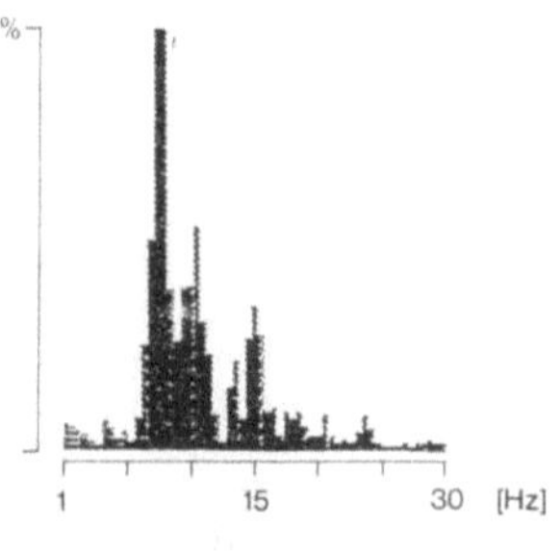

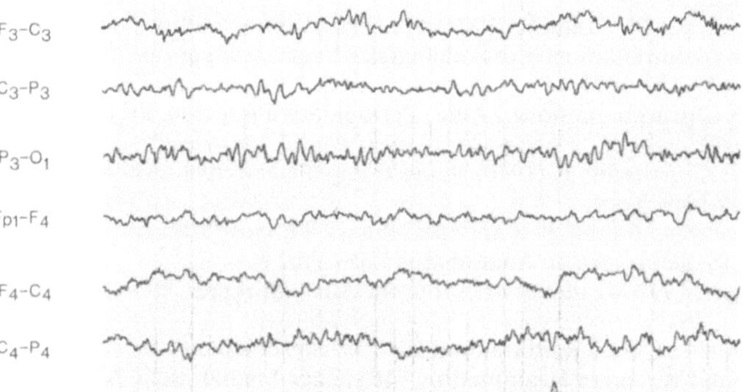

direkt postop

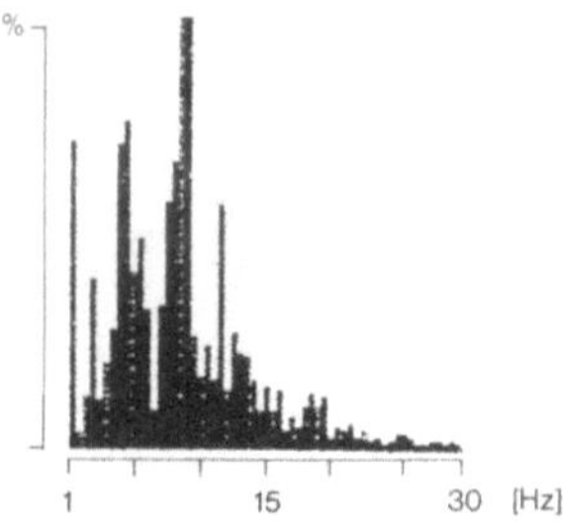

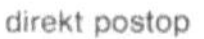
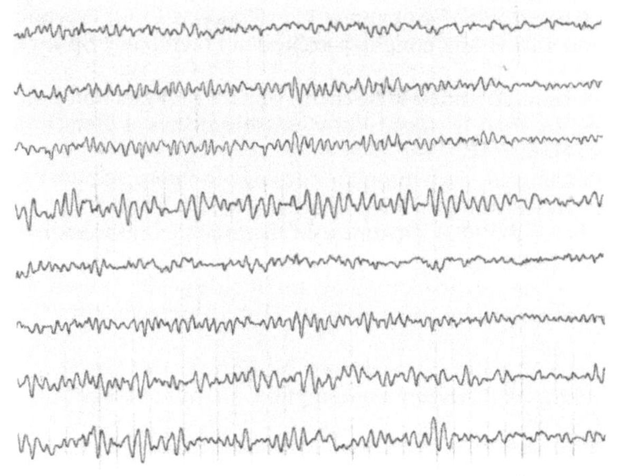

1. tg postop

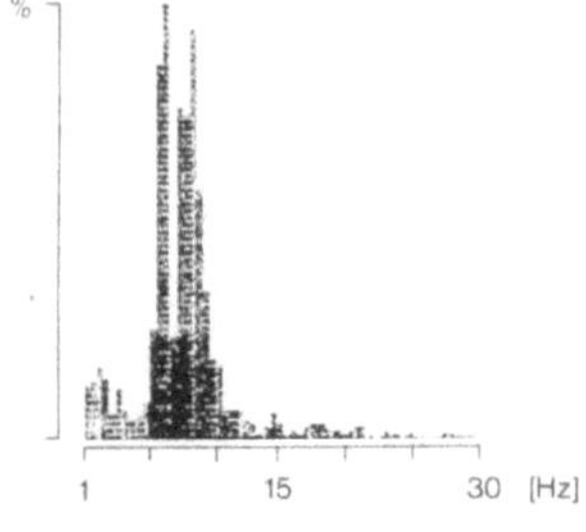

Zitierte Literatur

1. Adams GF (1974) Cerebrovascular disability and the aging brain. Churchill Livingstone, Edinburgh London
2. Ahnefeld FW, Halmagyi M (1974) Anaesthesie im Alter. Springer, Berlin Heidelberg New York
3. Bente D (1981) Möglichkeiten und Grenzen der Elektroencephalographie in der geriatrisch-pharmakotherapeutischen Forschung. In: Platt D (Hrsg) Funktionsstörungen des Gehirns im Alter. Schattauer, Stuttgart New York, S 137–144
4. Bramann H von, Herold G (1969) Anaesthesie bei über 80jährigen. Anaesthesist 18:321–325
5. Christian W (1984) Das Elektroencephalogramm im höheren Lebensalter. Nervenarzt 55:517–524
6. Cote J, Lapointe P (1985) Anaesthetic management for the elderly patient. Can Anaesth Soc J 32 (2):188–191
7. Desmeules H, Fournier L, Trembaly PR (1985) Systemic changes in the elderly patient and their anaesthetic implications. Can Anaesth Soc J 32 (2):184–187
8. Freudenberg K (1962) Der Altersaufbau der Bevölkerung. In: Kaiser H (Hrsg) Der Mensch im Alter. Umschau, Frankfurt am Main, S 13–18
9. Frolkis VV, Bezrukov VV (1979) Aging of the central nervous system. In: Hahn HP von (Hrsg) Interdisciplinary topics in gerontology, vol 16. Karger, Basel München Paris London New York Sydney
10. Habrecht J, Garrisou RN, Fry DE (1984) The impact of demographic trends on hospital surgical care. Am Surg 50/5:270–274
11. Hartung HJ, Johann A, Osswald PM, Lutz H (1984) Häufigkeit intra- und postoperativer Herzkreislauf- und Atmungskomplikationen in Abhängigkeit vom präoperativen Zustand des Patienten. Anaesthesist 33:417–421
12. Heberer G, Witte J (1982) Chirurgie im hohen Alter. Perioperative Aspekte. Perimed, Erlangen
13. Hutschenreuter K, Bihler K, Fritsche P (1970) Anaesthesie in extremen Altersklassen. Springer, Berlin Heidelberg New York
14. Kugler J (1966) Elektroencephalographie in Klinik und Praxis. Thieme, Stuttgart
15. Lam AM (1984) Monitoring the brain. Can Anaesth Soc J 31–34:396
16. Lang K, Frey R, Halmagyi M (1974) Intensivtherapie im Alter. Springer, Berlin Heidelberg New York
17. Larsen R (1984) Hirnprotektion nach kardiopulmonaler Wiederbelebung. In: Kettler D (Hrsg) Kardiopulmonale und zerebrale Reanimation. Melsunger Medizinische Mitteilungen, Bd 56, Bibliomed, Melsungen
18. Lassen NA (1959) Cerebral blood flow and oxygen consumption in man. Physiol Rev 39:183
19. Lawin P (1965) Alter Patient und Anaesthesie. Anaesthesist 14 (4):103–107
20. Lutzenberger W, Ellert T, Rockstroh B, Birnbaumer N (1985) Das EEG. Psychophysiologie und Methodik von Spontan-EEG und ereigniskorrelierten Potentialen. Springer, Berlin Heidelberg New York
21. Matejcek M (1981) Das EEG am alternden Menschen – einige Befunde und Folgerungen für die Geriatrie-Forschung. In: Platt D (Hrsg) Funktionsstörungen des Gehirns im Alter. Schattauer Verlag, Stuttgart New York, S 145–159
22. Meier-Ruge W (1979) CNS aging and its neuropharmacology in interdisciplinary topics in gerontology, vol 16. Karger, Basel München Paris London New York Sydney
23. Noel G, Jeanmart M, Reinhardt B (1983) Treatment of the organic brain syndrome in the elderly. Neuropsychobiology 10:90–93
24. Obrist WD, Busse EW (1965) The electroencephalogram in old age. In: Wilsen WP (Hrsg) Applications of electroencephalography in psychiatry. Duke University Press, Durham, S 185–205
25. Pantano P, Baron JC, Lebrun-Grandie P, Duqulsnoy N, Boussier MG, Somar D (1984) Regional cerebral-blood flow and oxygen consumption in human aging. Stroke 15 (4):635–641

26. Peter K, Unerth K, Heinrich G, Mai N, Brunner F (1980) Das Anaesthesierisiko. Anästhesiol Intensivmed 9:240
27. Platt D (1974) Experimentelle Gerontologie. Fischer, Stuttgart
28. Platt D, Schmitt-Rüth R (1985) Das Herz des alten Menschen. Klin J 2:6–12
29. Simpson BR, Williams M, Scott JF, Smith AC (1961) The effects of anaesthesia and elective surgery on old people. Lancet 21:887–893
30. Sitzer G (1981) Die Wertigkeit hirnelektrischer Untersuchungen in der Rehabilitation des ischämischen zerebralen Insults, insbesondere unter Berücksichtigung der toposelektiven Ableitung.
(Vortrag Internationales Symposium „Hämatologische und metabolische Aspekte von Piracetam" Heidelberg Okt. 1981)
31. Sulg IA, Sotaniemi KA, Tolonen U, Hokkanen E (1981) Dependence between cerebral metabolism and blood. Adv Biol Psychiatr 6:102–108

II. Patientinnen mit Präeklampsie, Eklampsie

U. Lips

Allgemeine Betrachtung

Die Gestose — eine Komplikation der Spätschwangerschaft — ist keine Erkrankung, die ausschließlich das zentrale Nervensystem betrifft. Sie kann alle Organsysteme des Körpers befallen. Dies ergibt sich bereits aus dem primären
Symptomenkreis: Ödem, Proteinurie und Hypertonie (EPH). Monosymptoma-

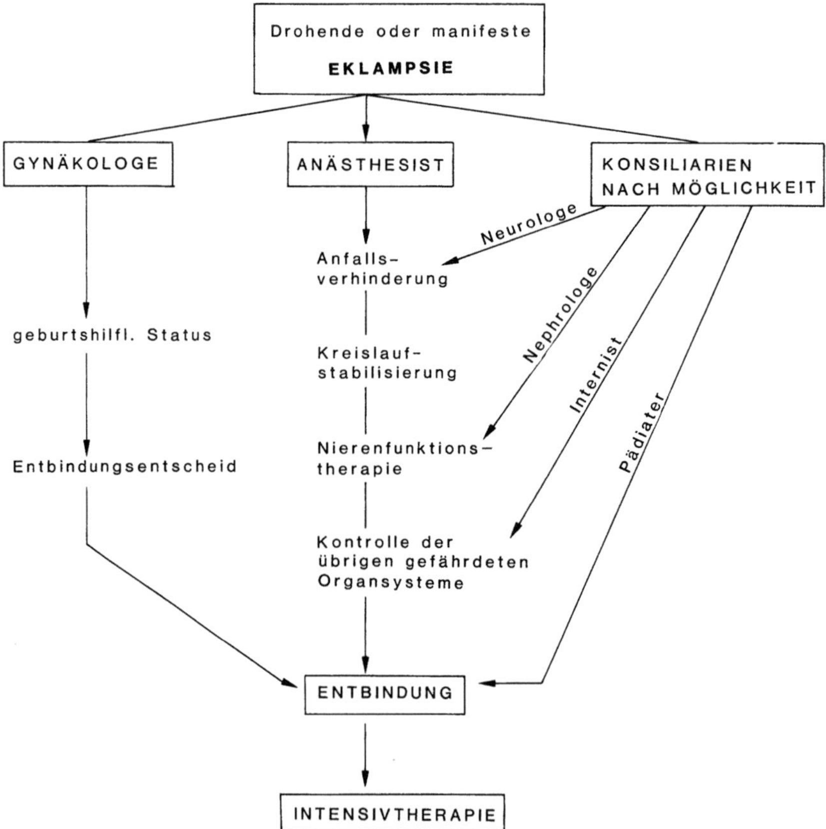

Abb. 1. Graphische Darstellung der interdisziplinären Zusammenarbeit in der Behandlung
der manifesten oder drohenden Eklampsie auf der Intensivpflegeeinheit

Tabelle 1. Übersicht über die verschiedenen Schweregrade der Gestoseerkrankung, ihre klinische Manifestation und die einzuleitenden therapeutischen Maßnahmen. (Nach Rippmann 1972; Kaulhausen 1980)

Krankheitsbild	Organmanifestation	Klinik	Therapie
EPH-Gestose	Niere	RR > 140/90	Diät/Bettruhe
Leicht	Uteroplacentare Einheit	Proteinurie: (+) keine Ödeme	
Mittel	Kreislaufsystem	RR > 160/100, tibiale Ödeme, Proteinurie 0,5 − 2 g/l	medikamentöse antihypertensive Therapie, stationäre Aufnahme
Schwer		RR 180/110, generalisierte Ödeme, Proteinurie > 2,5 g/24 h	Sedierung zusätzlich
Imminente Eklampsie (drohende Eklampsie, Präeklampsie)	Zusätzlich: ZNS Pulmonales System	Zusätzlich: subjektive zentralnervöse Symptome: Augenflimmern, Magendruck, Hyperreflexie, Kopfschmerzen, Brechreiz, Doppelsehen	Intensivmedizinische Maßnahmen zur Anfallverhütung und Aufrechterhaltung der vitalen Funktionen
Konvulsive Eklampsie (manifeste Eklampsie, Eklampsie)	Alle Organsysteme in wechselnder Stärke betroffen	Generalisierte tonisch-klonische Krämpfe und/ oder Koma Amaurose	Anstreben der Entbindung

tische oder oligosymptomatische Formen werden beschrieben. Die Eklampsie stellt das Endstadium einer unbehandelten oder therapieresistenten EPH-Gestose dar. Sie ist definiert als das Auftreten generalisierter tonisch-klonischer Krampfanfälle. Finden sich lediglich Zeichen einer erhöhten Krampfbereitschaft, so spricht man von einer Präeklampsie (Tabelle 1).

Die Angaben über die Inzidenz einer manifesten oder drohenden Eklampsie schwanken zwischen 0,5 – 1 % [23] und 0,36 % [7]. Die Eklampsie ist die häufigste Ursache der mütterlichen Mortalität im perinatalen Zeitraum (Statistisches Bundesamt), die mit insgesamt 7,15 % angegeben wird. Ihre Behandlung stellt eine besondere Anforderung an die Intensivtherapie mit interdisziplinärer Zusammenarbeit dar (Abb. 1).

Pathophysiologie des Zentralnervensystems bei der Eklampsie

Der Entstehungsmechanismus einer Eklampsie bzw. der EPH-Gestose konnte bis heute nicht geklärt werden. Mögliche ätiologische Mechanismen sind in Abb. 2 zusammengestellt.

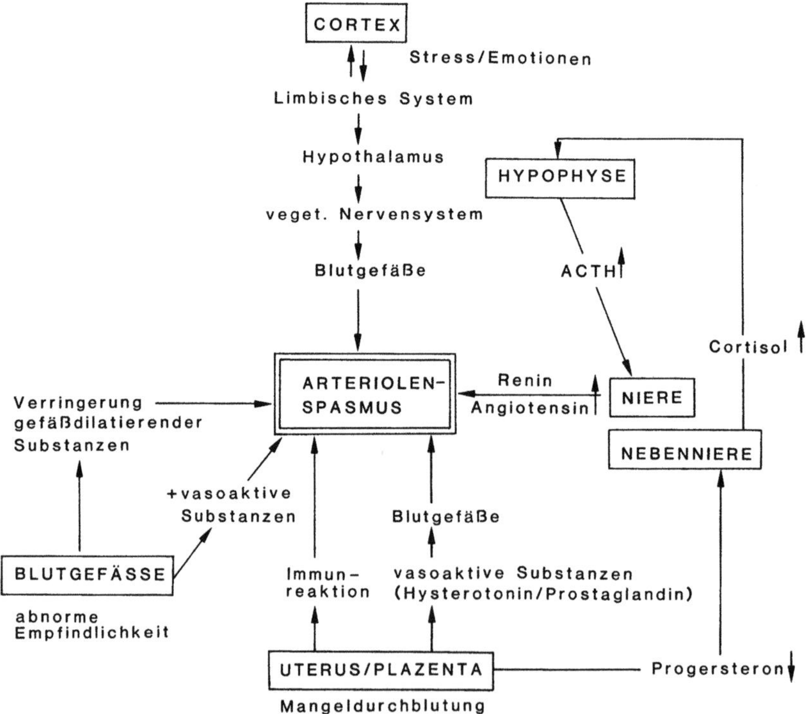

Abb. 2. Schema der möglichen z. Z. diskutierten ätiologischen Faktoren, die den generalisierten eklamptischen Arteriolenspasmus herbeiführen können. (Nach Patterson 1975 [14])

Im Mittelpunkt der Erkrankung steht ein generalisierter Arteriolenspasmus [5, 16, 24], der zu einer Gewebehypoxie und einer pathologischen Gefäßpermeabilität führt. Hierdurch lassen sich die weiteren Organschädigungen erklären (Abb. 3).

Lange Zeit erfolgte eine strenge Abgrenzung der eklamptischen Anfälle von den übrigen cerebralen Krampfleiden. Da aber die abnorme Synchronisation der Hirnfunktion − klinisch gekennzeichnet durch einen generalisierten Krampfanfall − einer generellen Reaktion des Gehirns auf verschiedene Noxen entspricht, erscheint eine solche Abgrenzung nicht sinnvoll. Man kann davon ausgehen, daß auch im Gehirn die pathologische Gefäßpermeabilität zu einem Plasmaaustritt, d.h. zu einer vermehrten intrakraniellen Volumenbelastung führt [24]. Dies muß primär noch nicht ein Hirnödem mit Hirndrucksteigerung bedingen, da der intrakranielle Druck nicht linear vom intrakraniellen Volumen abhängig ist. Andererseits kann im Krankheitsverlauf die intrakranielle Compliance bereits ausgeschöpft sein, so daß kleine Volumenänderungen große Druckschwankungen verursachen. Gleichzeitig ist die cerebrale Autoregulation durch den Arteriolenspasmus und den erhöhten Blutdruck eingeschränkt. Hypertensive Krisen können dann sowohl zu erheblichen intrakraniellen

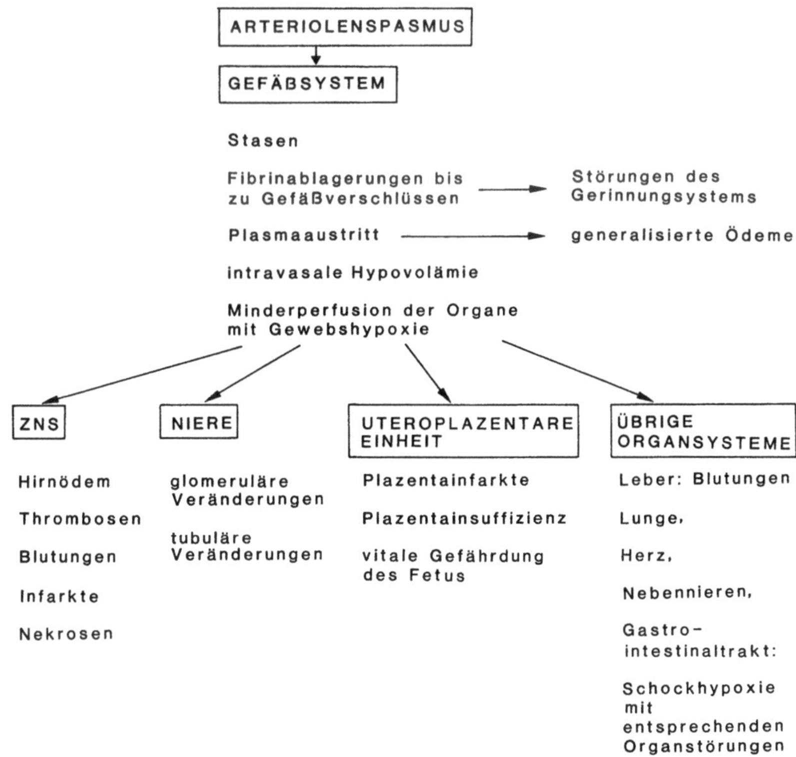

Abb. 3. Übersicht über die durch den Arteriolenspasmus bedingten möglichen Organschädigungen

Druckschwankungen als auch zu Extravasaten führen, die als Auslöser der Krampfanfälle angesehen werden müssen. Zusätzlich kann eine Erhöhung der allgemeinen Krampfbereitschaft durch metabolische Veränderungen, wie Verschiebungen des Plasmaaminosäuremusters, Elektrolytverschiebungen, Vitamin-B-Mangel und Gewebshypoxie gegeben sein.

Diese pathophysiologischen Überlegungen rechtfertigen im Zusammenhang mit entsprechenden EEG-Befunden die Annahme, daß der eklamptische Krampfanfall Ausdruck einer cerebralen Schädigung — vergleichbar mit den Konvulsionen bei der hypertensiven Enzephalopathie — ist.

Systemische Therapie der Eklampsie

Als Ziele der symptomatischen Eklampsietherapie werden gefordert:

— Stabilisierung der Kreislaufverhältnisse,
— Stabilisierung der Nierenfunktion,
— Durchführung einer möglichst schonenden Entbindung,
— Verhinderung von Konvulsionen.

Die Kreislaufverhältnisse sind gekennzeichnet vom generalisierten Arteriolenspasmus sowie einer beträchtlichen intravasalen Hypovolämie. Die Therapie muß daher in einer Weitstellung der Gefäße mit gleichzeitigem adäquatem Volumenersatz bestehen. Mittel der Wahl sind Dihydralazin und Nitroglycerin [4, 6, 13, 15, 18]. Die zusätzliche Anwendung von Nitroglycerin führt zu einer Verminderung der Dihydralazindosis und damit zu einem Rückgang der dadurch bedingten Reflextachycardien. Zur Volumensubstitution sollten in der frühen Phase kristalloide Lösungen und 20%iges Humanalbumin eingesetzt werden. Eine anfängliche Verstärkung der klinisch manifesten Ödeme durch die Verwendung von Elektrolytlösungen ist unvermeidlich, aber nach Restitution des Gefäßbettes gut reversibel.

Die Basistherapie zur Aufrechterhaltung einer adäquaten Diurese besteht in der Verabreichung von niedrig dosiertem Dopamin ($2,0-11$ µg/kg/min). Eine ausreichende Flüssigkeitszufuhr ist obligatorisch. Während die Anwendung von Saluretika in der Literatur umstritten ist [13], war sie in allen von uns behandelten Fällen erfolgreich.

Zur Frage des Entbindungsmodus empfehlen einige Autoren eine vaginale Entbindung im postiktalen Zeitraum [1, 15]. Andere wiederum berichten von einer deutlich gesenkten mütterlichen und kindlichen Mortalität bei einer Sectio-caesarea-Frequenz von 65% [2]. Die eigenen Erfahrungen (n = 50) mit einer Sectio-Frequenz von 90% zeigten eine Mortalität von 0%.

Spezielle antikonvulsive Therapie

Im Vordergrund steht die Verhinderung der Konvulsionen. Derzeitig wird die von Pritchard [15] empfohlene Anwendung von Magnesiumionen in Form von Magnesiumsulfat bzw. Magnesiumgluconat favorisiert.

Obgleich unter dieser Therapie klinisch eine sichere Beherrschung der Konvulsionen bei gleichzeitiger milder Sedierung und Gefäßdilatation angegeben wird, zeigen sich elektroencephalographisch Graphoelemente einer erhöhten Krampfbereitschaft [21]. Zusätzlich finden sich weitere ernstzunehmende Nebenwirkungen der Magnesiumionen, vor allem die drohende Atemlähmung bei Überdosierung.

Da andere Therapieregime, die eine massive Sedierung und primäre Beatmung erfordern, hohe Mortalitätsraten zeigen, wurde für das eigene Patientengut ein neues Konzept der antikonvulsiven Therapie entwickelt [11, 12].

Ausgehend von der Vorstellung, daß die Konvulsionen vornehmlich durch Hirndruckschwankungen und durch reversible Extravasate bedingt sind, wird zunächst eine subtile Blutdruckeinstellung angestrebt. Gelegentliche Blutdruckkrisen lassen sich hierbei nicht immer vermeiden. Daher sollte die intrakranielle Compliance durch die Applikation von Dexamethason erhöht werden (Dosierung: 48 mg initial, weiter: 8mal 4 mg/Tag). Zur Kupierung einer durch Irritation bedingten erhöhten Krampfbereitschaft wird Phenytoin in einer primären Dosis von 3mal 125 mg/Tag angewendet. Dem Phenytoin wird gegenüber Diazepam oder Clonazepam der Vorzug gegeben, da die Benzodiazepine auf den Fetus übertreten, so daß dadurch eine langfristige Depression des Neugeborenen möglich wäre.

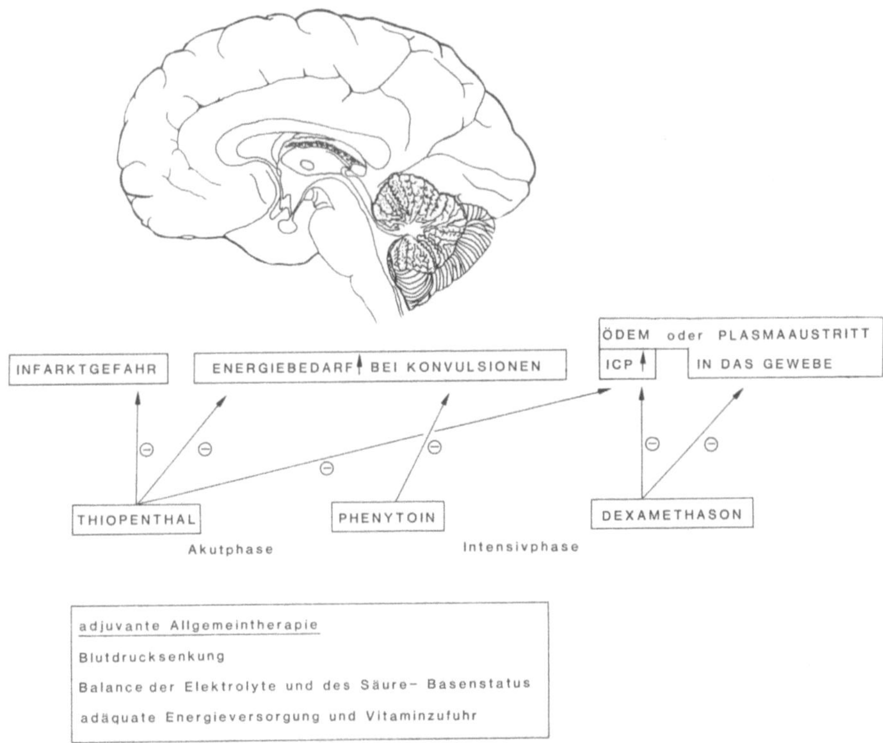

Abb. 4. Wirkprinzipien der antikonvulsiven therapeutischen Maßnahmen bei der Eklampsie

Nach dem in Abb. 4 gezeigten Schema, das jeweils an den Schweregrad der Erkrankung angepaßt werden konnte, wurden 50 Patientinnen therapiert, die alle nach Behandlungsbeginn keine Konvulsionen mehr erlitten.

Zum Durchbrechen eines Status eclampticus kommt Thiopental zum Einsatz. Dies kann gleichzeitig zur Einleitung der Narkose und damit zur Entbindung durch Sectio caesarea genutzt werden. Der intraoperative Beginn der obenerwähnten Therapie bewirkt zum Operationsende einen sicheren Schutz gegen weitere Konvulsionen, so daß die Patientinnen aufwachen und extubiert werden können.

EEG-Befunde anderer Autoren

Aufgrund des seltenen Auftretens der Erkrankung und der Notwendigkeit einer sofortigen Therapie finden sich in der Literatur keine umfangreichen systematischen EEG-Untersuchungen, sondern lediglich Einzelbeobachtungen. Schroeder [19] führt den Nachweis, daß der eklamptische Anfall seinen Ausgang in subcorticalen Zentren nimmt und elektrophysiologisch dem Petit-mal-Anfall ähnelt. Torgard [22] beschreibt im Anfall eine typische spike-wave Aktivität. Im Intervall bzw. im Anschluß der Erkrankung wird von verschiedenen Autoren eine Dysrhythmie in wechselnder Häufigkeit bis zu 83% gesehen [9, 15, 20]. Douglas [3] stellt keine Relation zwischen dem Schweregrad der Gestose und dem Ausmaß der EEG-Veränderungen fest. Die Normalisierung des Blutdrucks kann unter günstigen Umständen allein zu einem Rückgang bestehender EEG-Veränderungen führen. Unter der Therapie mit Magnesiumionen werden bei hinreichenden Serumspiegeln von Sibai [21] trotzdem noch Graphoelemente, die auf eine erhöhte Krampfbereitschaft hinweisen, gesehen.

Eigene EEG-Befunde

Nach den oben vorgestellten Überlegungen und Therapievorstellungen wurden seit 1978 50 Patientinnen behandelt. Dabei konnten in 34 Fällen auswertbare EEG-Ableitungen gewonnen werden. Es zeigt sich eine Verteilung der EEG-Grundtypen in 61,7% Alpha-Träger und 38,3% Träger anderer Grundformen. Eine weitere Typisierung der letztgenannten EEG ist aufgrund der medikamentös sedierenden Vorbehandlung in auswärtigen Kliniken nicht sinnvoll.

Typische Graphoelemente der erhöhten Krampfbereitschaft, die Torgard [22] im eklamptischen Anfall nachweist und Sibai [21] auch interiktal unter Magnesiumtherapie beschreibt, werden nach Therapiebeginn in unserem Krankengut in keinem Fall gesehen.

Typisches Substrat der therapierten Eklampsie und somit Parameter des Ausmaßes der cerebralen Beteiligung ist eine − zumeist generalisierte − gruppierte Dysrhythmie, die gelegentlich auch kontinuierlich auftreten kann. Sie wird als Hinweis auf eine stammhirnnahe Funktionsbeeinträchtigung gesehen, die zur Hyperreflexie, pathophysiologisch äquivalent wäre. Diese Dysrhythmie wird in 53% der Fälle beobachtet. Innerhalb des Zeitraumes der Intensivthera-

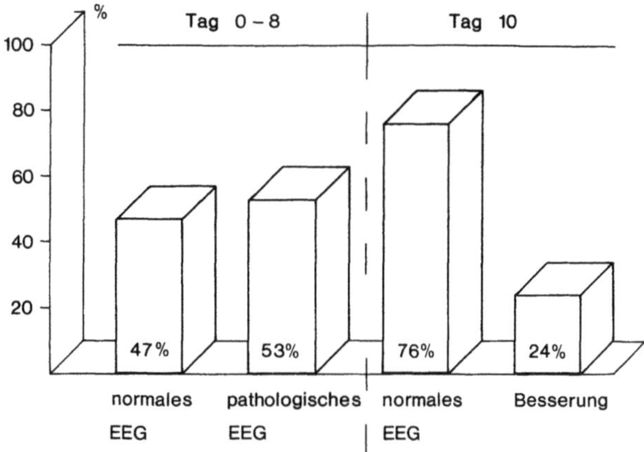

Abb. 5. Graphische Darstellung der Verteilung von normalen und pathologischen EEG-Veränderungen sowie Verlaufsergebnisse bei 34 Patientinnen mit Eklampsie bzw. Präeklampsie

pie normalisieren sich 76% dieser pathologischen EEG-Befunde, während die übrigen 24% eine deutliche Normalisierungstendenz zeigen (Abb. 5).

Das Ausmaß der cerebralen Mitbeteiligung am Krankheitsgeschehen kann aus klinischen Parametern nicht sicher abgeschätzt werden. EEG-Verlaufskontrollen sind somit eine wertvolle Hilfe in der Intensivtherapie der manifesten oder drohenden Eklampsie. Sie bieten die Möglichkeit, das Ausmaß der therapeutischen Bemühungen je nach elektrophysiologischer und/oder klinischer Schwere der Symptome, ausgehend von einer zunächst schematisch eingeleiteten Behandlung, individuell anzupassen und somit u. U. bleibende Schäden, insbesondere des ZNS, zu vermindern.

Übersicht zu den Beispielen

Beispiel 1:   Präeklampsie, geringe EEG-Symptomatik, Rehabilitation.
Beispiel 2:   Präeklampsie, EEG-Symptomatik, Rehabilitation.
Beispiel 3:   Eklampsie, genuine Epilepsie, EEG-Symptomatik, Rehabilitation.
Beispiel 4:   Eklampsie, keine EEG-Symptomatik, Rehabilitation.

Beispiel 1

Klinische Situation	Patient 37 Jahre, w. (B. B.) VI/III Para. Präeklampsie, 34. Schwangerschaftswoche (SSW). *Klinischer Aufnahmebefund* Kreislauf: RR 230/110 mm Hg. Ödeme, Gerinnung, Leberfunktion, Nierenfunktion unauffällig. ZNS: Flimmerskotom, eingeschränkte Vigilanz, Hyperreflexie, Angina abdominalis.
EEG-Befunde	EEG am 1. postpartalen Tag: Grundaktivität: Mäßig ausgeprägtes Alpha-EEG 8 Hz. Graphoelemente: Schwere generalisierte gruppierte Dysrhythmie ohne Lateralisierung. EEG am 13. postpartalen Tag: Grundaktivität: Regelrechtes, gut ausgeprägtes Alpha-EEG 9–10 Hz. Gute Blockierungsreaktion auf Augenöffnen (*Pfeil*). Graphoelemente: Keine Zeichen paroxysmaler Aktivität kein Hinweis auf eine Herdstörung sowie keine Zeichen einer erhöhten Krampfbereitschaft.
Beurteilung	Die Veränderungen des Ausgangsbefundes, die bis zum 3. postpartalen Tag nachweisbar sind, weisen auf eine stammhirnnahe Funktionsabweichung hin. Zeichen einer erhöhten Krampfbereitschaft finden sich unter der Therapie nicht. Der Abschlußbefund am 13. postpartalen Tag ist regelrecht ohne pathologischen Befund.
Therapie	Sectio caesarea. Dihydralazinperfusor, Nitroglycerinperfusor. Dexamethason, Humanalbumin 20 %, Furosemid.
Verlauf	Krankenhausentlassung am 13. postpartalen Tag.
Ableitungen	F_8-F_{p2}; F_{p2}-F_{p1}; F_7-F_{p1}; F_8-F_4; F_4-F_3; F_7-F_3; T_4-C_4; C_4-C_3; T_3-C_3; T_4-P_4; P_4-P_3; T_3-P_3; Reg. Geschw.: 30 mm/s; ZK: 0,3 s; Filter: 70 Hz; Verst.: 50 µV/7 mm.

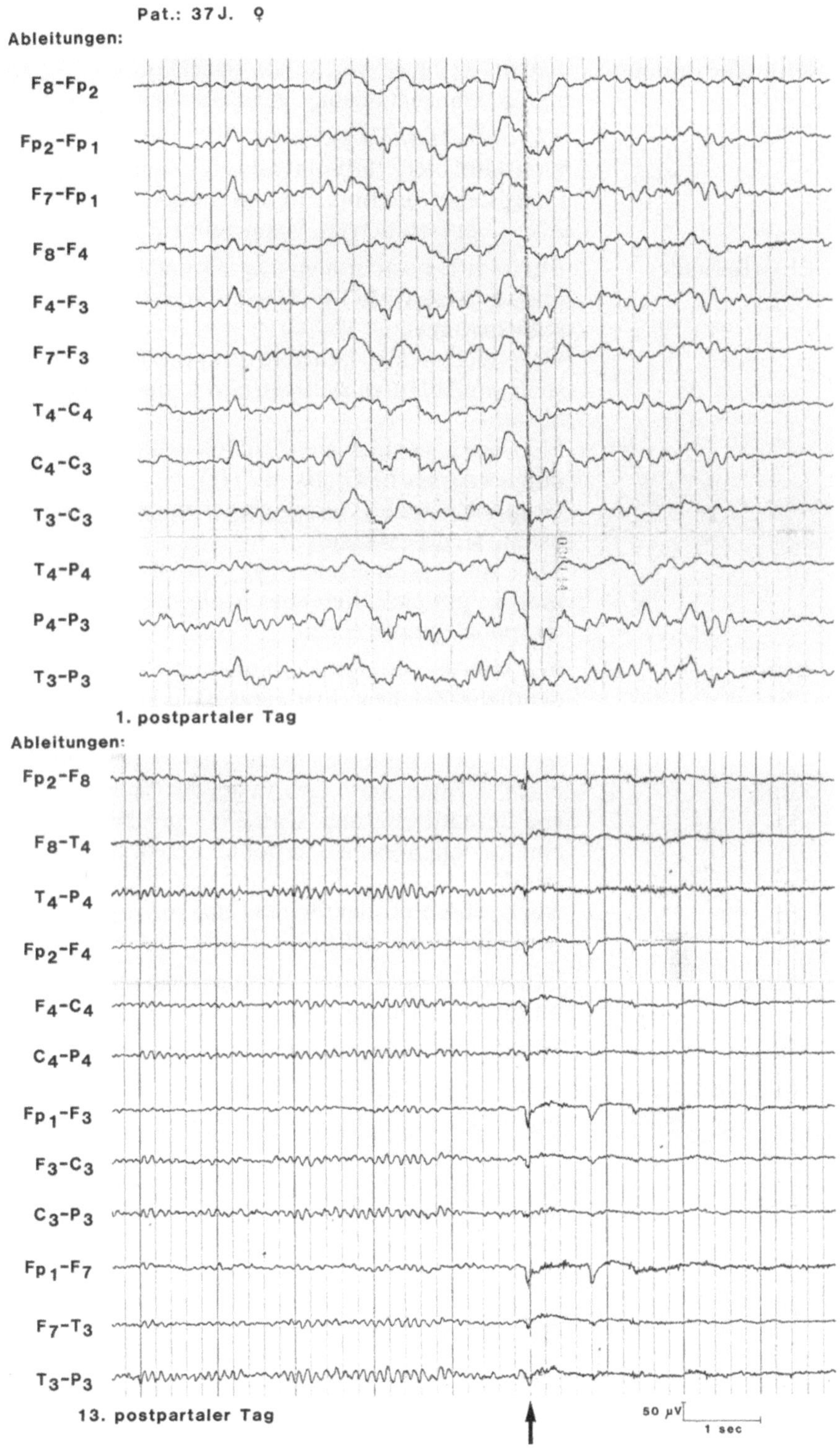

Pat.: 37 J. ♀

Ableitungen:

F₈-Fp₂
Fp₂-Fp₁
F₇-Fp₁
F₈-F₄
F₄-F₃
F₇-F₃
T₄-C₄
C₄-C₃
T₃-C₃
T₄-P₄
P₄-P₃
T₃-P₃

1. postpartaler Tag

Ableitungen:

Fp₂-F₈
F₈-T₄
T₄-P₄
Fp₂-F₄
F₄-C₄
C₄-P₄
Fp₁-F₃
F₃-C₃
C₃-P₃
Fp₁-F₇
F₇-T₃
T₃-P₃

13. postpartaler Tag

50 µV
1 sec

Beispiel 2

Klinische Situation	Patient 32 Jahre, w. (S. H.). Präeklampsie, 34. SSW; vorzeitige Planzentalösung; Zustand nach Sectio caesarea.

Klinischer Aufnahmebefund
Kreislauf: RR 170/100 mmHg, keine Ödeme. Gerinnung, Leberfunktion, Nierenfunktion unauffällig.
ZNS: Kopfschmerzen, Hyperreflexie.

EEG-Befunde

EEG am 1. postpartalen Tag: Grundaktivität: Gut ausgeprägtes Alpha-EEG (-11 Hz). Starke spontane Vigilanzschwankungen.
Graphoelemente: Schwere gruppierte Dysrhythmie mit steileren Abläufen symmetrisch temporal vorn und in der Mitte.
EEG am 3. postpartalen Tag: Grundaktivität: Gut ausgeprägtes Alpha-EEG ($10-12$ Hz).
Graphoelemente: Gering eingestreute, symmetrisch lokalisierte steilere Abläufe.
EEG am 7. postpartalen Tag: Grundaktivität: Gut ausgeprägtes, gut modulierendes Alpha-EEG ($10-12$ Hz).
Graphoelemente: Keine.

Beurteilung

Bei klinisch milder Verlaufsform finden sich im EEG deutliche Zeichen einer cerebralen Funktionsstörung mit steileren Abläufen, die auf eine erhöhte Krampfbereitschaft bei Vorliegen klinischer Korrelate hinweisen. Nach 2 Tagen zeigt sich unter der Therapie eine deutliche Befundbesserung. Das EEG gibt keinen Hinweis auf eine möglicherweise erhöhte cerebrale Krampfbereitschaft.
Nach Abschluß der Behandlung am 7. postpartalen Tag wird ein normaler EEG-Befund registriert.

Therapie

Dihydralazinperfusor, Nitroglycerinperfusor. Humanalbumin 20%. Dexamethason.

Verlauf

Klinikentlassung am 8. postpartalen Tag.

Ableitungen

F_{p1}-F_7; F_7-T_3; T_3-T_5; T_5-O_1;
F_{p1}-F_8; F_8-T_4; T_4-T_6; T_6-O_1;
F_7-F_Z; F_Z-F_8; T_3-C_Z; C_Z-T_4;
Reg. Geschw.: 30 mm/s; ZK: 0,3 s; Filter: 70 Hz;
Verst.: 50 µV/7 mm.

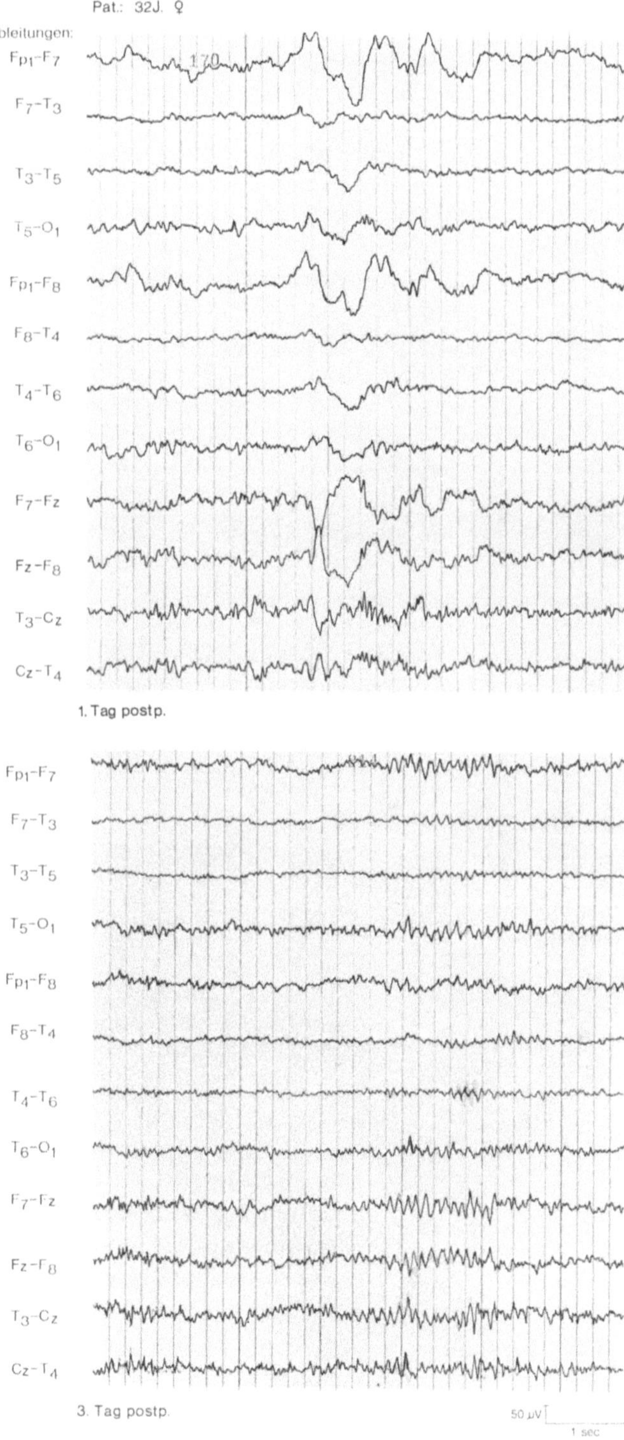
Pat.: 32J. ♀
Ableitungen:
Fp1-F7
F7-T3
T3-T5
T5-O1
Fp1-F8
F8-T4
T4-T6
T6-O1
F7-Fz
Fz-F8
T3-Cz
Cz-T4
1. Tag postp.
Fp1-F7
F7-T3
T3-T5
T5-O1
Fp1-F8
F8-T4
T4-T6
T6-O1
F7-Fz
Fz-F8
T3-Cz
Cz-T4
3. Tag postp.
50 µV
1 sec

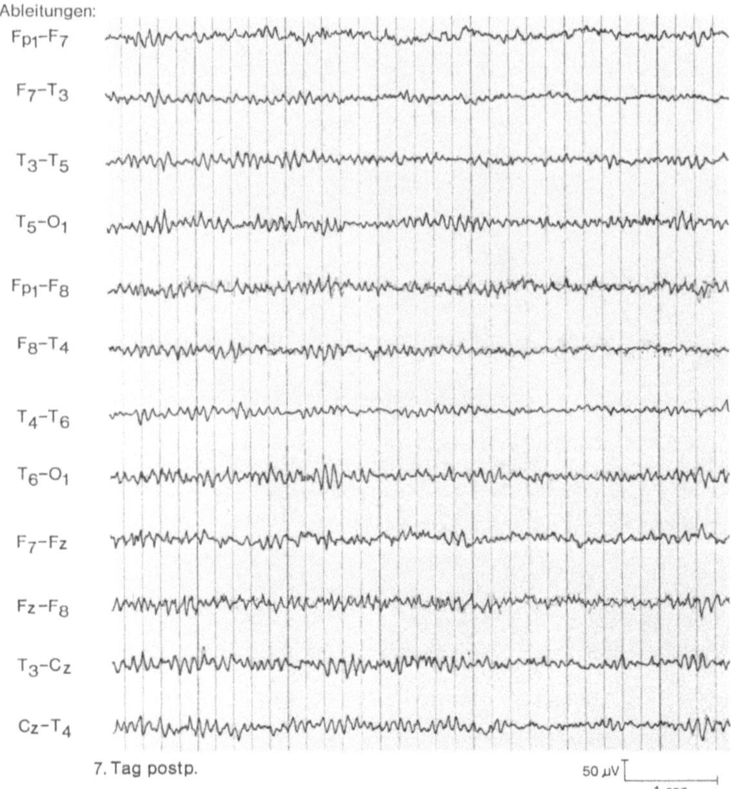

Beispiel 3

Klinische Situation	Patient 24 Jahre, w. (M. V.). Eklampsie, 31. SSW; Zustand nach Sectio caesarea. Verdacht auf genuine Epilepsie bei Entlassung. *Klinischer Aufnahmebefund* Kreislauf: RR 140/90 mm Hg, nur geringe Ödeme. Gerinnung: gestört, Thrombozyten 47 000/ml, PTT 50 s, Quick-Wert 78 %. Nierenfunktion: Proteinurie, Kreatininclearance und harnpflichtige Substanzen im Normbereich. Leberfunktion: Transaminasen erhöht. ZNS: Somnolent, Reflexe nicht auslösbar.
EEG-Befunde	EEG am 1. postpartalen Tag: Grundaktivität: Unregelmäßiges EEG. Graphoelemente: Temporal hinten links lateralisierte mittlere gruppierte Dysrhythmie mit steileren Abläufen.

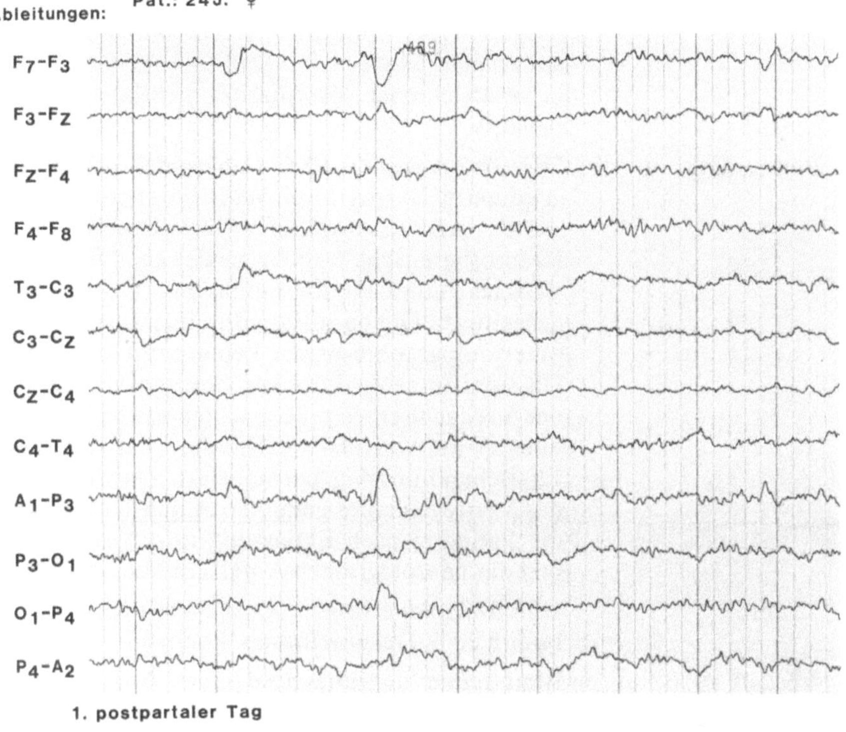

Ableitungen:
Pat.: 24 J. ♀
F7-F3
F3-FZ
FZ-F4
F4-F8
T3-C3
C3-CZ
CZ-C4
C4-T4
A1-P3
P3-O1
O1-P4
P4-A2
1. postpartaler Tag

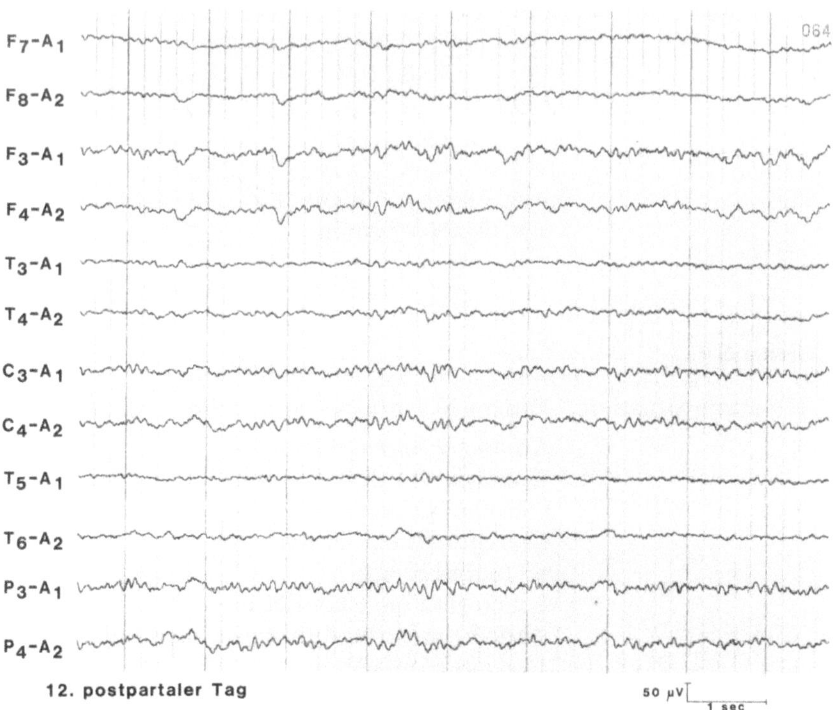

F7-A1
F8-A2
F3-A1
F4-A2
T3-A1
T4-A2
C3-A1
C4-A2
T5-A1
T6-A2
P3-A1
P4-A2
12. postpartaler Tag
50 µV
1 sec

	EEG am 12. postpartalen Tag: Grundaktivität: Mäßig ausgeprägtes Alpha-EEG (8 Hz) mit positiver Reaktion auf Augenschluß. Graphoelemente: Vereinzelte, nichtlateralisierte, steilere Abläufe.
Beurteilung	Die im Ausgangs-EEG vorhandene linkslateralisierte gruppierte Dysrhythmie und die ebenfalls linkslateralisierten steileren Abläufe (Kreise), die eine erhöhte Krampfbereitschaft nicht beweisen können, lassen den Verdacht eines Herdbefundes mit Überleitung zur Gegenseite zu. Die daraufhin durchgeführte cerebrale Computertomographie ergibt keine pathologischen Befunde. Da somit eine funktionelle Störung vorliegt, ergibt sich der Verdacht einer präexistenten Epilepsie. Unter konsequenter antikonvulsiver Therapie hat sich das EEG am 12. Behandlungstag normalisiert. Da dieser Verlauf für das Vorliegen eines genuinen Anfallsleidens spricht, wird die Patientin nach Entlassung in die ambulante Betreuung der neurologischen Anfallsambulanz übergeben.
Therapie	Dihydralazinperfusor, Nitroglycerinperfusor. Humanalbumin 20 %. Dexamethason, Phenytoin.
Verlauf	Bestätigung der Diagnose eines Anfallsleidens. Therapieeinstellung und -überwachung in der neurologischen Ambulanz.
Ableitungen	EEG 1: F_7-F_3; F_3-F_z; F_z-F_4; F_4-F_8; T_3-C_3; C_3-C_z; C_z-C_4; C_4-T_4; A_1-P_3; P_3-O_1; O_1-P_4; P_4-A_2; EEG 2: F_7-A_1; F_8-A_2; F_3-A_1; F_4-A_2; T_3-A_1; T_4-A_2; C_3-A_1; C_4-A_2; T_5-A_1; T_6-A_2; P_3-A_1; P_4-A_2; Reg. Geschw.: 30 mm/s; ZK: 0,3 s; Filter: 70 Hz; Verst.: 50 µV/7 mm.

Beispiel 4:

Klinische Situation	Patient 23 Jahre, w. (S. R.) I Para. Eklampsie, 28. SSW. *Klinischer Aufnahmebefund* Kreislauf: RR 160/110 mm Hg, Ödeme. Gerinnung: Unauffällig. Nierenfunktion: Proteinurie, harnpflichtige Substanzen im Normbereich. Leberfunktion: Unauffällig. ZNS: Flimmerskotom, sonst unauffällig (vor Einweisung 13 Krampfanfälle).

Pat.: 23 J. ♀

Ableitungen:
Fp1-F3
F3-C3
C3-P3
P3-O1
Fp1-F4
F4-C4
C4-P4
P4-O1
A1-CZ
CZ-A2
T5-PZ
PZ-T6
1. Tag postp.
Fp1-F3
F3-C3
C3-P3
P3-O1
Fp1-F4
F4-C4
C4-P4
P4-O1
A1-CZ
CZ-A2
T5-PZ
PZ-T6
5. Tag postp.
50 µV
1 sec

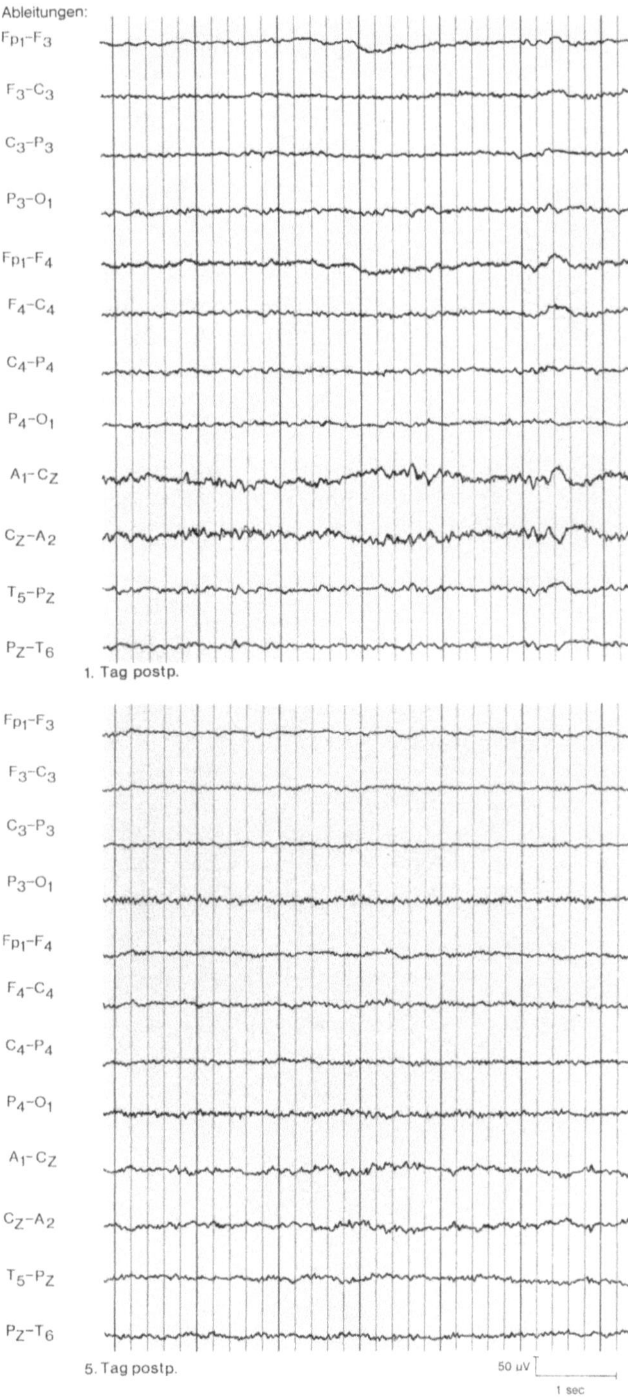

EEG-Befunde	EEG am 1. postpartalen Tag: Niedergespanntes, unregelmäßiges EEG. Graphoelemente: Keine. EEG am 5. postpartalen Tag: Beta-EEG. Graphoelemente: Keine.
Beurteilung	Trotz der vorausgegangenen massiven klinischen Symptomatik zeigen sich unter der sofort eingeleiteten Therapie regelrechte EEG-Verhältnisse ohne Hinweise auf eine Herdstörung oder erhöhte Krampfbereitschaft. Im Abschluß-EEG nach 5 Tagen findet sich eine deutliche Frequenzbeschleunigung der Grundaktivität. Dies läßt den Schluß zu, daß die niederfrequenten Anteile des unregelmäßigen EEG am 1. postpartalen Tag doch auf eine leichte eklampsiebedingte Hirnfunktionsstörung hinweisen.
Therapie	Dihydralazinperfusor, Nitroglycerinperfusor. Humanalbumin 20%. Dexamethason, Phenytoin.
Verlauf	Entlassung aus der Klinik am 8. postpartalen Tag.
Ableitungen	F_{p1}-F_3; F_3-C_3; C_3-P_3; P_4-O_1; F_{p1}-F_4; F_4-C_4; C_4-P_4; P_4-O_1; A_1-C_z; C_z-A_2; T_5-P_z; P_z-T_6; Reg. Geschw.: 30 mm/s; ZK: 0,3 s; Filter: 70 Hz; Verst.: 50 µV/7 mm.

Zitierte Literatur

1. Danforth DN (1977) Obstetrics and gynecology. Harper Rover, Hagerstown Maryland
2. Dörffler P (1960) Ergebnisse aktiver Behandlung der Präeklampsie und Eklampsie. Geburtshilfe Frauenheilkd 20:1111−1123
3. Douglass LH, Morrison JH, Oster R (1953) Cerebral dysrhythmia und acute toxemia of pregnancy. Obstet Gynecol (Phila) 1:287−288
4. Dume WR, Beller FK, Graeff H (1980) Welche therapeutische Reihenfolge ist bei der Versorgung von Kranken mit Eklampsie einzuhalten und warum? Med Welt 31:1739−1740
5. Goecke C (1970) Pathogenese und Klinik der Spätgestose (EPH-Gestose). Med Klin 65:1957−1966
6. Gruetzner A, Klees E (1955) Zur Frühdiagnose herdförmiger Gehirnveränderungen bei Eklampsie durch das Elektroenzephalogramm. Gynaecologica 139:77−87
7. Janisch H (1981) Behandlung der Eklampsie und verbundene Randprobleme (Vortrag: Zentraleuropäischer Anästhesiekongreß Berlin 15.−19. 9. 1981)
8. Kaulhausen H (1980) Klinik und Therapie der Gestose (Präeklampsie). Nieren- und Hochdruckkrankheiten 9:65−72
9. Kolstad P (1961) The practical value of electroencephalography in pre-eclampsia and eclampsia. Acta Obstet Gynecol Scand 40:127−138
10. Larsen R, Turner E, Radke J (1980) Intensivbehandlung der schweren Präeklampsie-Eklampsie. Anaesthesist 29:282−288
11. Lips U (1984) Die medikamentöse Therapie der Eklampsie. Fortschr Med 701:53−56
12. Lips U (1985) Medikamentöse Therapie der Eklampsie. Dtsch Med Wochenschr 110:1007−1008
13. Lippert T (1979) Derzeitiger Stand der Gestosetherapie. Geburtshilfe Frauenheilkd 39:470−478
14. Patterson WB (1975) Etiology of eclampsia. Organisation Gestosis, Basel
15. Pritchard JA, Pritchard SA (1975) Standardized treatment of 154 consecutive cases of eclampsia. Am J Obstet Gynecol 123:543−552
16. Rippmann ET (1971) Erkennung und Therapie der EPH-Gestose. Ther Umsch 28:434−438
17. Rippmann ET (1972) EPH-Gestose. de Gruyter, Berlin New York
18. Sanyay A, Alper MH (1980) Anesthesia for cesarean section. Anesthesiology 53:155
19. Schroeder C (1951) Gelingt es, mit Hilfe der Electroencephalographie den Ausbruch von eklamptischen Krämpfen bei Präeklampsie vorherzusagen? Med Welt 20:306−309
20. Schroeder C (1955) Zur Differentialdiagnose: Eklampsie−Epilepsie. Arch Gynecol 186:171−175
21. Sibai BM, Spinnato JA, Watson DL, Lewis JA, Anderson GD (1984) Effect of magnesiumsulfate on electroencephalography findings in preeclampsia-eclampsia. Obstet Gynecol 64:261−266
22. Torgard E, Brody S, Dhuner KG (1965) EEG in eclampsia. Kongreßband: 6th international congress of Electroencephalography and Clinical Neurophysiology. Verlag der Wiener medizinischen Akademie, Wien, S 69−75
23. Vedra B (1977) The impact of antenatal care on the incidence and clinical course in EPH-gestosis. An epidemiological study of the entire population of Czechoslovakia. In: Rippmann ET, Stamm H (Hrsg) EPH-Gestosis. Organisation Gestosis, Basel, S 63−68
24. Wilke G, Klees E, Moschel R (1955) Gehirnveränderungen bei Schwangerschaftstoxikose. Dtsch Z Nervenheilkd 172:377−416

III. Patienten nach Lebertransplantation (LT)

J. Kaukemüller, P. Lehmkuhl, I. Pichlmayr

Die Lebertransplantation ist − durch technische und therapeutische Fortschritte der letzten Jahre − eine anerkannte Behandlungsmethode des irreversiblen Leberversagens. Ihre Erfolgschancen liegen z. Z. bei 50 %. Die Patienten kommen mit einer marginalen Leberfunktion zur Operation. Die Lebertransplantation ist ein schwerer und langdauernder operativer Eingriff. Nach der Operation beeinflussen Narkoseüberhänge und Nachwirkungen des Eingriffs sowohl den Allgemeinzustand als auch das schon durch die Grunderkrankung veränderte EEG.

Unter der notwendigen Immunsuppression zur Erhaltung des fremden Organs ist die folgende Intensivbehandlung häufig lang und komplikationsreich, zumal Abstoßungskrisen mit erneuter Beeinträchtigung der Leberfunktion und Infektionen den Verlauf ungünstig beeinflussen können. Das Gehirn reagiert früher und sensibler als jedes andere Organ auf alle Störungen im postoperativen Verlauf. Die EEG-Überwachung der cerebralen Funktion gibt damit die Möglichkeit, frühzeitig Gefahrensituationen zu erkennen, eine gezielte Therapie zu beginnen und die cerebrale Situation zu dokumentieren. Bei eingeschränkter Transplantatfunktion − wie sie unter Abstoßungsreaktionen auftritt − ist das EEG ein empfindlicher Parameter für Diagnose und Therapiekontrolle. Schwere Abstoßungen entsprechen einem akuten Leberzerfall und führen − bei Therapieresistenz − zur hepatischen Encephalopathie mit den gleichen neurologischen Symptomen und hirnelektrischen Phänomenen wie sie für die Komastadienfolge des akuten Leberversagens beschrieben sind (s. Kap. D I, 2).

Es wurde bisher mit wenig Erfolg versucht, den einzelnen Komastadien beim Leberversagen laborchemische Parameter zuzuordnen und damit auch das biochemische Substrat der hepatischen Encephalopathie zu erkennen. Die nachlassende Syntheseleistung der Leber beeinträchtigt die Prothrombinzeit (Quickwert) wie leberfunktionsabhängige Gerinnungsfaktoren, die Serumcholinesterase sinkt ab. Bei eingeschränkter Elimination toxischer Substanzen durch die Leber steigen im Serum u. a. Ammoniak, Merkaptane, Phenol- und Indolkörper, kurzkettige Fettsäuren und − als Ausdruck einer beeinträchtigten Glukoneogenese − der Laktatspiegel. Zunächst wurden Einzelstoffe wie Ammoniak als Komafaktor gewertet. Unter Therapieverfahren wie der extrakorporalen Leberperfusion erreichte man jedoch trotz exzellenter Verbesserung biochemischer Parameter (gute Ammoniak- und Laktatelimination) weder Bewußtseinsaufhellung noch Verbesserungen des EEG.

Zur Zeit wird die Komaentstehung bei Leberversagen durch multifaktorielle Ursachen diskutiert. Hypothesen hierzu nehmen eine cerebrotoxische Wirkung von Substanzen wie Ammoniak, Merkaptane und Phenol durch Interaktion mit dem Neurotransmitterstoffwechsel an. Die Neurotransmitter-Aminosäure-Hypothese beruht auf der Beobachtung, daß bei der hepatischen Encephalopathie das Verhältnis der aromatischen zu den verzweigtkettigen Aminosäuren (Fischer-Quotient) im Sinne einer Erhöhung der aromatischen Aminosäuren Thyroxin, Phenylalanin, Tryptophan verändert ist. Dadurch wird der Regulationsmechanismus neurotroper Hormone gestört, wobei sowohl unwirksame Transmitter entstehen als auch spezifische Neurotransmitter kompetetiv von ihren Rezeptoren verdrängt werden. Therapeutische Konzepte mit dem Ziel einer verminderten Freisetzung oder Produktion aromatischer Aminosäuren durch Darmsterilisation und Infusion „leberadaptierter" Aminosäurelösungen zur parenteralen Ernährung können die fortgeschrittene hepatische Encephalopathie positiv beeinflussen.

In einer eigenen *klinischen Studie wurden bei 77 Patienten nach Lebertransplantation* (Klinik für Abdominal- und Transplantationschirurgie der Medizinischen Hochschule Hannover, Leiter: Professor Dr. Rudolf Pichlmayr) EEG-Verläufe durch 12kanalige Ableitungen nach dem 10/20-System registriert und ausgewertet. Die EEG-Kontrollen erfassen die präoperative cerebrale Ausgangssituation, den täglichen EEG-Befund in der 1. Woche nach Transplantation, 4 Ableitungsbefunde in der 2. Woche nach Transplantation und 2 EEG-Aufnahmen pro Woche im weiteren Verlauf.

Die EEG-Ausgangsbefunde sind durch die Grunderkrankung des Patienten geprägt. Isolierte Lebertumore ohne Mitbeteiligung anderer Organsysteme verändern die Leberfunktion kaum und haben entsprechend wenig Einfluß auf den EEG-Befund. Hier finden sich normale EEG-Bilder, vorwiegend Alpha-Rhythmen. Patienten mit Lebercirrhose und chronischen hirnorganischen, renalen, pulmonalen, kardiovaskulären Veränderungen zeigen – solange der Prozeß nicht akut dekompensiert – ein unregelmäßiges EEG.

Postoperativ erlaubt die EEG-Beurteilung prognostisch zuverlässige Aussagen über die Primärfunktion des Fremdtransplantates und damit auch über die

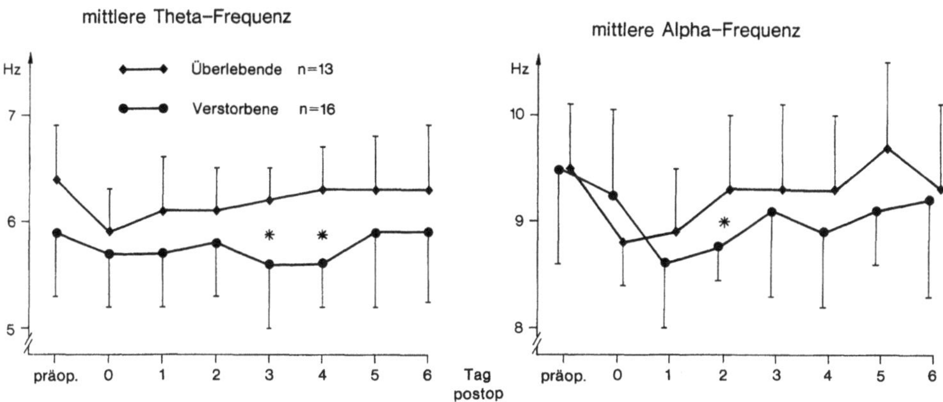

Abb. 1. Verhalten der mittleren Frequenz von Alpha und Theta nach Lebertransplantation (n = 29)

Überlebenschance des Patienten, da die cerebrale Erholungszeit direkt vom Abbau des Narkoseüberhangs in der Leber abhängt. Bereits am 1. postoperativen Tag ergeben sich im EEG Unterschiede zwischen überlebenden und später verstorbenen Patienten, die am 2., 3. und 4. postoperativen Tag hochsignifikant werden. Bei Überlebenden liegt am 1. postoperativen Tag ein unregelmäßiges EEG vor, bei später Verstorbenen eine mittlere bis leichte Allgemeinveränderung. In den folgenden Tagen zeigen Überlebende eine deutlich schnellere und regelmäßigere Grundaktivität. Als Leitparameter der cerebralen Erholung nach Lebertransplantation erweisen sich sowohl das baldige Auftreten von Alpha- wie auch von Theta-Frequenzen, die bei Überlebenden am 2., 3. und 4. postoperativen Tag deutlich schneller sind. Später Verstorbene zeigen gerade in dieser Phase einen deutlichen Abfall der Theta-Frequenz (Abb. 1). Ein gleichzeitiger schlechter Allgemeinzustand läßt sich bei ihnen parallel zu den EEG-Veränderungen nachweisen, während Überlebende gute Erholungstendenzen aufweisen (Abb. 2).

Während des Klinikaufenthaltes haben 70% aller lebertransplantierter Patienten Abstoßungsreaktionen, die in akute und chronische Formen unterschiedlicher Schweregrade einteilbar sind. Die Diagnosesicherung einer Abstoßungsreaktion erfolgt durch klinische Symptomatik (Leistungsabfall, Fieber), laborchemische Änderungen (Leukozytose, Anstieg von GOT, GPT, GLDH, Bilirubin) sowie durch den histologischen Befund einer Biopsie. Neurologische Begleiterscheinungen entsprechen den Befunden des sich vertiefenden Coma hepaticum.

Die häufigste Abstoßungsform − die leichte akute Abstoßung − verursacht Komagrad I−II, kann aber zunächst auch neurologisch symptomlos bleiben. Zum Zeitpunkt der sicheren Abstoßungsdiagnose zeigen 80,5% der Patienten im Vergleich zum Vor-EEG Veränderungen des Hirnstrombildes. Bei einigen Patienten bestehen diese Veränderungen schon, bevor klinische oder laborchemische Parameter die drohende Abstoßung anzeigen. Geringe EEG-Alteratio-

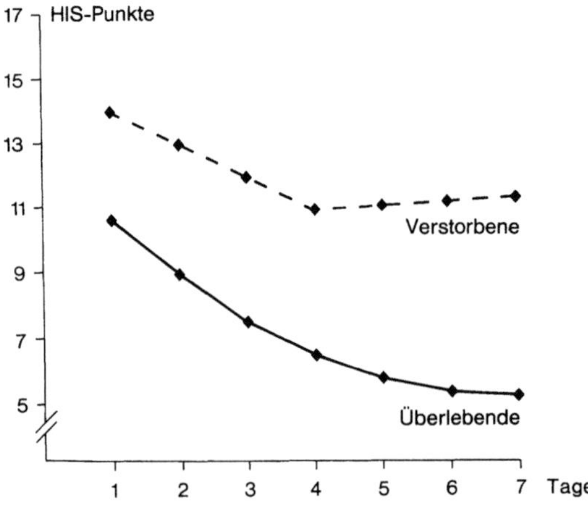

Abb. 2. Beurteilung des AZ nach HIS bei Patienten nach Lebertransplantationen (n = 139)

nen zeigen Patienten mit niedergespanntem EEG ($< 15\,\mu$V). Hier findet sich bei leichten Abstoßungsreaktionen gelegentlich eine Dysrhythmie. Patienten mit normaler oder hochgespannter Grundaktivität zeigen bei einer leichten akuten Abstoßungsreaktion EEG-Veränderungen entsprechend den in Kapitel D I, 2, Tabelle 1 angegebenen Komastufen 0, I, II. Auffällig ist ein frühes Auftreten gruppierter Dysrhythmien und abnormer Rhythmisierungen im Komastadium I. Beide Graphoelemente werden allein oder nebeneinander beobachtet. Bevorzugte Lokalisationen sind temporobasal und occipital. Die abnormen Rhythmisierungen verlaufen häufig spindelförmig. Bereits im Komastadium II werden vereinzelt triphasische Wellen sichtbar.

Unter suffizienter Abstoßungstherapie durch forcierte Immunsuppression bilden sich die Graphoelemente zurück, auch hierbei ist die cerebrale Reaktion schneller als die laborchemische. Unter persistierender therapieresistenter Abstoßung werden tiefe Komastadien erreicht. Sofern nicht Begleitkomplikationen (z.B. Sepsis, Hypoxie) das EEG-Bild bestimmen, sind in den Komastadien III und IV bei 50,6% dieser Patienten triphasische Wellen zu beobachten. Bei diesen Patienten ist auch nach laborchemischen Parametern eine Erholung des Transplantats nicht mehr zu erwarten, so daß die Indikation zur Retransplantation zu stellen ist. Die bisher vorliegenden Erfahrungen des EEG-Monitoring lebertransplantierter Patienten zeigen, daß das EEG wertvolle Entscheidungshilfen zur Frühdiagnose einer akuten Abstoßungsreaktion liefert, da bereits geringfügige Funktionsausfälle des Fremdtransplantates durch Graphoelemente „quittiert" werden. Während der Überwachung langer und komplikationsreicher Intensivverläufe bei diesen Patienten ist das EEG als nichtinvasive Methode der cerebralen Funktionsanzeige unerläßlich.

Übersicht zu den Beispielen

Beispiel 1:   Unauffälliger Verlauf nach Lebertransplantation, Rehabilitation.
Beispiel 2:   Akute Transplantatabstoßung nach Lebertransplantation, Rehabilitation.
Beispiel 3:   Akutes Transplantatversagen nach Lebertransplantation, Retransplantation, Rehabilitation.
Beispiel 4:   Cholestase und Cyclosporinüberdosierung nach Lebertransplantation, Rehabilitation.
Beispiel 5:   Akute Transplantatabstoßung nach Lebertransplantation, Retransplantation, Tod.

Beispiel 1

Klinische Situation	Patient, 39 Jahre, m. (S. K.). Lebertransplantation wegen eines Adenokarzinoms des Ductus hepaticus. Bei präoperativ sehr gutem altersentsprechendem Zustand ohne Begleiterkrankungen sind alle Laborparameter normal. Die Transplantation verläuft komplikationslos. Bereits 12 h postoperativ ist der Patient gut ansprechbar und kann 36 h postoperativ extubiert und mobilisiert werden. Bei ausgezeichneter Transplantatfunktion sinken die direkt postoperativ erhöhten Leberenzymwerte rasch und erreichen am 5. postoperativen Tag das Ausgangsniveau. Lediglich die Serumwerte von Bilirubin, AP und Gamma-GT bleiben aufgrund einer leichten Cholangitis noch einige Tage geringfügig erhöht.
EEG-Befunde	EEG am präoperativen Tag: Alpha-EEG (9−11 Hz; 20−30 µV). EEG am 2. postoperativen Tag: Unregelmäßiges EEG mit mäßig ausgeprägten Anteilen von Theta (7 Hz) und Beta (15−20 Hz) und überwiegender frequenzlabiler Alpha-Aktivität (8−11 Hz; 15−25 µV). Abschluß-EEG vor Entlassung: Alpha-EEG (9−11 Hz, 20−40 µV).
Beurteilung	Das präoperative EEG ist altersentsprechend normal und läßt trotz unmittelbar bevorstehender Operation keine Streßreaktion erkennen, anderenfalls wäre ein höherer Beta-Anteil zu erwarten. Die schnelle cerebrale Erholung nach Transplantation äußert sich im frühen Wiederauftreten von Alpha-Frequenzen am 2. postoperativen Tag. Lediglich die Frequenzlabilität der Alpha-Wellen und der mäßig ausgeprägte Anteil an Theta-Wellen deuten auf restliche Narkoseauswirkungen hin. Parallel dazu zeigen klinische Parameter eine gute Initialfunktion des Transplantats, die eine frühe Spontanatmung und Mobilisierung des Patienten zuläßt. Das Alpha-EEG am Entlassungstag gleicht dem präoperativen Befund. Es finden sich keinerlei Zeichen einer cerebralen Dysfunktion.
Therapie	Nachbeatmung, Immunsuppression mit Cyclosporin A und Prednisolon.
Verlauf	Der Patient wird am 37. postoperativen Tag in gutem Allgemeinzustand mit normaler Leberfunktion nach Hause entlassen.
Ableitungen	F_{p1}-F_3; F_3-C_3; C_3-P_3; P_3-O_1; F_{p1}-F_4; F_4-C_4; C_4-P_4; P_4-O_1; Reg. Geschw.: 30 mm/s; ZK: 0,3 s; Filter: 70 Hz; Verst.: 50 µV/7 mm.

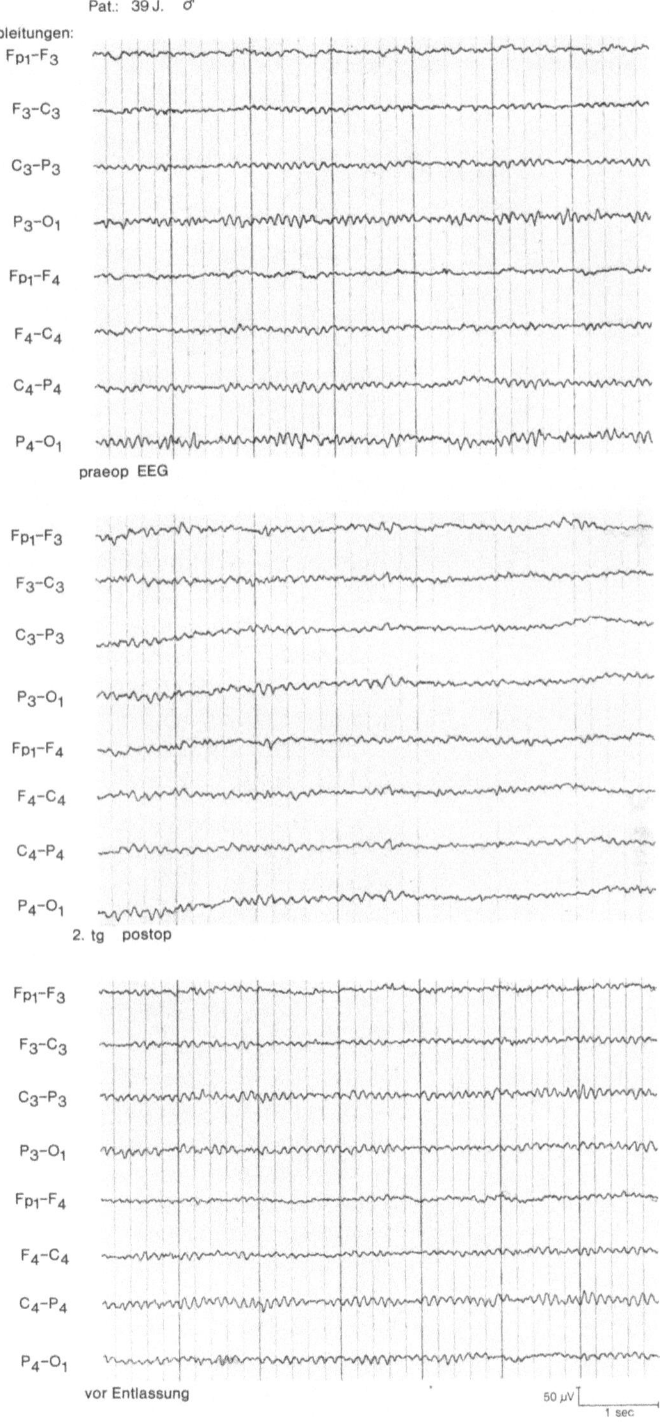

Pat.: 39 J. ♂
Ableitungen:
Fp₁-F₃
F₃-C₃
C₃-P₃
P₃-O₁
Fp₁-F₄
F₄-C₄
C₄-P₄
P₄-O₁
praeop EEG
Fp₁-F₃
F₃-C₃
C₃-P₃
P₃-O₁
Fp₁-F₄
F₄-C₄
C₄-P₄
P₄-O₁
2. tg   postop
Fp₁-F₃
F₃-C₃
C₃-P₃
P₃-O₁
Fp₁-F₄
F₄-C₄
C₄-P₄
P₄-O₁
vor Entlassung
50 µV
1 sec

Beispiel 2

Klinische Situation	Patient 32 Jahre, m. (K. Z.). Lebertransplantation wegen posthepatitischer Cirrhose mit hepatozellulärem Karzinom.

Klinische Situation | Patient 32 Jahre, m. (K. Z.). Lebertransplantation wegen posthepatitischer Cirrhose mit hepatozellulärem Karzinom.
Präoperativ liegt ein leicht reduzierter Allgemeinzustand vor. Seit einigen Monaten haben Leistungsverlust und Müdigkeit zugenommen. Die vorliegende Cirrhose befindet sich in einem recht frühen kompensierten Stadium; es besteht keine Hyperbilirubinämie. Begleiterkrankungen liegen nicht vor. Die Indikation zur Transplantation wird wegen des Tumors gestellt.
Operation und Narkose verlaufen komplikationsfrei. 10 h nach Operationsende ist der Patient wach und atmet ausreichend spontan, die Extubation erfolgt am 2. postoperativen Tag. Am 3. postoperativen Tag stellen sich Temperaturen bis 40,6 °C ein, der Patient erscheint teils unruhig und verwirrt, teils somnolent. Parallel dazu verschlechtert sich die Leberfunktion. Am 4. postoperativen Tag wird eine Leberpunktion vorgenommen, die zur Diagnose einer mittelschweren akuten Transplantatabstoßung führt. Unter forcierter Immunsuppression verbessert sich die Leberfunktion langsam, die cerebrale Symptomatik bildet sich bei normaler Körpertemperatur vollständig zurück. Erneute Leberpunktionen zeigen lediglich Residuen einer Abstoßungsreaktion.

EEG-Befunde | EEG am präoperativen Tag: Alpha-EEG (9−11 Hz; 20−50 µV) mit kurzen (bis ½ s), niederamplitudigen Strecken.
EEG am 4. postoperativen Tag: Überwiegen von Theta-Abschnitten starker Supprimierung. Mittelgradige, frontal betonte gruppierte Dysrhythmie.
EEG am Entlassungstag: Alpha-EEG (8,5−10 Hz; 20−30 µV).

Beurteilung | Das präoperative EEG ist altersentsprechend. Es läßt aufgrund der eindrucksvoll sichtbaren Vigilanzschwankungen auf einen müden Patienten schließen. Dies steht im Einklang mit dem geschilderten Leistungsverlust.
Das Hirnstrombild einer leichten Allgemeinveränderung am 4. postoperativen Tag entspricht dem reduzierten Allgemeinzustand des Patienten. Die cerebrale Symptomatik unter der Abstoßungsreaktion läßt sich klinisch als Leberkoma im Stadium I definieren, dazu paßt im EEG das frontale Auftreten langsamer Wellen (< 4 Hz), die hier als gruppierte Dysrhythmie imponieren. Das Abschluß-EEG zeigt deutlich die cerebrale Erholung, Zeichen einer beeinträchtigten Leberfunktion finden sich nicht mehr. Es besteht allerdings noch eine deutliche Amplitudenreduktion gegenüber dem Ausgangs-EEG.

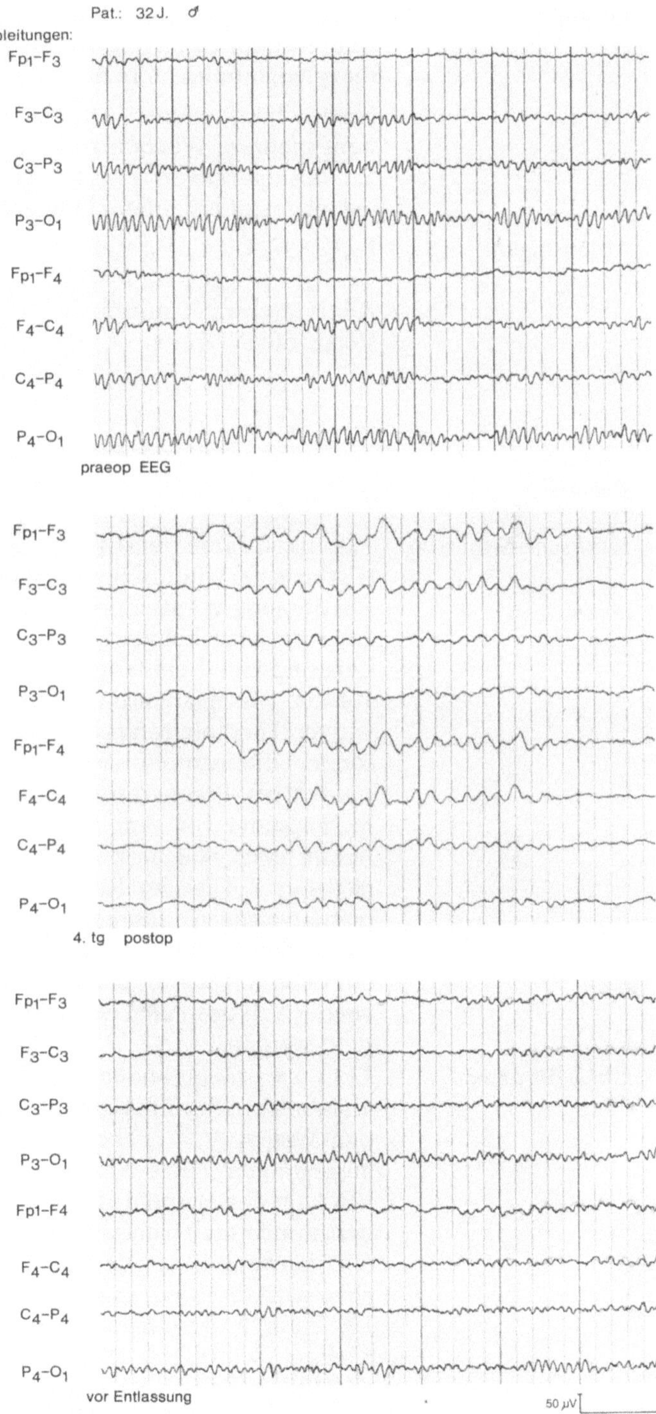
Pat.: 32 J. ♂
Ableitungen:
Fp1-F3
F3-C3
C3-P3
P3-O1
Fp1-F4
F4-C4
C4-P4
P4-O1
praeop EEG
Fp1-F3
F3-C3
C3-P3
P3-O1
Fp1-F4
F4-C4
C4-P4
P4-O1
4. tg   postop
Fp1-F3
F3-C3
C3-P3
P3-O1
Fp1-F4
F4-C4
C4-P4
P4-O1
vor Entlassung
50 μV
1 sec

Therapie	Nachbeatmung, Abstoßungsbehandlung durch forcierte Immunsuppression mit Methylprednisolon und Antithymozytenglobulin (ATG).
Verlauf	Nach überstandener Abstoßungskrise benötigt der Patient mehrere Wochen zur vollen Erholung. Er kann am 52. postoperativen Tag bei guter Transplantatfunktion, jedoch leicht erhöhten Leberwerten, entlassen werden.
Ableitungen	F_{p1}-F_3; F_3-C_3; C_3-P_3; P_3-O_1; F_{p1}-F_4; F_4-C_4; C_4-P_4; P_4-O_1; Reg. Geschw.: 30 mm/s; ZK: 0,3 s; Filter: 70 Hz; Verst.: 50 µV/7 mm.

Beispiel 3

Klinische Situation	Patient 30 Jahre, w. (M. B.). Lebertransplantation wegen Cirrhose bei chronischer Hepatitis B. Bei der jungen Patientin ist seit 2 Jahren eine ausgeprägte Lebercirrhose bekannt, die mit einem kontinuierlichen Leistungsabfall einhergeht. Innerhalb des letzten Monats vor der Transplantation stellt sich eine gegenüber konservativer Therapie refraktäre Dekompensation ein, die besonders die Synthese von Albumin und Gerinnungsfaktoren betrifft. Präoperativ liegt ein leicht reduzierter Allgemeinzustand vor. Am 1. postoperativen Tag ist die Patientin noch voll ansprechbar, trübt aber innerhalb der nächsten 2 Tage im Rahmen eines vollständigen Transplantatversagens zusehends ein (Koma III−IV), so daß am 4. postoperativen Tag eine Retransplantation vorgenommen werden muß. Zwei Tage später ist die Patientin wieder voll ansprechbar, sie kann am nächsten Tag extubiert werden.
EEG-Befunde	EEG am präoperativen Tag: Unregelmäßige Grundaktivität mit mäßig ausgeprägtem Anteil an langsamen Alpha-Wellen (7,5−9 Hz; 15−30 µV) sowie einem mäßig ausgeprägten Theta-Anteil (5−7 Hz). EEG am 4. postoperativen Tag: Theta- und Delta-Wellen bestimmen die Grundaktivität, die von frontal lokalisierten, hochamplitudigen, triphasischen Wellen unterbrochen wird (2−3 Hz; um 150 µV). EEG am 2. Tag nach Retransplantation: V. a. frontal, wieder schnellere Wellen aus dem Alpha-Band (7−10 Hz; bis 25 µV), mit geringem bis mäßigem Anteil an der Grundaktivität. Weiterhin niedrige Delta-Wellen (2−3 Hz; 30−40 µV).

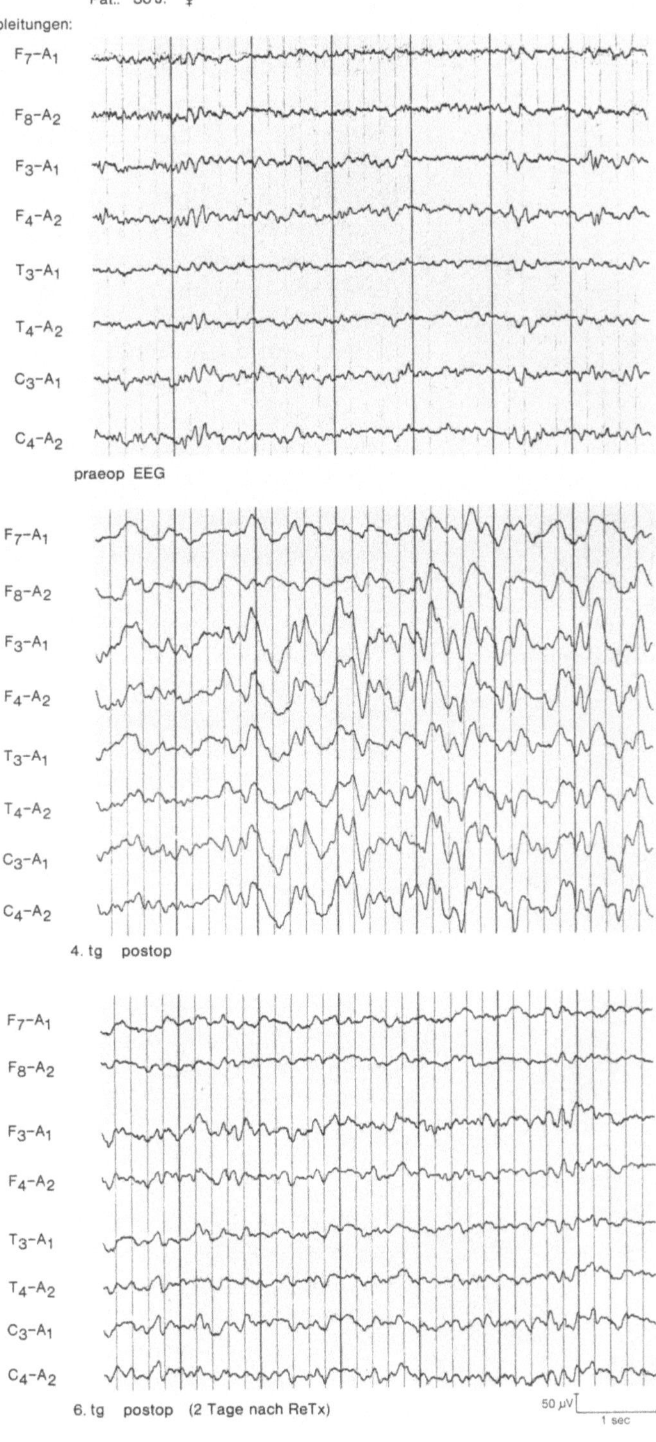
Pat.: 30 J. ♀
Ableitungen:
F_7-A_1
F_8-A_2
F_3-A_1
F_4-A_2
T_3-A_1
T_4-A_2
C_3-A_1
C_4-A_2
praeop EEG
F_7-A_1
F_8-A_2
F_3-A_1
F_4-A_2
T_3-A_1
T_4-A_2
C_3-A_1
C_4-A_2
4. tg   postop
F_7-A_1
F_8-A_2
F_3-A_1
F_4-A_2
T_3-A_1
T_4-A_2
C_3-A_1
C_4-A_2
6. tg   postop (2 Tage nach ReTx)
50 µV
1 sec

Beurteilung	Das Ausgangs-EEG zeigt eine – bei längeren Cirrhoseverläufen häufig anzutreffende – unregelmäßige Grundaktivität. Sie ist Ausdruck cerebraler Funktionsstörungen im Rahmen einer beginnenden hepatischen Encephalopathie. Im EEG am 4. postoperativen Tag wird das Vollbild eines Leberkoma im Stadium IV erkennbar, mit einer mittleren Allgemeinveränderung und den typischen triphasischen Wellen. Letztere sind klassisch ausgeprägt. Am 2. Tag nach Retransplantation wird die beginnende cerebrale Erholung mit dem Wiederauftreten von Alpha-Frequenzen deutlich. Der relativ hohe Anteil an Delta-Wellen im Sinne einer leichten Allgemeinveränderung weist darauf hin, daß eine vollständige Regeneration der Hirnfunktion noch nicht erfolgt ist. Das Fehlen von Graphoelementen belegt die gute Stoffwechselfunktion des neuen Transplantats.
Therapie	Retransplantation.
Verlauf	Nach der Retransplantation erholt sich die Patientin körperlich nur langsam. Sie kann nach 63 Tagen in gutem Allgemeinzustand zur Rehabilitation verlegt werden.
Ableitungen	F_7-A_1; F_8-A_2; F_3-A_1; F_4-A_2; T_3-A_1; T_4-A_2; C_3-A_1; C_4-A_2; Um die Graphoelemente zu verdeutlichen, wurden Bezugsableitungen zu den Ohrläppchen gewählt. Reg. Geschw.: 30 mm/s; ZK: 0,3 s; Filter: 70 Hz; Verst.: 50 µV/7 mm.

Beispiel 4

Klinische Situation	Patient 59 Jahre, w. (A. S.). Lebertransplantation wegen Solitärmetastase eines Dünndarmkarzinoids. Bei der Patientin, die sich in sehr gutem Allgemeinzustand befindet, hatte vor 2 Jahren eine Dünndarmteilresektion wegen eines Karzinoids stattgefunden. Jetzt war die Diagnose einer solitären Lebermetastase gestellt worden, die aufgrund ihrer zentralen Lokalisation nicht resektabel ist. Transplantation und Narkose verlaufen komplikationslos. Die Patientin erholt sich postoperativ schnell, die leberabhängigen Laborparameter sind nach 5 Tagen im oberen Normbereich. Am 22. postoperativen Tag klagt die Patientin zunehmend über leichte Müdigkeit trotz eines körperlich guten Allgemeinzustands. Eine Leberpunktion am 26. postoperativen Tag ergibt eine wahrscheinlich toxisch bedingte Cholestase; eine Abstoßungs-

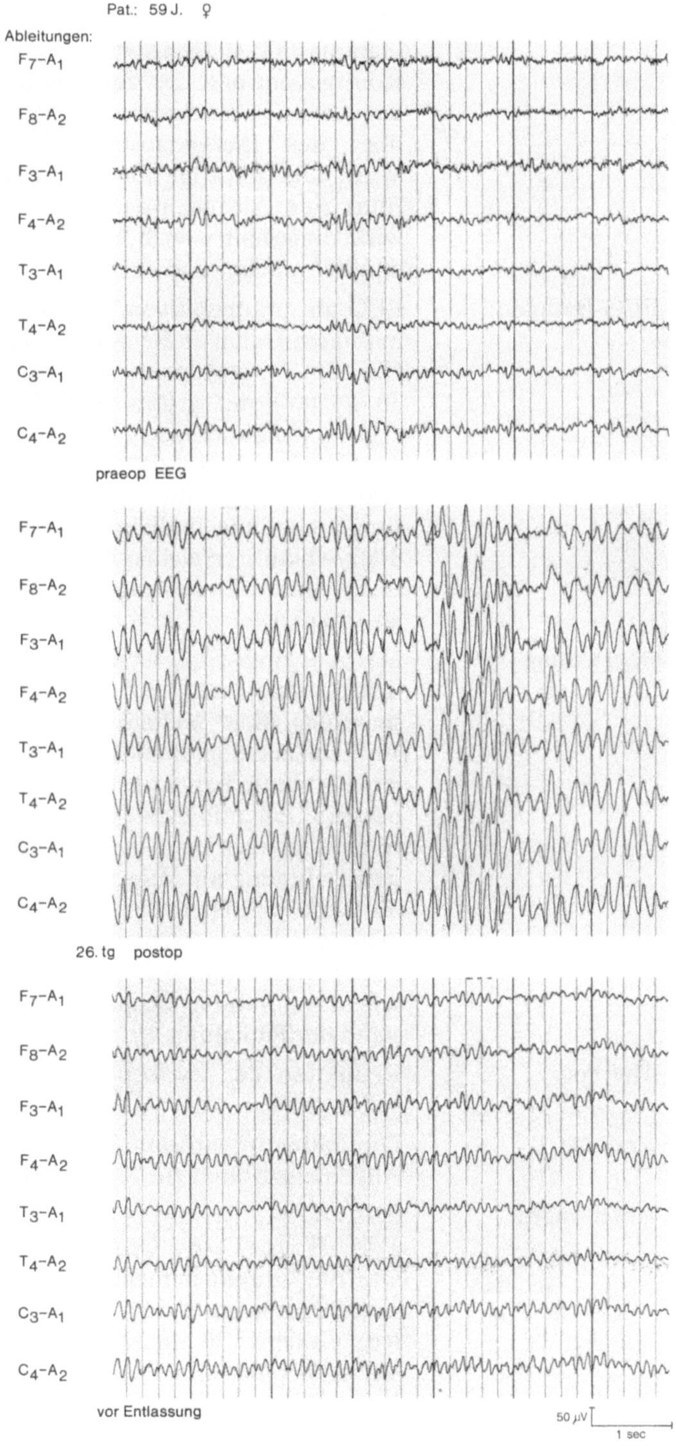

Pat.: 59 J. ♀

Ableitungen:

F$_7$–A$_1$

F$_8$–A$_2$

F$_3$–A$_1$

F$_4$–A$_2$

T$_3$–A$_1$

T$_4$–A$_2$

C$_3$–A$_1$

C$_4$–A$_2$

praeop EEG

26. tg   postop

vor Entlassung

50 µV

1 sec

reaktion besteht nicht. Die Serumwerte von AP und Gamma-GT steigen extrem an. Gleichzeitig ergibt die Routinekontrolle des zur optimalen Immunsuppression bedeutsamen Cyclosporinspiegels im Serum einen weit über den therapeutischen Bereich hinausreichenden Wert. Die sofortige Dosisreduktion von Cyclosporin A führt zum Absinken der Laborparameter. Die Patientin wirkt innerhalb von 2 Tagen bei stabiler Leberfunktion deutlich wacher und agiler.

EEG-Befunde

EEG am präoperativen Tag: Alpha-EEG ($9-11$ Hz) mit mäßigem Anteil an Beta-Welen ($15-20$ Hz; 20 µV).
EEG am 26. postoperativen Tag: Alpha-EEG ($9-10$ Hz); $30-60$ µV) mit gruppierter abnormer Rhythmisierung ($1,5-4$ s andauernden Folgen von 8-Hz-Wellen mit einer Amplitude um 125 µV in Abständen von $10-15$ s). In einzelnen Abschnitten nimmt die abnorme Rhythmisierung ein spindelähnliches Aussehen an. Einzelne steilere 8-Hz-Abläufe erreichen Amplituden bis 200 µV.
EEG am Entlassungstag: Alpha-EEG ($9-11$ Hz; $30-50$ µV).

Beurteilung

Das Ausgangs-EEG ist altersentsprechend, es zeigt deutlich Komponenten der präoperativen psychischen Anspannung (Beta-Wellen). Die am 26. postoperativen Tag zu beobachtende abnorme Rhythmisierung und die steileren Abläufe haben ihre Ursache in einer toxischen Leberirritation mit Cholestase. Ähnliche Graphoelemente treten u. a. auch bei Cytomegalievirusinfektionen mit Leberbeteiligung auf. Eine direkt cerebrotoxische Wirkung des stark erhöhten Cyclosporinspiegels kann allerdings nicht mit letzter Sicherheit ausgeschlossen werden. Das normale Abschluß-EEG ohne Hinweis auf eine hepatische Dysfunktion entspricht dem guten klinischen Zustand der Patientin.

Therapie

Reduktion der Cyclosporindosierung unter Serumspiegelkontrolle.

Verlauf

Die Patientin wird am 33. postoperativen Tag in gutem Allgemeinzustand zur Rehabilitation verlegt.

Ableitungen

F_1-A_1; F_8-A_2; F_3-A_1; F_4-A_2;
T_3-A_1; T_4-A_2; C_3-A_1; C_4-A_2;
Um die Graphoelemente zu verdeutlichen, wurden Bezugsableitungen zu den Ohrläppchen gewählt.
Reg. Geschw.: 30 mm/s; ZK: 0,3 s; Filter: 70 Hz;
Verst.: 50 µV/7 mm.

Beispiel 5

Klinische Situation	Patient 50 Jahre, m. (H. E.). Lebertransplantation wegen Cirrhose mit hepatozellulärem Karzinom. Bei gutem präoperativem Allgemeinzustand klagt der Patient über zunehmenden Leistungsverlust in den letzten Monaten. Als Zeichen der portalen Hypertension haben sich Ösophagusvarizen II. Grades und Aszites ausgebildet. Transplantation und Narkose sowie der unmittelbar postoperative Velauf sind komplikationslos. Am 10. postoperativen Tag wird erstmals eine mittel- bis schwergradige akute Abstoßung diagnostiziert, die sich trotz Immunsuppression nicht zurückbildet. Am 16. postoperativen Tag tritt ein Coma hepaticum Stadium II auf. Retransplantation.
EEG-Befunde	EEG am präoperativen Tag: Frequenzlabiles Alpha-EEG (8,5−11 Hz; 30−70 µV) mit mäßig ausgeprägten Anteilen von Theta (5−7 Hz; 25−40 µV) und Beta (15−20 Hz; 14−30 µV). EEG am 16. postoperativen Tag: Überwiegen von Theta-Wellen (5−7 Hz; 30−60 µV). Zusätzlich vereinzelte 2- bis 3-Hz-Wellen. Gruppierte abnorme Rhythmisierung von 1−2 s Dauer und Zeitabständen von 10−15 s mit maximaler Ausprägung temporobasal. (Steile 6-Hz-Wellen mit relativ konstanter Amplitude von 125−150 µV.) EEG am 23. postoperativen Tag (Todestag): Ausgedehnte, nahezu isoelektrische Strecken (2−5 s), die von steileren Abläufen (5 Hz, bis 100 µV) oder von 5-Hz-Theta-Bursts unterbrochen werden.
Beurteilung	Das Ausgangs-EEG wird noch als Normalbefund eingestuft, wobei die Frequenzlabilität der Alpha-Wellen sowie der relativ hohe Anteil an Theta-Wellen bereits Ausdruck einer beginnenden hepatischen Encephalopathie sein können. Die am 16. postoperativen Tag sichtbare leichte Allgemeinveränderung der Grundaktivität rechtfertigt die Komaeinteilung in Stadium II, wobei das Auftreten einer abnormen Rhythmisierung auf die Progredienz der Transplantatabstoßung deutet. Das End-EEG zeigt die für ein Komastadium V typischen periodischen Abflachungen bis zu annähernd isoelektrischen Strecken, die zusammen mit steileren Abläufen − als mögliche abortive Krampfpotentiale − sowie der Burst-Suppression Aktivität den nahen Hirntod ankündigen.

Therapie   Forcierte Immunsuppression mit Methylprednisolon und
                    Antithymozytenglobulin (ATG).
                    Retransplantation.
                    Plasmaphorese, Hämofiltration, Katecholamingabe.

Verlauf   Nach Retransplantation entwickelt sich unter grenzwerti-
                    gen hämodynamischen Bedingungen bei initialer Nicht-
                    funktion des Transplantats ein Multiorganversagen mit
                    letalem Ausgang am 23. Tag nach Ersttransplantation.

Ableitungen F_7-A_1; F_8-A_2; F_3-A_1; F_4-A_2;
                    T_3-A_1; T_4-A_2; C_3-A_1; C_4-A_2;
                    Um die Graphoelemente zu verdeutlichen, wurden Be-
                    zugsableitungen zu den Ohrläppchen gewählt.
                    Reg. Geschw.: 30 mm/s; ZK: 0,3 s; Filter: 70 Hz;
                    Verst.: 50 µV/7 mm.

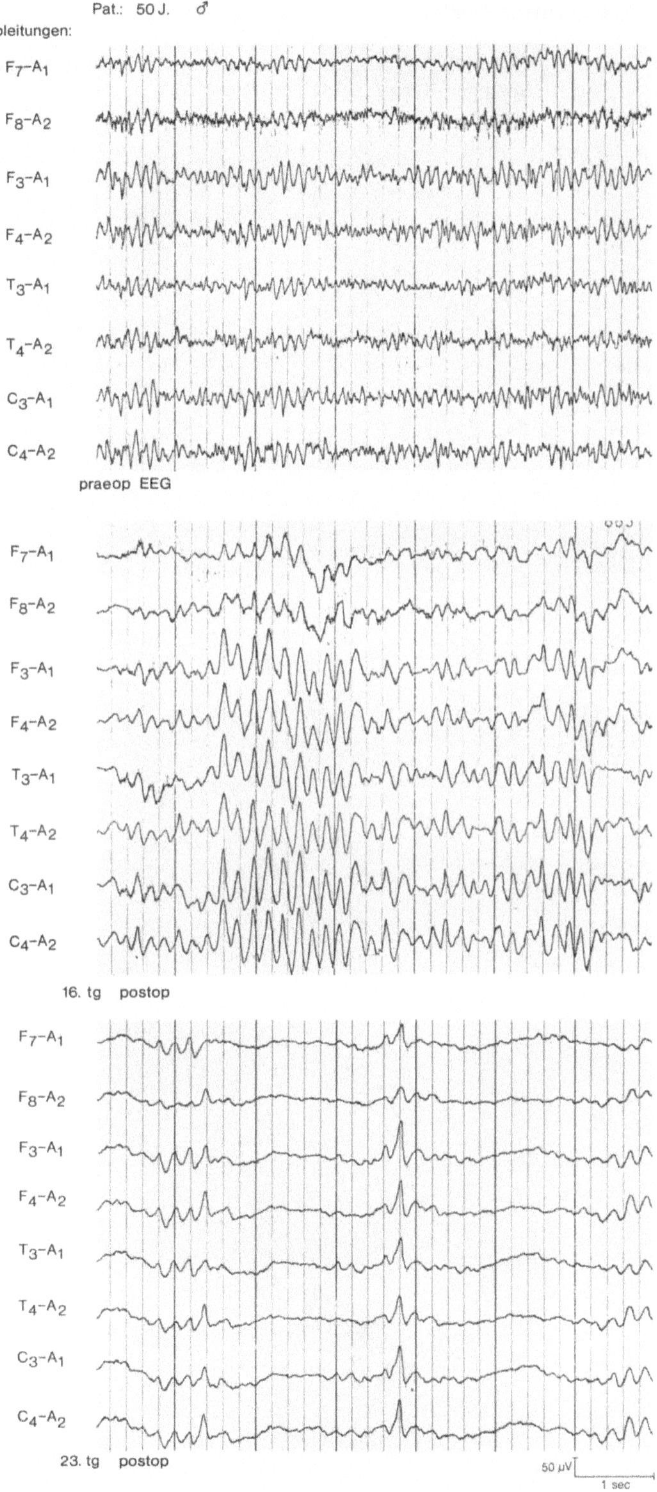
Pat.: 50 J.   ♂
Ableitungen:
F7–A1
F8–A2
F3–A1
F4–A2
T3–A1
T4–A2
C3–A1
C4–A2
praeop EEG
F7–A1
F8–A2
F3–A1
F4–A2
T3–A1
T4–A2
C3–A1
C4–A2
16. tg postop
F7–A1
F8–A2
F3–A1
F4–A2
T3–A1
T4–A2
C3–A1
C4–A2
23. tg postop
50 µV
1 sec

Literaturübersicht

Pichlmayr R (1981) Transplantationschirurgie. Allgemeine und spezielle Operationslehre, Bd III. Springer, Berlin Heidelberg New York

IV. Patienten nach Reanimation

Der Langzeiterfolg und die Lebensqualität nach kardiopulmonalen Notfällen werden wesentlich von der Restitution der cerebralen Funktion bestimmt. Safar [11] hat deshalb den Begriff der kardio-pulmo-cerebralen Reanimation eingeführt. Nach Reanimation können anamnestische, klinische, biochemische und elektroencephalographische Daten zu prognostischen Aussagen herangezogen werden [2, 3, 5, 6, 8−10, 14]. Der aussagekräftigste prognostische Parameter, die Dauer der cerebralen Mangelsituation, läßt sich in der Praxis nur selten ermitteln. Negative Einflüsse auf die Prognose haben Primärerkrankungen und Rezidivreanimationen. Möglicherweise sind Alter, medikamentöse Therapie vor bzw. unter der Reanimation und der initiale EKG-Befund [1, 9, 14] von zusätzlicher Bedeutung.

Nach primär erfolgreicher kardiopulmonaler Reanimation wurden in eigenen Untersuchungen 40 Patienten elektroencephalographisch kontrolliert. Die initiale EEG-Registrierung erfolgte innerhalb der ersten 24 h nach dem akuten Ereignis. In 2tätigen Abständen wurden Verlaufsmessungen der Hirnströme durchgeführt und auftretende Komplikationen dokumentiert (Abb. 1).

Von den untersuchten Patienten verstarben 24 innerhalb von 48 h nach primär erfolgreiche Reanimation, 8 weitere während des stationären Aufenthalts; 8 Patienten wurden aus der Klinik entlassen; 4 der Überlebenden zeigten nach den Kriterien des Glasgow-Outcome-Scale [7] mäßige bis schwere cerebrale Beeinträchtigungen. Die Gruppe der Verstorbenen war mit 63,2 ± 12,7 Jahren älter als die der Überlebenden (49,7 ± 15,7). Initial wiesen Reanimierte mit einer guten Restitution der zentralnervösen Funktion ein unregelmäßiges EEG, eine leichte oder eine mittlere Allgemeinveränderung auf (Tabelle 1). Im Gegensatz dazu überwogen im EEG der später Verstorbenen langsame Frequenzen aus dem Theta- und Delta-Bereich. Bei 11 Patienten traten sehr schwere Allgemeinveränderungen auf. Krampfpotentiale ohne klinische Zeichen waren bei einer Patientin zu beobachten.

Zehn Patienten mit einer Asystolie und 14 mit einem Kammerflimmern im initialen EKG (Tabelle 2) verstarben. Bei 2 Reanimierten war anamnestisch eine Schrittmacherimplantation bekannt. In der Gruppe der Überlebenden zeigten 3 Patienten mit einem Kammerflimmern bzw. einer Asystolie im primären EKG bei Entlassung eine cerebrale Beeinträchtigung.

Zum Zeitpunkt der 1. EEG-Messung waren 21 der später Verstorbenen katecholaminpflichtig; 14 benötigten zusätzlich Antiarrhythmika. Die Patienten mit einer guten cerebralen Erholungstendenz benötigten weniger herzkreislaufwirksame Medikamente (Katecholamine: n = 2, Antiarrhythmika: n = 1).

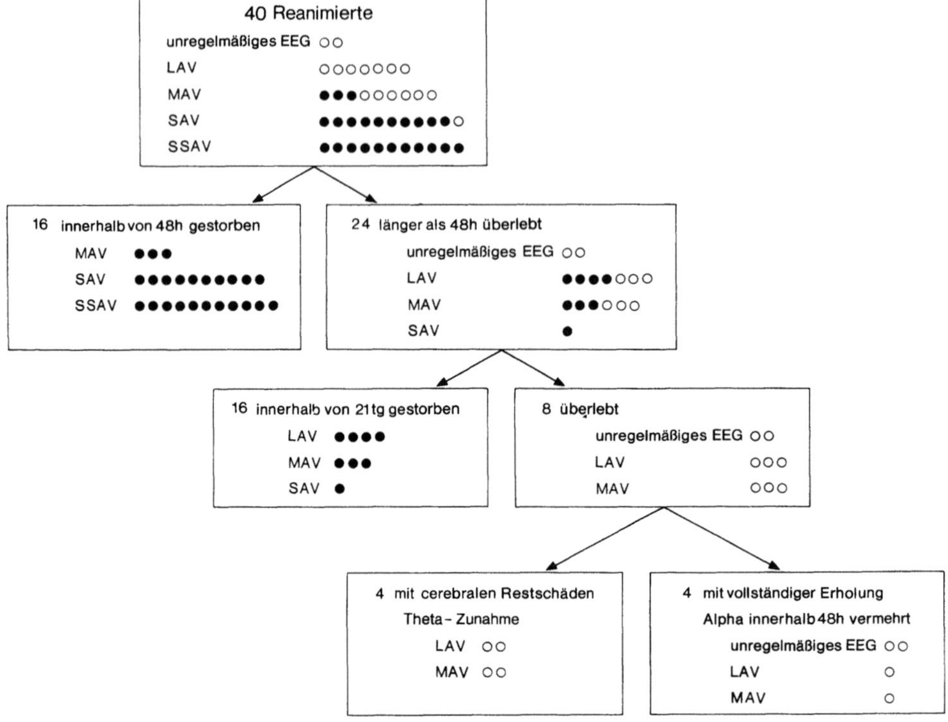

Abb. 1. Prognostische Relevanz von unmittelbar nach Reanimation erhobenen EEG-Befunden

Tabelle 3 gibt einen Überblick über Art und Häufigkeit von Vorerkrankungen bei den betroffenen Patienten sowie die Begleitumstände der Reanimation. Peri- bzw. intraoperative Reanimationen waren hinsichtlich des Langzeitüberlebens häufig erfolgreich. In der Gruppe mit letalem Ausgang überwogen Herz-Kreislauf- und cerebrovaskuläre Grundleiden. Bei 4 Patienten handelte es sich bei dem akuten Ereignis um einen Rezidivherzstillstand, wobei eine junge Patientin (26 Jahre) überlebte.

Mit Hilfe der Zusammenstellung anamnestischer, klinischer und elektrophysiologischer Daten bei 40 reanimierten Patienten ergaben sich folgende prognostische Hinweise für den Verlauf und für den Langzeiterfolg: Die später verstorbenen Patienten stammten aus einer höheren Altersklasse, boten bei Aufnahme gravierende EKG-Veränderungen und benötigten häufiger eine kardial wirksame Therapie. Für den Langzeiterfolg der Reanimation scheinen Multimorbidität und auftretende Komplikationen ein wesentlicher Faktor zu sein [3, 9, 14].

Tabelle 1. Befunde der initialen EEG-Ableitungen nach kardiopulmonaler Reanimation (n = 40)

EEG-Befund	Überlebende (n = 8)	Später Verstorbene (n = 32)
Normalbefund unregelmäßig	2	
Leichte Allgemeinveränderung	3	4
Mittlere Allgemeinveränderung	3	6
Schwere Allgemeinveränderung		11
Sehr schwere Allgemeinveränderung (nahezu isoelektrisch, Nullinie)		11

Tabelle 2: Befunde des initialen EKG nach kardiopulmonaler Reanimation (n = 40)

EKG-Befund	Überlebende (n = 8)	Später Verstorbene (n = 32)
Unauffällig		
Bradykardie (60)	2	1
VES/Tachykardie (120)	3	5
Entkopplung/Schrittmacher		2
Kammerflimmern	1	14
Asystolie	2	10

Der initiale EEG-Befund bei Patienten, die innerhalb von 48 h verstarben, ergab eine schwere bis schwerste Allgemeinveränderung der Grundaktivität. Bei allen Patienten überwog eine Delta-Aktivität (70 – 90 %), dies war verbunden mit einer extremen Amplitudenreduktion bis hin zur Nullinie. Diese Veränderungen sind als prognostisch ungünstiges Zeichen zu werten [5, 6]. Das Auftreten von Krampfpotentialen nach Reanimation ist, verbunden mit einem hohen cerebralen Energieverbrauch, ebenfalls als ungünstig anzusehen [10 – 13]. Später Verstorbene zeigten initial eine leichte bis schwere Allgemeinveränderung, mit folgender Verschlechterung oder gleichbleibendem Befund.

Mit cerebralem Restschaden Überlebende wiesen initial ebenfalls eine leichte bis mittlere Allgemeinveränderung auf. Im weiteren Verlauf zeigte sich jedoch eine leichte Besserungstendenz mit Zunahme der Theta-Aktivität bis auf einen Anteil von 30 – 50 % bei einem Delta-Anteil von mindestens 30 %. Bei den Überlebenden ohne Restschäden war initial ein EEG mit hohem Theta-Anteil (unregelmäßiges EEG, leichte bis mittlere Allgemeinveränderung) und ein ho-

Tabelle 3. Überblick über Vorerkrankungen und Begleitumstände bei reanimierten Patienten (n = 40) (Mehrfachnennungen)

Vorerkrankungen/ Begleitumstände	Überlebende (n = 8)	Später Verstorbene (n = 32)
Keine	2	
Peri- oder intraoperativ	3	4
Polytrauma		1
Herz-Kreislauf-Erkrankungen	2	16
Cerebrovaskuläre Erkrankungen		7
Pulmonale Erkrankungen		6
Gastrointestinale Erkrankungen		4
Nierenerkrankungen		4
Stoffwechselerkrankungen		5
Rezidivherzstillstand	1	3

her Anteil an Alpha-Aktivität bzw. eingestreuten Alpha-Spindeln zu beobachten. Die relative Ausprägung von Theta lag initial bei 40 – 50%. Innerhalb von 48 h wurden im Verlauf vermehrt Alpha-Wellen aufgebaut. Nach 3 Tagen lag in allen Fällen ein unregelmäßiges EEG vor. Diese EEG-Zeichen sind als prognostisch günstig anzusehen. Von den 4 Patienten wurden 3 in der Klinik reanimiert, so daß ein rasches und effizientes Eingreifen bei Herz-Kreislauf-Stillständen für die Prognose die entscheidende Rolle spielt.

Übersicht zu den Beispielen

Beispiel 1: Reanimation bei Kammerflimmern im hypovolämischen Schock, Restitution.
Beispiel 2: Reanimation bei Kreislaufstillstand durch respiratorische Insuffizienz, Restitution.
Beispiel 3: Reanimation bei Kreislaufstillstand nach ausgedehntem Myocardinfarkt, Tod.
Beispiel 4: Reanimation bei Asystolie unter Dialyse, Restitution.
Beispiel 5: Reanimation bei Kammerflimmern durch Reizleitungsstörung, Tod.
Beispiel 6: Reanimation bei Kreislaufstillstand im kardiogenen Schock, Tod.
Beispiel 7: Reanimation bei Kammerflimmern, Restitution mit Restdefekt.

Beispiel 1

Klinische Situation	Patient 27 Jahre, w. (N. K.). Zustand nach atonischer Nachblutung nach Entbindung durch Sectio caesarea, Relaparotomien, intraoperative Reanimation bei Kammerflimmern.
EEG-Befunde	EEG am 3. postoperativen Tag: Niederamplitudige Aktivität mit überwiegendem Anteil an Theta (4,5−7 Hz) und Alpha (9−11 Hz). EEG am 6. postoperativen Tag: Mäßig ausgeprägte Theta-, Alpha- und Beta-Wellen mit einer Amplitude zwischen 10 und 20 μV. EEG am 8. postoperativen Tag: Überwiegend Frequenzen aus dem Beta-Bereich (15−20 Hz) mit einer Amplitude von 10−25 μV. Theta-Wellen (6−7 Hz) in den frontalen Ableitungen. Amplitude, Form und Ausprägung der Wellen variieren.
Beurteilung	Am 3. Tag nach Reanimation befindet sich die 27jährige Patientin in einem mäßigen Allgemeinzustand, sie reagiert gezielt auf Ansprache. Der EEG-Befund entspricht einer leichten Allgemeinveränderung als Restzustand nach nur kurzer Mangelsituation im Kammerflimmern. Am 6. Tag ist der klinische Zustand weiter gebessert, die Patientin ist wach und orientiert, dabei aber stimmungslabil und ängstlich. Das EEG ist gekennzeichnet durch einen unregelmäßigen Verlauf mit Variation der Amplitude, Ausprägung und Form der Wellen. Im Vergleich zum Vorbefund hat der Anteil an schnelleren Frequenzen deutlich zugenommen. Der hohe Anteil von Beta-Wellen ist als streßbedingt anzusehen. Am 8. Tag ist nur noch die angespannte Stimmungslage der 27jährigen auffällig. Im Vergleich zum Vor-EEG finden sich jetzt in den EEG-Ableitungen zunehmend schnellere Frequenzen des Beta-Bereichs, lediglich in den frontalen Ableitungen imponieren Theta-Wellen. Der Befund entspricht dem protrahierten hirnorganischen Psychosyndrom, mit noch leichten Residuen der cerebralen Notsituation.
Therapie	Reanimation mit Defibrillation, Massentransfusionen, Substitution von Gerinnungsfaktoren und Katecholaminen.
Verlauf	Die Patientin wird 9 Tage nach Reanimation in einem guten Allgemeinzustand auf die Normalstation verlegt.
Ableitungen	F_{p1}-F_3; F_3-C_3; C_3-P_3; P_3-O_1; F_{p1}-F_4; F_4-C_4; C_4-P_4; P_4-O_1; Reg. Geschw.: 30 mm/s; ZK: 0,3 s; Filter: 70 Hz; Verst.: 50 μV/7 mm.

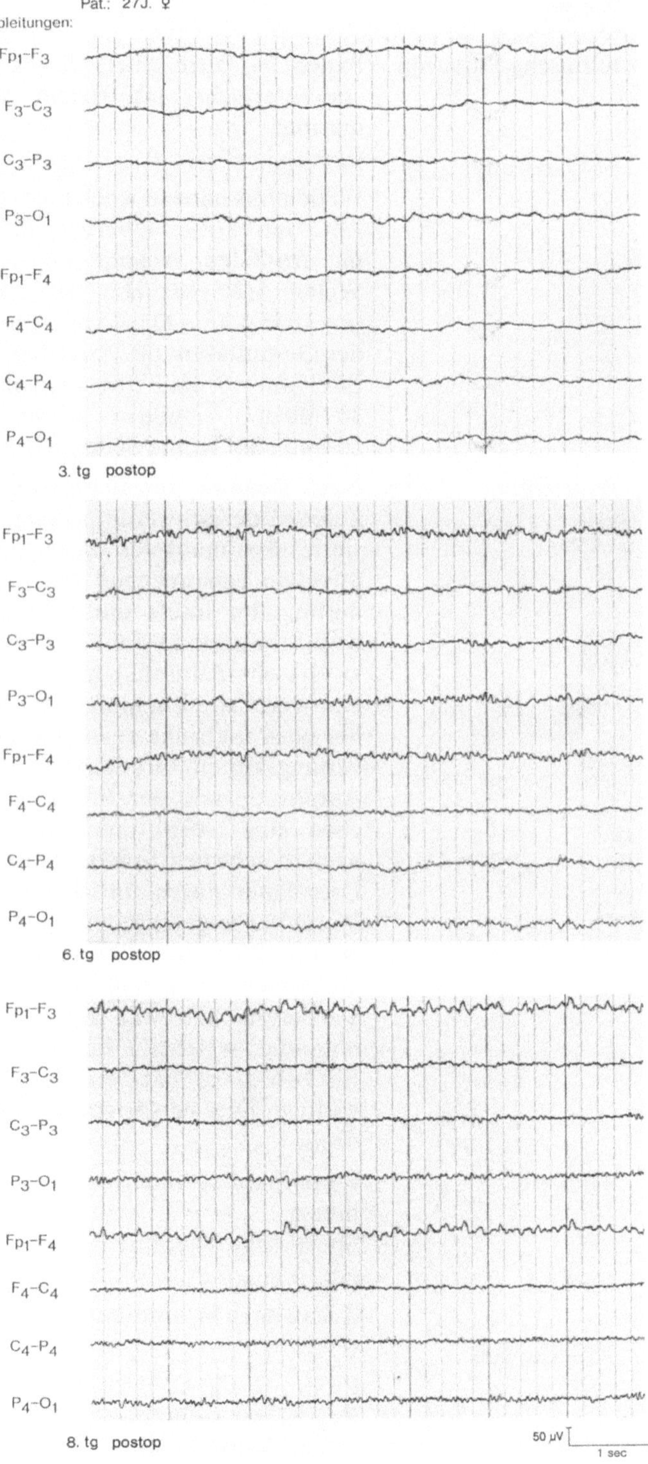
Pat.: 27J. ♀
Ableitungen:
Fp1-F3
F3-C3
C3-P3
P3-O1
Fp1-F4
F4-C4
C4-P4
P4-O1
3. tg   postop
Fp1-F3
F3-C3
C3-P3
P3-O1
Fp1-F4
F4-C4
C4-P4
P4-O1
6. tg   postop
Fp1-F3
F3-C3
C3-P3
P3-O1
Fp1-F4
F4-C4
C4-P4
P4-O1
8. tg   postop
50 µV
1 sec

Beispiel 2

Klinische Situation	Patient 71 Jahre, w. (D. E.). Zustand nach postoperativer respiratorischer Insuffizienz mit anschließender Reanimation.
EEG-Befunde	EEG am 7. 10.: Überwiegen extrem flacher, langsamer Wellen mit nahezu isoelektrischen Strecken. EEG am 8. 10.: Überwiegend Theta-Wellen (4–7 Hz) mit frontalem Ausprägungsschwerpunkt. Mäßig Delta-Wellen (2,5–3,5 Hz; 50–75 µV). Alpha-Frequenzen (8–10 Hz; 25–40 µV) mit einem Anteil von 30–40% an der Gesamtaktivität. Angedeutete Seitendifferenz. EEG am 13. 10.: Überwiegend Theta-Wellen (5–7 Hz; 30–40 µV) und Alpha-Frequenzen (9–10 Hz; 20–40 µV). Keine Seitendifferenz.
Beurteilung	Nach Reanimation findet sich in der EEG-Ableitung als Zeichen der schweren passageren Hypoxie eine generalisierte Spannungsreduktion mit nahezu isolektrischen Strecken entsprechend einer schweren Allgemeinveränderung. Im Laufe eines Tages verbessert sich der Bewußtseinszustand der Patientin. Vergleicht man das EEG zu diesem Zeitpunkt mit dem Vorbefund, so sieht man eine deutliche Zunahme der elektrischen Leistung bei einer noch im Sinne einer mittleren Allgemeinveränderung verlangsamten Grundaktivität. Die Seitendifferenz der Amplitude und der Frequenz der Wellen kann als Zeichen einer lokal unterschiedlichen Erholungsfähigkeit nach cerebraler Funktionsminderung gewertet werden. Dies kann durch umschriebene Vorschädigungen oder Durchblutungsveränderungen bedingt sein. Die Patientin ist am 6. Tag nach Reanimation wach und ansprechbar, aber noch weitgehend desorientiert. Im Vergleich zum Vorbefund hat zwar der Anteil an Alpha-Wellen zugenommen, weiterhin bestimmen aber Theta-Wellen das EEG-Bild, so daß eine leichte Allgemeinveränderung vorliegt. Dies entspricht dem hirnorganischen Psychosyndrom.
Therapie	Reanimation, Intensivtherapie mit kontrollierter Beatmung. Spezifische Therapie: Dexamethason.
Verlauf	Die Patientin wird in einem guten Allgemeinzustand am 8. Tag nach Reanimation auf die Normalstation verlegt.
Ableitungen	F_{p1}-F_3; F_3-C_3; C_3-P_3; P_3-O_1; F_{p1}-F_4; F_4-C_4; C_4-P_4; P_4-O_1; Reg. Geschw.: 30 mm/s; ZK: 0,3 s; Filter: 70 Hz; Verst.: 50 µV/7 mm.

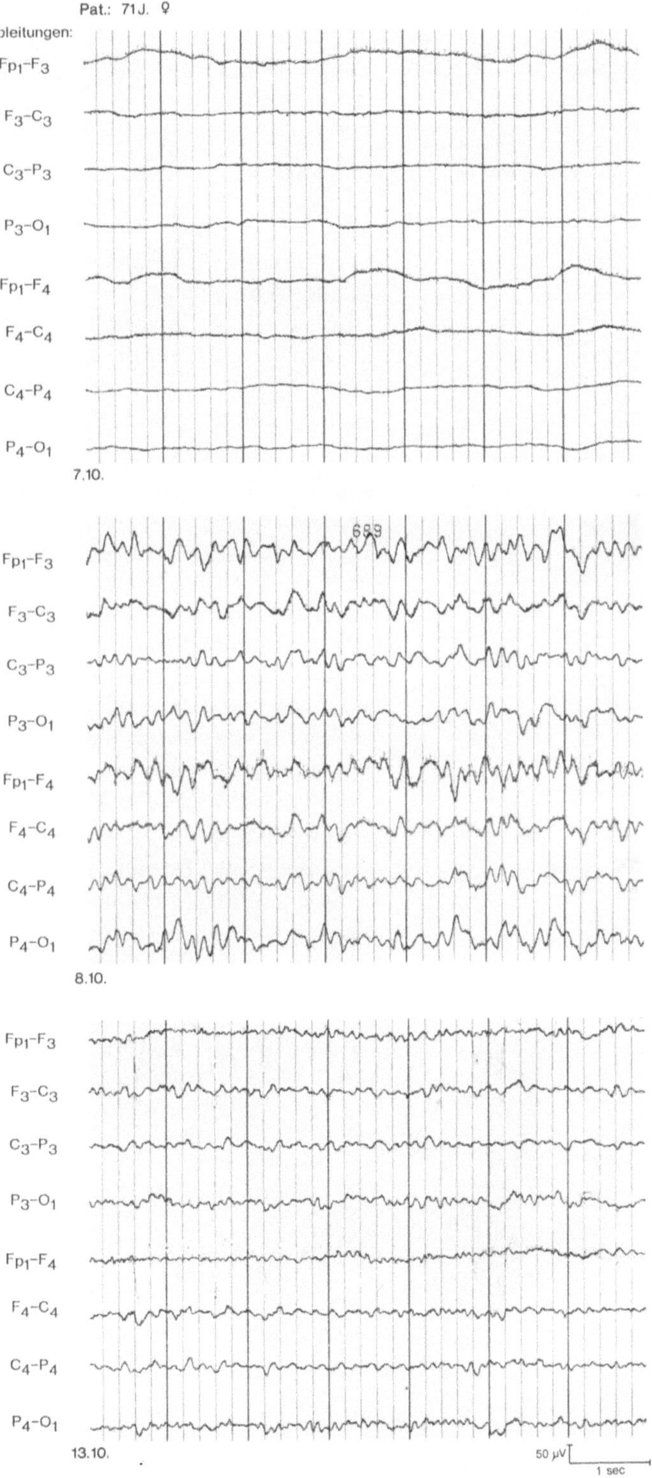
Pat.: 71 J. ♀
Ableitungen:
Fp₁-F₃
F₃-C₃
C₃-P₃
P₃-O₁
Fp₁-F₄
F₄-C₄
C₄-P₄
P₄-O₁
7.10.
8.10.
13.10.
50 µV
1 sec

Beispiel 3

Klinische Situation	Patient 48 Jahre, m. (M. W.). Zustand nach Reanimation bei ausgedehntem Myokardinfarkt mit Lungenödem und Herzrhythmusstörungen.
EEG-Befunde	EEG am 2. 1.: Hoher Anteil an Theta-Wellen (5−7 Hz; 25−75 µV) bei nur mäßiger Ausprägung von Delta-Wellen. EEG am 6. 1.: Theta-Bursts (6−7 Hz) im Wechsel mit flachen Strecken. EEG am 9. 1.: Überwiegend Alpha-Wellen (7,5−10 Hz; 20−75 µV) mit mäßiger Ausprägung von Theta-Wellen (5−7 Hz; 20−50 µV) Ausprägung und Amplitude der Alpha-Wellen schwanken.
Beurteilung	Der EEG-Befund nach Reanimation entspricht einer mittleren bis schweren Allgemeinveränderung durch die passagere Hypoxie. Im weiteren Verlauf bei instabilen Herz-Kreislauf-Verhältnissen und Lungenödem wird die cerebrale Aktivität noch stärker reduziert. Als Zeichen der Funktionsminderung bei vorgeschädigtem Hirn treten langsame Bursts mit nahezu isoelektrischen Strecken von 1,5 s auf. Bis zum 9. 1. hat eine leichte Besserung des Allgemeinzustands stattgefunden. Der Patient reagiert auf Schmerzreize und ist extubiert. Das EEG entspricht bei nur unvollständiger cerebraler Erholung nach rezidivierenden Mangelsituationen einer leichten Allgemeinveränderung.
Therapie	Reanimation, Intensivtherapie mit kontrollierter Beatmung, hochdosierte Gabe von Katecholaminen.
Verlauf	Der Patient stirbt 11 Tage nach Reanimation.
Ableitungen	F_{p1}-F_3; F_3-C_3; C_3-P_3; P_3-O_1; F_{p1}-F_4; F_4-C_4; C_4-P_4; P_4-O_1; Reg. Geschw.: 30 mm/s; ZK: 0,3 s; Filter: 70 Hz; Verst.: 50 µV/7 mm.

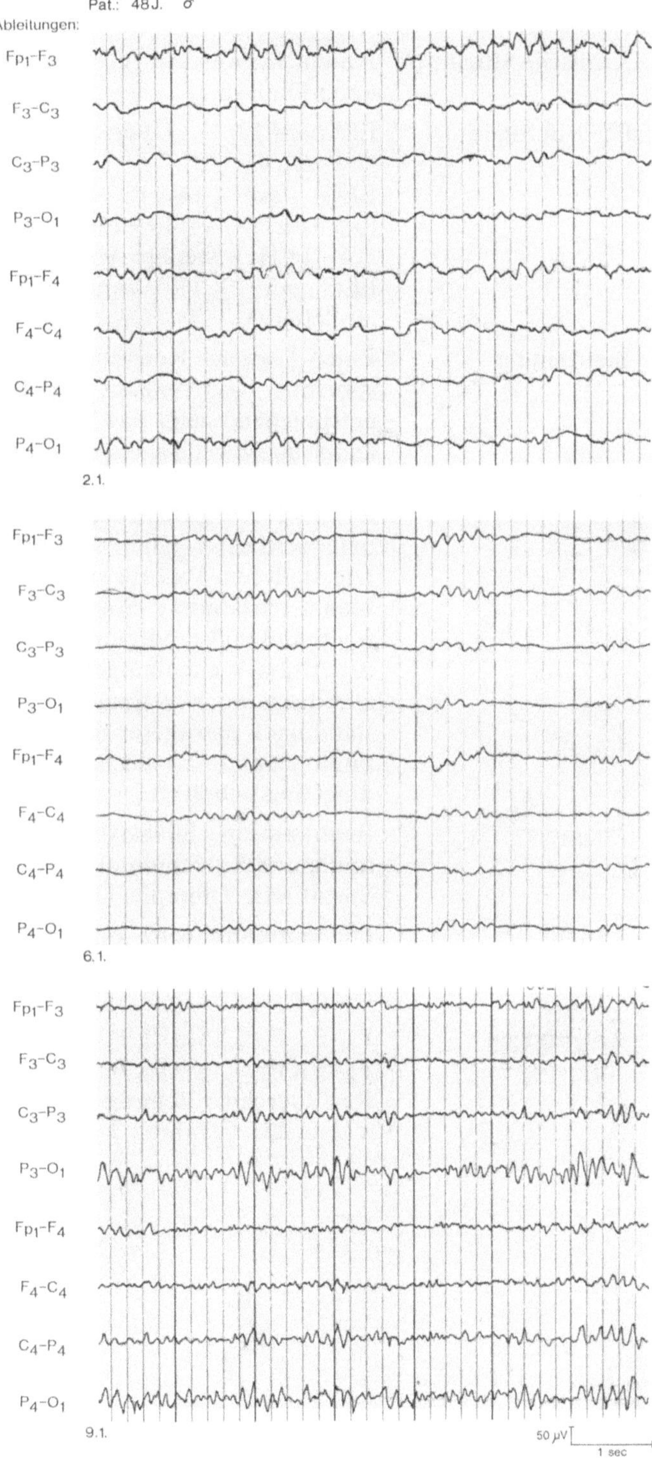
Pat.: 48 J. ♂
Ableitungen:
Fp1-F3
F3-C3
C3-P3
P3-O1
Fp1-F4
F4-C4
C4-P4
P4-O1
2.1.
Fp1-F3
F3-C3
C3-P3
P3-O1
Fp1-F4
F4-C4
C4-P4
P4-O1
6.1.
Fp1-F3
F3-C3
C3-P3
P3-O1
Fp1-F4
F4-C4
C4-P4
P4-O1
9.1.
50 µV
1 sec

Beispiel 4

Klinische Situation	Patient 72 Jahre, w. (G. J.). Reanimation wegen Asystolie unter Dialyse.
EEG-Befunde	EEG am 12. 11.: Überwiegend Theta-Aktivität (6–7 Hz; 30–75 μV). EEG am 14. 11.: Überwiegend Theta-Aktivität (3,5–6 Hz; 40–150 μV), Beta-Überlagerungen (14–18 Hz). Steilere Abläufe überwiegend frontal. EEG am 21. 11.: Langsames Alpha-EEG (7,5–8 Hz; 20–50 μV).
Beurteilung	Einen Tag nach Reanimation ist die Patientin bedingt ansprechbar und reagiert gezielt auf Schmerzreize. Dementsprechend zeigt das EEG eine mittlere Allgemeinveränderung. Zwei Tage später dominieren langsame Theta-Wellen, die von Beta-Frequenzen überlagert sind. Das EEG-Bild entspricht bei verzögerter Erholung nach Hypoxie weiterhin einer mittleren Allgemeinveränderung. Die steileren Abläufe sind Zeichen einer erhöhten cerebralen Irritabilität. Sieben Tage später ist die Patientin wach und vollständig orientiert. Im EEG haben sich wieder Alpha-Wellen aufgebaut, die dominante Frequenz ist allerdings noch verlangsamt, was entweder als Restzustand nach passagerer Schädigung, als chronisch verlangsamte Grundaktivität bei Dauerdialyse oder als altersbedingt anzusehen ist.
Therapie	Reanimation, Intensivtherapie mit kontrollierter Beatmung und Katecholaminzufuhr. Spezifische Therapie: Dexamethason.
Verlauf	Die Patientin wird 14 Tage nach der Reanimation in einem guten Allgemeinzustand auf die Normalstation verlegt.
Ableitungen	F_{p1}-F_3; F_3-C_3; C_3-P_3; P_3-O_1; F_{p1}-F_4; F_4-C_4; C_4-P_4; P_4-O_1; Reg. Geschw.: 30 mm/s; ZK: 0,3 s; Filter: 70 Hz; Verst.: 50 μV/7 mm.

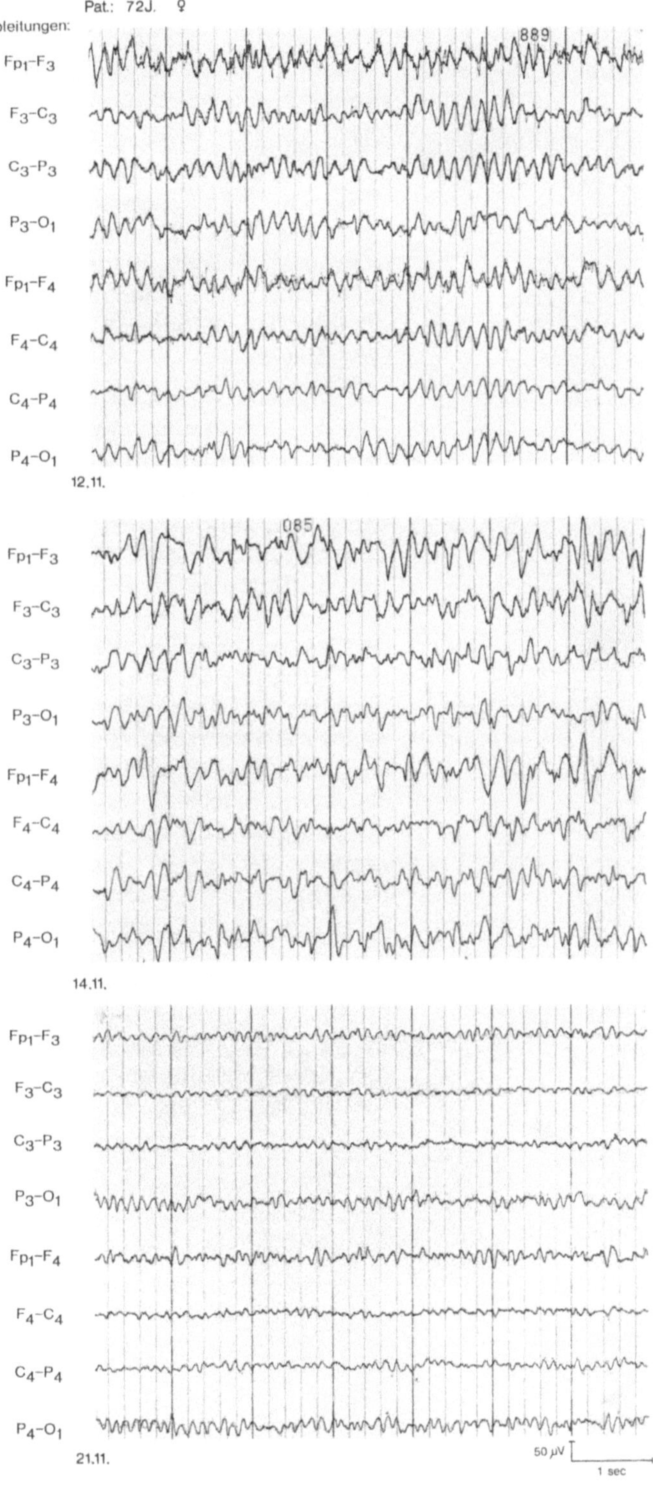

Pat.: 72J. ♀
Ableitungen:
889
Fp1-F3
F3-C3
C3-P3
P3-O1
Fp1-F4
F4-C4
C4-P4
P4-O1
12.11.
085
Fp1-F3
F3-C3
C3-P3
P3-O1
Fp1-F4
F4-C4
C4-P4
P4-O1
14.11.
Fp1-F3
F3-C3
C3-P3
P3-O1
Fp1-F4
F4-C4
C4-P4
P4-O1
21.11.
50 µV
1 sec

Beispiel 5

Klinische Situation	Patient 77 Jahre, m. (S. H.). Zustand nach mehrmaliger Reanimation bei rezidivierendem Kammerflimmern.
EEG-Befunde	EEG am 1. 7.: Niedergespannter Kurvenverlauf (10 μV) mit EKG-Einstreuungen (Schrittmacheraktivität). EEG am 2. 7.: Überwiegen von Delta ($2-3,5$ Hz) und Theta ($4-6$-Hz)-Frequenzen. Die Amplitude der Wellen schwankt zwischen 40 und 100 μV. EEG am 4. 7.: Theta-Wellen überwiegen ($4-7$ Hz; $25-50$ μV), Alpha ist mäßig ausgeprägt ($8-10$ Hz; $20-50$ μV).
Beurteilung	Der Patient ist 24 h nach der Reanimation tief komatös. Das EEG zeigt eine schwerste Beeinträchtigung der cerebralen Funktion mit einem weitgehenden Abbau der elektrischen Aktivität. Am darauffolgenden Tag liegt im EEG eine mittlere Allgemeinveränderung vor. Es ist zu einer deutlichen Zunahme der elektrischen Spannung unter Auftreten von Theta- und Delta-Wellen gekommen. In Übereinstimmung mit dem klinischen Zustand des Patienten zeigt das EEG eine leichte Besserung der cerebralen Situation an. Am 3. Tag nach der Reanimation läßt sich im EEG eine leichte Allgemeinveränderung nachweisen. Die cerebrale Funktion des Patienten ist noch erheblich eingeschränkt. Eine adäquate cerebrale Erholung hat somit innerhalb von 3 Tagen nicht stattgefunden, was als prognostisch ungünstiges Zeichen gewertet werden kann.
Therapie	Reanimation, Pacerimplantation, Intensivtherapie mit kontrollierter Beatmung.
Verlauf	Der Patient stirbt 10 Tage nach Reanimation im Koma.
Ableitungen	F_{p1}-F_3; F_3-C_3; C_3-P_3; P_3-O_1; F_{p1}-F_4; F_4-C_4; C_4-P_4; P_4-O_1; Reg. Geschw.: 30 mm/s; ZK: 0,3 s; Filter: 70 Hz; Verst.: 50 μV/7 mm.

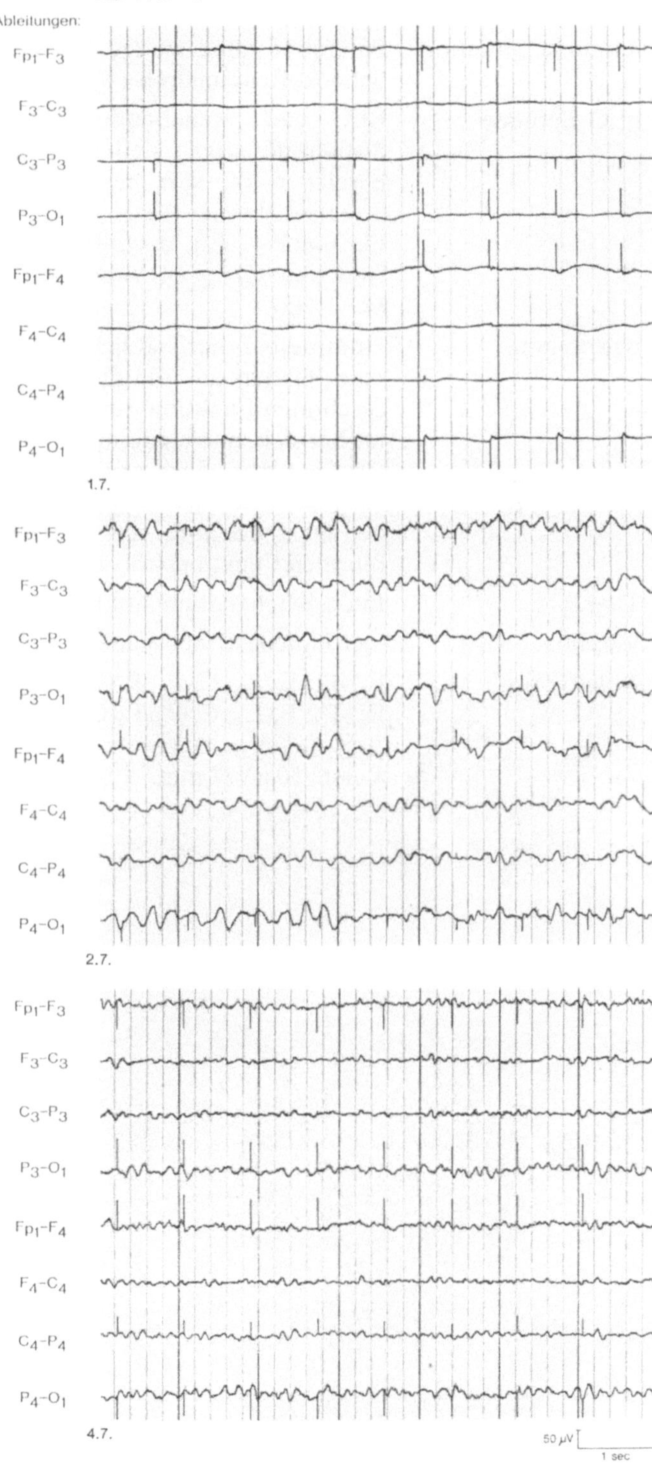
Pat.: 77 J.   ♂
Ableitungen:
Fp₁-F₃
F₃-C₃
C₃-P₃
P₃-O₁
Fp₁-F₄
F₄-C₄
C₄-P₄
P₄-O₁
1.7.
2.7.
4.7.
50 µV
1 sec

Beispiel 6

Klinische Situation	Patient 55 Jahre, m. (A. H.). Zustand nach kardiogenem Schock, Reanimation.
EEG-Befunde	EEG nach Reanimation: Burst-suppression-EEG mit hochamplitudigen steileren Wellen aus allen Frequenzbereichen, die sich mit kurzen, nahezu isoelektrischen Strecken abwechseln. EEG am 1. Tag nach Reanimation: Flaches EEG mit frontalen Gruppen von Wellen langsamer Frequenzen (4 – 5 Hz).
Beurteilung	Unmittelbar nach Reanimation überwiegen exzitatorische Phänomene, die auf eine tiefgreifende Störung der cerebralen Funktion durch Hypoxie hinweisen; 24 h später hat sich eine niederamplitudige pathologische Aktivität im Sinne einer gruppierten abnormen Rhythmisierung bei einer schweren Allgemeinveränderung ausgebildet. Dies spricht für das Weiterbestehen der schweren cerebralen Funktionsstörung.
Therapie	Intensivbehandlung mit kontrollierter Beatmung.
Verlauf	Der Patient stirbt 4 Tage nach Reanimation.
Ableitungen	F_{p1}-F_3; F_3-C_3; C_3-P_3; P_3-U_1; F_{p1}-F_4; F_4-C_4; C_4-P_4; P_4-O_1; Reg. Geschw.: 30 mm/s; ZK: 0,3 s; Filter: 70 Hz; Verst.: 50 µV/7 mm.

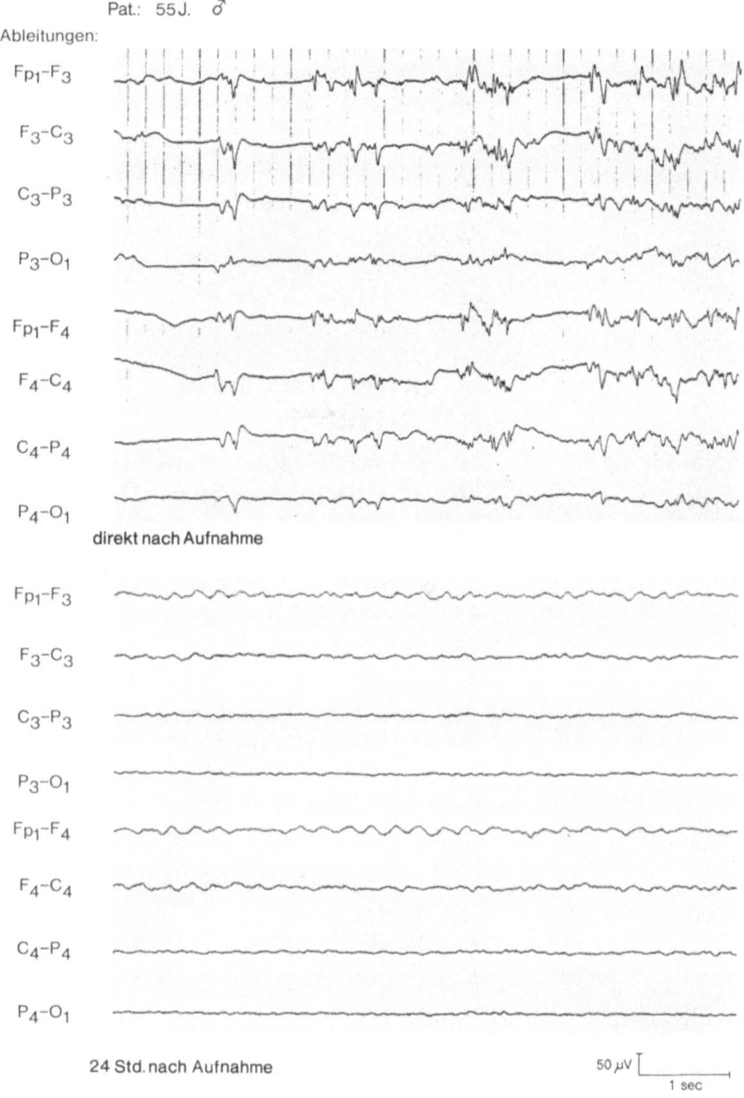

Pat.: 55 J. ♂
Ableitungen:
Fp1-F3
F3-C3
C3-P3
P3-O1
Fp1-F4
F4-C4
C4-P4
P4-O1
direkt nach Aufnahme
Fp1-F3
F3-C3
C3-P3
P3-O1
Fp1-F4
F4-C4
C4-P4
P4-O1
24 Std. nach Aufnahme
50 µV
1 sec

Beispiel 7

Klinische Situation   Patient 57 Jahre, m. (K. H.). Zustand nach Reanimation bei ausgedehntem Vorderwandinfarkt mit Kammerflimmern.

EEG-Befunde   EEG 4 h nach Reanimation: Niederamplitudiges EEG.
EEG am 1. Tag nach Reanimation: Überwiegen von Theta-Wellen ($4-7$ Hz; $20-40\,\mu V$), mäßig Alpha-Wellen ($8-10$ Hz; $20-30\,\mu V$), Delta-Wellen unterlagert ($1,5-3$ Hz).
EEG am 4. Tag nach Reanimation: Mäßig Theta-Aktivität ($5-7$ Hz; $20-30\,\mu V$), mäßig Alpha-Wellen ($8-10$ Hz, $20-30\,\mu V$), eingestreut Beta-Wellen ($15-20$ Hz).

Beurteilung   Direkt nach der Reanimation ist der Patient tief komatös. Der EEG-Befund zeigt nahezu isoelektrische Strecken, entsprechend einer schweren cerebralen Funktionsstörung. Im Laufe eines Tages stabilisiert sich die Situation des 57jährigen. Die im EEG wieder aufgetretenen Alpha-Frequenzen und die Zunahme der elektrischen Spannung zeigen die Besserung der cerebralen Funktion an. Am 4. Tag nach der Reanimation ist der Patient extubiert und ansprechbar, aber noch nicht vollständig zeitlich und örtlich orientiert. Im EEG findet sich eine leichte Allgemeinveränderung als Zeichen des cerebralen Restschadens nach Reanimation.

Therapie   Intensivbehandlung mit kontrollierter Beatmung, Katecholamine, Antiarrhythmika.

Verlauf   Der Patient wird am 7. Tag nach Reanimation auf die Normalstation verlegt und von dort nach 1 Woche in ein Rehabilitationszentrum überwiesen.

Ableitungen F_{p1}-F_3; F_3-C_3; P_3-O_1;
F_{p1}-F_4; F_4-C_4; C_4-P_4; P_4-O_1;
Reg. Geschw.: 30 mm/s; ZK: 0,3 s; Filter: 70 Hz;
Verst.: 50 μV/7 mm.

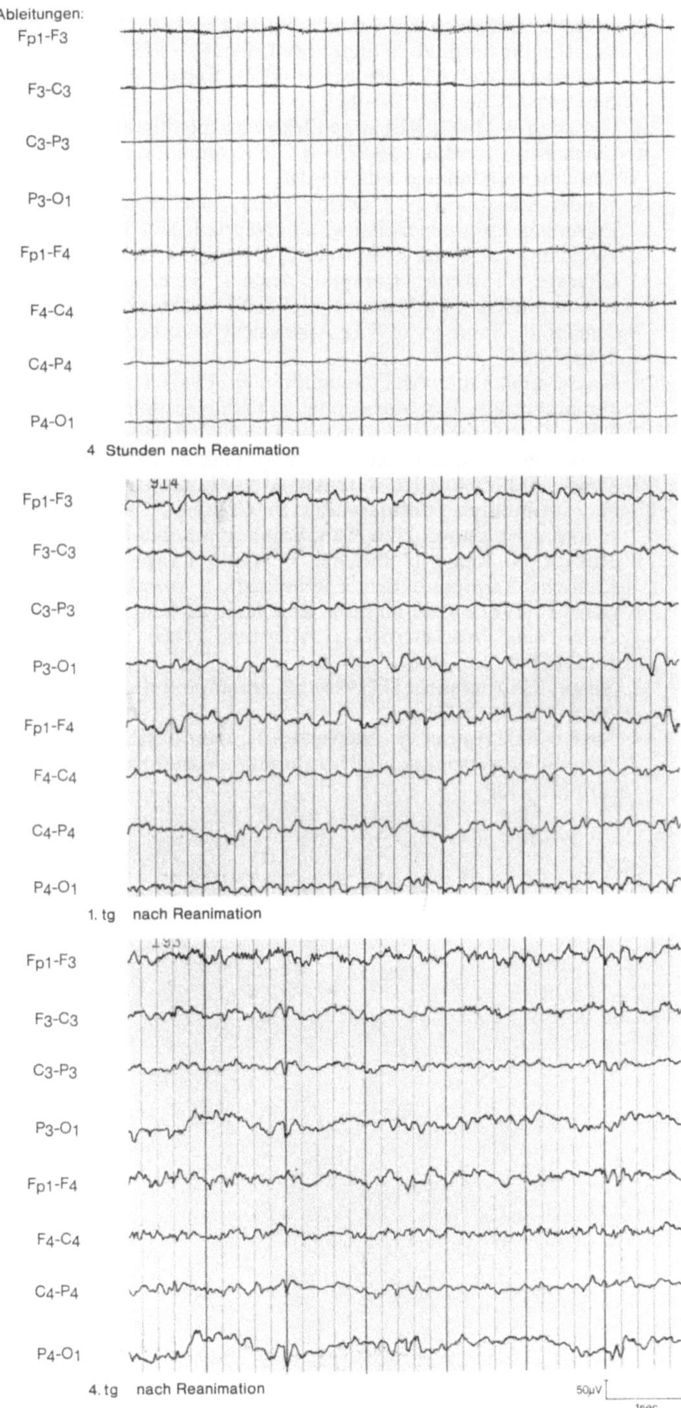
Pat.: 57 J.   ♂
Ableitungen:
Fp1-F3
F3-C3
C3-P3
P3-O1
Fp1-F4
F4-C4
C4-P4
P4-O1
4 Stunden nach Reanimation
Fp1-F3
F3-C3
C3-P3
P3-O1
Fp1-F4
F4-C4
C4-P4
P4-O1
1. tg   nach Reanimation
Fp1-F3
F3-C3
C3-P3
P3-O1
Fp1-F4
F4-C4
C4-P4
P4-O1
4. tg   nach Reanimation
50µV
1sec

430   EEG-Überwachung bei speziellen Patientengruppen

Zitierte Literatur

1. Bedell S, Delbanco TL, Cook F, Epstein F (1983) Survival after cardiopulmonary resuscitation in the hospital. N Engl J Med 309:569–575
2. Castagna J, Weil MH, Shubin H (1974) Factors determining survival in patients with cardiac arrest. Chest 65:527–529
3. Christian W (1982) Klinische Elektroenzephalographie. Thieme, Stuttgart
4. Dönhardt A (Redakteur) (1984) Die Reanimation und der reanimierte Patient. Anästh Intensivther Notfallmed 19:206–210
5. Haider I, Matthew H, Oswald I (1971) Electroencephalographic Changes in Acute Drug Poisoning. Electroencephalogr clin Neurophysiol 30:23–31
6. Hockaday JM, Potts F, Epstein E, Bonazzi A, Schwab S (1965) Electroencephalographic Changes in Acute Cerebral Anoxia from Cardiac or Respiratory Arrest. Electroencephalogr Clin Neurophysiol 18:575–586
7. Jennett B, Bond M (1975) Assessment of outcome after severe brain damage. Lancet 1:480–484
8. Kayser-Gatchalian MC, Neundörfer B (1980) The prognostic value of EEG in ischaemic cerebral insults. Electroencephalogr Clin Neurophysiol 49:608–617
9. Klöss T, Roewer N, Wischhusen F (1985) Prognose der präklinischen kardiopulmonalen Reanimation. Anasth Intensivther Notfallmed 20:237–243
10. Powner DJ, Pinkus RL, Grenvik A (1981) Decisionmaking in brain death and vegetative states – multiple considerations. In: Grenvik A, Safar P (Hrsg) Brain failure and resuscitations. Livingstone, New York Edinburgh London Melbourne, S 239–259
11. Roewer N, Klöss T, Püschel K (1985) Langzeiterfolg und Lebensqualität nach präklinischer kardiopulmonaler Reanimation. Anasth Intensivther Notfallmed 20:244–250
12. Safar P (1981) Resuscitation after brain ischemia. In: Grenvik A, Safar P (Hrsg) Brain failure and resuscitation. Livingstone, New York Edinburgh London Melbourne, S 155–184
13. Simon RP, Aminoff MJ (1986) Electrographic status epilepticus in fatal anoxic coma. Ann Neurol 20:351–355
14. Snyder BD, Hauser A, Loewenson R, Leppik IE, Ramirez-Lassepas M, Gunnit R (1980) Neurologic prognosis after cardiopulmonary arrest III, seizure activity. Neurology (NY) 30:1292–1297

V. Patienten mit schweren Verbrennungen

Patienten mit schweren Verbrennungen nehmen innerhalb der Intensivtherapie eine Sonderstellung ein. Das Bild der Verbrennungskrankheit ist in der Frühphase geprägt durch massive, lokale Permeabilitätsstörungen der Kapillaren mit Ausbildung des charakteristischen Verbrennungsödems. Dieser Prozeß wird ausgelöst und unterhalten von einer hitzeinduzierten Histaminfreisetzung. Die Bedeutung von weiteren permeabilitätssteigernden Stoffen (Kinine) und von Toxinen wird diskutiert. Darüber hinaus entstehen in von der Hitze ungeschädigten Organen massive Ödeme, in die zusätzlich Wasser, Elektrolyte (Na^+) und Albumin verloren werden [5].

Bei schweren Verbrennungen kann das Krankheitsgeschehen durch die zusätzliche, sekundäre Hypovolämie bis zum hypovolämischen Schock und durch Hypoxie bei Atemwegsverlegungen kompliziert werden. Die zentralnervöse Funktion kann in der Frühphase der Verbrennungskrankheit durch primäres Ödem oder durch die Folgen der Komplikationen beeinflußt werden.

Nach 3−4 Tagen wird durch Umverteilungsprozesse im Körper bei unangepaßter Flüssigkeitsbilanz (intravasale Hypoosmolarität, Hypervolämie) erneut die Entwicklung eines Hirnödems provoziert und unterhalten. Komplikationen im intensivmedizinischen Verlauf (Lungenversagen oder Lungenödem, Sepsis, Herz-Kreislauf-Insuffizienz) und therapeutische Maßnahmen (Sedierung) äußern sich in den Veränderungen der cerebralen Funktion wie bei Intensivpatienten mit anderen Grunderkrankungen [3]. Das Hirnödem manifestiert sich im EEG mit Delta-Einstreuungen über den betroffenen Hirnarealen, die als gruppierte abnorme Rhythmisierung erscheinen können. Fokale EEG-Veränderungen werden beobachtet, sie können ihre Lokalisation im Verlauf abhängig von der Ausbreitung des Hirnödems ändern. Das kindliche Gehirn reagiert, wie auch unter anderen Noxen, mit einer gesteigerten Krampfbereitschaft [4]. Die katabole Stoffwechsellage im Rahmen der Verbrennungskrankheit führt sowohl zu hypertonen Krisen als auch zu einer Hyperpyrexie. Klassische Fieberkrämpfe werden beobachtet [4].

Im Verlauf der Intensivtherapie können sekundäre Schäden anderer Organe, wie z.B. Leber und Nieren, sowie septische Geschehen Allgemeinveränderungen im EEG provozieren. Die Verbrennungskrankheit erfordert den Einsatz von Medikamenten, die ihrerseits die hirnelektrische Aktivität beeinflussen. Den eingesetzten Sedativa entsprechende EEG-Veränderungen können beobachtet werden.

Die seltene Verbrennungsencephalopathie, klinisch charakterisiert durch allmähliche Eintrübung und von Krämpfen begleitet, betrifft meist Kinder.

Ihre Ätiologie und Prognose ist unklar. Im EEG zeigen sich langsame (2 – 3 Hz), hochfrequente Wellen, die bei Überleben reversibel sind [1, 2].

Übersicht zu den Beispielen

Beispiel 1:   Verbrennung 30 % Körperoberfläche, unspezifischer Verlauf, Rehabilitation.
Beispiel 2:   Verbrennung 50 % Körperoberfläche, Inhalationstrauma, Hirnödem, Rehabilitation.
Beispiel 3:   Verbrennung 70 % Körperoberfläche, Inhalationstrauma, Schock, Tod.

Beispiel 1

Klinische Situation	Patient 33 Jahre, m. (M. H.-G.). Verbrennungen 2. bis 3. Grades von 30% der Körperoberfläche.

EEG-Befunde

EEG am 16. 8.: Niederamplitudiges EEG, überwiegend Beta-Aktivität (15−25 Hz; 10−20 µV), vereinzelt unterlagert von Theta-Wellen (7 Hz; 20 µV).
EEG am 18. 8.: Unregelmäßiger Kurvenverlauf, mäßig ausgeprägte Alpha-Aktivität (7,5−10 Hz; bis 25 µV), mäßig ausgeprägte Theta-Aktivität (4−7 Hz; bis 25 µV).
EEG am 20. 8.: Unregelmäßiger Kurvenverlauf, mäßig Theta (5−6 Hz; 20−30 µV) in variierender Form, Amplitude und Ausprägung artefaktbedingte Grundlinienschwankungen.
EEG am 29. 8.: Überwiegend Alpha-Aktivität (9−11 Hz; 15−30 µV), mäßig Theta-Aktivität (5−6 Hz; 15−30 µV) in variierender Form, Amplitude und Ausprägung.

Beurteilung

Unkomplizierter Verlauf mit unspezifischer cerebraler Beteiligung. Bei der 1. EEG-Ableitung ist der Patient beatmet, ansprechbar und kreislaufstabil (keine Sedierung). Im Hirnstrombild dominieren niederamplitudige Beta-Wellen. Dies kann als typisches „Streß-EEG" bezeichnet werden. Zwei Tage später ist der Patient extubiert, wach und vollständig orientiert, aber in einem reduzierten Allgemeinzustand. Das Auftreten von Alpha-Wellen im EEG zeigt die beginnende cerebrale Erholung. Die Frequenzlabilität der Alpha-Frequenzen sowie das Vorkommen von Theta-Aktivität geben einen Hinweis auf die noch bestehenden Einschränkungen der cerebralen Leistung bzw. des Hirnstoffwechsels. Die stetige Verbesserung der klinischen Situation des Patienten findet ihren Ausdruck durch Zunahme der elektrischen Spannung und Anstieg der mittleren Frequenz.

Therapie

Intensivtherapie mit kontrollierter Beatmung, Volumentherapie, chirurgische Versorgung der verbrannten Hautareale.

Verlauf

Der Patient wird 14 Tage nach der Aufnahme in einem sehr guten Allgemeinzustand auf eine Allgemeinstation verlegt.

Ableitungen

F_{p1}-F_3; F_3-C_3; C_3-P_3; P_3-O_1;
F_{p1}-F_4; F_4-C_4; C_4-P_4; P_4-O_1;
Reg. Geschw.: 30 mm/s; ZK: 0,3 s; Filter: 70 Hz;
Verst.: 50 µV/7 mm.

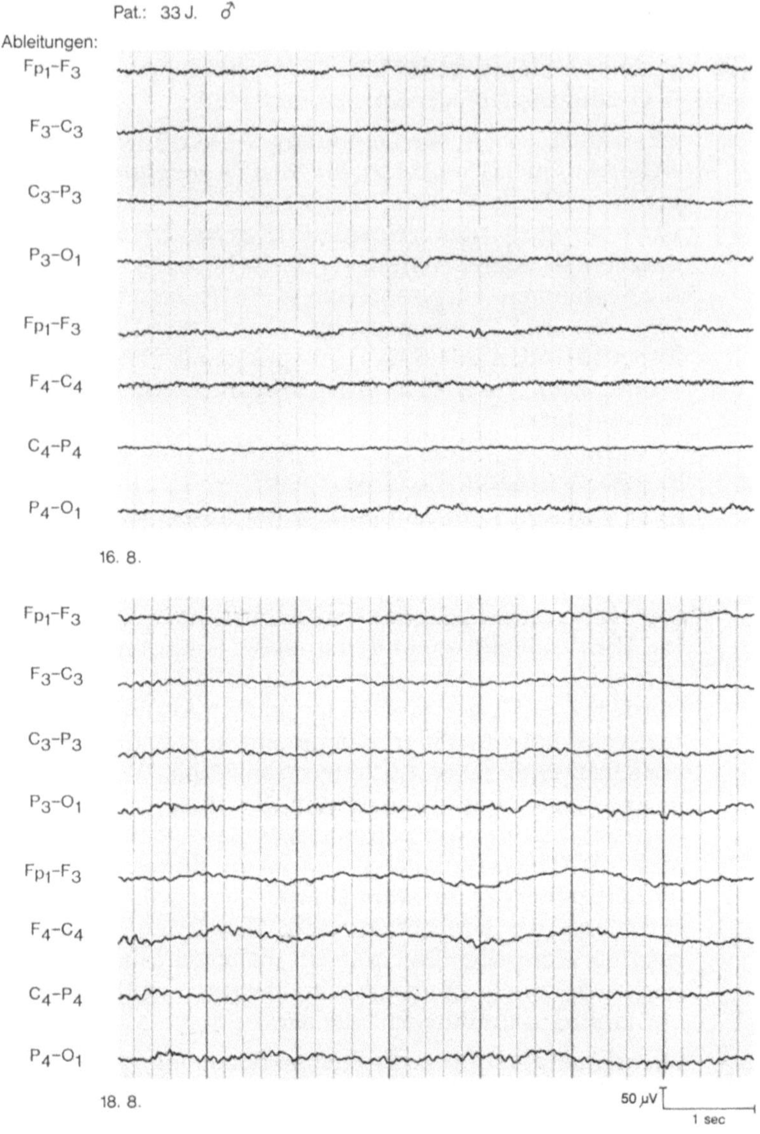
Pat.: 33 J. ♂
Ableitungen:
Fp₁-F₃
F₃-C₃
C₃-P₃
P₃-O₁
Fp₁-F₃
F₄-C₄
C₄-P₄
P₄-O₁
16. 8.
Fp₁-F₃
F₃-C₃
C₃-P₃
P₃-O₁
Fp₁-F₃
F₄-C₄
C₄-P₄
P₄-O₁
18. 8.
50 µV
1 sec

Ableitungen:

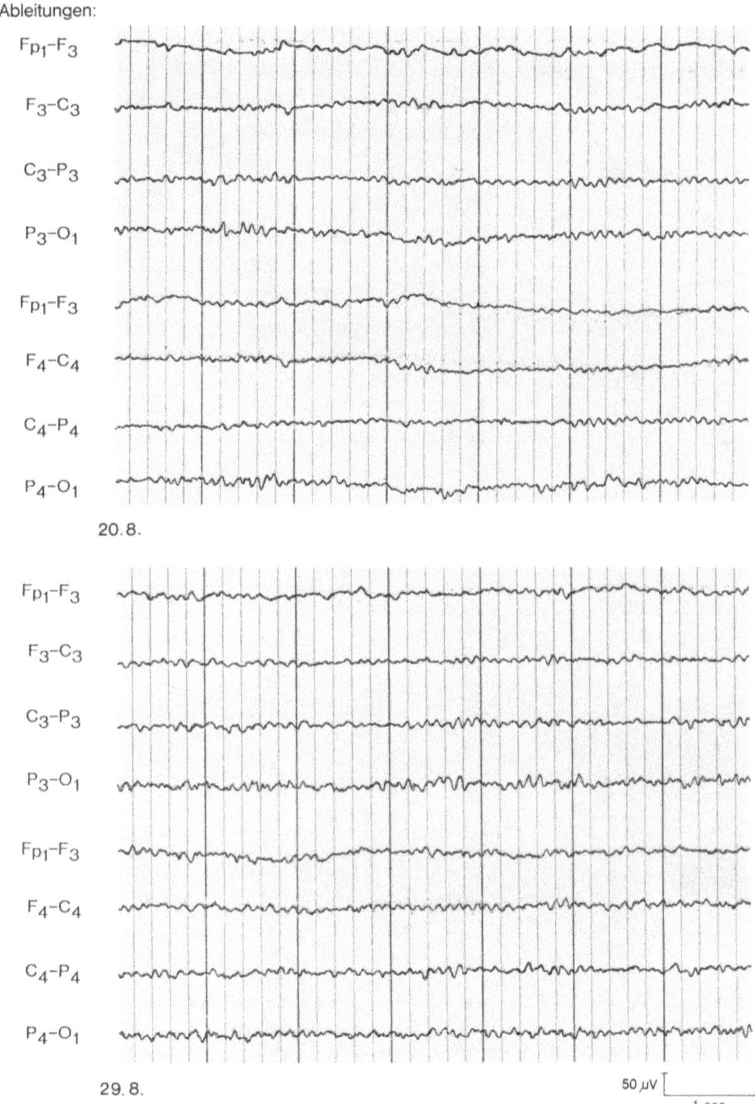

Beispiel 2

Klinische Situation	Patient 17 Jahre, m. (R. B.). Verbrennungen 3. Grades von 50 % der Körperoberfläche. Gesichtsverbrennungen, leichtes Inhalationstrauma.
EEG-Befund	EEG am 21. 9.: Beta (13 − 15 Hz; bis 20 µV), Alpha (8,5 − 10 Hz; 15 − 25 µV), Theta (5 − 6,5 Hz; 20 − 30 µV), Delta (1 − 3 Hz; 25 − 50 µV) in mäßiger Ausprägung. EEG am 24. 9.: Theta-Aktivität (3,5 − 5,5 Hz; bis 40 µV) mit Beta-Überlagerung (13 − 15 Hz), schwere gruppierte Dysrhythmie (Delta 1,5 − 2 Hz; 50 − 100 µV).

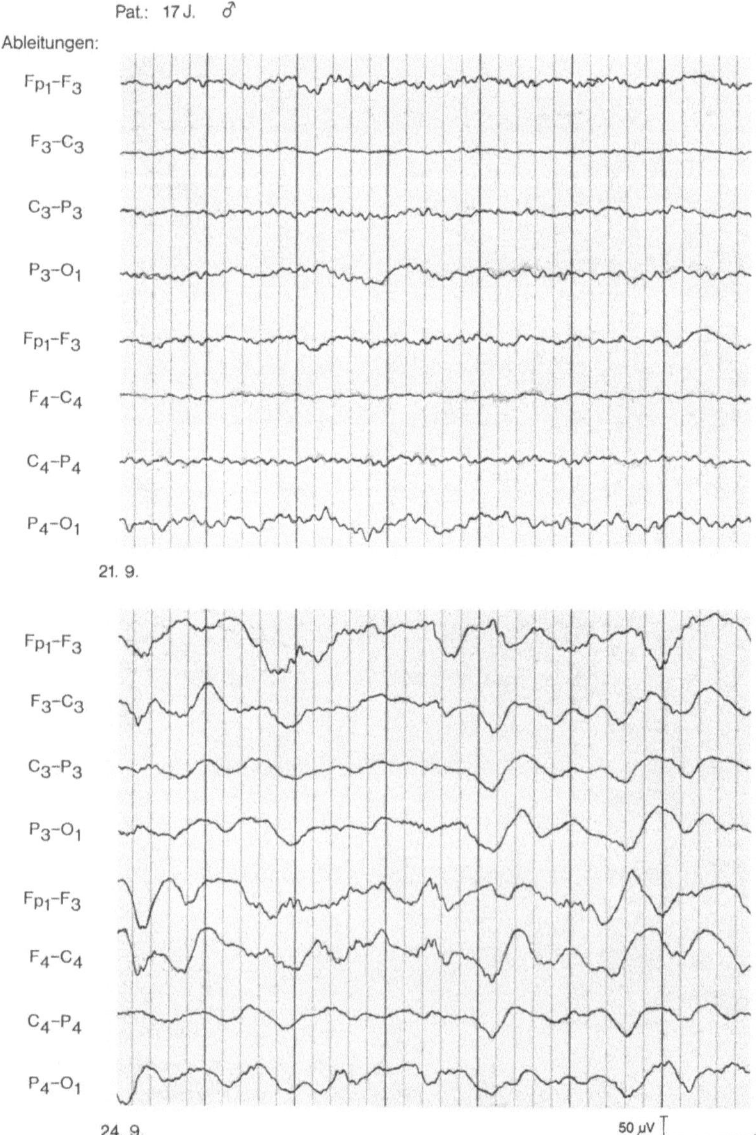

EEG am 30. 9.: Niederamplitudiges EEG mit überwiegend Theta-Aktivität (4,5 − 6 Hz; bis 25 µV) z. T. von 2- bis 3-Hz-Wellen unterlagert.
EEG am 6. 10.: Überwiegend Beta-Aktivität (15 − 20 Hz, 15 − 25 µV), mäßige Theta-Aktivität (5,5 − 6,5 Hz; 20 − 30 µV).

Beurteilung

Cerebrale Beeinflussung durch die Entwicklung eines Hirnödems. In der EEG-Ableitung am Aufnahmetag sind Zeichen der Sedierung mit leichter Einschränkung der cerebralen Funktion bei diazepambedingter Beta-Aktivität vorhanden. In den folgenden 2 Tagen verschlechtern

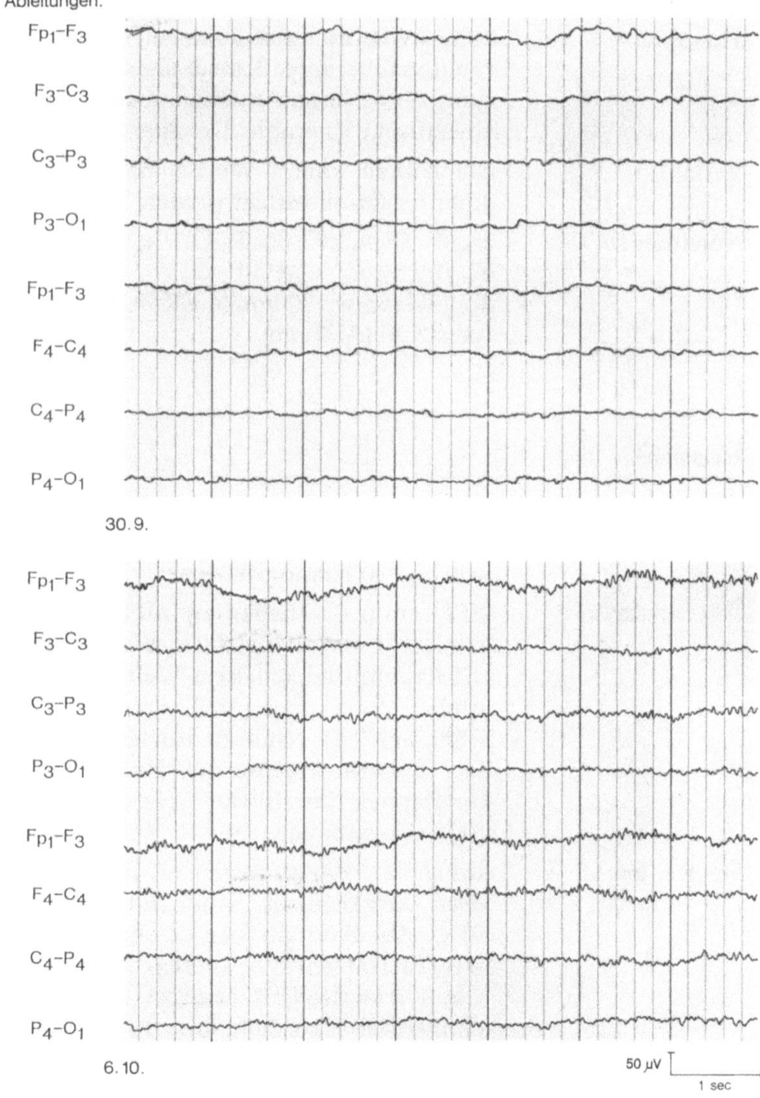

sich pulmonale und Herz-Kreislauf-Situation. Trotz nur mäßiger Sedierung mit 15 mg Diazepam/Tag ist der Patient tief komatös. Klinisch wird die Verdachtsdiagnose eines generalisierten Hirnödems gestellt. Es finden sich schwerste Veränderungen. Die Grundaktivität ist pathologisch verlangsamt, Gruppen langsamer Wellen deuten auf eine hirnstammnahe Funktionsstörung hin. Im Verlaufe der Intensivbehandlung stabilisiert sich der Zustand des Verbrannten, die pathologischen EEG-Veränderungen bilden sich entsprechend zurück (30. 9.). Am 6. 10. befindet sich der Patient in gutem Allgemeinzustand. Im EEG lassen sich noch die Restwirkungen des Traumas anhand der relativ hohen Theta-Aktivität nachweisen. Ein normales Beta-EEG baut sich langsam auf.

Therapie	Intensivtherapie mit kontrollierter Beatmung, Sedierung, Volumentherapie; Katecholamine, chirurgische Versorgung der verbrannten Hautareale. Spezifische Therapie: Dexamethason.
Verlauf	Der Patient kann 4 Wochen nach der Aufnahme von der Intensivstation verlegt werden.
Ableitungen	F_{p1}-F_3; F_3-C_3; C_3-P_3; P_3-O_1; F_{p1}-F_4; F_4-C_4; C_4-P_4; P_4-O_1; Reg. Geschw.: 30 mm/s; ZK: 0,3 s; Filter: 70 Hz; Verst.: 50 µV/7 mm.

Beispiel 3

Klinische Situation	Patient 26 Jahre, m. (F. D.). Verbrennung 3. Grades von 70% der Körperoberfläche, Gesichtsverbrennungen, schweres Inhalationstrauma.
EEG-Befunde	EEG am 6. 3.: Niederamplitudiges EEG, frontal und parieto-occipital 4- bis 6-Hz-Wellen (bis 25 µV), die von niederamplitudigen Beta-Wellen (15−20 Hz) überlagert sind. EEG am 7. 3.: Nahezu isoelektrische Strecken (Dauer: 10−20 s) im Wechsel mit Bursts bestehend aus Wellen im Bereich von 13 Hz, 7 Hz und 2 Hz (Dauer: 2−3 s). EKG-Einstreuung.
Beurteilung	*Cerebrale Beeinträchtigung durch Frühkomplikationen nach Verbrennung.* Schon am Aufnahmetag zeigt das EEG das Ausmaß der cerebralen Mangelsituation an. Der Patient wird zu diesem Zeitpunkt mit einem F_iO_2 von 1,0 kontrolliert beatmet (pO$_2$ 80 Torr, $\cong$ 10,7 kPa) und erhält Katecholamine in höchster Dosierung (RR

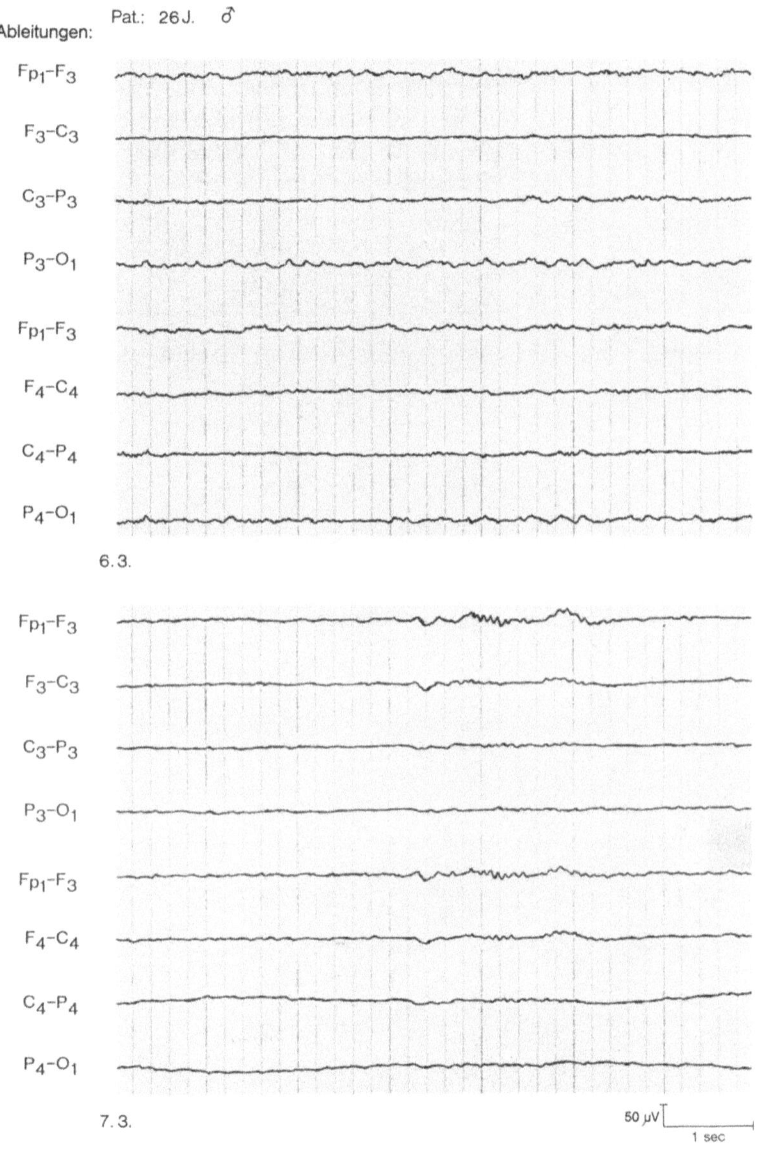

Ableitungen:
Pat.: 26 J.   ♂
Fp1-F3
F3-C3
C3-P3
P3-O1
Fp1-F3
F4-C4
C4-P4
P4-O1
6.3.
Fp1-F3
F3-C3
C3-P3
P3-O1
Fp1-F3
F4-C4
C4-P4
P4-O1
7.3.
50 µV
1 sec

syst. 90 mm Hg, Puls 130/min). Trotz intensivster therapeutischer Maßnahmen verschlechtert sich der Zustand des Patienten zunehmend. Das EEG am 7. 3. demonstriert den nahezu völligen cerebralen Funktionsverlust. Während der EEG-Ableitung werden die Phasen der Suppression immer länger.

Therapie — Intensivbehandlung mit kontrollierter Beatmung, bronchoskopische Spülungen, hochdosierte Katecholamingaben, Volumentherapie.
Spezifische Therapie: Dexamethason.

Verlauf — Der Patient stirbt 1 h nach der letzten EEG-Ableitung.

Ableitungen: — F_{p1}-F_3; F_3-C_3; C_3-P_3; P_3-O_1;
F_{p1}-F_4; F_4-C_4; C_4-P_4; P_4-O_1;
Reg. Geschw.: 30 mm/s; ZK: 0,3 s; Filter: 70 Hz;
Verst.: 50 µV/7 mm.

Zitierte Literatur

1. Hall KV (1968) Encephalopathy complicating burn injuries in children. Scand J Plast Reconstr Surg 2:59−63
2. Jeffs JV, Edwards GE, Hoyle JR (1966) Induced hypothermia in the management of burns encephalopathy. Br J Plast Surg 19:361−363
3. Lips U, Bonatz E, Kunert P, Pichlmayr I (1985) Elektroenzephalographische Beurteilungsmöglichkeiten bei schwerverbrannten Intensivpatienten. Handchir 17:73−74
4. McManus WF, Hunt JL, Pruitt BA (1974) Postburn convulsive disorders in children. J Trauma 14:396−401
5. Zellweger G (1985) Die Behandlung der Verbrennung. Deutscher Ärzteverlag, Köln

H. Ergänzende Untersuchungen und Diagnoseschemata

Im folgenden werden Methoden, die zur Beurteilung bewußtseinsgetrübter Intensivpatienten herangezogen werden, kurz dargestellt. Angefügt sind Übersichten zur Komaeinteilung sowie die Ausführungen der Bundesärztekammer zur Hirntoddiagnostik.

I. Neurologische Untersuchung

1. Neurologischer Untersuchungsgang

Notwendiges Instrumentarium (Mindestanforderung):
- Augenspiegel
- Bandmaß
- Handlampe
- Reflexhammer
- Riechproben
- Sicherheitsnadel
- Spatel
- Watteträger

Ablauf der neurologischen Untersuchung:

a) *Bewußtseinszustand*

Vigilanz	Somnolenz, Sopor, Koma (Komastaging)
Orientierung	Person, Ort, Zeit
Stimmungslage	depressiv, manisch

b) *Kopf*

Prüfen auf Klopf-, Druckschmerz, insbesondere Nervenaustrittspunkte
Nackensteife differenzieren: meningeal, HWS, muskuläre Ursache

c) *Hirnnerven*

I	N. olfactorius	Riechprobe
II	N. opticus	Visus, Gesichtsfeldprüfung, Augenspiegelung
III IV VI	N. oculomotorius N. trochlearis N. abducens	Pupillenreaktion, Bulbusmotilität (Fingerfolge-versuch), Blickparesen, Lidspalte, Nystagmus
V	N. trigeminus	Dysästhesien, Sensibilitätsprüfung, Kornealreflex
VII	N. facialis	Funktionsprüfung der Gesichtsmuskulatur, Lidschluß, Geschmackprüfung (vordere 2/3 der Zunge), Gehörprüfung (Hyperakusis), Differenzierung zentrale/periphere Läsion (Stirnrunzeln), Schirmer-Test (Tränensekretion)
VIII	N. vestibulocochlearis	Nystagmus, Romberg-, Unterberger-Versuch, Koordination, thermische Prüfung durch Spülung mit Wasser (*cave:* Trommelfellperforation), Gehörprüfung (Flüsterzahlen), Rinne-, Weber-Versuch

IX N. glossopharyngeus	Inspektion der Mundhöhle, Verziehung des Gaumensegels, Kulissenphänomen, Sprache (Rekurrensparese)
X N. vagus	
XI N. accessorius	Kopfbewegung (M. sternocleidomastoideus)
XII N. hypoglossus	Zungentrophik, Deviation der Zunge zur erkrankten Seite

d) Motorik

Grobe Kraft	Stufen 0 ... 5
Trophik	neurogene bzw. Inaktivitätsatrophie
aktive Beweglichkeit	Mono-, Hemiparesen
passive Beweglichkeit	Rigor, Spastik

Achten auf: Tonus, Tremor (Ruhe-, Haltungs-, Intentionstremor), Faszikulationen, Hyperkinesien (choreatisch, athetotisch, dystonisch).

e) Reflexe

Beurteilung der Reflexlebhaftigkeit im Seitenvergleich:

Muskeleigenreflexe
  Arm: RPR, BSR, TSR
  Bein: PSR, ADR, ASR
	fehlend, abgeschwächt, normal, lebhaft, gesteigert

Fremdreflexe
  Bauchhaut-, Cremaster-,
  Analreflex
	fehlend, schnell erschöpflich, normal

pathologische Reflexe
  (physiologisch nur bei
  Neugeborenen)
	Trömner- (nur bei einseitiger Auslösbarkeit), Wartenberg-, Greifreflex
	Babinski-Reflex, Chaddok-Zeichen
	Oppenheim-, Gordon-Reflex, Klonus
	Schon ein isoliert vorhandener Reflex gilt als Zeichen einer zentralen Schädigung

f) Sensibilität

Spontan	Parästhesien, Schmerzen, Taubheitsgefühl
Berührungsempfinden	Qualität (spitz, stumpf), Schmerz, Temperatur, Zweipunktdiskrimination
Tiefensensibilität	Vibrationsempfinden, Erfassung der Finger-, Zehenlage ohne visuelle Kontrolle
Stereognosie	Ertasten und Benennen von Gegenständen bei ausgeschalteter visueller Kontrolle

g) Koordination

Spinale Ataxie	extremitätenbetonte Symptome, Knie-Hacken-Versuch, Finger-Nase-Versuch
Cerebellare Ataxie	Dysdiadochokinese, Reboundphänomen, Gangunsicherheit auch bei optischer Kontrolle, Intentionstremor
vestibuläre Ataxie	rumpfbetonte Symptomatik (s. N. vestibulocochlearis)

h) Vegetative Funktionen

Anamnese	Blasen-, Darm-, Sexualfunktionen
Untersuchungen	Dermographismus, Hyperhidrose, Hypohidrose Chvosteksches Zeichen (Kontraktion der gleichseitigen Wangenmuskulatur nach ohrnahem Beklopfen des Facialisstammes)

Literaturübersicht

Anschütz F (1978) Die körperliche Untersuchung, 3. Aufl. Springer, Berlin Heidelberg New York
Mumenthaler M (1982) Neurologie, 7. Aufl. Thieme, Stuttgart New York
Scheid W (1982) Lehrbuch der Neurologie, 7. Aufl. Thieme, Stuttgart New York

2. Diagnostik der medianen Hirnstammsyndrome

Tabelle 1. Symptome und ihre Zuordnung zu den einzelnen Stadien. (Nach Hacke 1986)

Stadium (Phasen nach Gerstenbrand u. Lücking)	Mittelhirnsyndrom 1−2		Mittelhirnsyndrom 3−5		Pontomedulläres Syndrom (Bulbärhirnsyndrom)	
	früh	spät	früh	spät	früh	spät
Bewußtsein	erweckbar	schwer erweckbar	Koma		Koma	
Körperhaltung	normal	Beuge-Streck-Haltung	Übergang zur generalisierten Streckhaltung		atonisch	
Spontanmotorik	gezielt	Massenbewegung	Strecksynergismen		keine	
Schmerzreaktion	gezielt	ungezielt	Übergang zu Streckbewegungen		noch geringe Beugebewegung	keine Beugebewegung
Muskeltonus	normal	erhöht, Babinski +	erhöht, Spontan-Babinski		normal bis schlaff	schlaff
Pupillenweite	eng	eng	→ mittelweit		übermittelweit	weit
Pupillenreaktion	positiv (+) →	positiv (++)	träge	vermindert	meist fehlend	fehlend
Bulbusstellung	konjugiert zunächst noch fixier.	beginnende Divergenz	gerade oder divergierend		meist divergierend	
Bulbusbewegung	schwimmend	keine Spontanbewegung	keine		keine	
Okulozephaler Reflex	negativ positiv	positiv	positiv	negativ	negativ	
Vestibulooku-lärer Reflex	positiv (normal)	positiv	tonisch → dissoziiert → negativ		negativ	
Atmung	normal	Übergang zu perio-discher Atemform	periodisch	vertieft, hochfrequent („Maschinenatmung")	zunehmende Depression „normal" → Schnappatmung	
Pulsfrequenz	uncharakte-ristisch	mäßig erhöht	erhöht		erhöht bis normal	erniedrigt
Blutdruck	normal	noch normal	leicht erhöht	deutlich erhöht	erniedrigt	stark erniedrigt
Temperatur	normal	ansteigend	erhöht		noch erhöht	erniedrigt

II. Neurologischer Verlaufsbogen

Anmerkungen zum neurologischen Verlaufsbogen

Glasgow coma scale (GCS)

1. Öffnen der Augen:
− spontan,
− auf Ansprache,
− auf Schmerz,
− auf Reaktion.

2. Verbale Äußerungen:
− orientiert: zeitlich, örtlich, zur Person,
− verwirrt: desorientiert, Unterhaltung noch möglich,
− unpassende Worte: sinnlose Aneinanderreihung von Worten,
− keine.

3. Motorik:
− befolgt Aufforderungen,
− gezielt auf Schmerz: gezielte Reaktion zur Beseitigung der Schmerzquelle,
− ungezielt auf Schmerz,
− Beugung auf Schmerz,
− Streckung auf Schmerz:
　a) Adduktion im Schultergelenk, Extension im Ellenbogengelenk, Pronation,
　b) Streckung im Hüft- und Kniegelenk, Plantarflexion.

EEG

1. Grundrhythmus
[Frequenzen im Bereich von 0,5 − 32 Hz, die beim wachen, entspannten Patienten (Augen geschlossen) abgeleitet werden]
− Frequenzbereich
　Beta (12,5 − 32 Hz)
　Alpha (7,5 − 12,5 Hz)
　Theta (3,5 − 7,5 Hz)
　Delta (0,5 − 3,5 Hz)
− Ausprägung (prozentualer Zeitanteil der jeweiligen Frequenzbereiche):
　ü: überwiegend (> 70 %)
　m: mäßig (40 − 70 %)
　g: gering (< 40 %)

Anästhesiologischer Bereich
MHH-Krankenhaus Oststadt
Prof. Dr. med. I. Pichlmayr

Station 3b

Blatt   Nr.:

Diagnose	
Operation	
OP-Tag	

| Name: | Datum | | | | | | | | |
| Geburtsdatum: | Uhrzeit | | | | | | | | |

Pupillengröße [mm]

	T [°C]									
	42	240								
	41	230								
1	40	220								
	39	210								
	38	200								
2	37	190								
	36	180								
	35	170								
3	34	160								
	33	150								
4	32	140								
		130								
		120								
	RR	110								
5	[mm/Hg]	100								
		90								
		80								
6	HF	70								
		60								
		50								
7		40								
		30								
	AF	20								
8		10								

PUPILLO-MOTORIK	L	Größe								
		Reaktion (+/-)								
	R	Größe								
		Reaktion (+/-)								

G	VERBALE ÄUSSERUNGEN	Orientiert								
		Verwirrt								
		Unangemessene Worte								
		Sinnlose Laute								
		Keine								
C	ÖFFNEN DER AUGEN	Spontan								
		Auf Ansprache								
		Auf Schmerz								
		Keine Reaktion								
S	MOTORIK	Auf Aufforderung								
		Gezielt auf Schmerz								
		Ungezielt auf Schmerz								
		Beugen bei Schmerz								
		Strecken bei Schmerz								
		Keine Reaktion								

E		BETA	ü/m/g								
		ALPHA									
		THETA									
		DELTA									
E	GRUND-RHYTHMUS	ALPHA mittlere Frq. [Hz]								
		mittlere Ampl. [µV]								
		THETA mittlere Frq. [Hz]								
		mittlere Ampl. [µV]								
		Isoelektr. Strecken/ B-S-Phasen								
G	GRAPHO-ELEMENTE	DYG								
		DYK								
		GAR								
		KAR								
		Steilere Abläufe								
		Krampfpotentiale								

BEOBACHTUNGEN

– mittlere Frequenz (am häufigsten registrierte Frequenz für Alpha und Theta);
– mittlere Amplitude (am häufigsten registrierte Amplitude von der Basis bis zur Spitze einer Welle);
– isoelektrische Strecken Ausfall der Hirnpotentiale, evtl. mit trägen Grundlinienschwankungen, unterbrochen von steilen Ausbrüchen oder komplexen Entladungen: Burst-Suppression)

2. Graphoelemente
– Dysrhythmien: unregelmäßige, langsame Wellen, die vom Grundrhythmus abweichen und sich über die Konvexität ausbreiten können.
  DYG gruppierte Dysrhythmie von weniger als 20 s Dauer
  DYK kontinuierliche Dysrhythmie von mehr als 20 s Dauer
      l: leicht: mäßig Theta, eingestreut Delta;
      m: mäßig: gleiche Anteile von Theta und Delta;
      s: schwer: überwiegend Delta
  GAR gruppierte abnorme Rhythmisierung: sinusartige, monomorphe Graphoelemente einer einheitlichen Frequenz, Dauer < 20 s;
  KAR kontinuierliche abnorme Rhythmisierung, Dauer > 20 s.
  Steilere Abläufe: Steilheit eines Schenkels > 300 μV/0,1 s:
  Amplitude > 3faches der Grundaktivität,
  Krampfpotentiale

3. Besonderheiten
– z. B. Sedierung

Literaturübersicht

Christian W (1982) Klinische Elektroenzephalographie, 3. Aufl. Thieme, Stuttgart New York
Hacke W (1986) Neurologische Intensivmedizin. Perimed, Erlangen
Harner R (1980) American Electroencephalographic Society: Guidelines in EEG. American Electroencephalographic Society, Atlanta
Jennett B, Taesdale G (1977) Aspects of coma after severe head injury. Lancet 1:878–881
Teasdale G, Jennett B (1974) Assessment of coma and impaired consciousness. Lancet 13:81–84

III. Intrakranielle Druckmessung (ICP)

Von den beiden möglichen Methoden der intrakraniellen Druckmessung in einem Seitenventrikel oder epidural wird zur Langzeitüberwachung bei Intensivpatienten der epidurale Zugangsweg bevorzugt. Trotz des Nachteils der fehlenden Verbindung zum Liquorsystem mit entsprechender Entlastungsmöglichkeit sprechen geringe Infektionsgefahr und prinzipielle Zugangsmöglichkeit an jeder Stelle des Schädels für die Methode. Die Druckregistrierung erfolgt über einen Druckaufnehmer, der durch ein Bohrloch zwischen Dura und Knochen plaziert wird. Der normale intrakranielle Druck schwankt zwischen 10 und 14 mm Hg. Die pathologische Hirndruckerhöhung verläuft phasisch in Form verschiedener Wellenmuster (A- oder Plateauwellen, B-Wellen, R-Rampenwellen). Intrakranielle Druckwerte über 30–40 mm Hg bedürfen der Korrektur durch direkte oder über konservative Maßnahmen indirekter Druckentlastung, um einen ausreichenden cerebralen Perfusionsdruck (CPD) aufrechtzuerhalten. Als kritische Grenzwerte für den cerebralen Perfusionsdruck – der sich als Differenz von arteriellem Mitteldruck und intrakraniellem Druck errechnet – gelten Werte um 50–60 mm Hg.

Literaturübersicht

Gaab MR (1984) Die Registrierung des intrakraniellen Druckes. Grundlagen, Techniken, Ergebnisse, Möglichkeiten. Fortschr Med 102/38:957–962
Gaab MR, Knoblich OE, Dietrich K (1979) Miniaturisierte Methoden zur Überwachung des intrakraniellen Druckes. Techniken und klinische Ergebnisse. Langenbecks Arch Chir 350:13–31
Niemer M, Nemes C (1979) Datenbuch Intensivmedizin. Fischer, Stuttgart New York

IV. Liquordruckmessung

Tabelle 1. Indikation und Methodik. (Nach Hacke 1986)

Untersuchung	Fragestellung	Methode	Normwerte
Liquordruck	Intrakranielle Raumforderung Passagestörung Sinusthrombose Entzündung	Meßuhr Steigrohr „Queckenstedt"	5 – 20 cm H_2O
Makroskopie	Blutung Entzündung	Zentrifugieren 3-Gläser-Probe Läppchentest	Klar versus trüb Blutig versus xanthochrom
Mikroskopie Zellzahl Zelldifferenzierung	Entzündung: Artdiagnostik Blutung: Zeitpunktdiagnostik Art der Entzündung, Tumorzellen	Phasenkontrastmikroskop Färbetechniken	0 – 5 Zellen/cm³, Lymphozyten ca. ⅔ der Zellzahl, Monozyten ca. ⅓
Gesamteiweiß Albumin IgG	Entzündung, Sperrliquor, Schrankenstörung, Autochthone IgG-Produktion	Biuret-Methode Immundiffusion nach Manzini Laser-Nephelometrie	0,16 – 0,33 g/l lumbal 0,1 – 0,3 g/l lumbal 0,01 – 0,04 g/l lumbal
Glukose Liquor versus Blut	Entzündungen	Photometrie	ca. ⅔ des Blutglukosegehalts im Lumballiquor
Laktat	Meningitis, Enzephalitis Insulte Blutungen Granulome	Photometrie	1,1 – 2,2 mmol/l

V. Evozierte Potentiale

D. PRASS

Die in einem zeitlichen Intervall nach einer adäquaten sensorischen Reizung ent-
stehende elektrische Aktivität des Zentralnervensystems (ZNS) wird als evoziertes
Potential bezeichnet.

1947 gelang es Dawson erstmals, somatosensorisch evozierte Potentiale, abgeleitet von der Kopfhaut des Menschen, mit Hilfe einer Überlagerungstechnik
darzustellen [10]. Durch diese Überlagerungstechnik hebt sich das Reizantwortpotential von der spontanen EEG-Aktivität ab, so daß alle einzelnen Reizantworten erhalten bleiben. In der Praxis ist diese Überlagerungstechnik (Summation) dann sinnvoll, wenn das evozierte Potential gleich oder größer als die Hin-
tergrundaktivität ist.

Eine genaue Analyse dieser Reizantworten ermöglichte erst im Jahre 1954
die Einführung eines elektronischen Mittlungsverfahrens durch Dawson [11].
Dividiert man das summierte Potential durch die Anzahl der erfolgten Rei-
zungen, so erhält man ein gemitteltes Reizantwortpotential. Mit diesem Mitt-
lungsverfahren („averaging") ist es möglich, bei einer genügend großen Anzahl
von gemittelten Reizantworten auch kleine Signale aus einer unkorrelierten
Aktivität (Rauschen) herauszulösen. Amplituden- und Latenzschwankungen
der Einzelantworten werden dabei nicht mehr erfaßt. Bei den heutigen Routi-
neuntersuchungen wird dieses Verfahren angewandt.

Je nach Modalität des sensorischen Reizes wird eine Funktionsprüfung der
Impulsleitung und -verarbeitung verschiedener afferenter Systeme ermöglicht;
man unterscheidet akustisch, somatosensorisch und visuell evozierte Potentiale.
Weitere Unterteilungen beziehen sich auf das zeitliche Auftreten der einzelnen
Wellen nach dem Stimulus (evozierte Potentiale früher, mittlerer und später
Latenz) und auf den angenommenen Entstehungsort der Reizantwort (z. B. kor-
tikale, subkortikale, Hirnstammpotentiale).

1. Akustisch evozierte Potentiale (AEP)

Nach akustischer Stimulation lassen sich eine Vielzahl von Potentialwellen auslösen, wobei nach dem zeitlichen Auftreten der Komponenten frühe (bis
10 ms), mittlere (10−50 ms) und späte (bis 1000 ms) akustisch evozierte Potentiale unterschieden werden. In der Folge soll nur auf die Wellen früher Latenz
eingegangen werden, die sich genau definierten Strukturen im ZNS zuordnen
lassen und geringeren intra- und interindividuellen Schwankungen unterliegen,

während insbesondere die späten Komponenten in Amplitude und Latenz sehr variabel sind.

Bis 1974 wurden akustisch evozierte Potentiale v.a. zur Hörschwellenbestimmung herangezogen. Untersuchungen von Sohmer [36] und Starr [37] beschrieben 1974 und 1975 erstmals Veränderungen der frühen Wellen bei neurologischen Erkrankungen. Aufgrund der guten Übereinstimmung von Schädigungsort und Wellenveränderung ist heute mit Hilfe der akustisch evozierten Potentiale früher Latenz eine exakte Topodiagnostik möglich [20, 30, 40].

Benennung der EP-Komponenten und topologische Zuordnung

In den ersten 10 ms nach der Stimulation lassen sich in der Regel 5−7 positive Gipfel nachweisen, die fortlaufend mit römischen Ziffern von I bis VII bezeichnet werden. Die Darstellung der Kurven wird so gewählt, daß eine Positivität an der aktiven Elektrode einen Ausschlag nach oben ergibt (Abb. 1).

Die Welle I wird dem Anfangsteil des Hörnerven zugeordnet [20]. Welle II wird von einigen Autoren als erste zentrale Welle (Hirnstamm) angesehen [20, 40] während andere Untersuchungen die Annahme, daß diese Welle II noch im Hörnerv generiert wird, unterstützen [30, 42]. Welle III und IV entstehen in den unteren und oberen Brückenarealen [30]. Welle V wird Mittelhirnstrukturen zu-

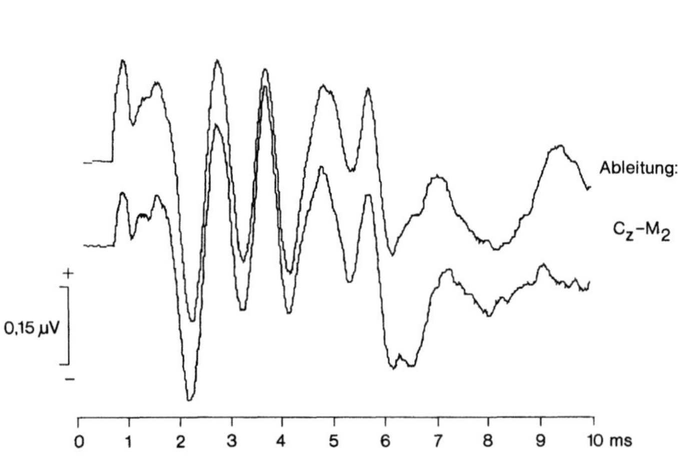

Abb. 1. Akustisch evozierte Potentiale früher Latenz einer Normalperson. Positive Wellen sind mit Ausschlag nach oben dargestellt und mit den römischen Ziffern I−VII nach ihrem zeitlichen Auftreten gekennzeichnet. Zur Auswertung gelangen nur diejenigen Wellen, die bei 2 hintereinanderfolgenden Ableitungen reproduzierbar sind.

Ableitebedingungen: Ableitung: C$_z$-M$_2$; Stimulation: Sog (11 Hz, 0,1 ms Dauer); 70 dB über der individuellen Hörschwelle unter Verrauschen des kontralateralen Ohres (links) mit 60 dB;
Anzahl der summierten Reizantworten: 3000;
High-pass-Filter: 200 Hz, Low-pass-Filter: 2 kHz.

geordnet, da isolierte Veränderungen dieser Welle bei erhöhtem Hirndruck gesichert werden konnten. Der Entstehungsort der Welle VI wird im Thalamus vermutet, während der 7. positive Gipfel am ehesten der Radiatio auditiva zuzuordnen ist [40].

Methodik (Tabelle 1)

Tabelle 1. Beschreibung der Methode der Ableitung früher akustischer evozierter Potentiale

Stimulation	ipsilateral unter Verrauschen des kontralateralen Ohres mit um 10 dB niedrigerer Intensität;
Stimulationsart	"rarefaction click" (Sog), "condension click" (Druck), "alternierender click" (Druck/Sog);
Reizfrequenz	11/s;
Reizdauer	0,1 ms;
Reizintensität	70 dB über der individuellen Hörschwelle;
Summierte Antworten	≥ 2000;
Analysezeit	10 ms;
Ableitort	Mastoid links (M_1), $\big\rangle C_z$; Mastoid rechts (M_2),
Erdung	F_{pz};
Anzahl der Kanäle	2;
High-pass-Filter	200 Hz;
Low-pass-Filter	2 kHz;
Empfindlichkeit	5 μV/Div.

Die akustische Stimulation erfolgt über einen elektrodynamischen Kopfhörer unter Verwendung von Kurzzeitreizen (Clicks oder Ton-Pieps) mit einer Dauer von 0,1–0,2 ms. Die Reizstärke sollte ca. 70 dB über der individuellen Hörschwelle betragen mit einer Stimulationsrate von 11 bis zu 30 Hz. Die Stimulation erfolgt monoaural unter Verrauschen der kontralateralen Seite mit einer 10–20 dB niedrigeren Intensität.

Die Ableitung früher akustisch evozierter Potentiale sollte über mit Elektrodenpaste gefüllte, gesinterte Elektroden erfolgen. Die Ableitung wird simultan am ipsi- und kontralateralen Ohr vorgenommen und mindestens 2mal durchgeführt, um die Reproduzierbarkeit zu überprüfen. Die Elektrodenplazierung erfolgt nach dem internationalen 10/20-System auf den Punkten C_z und Mastoid. Die Elektrodenimpedanz muß unter 3 kΩ liegen, wozu die Kopfhaut entfettet wird und leicht aufgerauht werden kann.

Auswertung und Beurteilung der Befunde

Zur Auswertung der akustisch evozierten Potentiale früher Latenz werden folgende Kriterien herangezogen:

— absolute Latenzen der Wellen,
— Interpeaklatenzen I–II, I–III, I–V und III–V,
— Amplituden der Wellen,
— Amplitudenverhältnis des IV–V Komplexes zur Welle I.

Als pathologisch werden die Latenzen und Amplituden angesehen, die den Mittelwert eines Normalkollektives um die 2½fache Standardabweichung überschreiten. Im Seitenvergleich werden Latenzdifferenzen von mehr als 0,5 ms als pathologisch beurteilt.

EP-Befunde im Koma

Bei Funktionsstörungen des Gehirns, die zum Koma führen, liegt entweder eine beidseitige Störung reticulärer Strukturen des Hirnstammes, ihrer Verbindungen zur Hirnrinde oder eine beidseitige diffuse Funktionsstörung der gesamten Hirnrinde vor. Bei den Hirnstammschädigungen unterscheidet man zwischen primären, traumatisch-entzündlichen oder gefäßbedingten Hirnstammsyndromen und den sekundären als Folge von hypoxisch-ischämischer Zellveränderung nach Hirnödem und posttraumatischen intrakraniellen Blutungen. Die häufigsten Veränderungen sind dabei eine Minderung der Amplitude der einzelnen Wellen, eine Abnahme des Amplitudenverhältnisses IV–V/ I und die Zunahme der Latenzen bzw. Interpeaklatenzen.

Mit Hilfe der Ableitung akustisch evozierter Potentiale früher Latenz (auch akustisch evozierte Hirnstammpotentiale genannt) kann eine Hirnstammläsion nachgewiesen und die Höhe der Schädigung bestimmt werden [4, 14, 30, 31]. Bei Fehlen der Welle V liegt eine obere, bei Fehlen der Welle III eine mittlere und bei Fehlen der Welle I eine untere Schädigung des Hirnstammes vor. Zu Beginn eines Komas fehlen zumeist erst Welle V und IV, bei weiter kaudalwärts fortschreitenden Prozessen auch die weiteren Komponenten.

Gut erhaltene Wellen I und II bei nichtnachweisbaren Wellen III–V sprechen für eine pontine Schädigung mit eventueller Mittelhirnbeteiligung.

Neuere Arbeiten über die Ableitung akustisch evozierter Potentiale bei komatösen Patienten scheinen die prognostische Aussagekraft dieser Überwachungsmethode zu unterstreichen [17, 22, 25, 31, 44]. Pathologische Werte der akustisch evozierten Hirnstammpotentiale korrelieren mit einer schlechten Prognose, während bei normalen Befunden eine gute Prognose angezeigt wird. Computertomographische Kontrollen bei komatösen Patienten lassen eine gute Übereinstimmung mit den Veränderungen der Hirnstammpotentiale erkennen. Durch die Ableitung akustisch evozierter Potentiale im Koma kann zwischen funktionellen Störungen oder anatomisch bedingten Hirnstammläsionen unterschieden werden. Während im ersten Fall die frühen akustisch evozierten Potentiale meist normal sind, finden sich bei anatomischen Störungen überwiegend pathologische Befunde, die auf eine schlechte Prognose hinweisen (s. Beispiel 1).

Ist eine globale Hirnischämie die Ursache für das Koma, so führt sie nur dann zu Veränderungen der akustisch evozierten Hirnstammpotentiale, wenn das Tegmentum mitbefallen ist. Stoffwechselbedingte Komaformen zeigen im Spätstadium auch Veränderungen der frühen akustisch evozierten Potentiale.

Beispiel 1

Klinische Situation	Patient 49 Jahre, m. (H. H.). Komatöser Patient, Zustand nach hypertensiver Krise.

FAEP-Befund	4.7.	I	II	III	IV	V
	Latenzen [ms]	1,74	–	–	–	–
	Amplituden [μV]	0,03	–	–	–	–

Beurteilung	Der Befund spricht für eine Schädigung des Hirnstammes in Höhe der Medulla oblongata bei intaktem peripherem Rezeptororgan. Die Prognose für den Patienten ist schlecht. Die FAEP-Werte stimmen mit den Ergebnissen der Computertomographie überein, bei der eine ausgedehnte Hirnstammblutung nachweisbar war.
Therapie	Intensivbehandlung mit kontrollierter Beatmung.
Verlauf	Der Patient stirbt 5 Tage nach der FAEP-Ableitung.
Ableitebedingungen	Ableitung: C_z-M_1/M_2, Stimulation: 90 dB; 11 Hz, 0,1 ms Click (Sog) ipsilateral; kontralateral Verrauschen mit 80 dB; Anzahl der summierten Reize: 3000; High-pass-Filter: 200 Hz, Low-pass-Filter: 2 kHz.

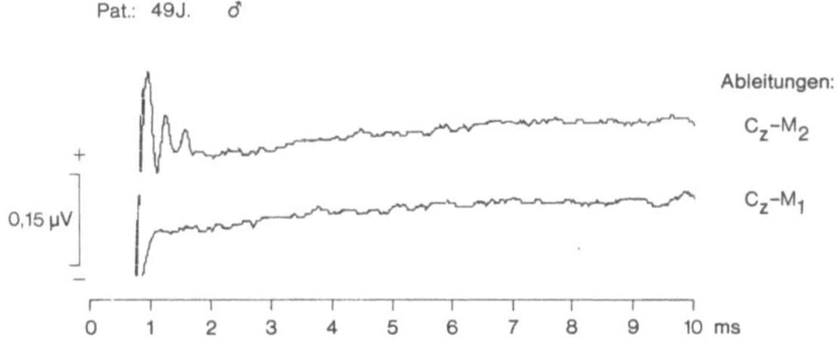

EP-Befunde beim Hirntod

Mit Hilfe der Ableitung akustisch evozierter Hirnstammpotentiale kann bei hirntoten Patienten die Hirnstammläsion nachgewiesen werden. Sind die Wellen I und II vorhanden, so weist dies auf eine Läsion der Hörbahn in Höhe des Nucleus cochlearis im Hirnstamm hin. Mißlingt der Nachweis sämtlicher Komponenten, so kann man einen Verlust der cochlearen Funktion und/oder der unteren Hirnstammanteile annehmen [42]. Bei weitgehend normalen EEG-Befunden können fehlende Reizantworten nach akustischer Stimulation auf eine Schädigung im pontomesencephalen Bereich hinweisen. Von Starr wurden 1976 die Ergebnisse der Ableitung akustisch evozierter Hirnstammantworten bei 27 klinisch hirntoten Patienten veröffentlicht [38]. Bei 16 dieser Patienten fehlten sämtliche Komponenten der akustischen Reizantwort und bei 11 war nur die 1. Welle nachweisbar. Neuere Untersuchungen zeigen, daß bei Patienten, welche die klinischen und elektroencephalographischen Kriterien des Hirntodes erfüllen, 4 verschiedene Befundtypen registriert werden können [7, 31]:

– Verlust sämtlicher früher akustischer Reizantworten,
– nur ipsilateral Welle I,
– ipsi- und kontralateral Welle I,
– ipsilateral Welle I und II, kontralateral Welle I.

Der bilaterale Ausfall der Wellen I–V ist nach Stöhr [42] der häufigste Befund bei Patienten, die klinisch hirntod sind. Ein solches Ergebnis kann nur unter Ausschluß einer vorbestehenden beidseitigen Schwerhörigkeit bzw. von Veränderungen, die dazu führen, als Hinweis auf einen Ausfall der Hirnstammfunktion gewertet werden. Liegt ein Ausfall aller Komponenten der frühen akustisch evozierten Reizantworten nach der Welle I vor, so bestätigt dieser Befund bei klinisch hirntoten Patienten den Verlust der Hirnstammfunktion. Unter der Annahme, daß die Welle II peripher generiert wird, könnte auch beim Vorhandensein der Welle II, wie es unmittelbar nach dem klinischen Eintritt des Hirntodes häufig der Fall ist, eine irreversible Läsion des Hirnstamms vorliegen. Finden sich bei der Ableitung der akustisch evozierten Hirnstammpotentiale noch erhaltene Wellen III, IV oder V, so ist dies mit der Annahme des Hirntodes nicht vereinbar.

Vor- und Nachteile der Ableitung früher akustisch evozierter Potentiale

Vorteile: Bei Patienten mit Koma unklarer Genese mit klinischen und elektroencephalographischen Hinweisen auf den Hirntod kann ein beidseitig normales FAEP die Diagnose widerlegen. So ist der Nachweis von normalen akustisch evozierten Hirnstammpotentialen von praktischer Bedeutung, wenn das EEG den Funktionsverlust des Kortex aufzeigt. Diese Komaformen haben in der Regel eine günstige Prognose. Andererseits können FAEP-Ableitungen Hirnstammschäden aufdecken, wenn das EEG nur geringe Veränderungen zeigt und die Ursache für das Koma unklar ist.

Im Koma kann auch zwischen funktionellen und anatomisch bedingten Hirnstammläsionen unterschieden werden. Bei funktionellen Störungen sind die frühen akustisch evozierten Potentiale meist normal, während bei anatomisch bedingten Veränderungen überwiegend pathologische Befunde gesehen werden, die auf eine schlechte Prognose hinweisen.

Mehrtägige Verlaufskontrollen der EP-Befunde erhöhen die prognostische Aussagekraft und lassen auch sekundär aufgetretene Hirnstammschädigungen erkennen. Bei Patienten mit Schädel-Hirn-Trauma können prognostische Aussagen hinsichtlich des Überlebens und nach Ansicht einiger Autoren auch hinsichtlich der Lebensqualität getroffen werden [14, 17, 22, 25, 37]. Bestehen bei einem Patienten klinische, neurologische und elektroencephalographische Hinweise auf den Hirntod, so können bestimmte FAEP-Muster diese Diagnose stützen bzw. frühzeitig den Ausfall sämtlicher Hirnstammfunktionen anzeigen.

Nachteile: Methodische und apparative Fehler sowie Artefakte können die Beurteilungsmöglichkeiten der frühen akustisch evozierten Potentiale erheblich einschränken. Der Wert der Überwachung hängt im wesentlichen von der Erfahrung des Untersuchers in der Ableitetechnik und der Interpretation der Ergebnisse ab. Die Methode setzt zu ihrer Interpretation die genaue Kenntnis der klinisch-neurologischen Befunde voraus. Grundsätzlich kann durch die Ableitung von akustisch evozierten Hirnstammpotentialen die Läsionshöhe festgelegt werden, diagnostische Aussagen über die Art der Schädigung hingegen sind nicht möglich.

Schwierigkeiten in der Befundung können bei der monopolaren Stimulationsweise entstehen, wenn z. B. bei Druck- und Sogreizen unterschiedliche Ergebnisse hinsichtlich der Höhe der Hirnstammschädigung auftreten [29]. Die topodiagnostische Bedeutung dieser unterschiedlichen Antworten ist letztlich noch nicht geklärt. Hinzu kommt, daß die häufige Variation der Ausbildung des IV−V Komplexes die Trennung der Wellen und damit die Erkennung von Latenzverzögerungen oftmals erschwert. Hilfreich ist dabei die simultane Ableitung der kontralateralen Reizantwort, da dort oftmals eine genauere Unterscheidung zwischen Welle IV und V möglich ist.

Liegen streng einseitige Hirnstammläsionen vor, so ist bei der Beurteilung der Ergebnisse zu bedenken, daß die Hörbahn von der oberen Olive an gekreuzt verläuft, so daß die Hirnstammfunktion rostral von der oberen Olive erhalten sein kann. Es resultieren dann nur geringfügig veränderte, wenn nicht sogar normale FAEP-Befunde.

Bei der Einschätzung der cerebralen Situation von Patienten mit Hirnödem oder ischämisch bedingtem Koma ist die experimentell nachgewiesene relative Unempfindlichkeit der FAEP gegenüber erhöhtem intrakraniellem Druck und ischämischen Schädigungen in Betracht zu ziehen [47].

Bei pathologischen Werten ist immer die klinische Situation des Patienten zu bedenken. Der fehlende Nachweis der Komponenten der frühen akustisch evozierten Potentiale nach einer einmaligen Ableitung sollte kritisch bewertet werden, wenn es um die Frage des Hirntodes geht. Zum einen lassen sich unmittelbar nach dem Eintritt des klinischen Hirntodes häufig noch EP-Komponenten nachweisen, zum anderen ist die reproduzierbare Identifikation der

Welle I, die im N. acusticus generiert wird, von entscheidender Bedeutung. Nur durch ihren Nachweis kann eine ausreichende Funktion des peripheren Rezeptors bzw. die Ankunft und Verarbeitung der afferenten Impulswelle gesichert werden. Die Aussagekraft der FAEP ist somit an das Vorhandensein der ersten positiven Komponente gebunden. Fehlen sämtliche Potentialkomponenten, wie es beim Hirntod in vielen Fällen möglich ist [38], so ist an falsch-pathologische Befunde zu denken. Zu berücksichtigen ist aber auch, daß bei gesichertem Hirntod das Fehlen der Welle I durch eine retrograde Autolyse verursacht sein kann [39].

Einige Ursachen falsch-pathologischer FAEP-Befunde bei der Hirntoddiagnostik:

– Cerumen obturans,
– Blut im äußeren Gehörgang oder Mittelohr,
– Fraktur des Os petrosum,
– ototoxische Substanzen,
– Tumor der hinteren Schädelgrube,
– cochleäre Durchblutungsstörungen.

2. Somatosensorisch evozierte Potentiale (SEP)

Eine adäquate Reizung der Rezeptororgane führt zu einer Potentialänderung an der Rezeptormembran. Es entsteht ein Generatorpotential, das bei Überschreiten der Schwellenstromstärke ein Aktionspotential auslöst. Die Aktionspotentiale werden über mehrere hintereinandergeschaltete Neurone zu den spezifischen sensorischen Rindenfeldern weitergeleitet.

Benennung der EP-Komponenten und topologische Zuordnung

Einteilungen der somatosensorisch evozierten Potentiale beziehen sich im wesentlichen auf den Reizort, die mittlere Latenz und die Polarität der SEP-Komponenten sowie den Ableitort (z. B. Nacken-, kortikale SEP).

Mit Hilfe von multilokulären Ableitungen kann eine Höhendiagnostik der aufgetretenen Läsionen vorgenommen und die zentrale Leitgeschwindigkeit bestimmt werden. So empfiehlt sich z. B. bei Reizung des N. medianus am Handgelenk eine gleichzeitige Ableitung der Reizantworten von der kontralateralen Postzentralregion und der Nackenregion in Höhe des 2. Halswirbelkörpers [40].

Entsprechend dem Ableitort unterscheidet man hierbei zwischen dem Nacken-SEP und dem kortikal abgeleiteten SEP. Die Benennung der kortikalen und teilweise auch der subkortikalen SEP-Komponenten erfolgt nach deren Polarität und mittleren Latenz. $\overline{N_{20}}$ bezeichnet eine Negativität mit einer mittleren Latenz von 20 ms. Der Querbalken wird nach den Empfehlungen von Stöhr [40] gesetzt, um den theoretischen Wert zu kennzeichnen, während aktuell gemessene Werte ohne Querbalken dargestellt werden.

Gemäß der Lyoner Vereinbarung von 1980 werden die Kurven der SEP-Reizantworten so dargestellt, daß eine Negativität über der differenten Elektrode einen Kurvenausschlag nach oben ergibt. Hinsichtlich der mittleren Latenz der SEP-Komponenten werden diese in Potentiale früher (< 30 ms), mittlerer (30 − 75 ms) und später Latenz (> 75 ms) unterteilt [41].

Nacken-SEP

Die über HWK_2 registrierte Reizantwort gibt die über den Hinterstrang zum Nucleus cuneatus aufsteigende Impulswelle wieder. Der negative Hauptgipfel des Nacken-SEP setzt sich aus 3 einzelnen Komponenten zusammen. Als Ursprungsort für die $\overline{N_{11}}$-Komponente werden Aktivitäten in der Hinterwurzel bzw. im Hinterstrang angenommen [41]. Der negative Hauptgipfel ($\overline{N_{13}}$) wird hinsichtlich des Ursprungs in 2 Subkomponenten ($\overline{N_{13a}}$ und $\overline{N_{13b}}$) unterteilt. Als Generatoren der ersten Subkomponente werden Aktivitäten im Hinterhorn, als Generatoren der 2. Subkomponente Aktivitäten im Nucleus cuneatus angenommen. Der Ursprung der im abfallenden Schenkel des negativen Hauptgipfels sichtbaren $\overline{N_{14}}$-Komponente kann Aktivitäten im Lemniscus medialis in der Strecke oberhalb der Schleifenkreuzung zugeordnet werden [40].

Kortikal ableitbare SEP-Komponenten

Vor dem negativen Hauptgipfel findet sich eine positive Komponente bei 15 ms (P_{15}). Sie entspricht am ehesten der Aktivität im Nucleus ventralis

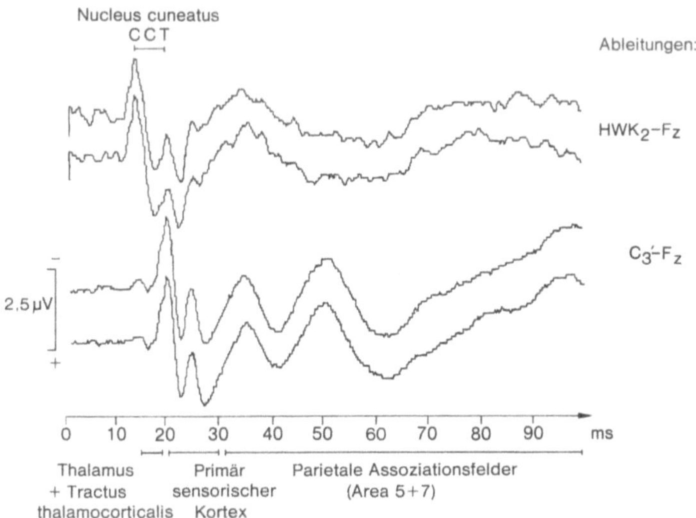

Abb. 2. Topologische Zuordnung der Wellen des Nacken-SEP und kortikalen SEP
Ableitebedingungen: Ableitung: HWK_2-F_z, $C_{3'}$-F_z;
Stimulation: Rechteckimpuls (0,1 ms, 3/s);
Intensität: sensorische + motorische Schwelle;
Anzahl der summierten Reize: 256;
High-pass-Filter: 10/20 Hz, Low-pass-Filter: 3/2 kHz

posterolateralis des Thalamus [19]. Der 1. negative Hauptgipfel ($\overline{N_{20}}$) wird vom thalamokortikalen Input und dem spezifischen sensorischen Kortex generiert, die späteren Komponenten vermutlich von den sensiblen Assoziationsfeldern (Abb. 2).

Bei anästhesiologisch-intensivmedizinischen Fragestellungen erscheint für die Routineuntersuchung die Ableitung von zervikalen und kortikalen SEP nach Stimulation eines Nerven im Bereich der oberen Extremität ausreichend und von praktischer Bedeutung.

Methodik (Tabelle 2)

Die Stimulation erfolgt am N. medianus im Bereich des Handgelenkes mit Reizelektroden, die so plaziert werden, daß die Kathode proximal der Anode liegt. Die Stimulationselektroden sollten einen Abstand von 3 cm haben. Hinsichtlich der Reizart werden Rechteckimpulse mit einer Dauer von 0,1 ms verwendet. Abhängig von der klinischen Fragestellung werden Einzelimpulse, Doppelreize oder Reiztrains appliziert. Bei der Stimulationsstärke wählt man die Summe der sensorischen und motorischen Schwelle, so daß es zu einer deutlichen Kontraktion des Daumens kommt, ohne daß der Patient den Reiz als schmerzhaft empfindet. Bei komatösen Patienten wird die doppelte motorische Schwelle als Reizstärke empfohlen [18]. Die Reizfrequenz richtet sich danach, ob frühe, mittlere oder späte SEP-Komponenten abgeleitet werden sollen. Für die Ableitung somatosensorisch evozierter Potentiale werden gesinterte, mit Elektrodenpaste gefüllte Elektroden verwendet.

Tabelle 2. Beschreibung der Methode für die Routineableitung somatosensorisch evozierter Potentiale

	SEP kurzer Latenz	SEP mittlerer Latenz
Stimulation	N. medianus am Handgelenk	N. medianus am Handgelenk
Stimulationsart	Rechteckimpuls	Rechteckimpuls
Reizfrequenz	3−5/s	2/s
Reizdauer	0,1 ms	0,1 ms
Reizintensität	sensorische und motorische Schwelle	sensorische und motorische Schwelle
Summation	$\geqq 256$	64−128
Analysezeit	50−100 ms	100−200 ms
Ableitort	$\left. \begin{array}{l} HWK_2, HWK_7 \\ C_{3'}C_{4'} \end{array} \right\rangle F_z, A_{1,2}$	$\left. \begin{array}{l} HWK_2, HWK_7 \\ C_{3'}C_{4'} \end{array} \right\rangle F_z$
Erdung	Unterarm der stimulierten Seite	Unterarm der stimulierten Seite
Kanäle	2−4	2−3
High-pass-Filter	10−20 Hz	2−5 Hz
Low-pass-Filter	2 kHz	2 kHz
Empfindlichkeit	5 µV/Div.	10 µV/Div.

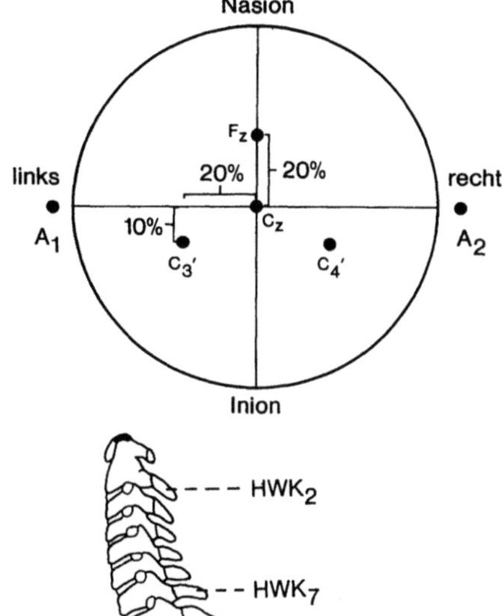

Abb. 3. Mögliche Ableitorte für das Nacken-SEP (HWK₂ und HWK₇) und das kortikale SEP (C₃', C₄' und C_z). Als Referenzelektrode empfiehlt sich für die Routineableitung F_z. Bei der Wahl des Ohres als Referenz lassen sich auch bei der kortikalen Ableitung subkortikale SEP-Komponenten darstellen

Die Ableitung erfolgt simultan in Höhe des 2. Halswirbelkörpers und über der kontralateralen Postzentralregion. Zur Auswertung werden nur diejenigen Komponenten verwandt, die sich nach 2maliger Ableitung sicher reproduzieren lassen. Die Elektrodenplazierung erfolgt nach dem internationalen 10/20-System auf den Punkten $C_{3'}$ (bzw. $C_{4'}$) mit einer frontomedianen Referenz (F_z). Parallel dazu wird in Höhe des 2. HWK (ca. 4 cm unter dem Inion) abgeleitet (Abb. 3). Die Erdung wird an dem stimulierten Unterarm angebracht, ca. 4 cm oberhalb der Stimulationsstelle. Die Elektrodenwiderstände müssen unter 5 kΩ, möglichst aber unter 2 kΩ liegen, wozu die Haut entfettet und leicht aufgerauht wird.

Auswertung und Beurteilung der Befunde

Zur Auswertung der somatosensorisch evozierten Potentiale werden folgende Kriterien herangezogen:

– absolute Latenzen der Wellen,
– Interpeaklatenzen, v. a. die Latenzzeit zwischen $\overline{N_{13}}$ und $\overline{N_{20}}$ genannt „central conducting time" (CCT),
– Amplituden der Wellen,
– Amplitudenquotient R ($\overline{N_{20}}$-Amplitude/$\overline{N_{13}}$-Amplitude).

Als pathologisch werden die Latenzen und Amplituden angesehen, wenn sie den Mittelwert eines Normalkollektives um die 2½fache Standardabweichung über- oder unterschreiten.

EP-Befunde im Koma

Komatöse Patienten mit bilateralen medialen Thalamusläsionen zeigen normale SEP früher Latenz, da dieses Krankheitsprozesse sind, die das spezifische afferente System verschonen [47]. Pathologische SEP-Befunde entstehen bei Thalamusläsionen, wenn alle sensorischen Qualitäten oder isoliert die epikritische Sensibilität ausgefallen sind [24]. Bei leichten Störungen wird die Amplitude der Reizantworten reduziert, die Latenzen sind verzögert. Bei einer hochgradigen Störung kommt es zum Ausfall der kortikalen Reizantwort, während die Komponenten des Nacken-SEP erhalten bleiben.

Hemisphärische Läsionen, die den Thalamus aussparen, haben meist eine erhaltene afferente Leitung bis zum Kortex, die CCT ist normal ebenso wie $\overline{P_{15}}$ und N_{20}, es fehlen nur die SEP-Anteile, die den Assoziationsfeldern zugeordnet werden [8, 9]. Hemisphärische Schädigungen im Bereich der Postzentralregion führen zur Erniedrigung bzw. zum vollständigen Verlust der postzentral und frontal abgeleiteten kortikalen SEP [8]. Prozesse im Stirnlappen führen bei frontaler Ableitung zum Verlust des SEP, während die postzentralen Ableitungen Normalbefunde zeigen. Diese Konstellation läßt sich durch die fehlende Aktivierung des frontalen Kortex über parietofrontale Bahnen erklären. Beim anoxisch bedingten apallischen Syndrom zeigen die SEP als typische Antwort ein hochgespanntes $\overline{N_{20}}$ mit fehlenden nachfolgenden Komponenten [45, 13, 26, 47]. Innerhalb von $6-12$ Wochen kommt es bei diesem Krankheitsbild zu einer retrograden Degeneration der Neurone des Nucleus ventralis posterolateralis des Thalamus und damit zum vollständigen Ausfall der corticalen SEP.

Bei Hirnstammerkrankungen sind unabhängig von der Ursache der Schädigung immer dann pathologische SEP zu erwarten, wenn Hinterstrangkerne oder der Lemniscus medialis mitbetroffen sind [9, 24]. Bei allen lateral lokalisierten Prozessen und Läsionen, die nur den Brückenfuß bzw. dorsale Anteile der Brückenhaube betreffen sind die SEP normal. Liegen bei komatösen Patienten ausgedehnte pontine Veränderungen vor, so kommt es zum Ausfall der kortikalen SEP. Auch Läsionen der Capsula interna führen nur dann zu SEP-Veränderungen, wenn die entsprechenden Anteile der sensiblen Bahnsysteme betroffen sind.

Im Rahmen einer *hypoxischen Hirnschädigung* wird zuerst die Form und die Amplitude des kortikalen Primärkomplexes verändert [47]. Bei Gefäßverschlüssen sind die SEP-Veränderungen von dem Ausmaß der Gewebehypoxie abhängig. Ein Verschluß der A. cerebri media bewirkt primär eine Verzögerung der CCT [21]. Sekundäre ischämische Schädigungen der Hirnrinde nach einer Subarachnoidalblutung führen ebenfalls zu pathologischen SEP-Befunden mit einer verlängerten zentralen Überleitungszeit über der betroffenen Hemisphäre [34, 35]. Bei diesen Patienten mit hypoxischer Hirnschädigung können prognostische Aussagen hinsichtlich der cerebralen Erholungsfähigkeit getroffen werden (Beispiel 2). Walser [47] unterteilt in 3 Gruppen:

— beidseits normale SEP zeigen eine gute Prognose an;

— bei einem erhaltenen $\overline{N_{20}}$ mit veränderten nachfolgenden Komponenten ist die Prognose für den Patienten nicht immer eindeutig zu stellen;

— fehlen beidseits die $\overline{N_{20}}$-Gipfel, so ist dies als prognostisch ungünstiges Zeichen zu werten.

Beispiel 2

Klinische Situation	Patient 77 Jahre, m. (L. K.). Patient mit arterieller Verschlußkrankheit IV. Zustand nach aorto-bifemoraler Prothese. Zustand nach postoperativem kardiogenen Schock; therapeutisch ist keine Verbesserung der Kreislaufsituation möglich (RR systolisch 60 mm Hg).

SEP-Befund

1.9.	N_{13}	P_{15}	N_{20}	P_{25}	N_{35}	P_{45}
Latenz [ms]	13,2	15,3	20,8	33,4	44,9	64,9
Amplitude [μV]	2,4	3,0	6,0	3,1	1,6	

Beurteilung	Die kortikalen SEP-Komponenten erscheinen für die Körpergröße des Patienten latenzverzögert. Die CCT ist mit 7,6 ms pathologisch verlangsamt. Es lassen sich nur 2 positiv-negative Potentialschwankungen ableiten. Der Befund spricht für eine globale cerebrale Funktionsstörung. Die Prognose für den Patienten ist im Zusammenhang mit den klinischen Befunden als schlecht zu beurteilen.
Therapie	Intensivbehandlung mit kontrollierter Beatmung, hochdosierte Gabe von Katecholaminen.
Verlauf	Der Patient stirbt 1 Tag nach der Ableitung.
Ableitebedingungen	Ableitung: HWK_2-F_z, $C_{3'}$-F_z; Stimulation: Rechteckimpuls (0,1 ms, 3/s); Intensität: doppelte motorische Schwelle; Anzahl der summierten Reize: 256; High-pass-Filter: 10/20 Hz, Low-pass-Filter: 2/3 kHz.

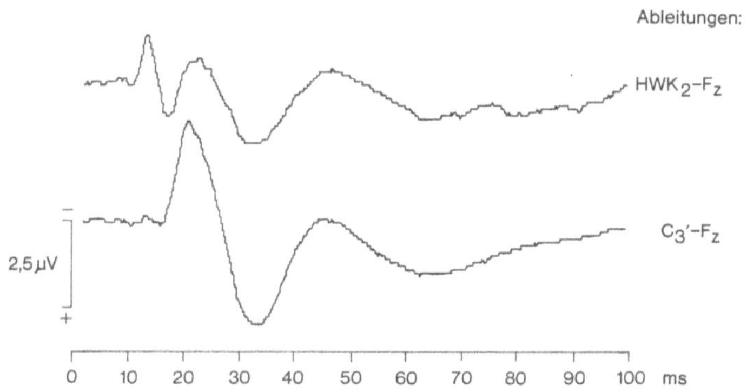

Beispiel 3 a, b

| Klinische Situation | Patient 24 Jahre, w. (A. A.). Komatöse Patientin mit Leberausfallskoma. Zustand nach fulminantem Verlauf einer akuten Hepatitis. |

SEP-Befund

20.5.	N_{13}	P_{15}	N_{20}	P_{25}	N_{35}	P_{45}
Latenz [ms]	13,0	14,7	20,0	29,2	–	–
Amplitude [µV]	5,0	0,9	1,5	–	–	–

FAEP-Befund

20.5.	I	II	III	IV	V
Latenzen [ms]	1,49	2,57	3,48	4,88	5,52
Amplitude [µV]	0,25	0,16	0,21	0,06	0,26

| Beurteilung SEP | Normale zervikale Reizantwort bei verformten und amplitudenreduzierten Skalp-SEP. Die CCT ist mit 7 ms pathologisch verlängert. Die dem Assoziationskortex zuzuordnenden Wellen lassen sich nicht nachweisen. Das Amplitudenverhältnis R ist pathologisch erniedrigt. |

| FAEP | Normale Latenzen und Amplituden. Die hepatische Encephalopathie hat bei dieser Patientin bereits zu einer schwerwiegenden globalen kortikalen Läsion geführt. Die Befunde entsprechen dem klinischen Zustand der Patientin. |

| Therapie | Intensivbehandlung, kontrollierte Beatmung. |

| Verlauf | Die Patientin stirbt 3 Tage nach der Ableitung. |

| Ableitebedingungen SEP | Ableitung: HWK_2-F_z, $C_{3'}$-F_z; Stimulation: Rechteckimpuls (0,1 ms, 3/s); Intensität: doppelte motorische Schwelle; Anzahl der summierten Reize: 256; High-pass-Filter: 10/20 Hz, Low-pass-Filter: 3/2 kHz. |

| Ableitebedingungen FAEP | Ableitung: C_z-M_1/M_2; Stimulation: 90 dB; 11 Hz, 0,1 ms Click (Sog) ipsilateral; kontralateral Verrauschen mit 80 dB; Anzahl der summierten Reize: 3000; High-pass-Filter: 200 Hz, Low-pass-Filter: 2 kHz. |

Pat.: 24 J. ♀
Körpergröße: 173 cm

Ableitungen:

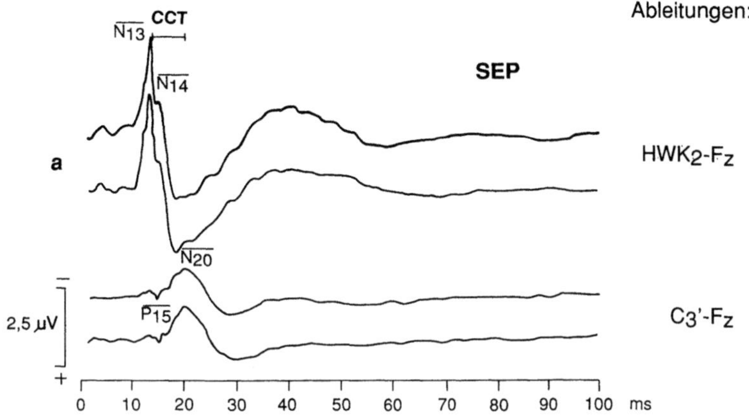

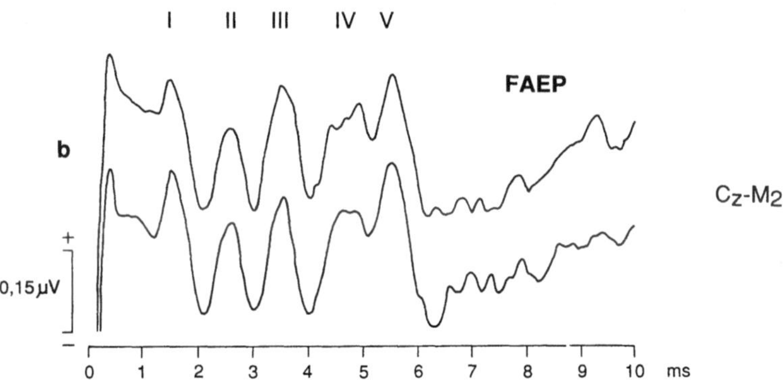

Bei Patienten mit akutem anoxischem Koma kommt es zu einer signifikanten Reduktion der Amplitude des Primärkomplexes. Die Höhe des Amplitudenquotienten R ($\overline{N_{20}}$-Amplitude/$\overline{N_{13}}$-Amplitude) korreliert hochsignifikant mit dem „outcome" der Patienten [12, 32, 33].

Für *Patienten mit traumatischer Hirnschädigung* ist die zentrale Überleitungszeit ein wichtiges Beurteilungskriterium. Eine deutliche Zunahme der CCT und eine Abnahme des Amplitudenverhältnisses R sind mit der Prognose in der frühen posttraumatischen Phase eindeutig korreliert [21, 46]. In der späten posttraumatischen Phase (nach ca. 2 Wochen) müssen SEP-Verformungen, SEP-Verlust und Asymmetrien nicht mehr mit einer schlechten Überlebenschance verbunden sein.

Eine prognostische Bedeutung haben v. a. auch die späten Komponenten der SEP. So konnte de la Torre nachweisen, daß Patienten, die posttraumatisch bei bilateraler Stimulation und beidseitiger Ableitung nur 2 positive und 2 negative Gipfel oder weniger in den ersten 500 ms zeigten, eine ungünstige Prognose hatten [12].

Treten nach dem Schädel-Hirn-Trauma sekundäre Schäden als Folge hypoxisch-ischämischer Zellveränderungen nach Hirnödem und intrakraniellen Blutungen auf, lassen sich auch diese mit Hilfe der Ableitung somatosensorisch evozierter Potentiale erfassen.

Metabolische Störungen, die zum Koma führen (z. B. Urämie, hepatisches und hypoglykämisches Koma) verursachen SEP-Veränderungen, die sich bei der Besserung der klinischen Situation zurückbilden. So zeigen Patienten beim Leberausfallkoma deutliche Verformungen der primären kortikalen Reizantwort, verbunden mit einer Amplitudenminderung und Latenzverzögerung. Die CCT ist in Spätstadien verlängert (Beispiel 3).

EP-Befunde beim Hirntod

Bei klinischen und elektroencephalographischen Zeichen des Hirntodes lassen sich kortikal keine SEP mehr ableiten. Nicht selten bleibt aber die $\overline{N_{13}}$- und die $\overline{N_{14}}$-Komponente des Nacken-SEP bei hirntoten Patienten noch erhalten [5, 16, 43]. Dieses spräche für eine Restfunktion in dem untersten Abschnitt der Medulla oblongata, wenn man davon ausgeht, daß der Generator dieser Wellen in der unteren Medulla vermutet werden kann.

Das Fehlen der Skalpantworten kann im Hirntod die Diagnose stützen, aber nicht für die Diagnosestellung herangezogen werden.

Vor- und Nachteile der Ableitung somatosensorisch evozierter Potentiale

Vorteile: Die Bestimmung der zentralen Überleitungszeit erlaubt eine prognostische Aussage über den weiteren Verlauf bei diffuser cerebraler Hirnschädigung. Wesentlich für den klinischen Wert dieser Untersuchungsmethode ist, daß die CCT bei Barbituratblutspiegeln zwischen 0 und 630 µmol und einer Körpertemperatur zwischen 35 und 38 °C und unabhängig von dem Lebensalter und der Körpergröße des Patienten stabil bleibt [15, 27, 28]. Ein Vorteil gegenüber den frühen akustisch evozierten Potentialen ist, daß durch die simultane zervikale und kortikale Ableitung die Ankunft der afferenten Impulswelle im Halsmark überprüft und damit die Integrität des peripheren Systems gesichert werden kann.

Nachteile: Ableite- und Stimulationstechnik, Hauttemperatur, Körpergröße, die Funktion des peripheren Nervensystems und Artefakteinstreuungen können die somatosensorisch evozierte Reizantwort verändern und sind bei der Beurteilung der Befunde immer zu berücksichtigen [28]. Späte SEP-Komponenten, die für die prognostische Beurteilung empfohlen werden, verlieren im Gegensatz zu den frühen SEP unter Barbiturattherapie ihre Bedeutung, da sie in Amplitude und Latenz verändert werden. Bei der prognostischen Einschätzung des komatösen Patienten ist zu bedenken, daß Einzelfälle beschrieben wurden, bei denen sich die SEP als unzuverlässig hinsichtlich der Prognosestellung erwiesen haben. Einerseits kann es schon vor dem Hirntod zum Erlöschen der SEP kommen, andererseits kann auch bei schweren rückläufigen cerebralen Störungen noch ein SEP-Verlust vorliegen, wenn das EEG bereits eine Besserung der Situation anzeigt [6]. Mehrtägige Verlaufsbeobachtungen erhöhen die Aussagekraft der SEP-Befunde.

Somatosensorisch evozierte Potentiale zeigen nur unspezifisch die Störungen des peripheren oder zentralen Nervensystems an, die durch demyelinisierende Prozesse oder axonale Degeneration hervorgerufen werden. Eine Differenzierung zwischen der Art der Störung ist nicht möglich, es gibt keine krankheitsspezifischen SEP-Muster. Die anatomische Zuordnung der SEP-Komponenten im Sinne einer exakten Lokalisation des Schädigungsortes ist bei starker Vereinfachung problematisch. Einige SEP-Komponenten spiegeln wahrscheinlich die sequentielle Aktivität von Dipolen unklaren Ursprungs wider, und manche Wellen entstehen durch das Zusammenspiel der Aktivität mehrerer Generatoren.

Zitierte Literatur

1. Abrahamian HA, Allison T, Goff WR, Rosner BS (1963) Effects of Thiopental on human cerebral evoked responses. Anesthesiology 24:650−657
2. Allison T, Goff WR, Williamson PD, Van Gilder JC (1980) On the neural origin of early components of the human somatosensory evoked potentials. In: Desmedt JE (ed) Clinical uses of cerebral, brainstem and spinal somatosensory evoked potentials. Prog Clin Neurophysiol 7:51−68
3. Aminhoff MJ (1986) Evoked potentials in clinical medicine. Q J Med 228:345−362
4. Anderson DC, Bundlie S, Rockswold GL (1984) Multimodality evoked potentials in closed head trauma. Arch Neurol 41:369−374
5. Anziska BJ, Cracco RQ (1980) Short latency somatosensory evoked potentials in brain dead patients. Arch Neurol 37:222−225
6. Baust W, Wortmann JR, Zimmermann A (1977) Untersuchungen zur Beeinflussung kortikaler somatosensorischer Reizantwortpotentiale durch Pharmaka. Arzneimittelforsch Drug Res 27:440−446

7. Buchner H, Ferbert H, Brückmann H, Zeumer H, Hacke W (1987) Zur Validität der frühen akustisch evozierten Potentiale in der Diagnose des Hirntodes. EEG-EMG 17:117−122
8. Buettner UW (1985) Somatosensibel evozierte Potentiale (SEP) nach Armnervenstimulation bei Prozessen des Hirnstammes und der Hemisphären. Akt Neurol 12:38−40
9. Cant BR (1980) Somatosensory and auditory evoked potentials in patients with disorders of consciousness. In: Desmedt JE (ed) Clinical uses of cerebral, brainstem and spinal somatosensory evoked potentials. Prog Clin Neurophysiol 7:282−291
10. Dawson GD (1947) Cerebral response to electrical stimulation of peripheral nerve in man. J Neurol Neurosurg Psychiatry 10:134−140
11. Dawson GD (1954) A summation technique for the detection of small evoked potentials. Electroencephalogr Clin Neurophys 6:65−84
12. De la Torre JC, Trimble JC, Beard RT, Hanlon K, Surgeon JW (1978) Somatosensory evoked potentials for the prognosis of coma in humans. Exp Neurol 60:304−317
13. De Weerd AW, Looijenga A, Veldhuizen RJ, Van Huffelen AC (1985) Somatosensory evoked potentials in minor cerebral ischemia: Diagnostic significance and changes in serial records. Electroencephalogr Clin Neurophysiol 62:45−55
14. Ferbert A, Riffel B, Buchner H, Ullrich A, Stöhr M (1985) Evozierte Potentiale in der neurologischen Intensivmedizin − eine Standortbestimmung. Akt Neurol 12:193−198
15. Ganes T, Lundar T (1983) The effect of thiopentone on somatosensory evoked responses and EEGs in comatose patients. J Neurol Neurosurg Psychiatry 46:509−514
16. Goldie W, Chiappa KH, Young RR, Brooks E (1981) Brainstem auditory and short-latency somatosensory evoked potentials in brain death. Neurology (NY) 31:248−256
17. Grennberg RP, Miller JD, Becker DP (1979) Early prognosis after severe human head injury utilizing multimodality evoked potentials. Acta Neurochir [Suppl] Wien 28:50−51
18. Hacke W, Stöhr M, Diener HCW, Büttner U (1985) Empfehlungen zur Untersuchung evozierter Potentiale in der Routinediagnostik. EEG-EMG 16:162−164
19. Hashimoto J (1984) Somatosensory evoked potentials from the human brain-stem: Origins of short latency potentials. Electroencephalogr Clin Neurophysiol 57:221−227
20. Hughes JR, Fino JJ (1985) A review of generators of the brainstem auditory evoked potentials: Contribution on an experimental study. J Clin Neurophysiol 2:355−381
21. Hume AL, Cant BR, Shaw NA (1979) Central somatosensory conduction time in comatose patients. Ann Neurol 5:379−384
22. Hummelgard AB, Martin EM, Singer JR (1984) Prognostic value of brainstem auditory evoked potentials in head trauma. J Neurosurg Nurs 4:181−187
23. Jörg J (1984) SEP in der neurologischen Diagnostik und ihren Grenzgebieten (Neurochirurgie und Orthopädie). In: Jörg J, Hielscher H (Hrsg) Evozierte Potentiale (VEP, SEP, AEP) in Klinik und Praxis. Springer, Berlin Heidelberg New York Tokyo, S 106−190
24. Jörg J (1986) Evozierte Potentiale in der neurologischen Diagnostik. Dtsch Med Wochenschr 111:1827−1829
25. Karnaze DS, Weiner JM, Lawrence F (1985) Auditory evoked potentials in coma after closed head injury: A clinical-neurophysiologic coma scale for predicting outcome. Neurology (NY) 35:1122−1126
26. Lesinck JE, Michele JJ, Simeone FA, De Feo S, Welsh FA (1984) Alterations of somatosensory evoked potentials in response to global ischemia. J Neurosurg 60:490−494
27. Lüders H (1976) The effects of aging on the wave form of the somatosensory cortical evoked potentials. Electroencephalogr Clin Neurophysiol 29:450−460
28. Mamoli B, Dal-Bianco P, Dorda W (1985) Der Einfluß von Körpergröße, der Armlänge, des Geschlechtes und der Temperatur auf die SSEP-Latenzen. EEG-EMG 16:138−144
29. Maurer K, Schäfer E, Leitner H (1981) Frühe akustisch evozierte Potentiale in Abhängigkeit von Sog und Druck. Laryngol Rhinol Otol (Stuttg) 60:484−487
30. Maurer K (1985) Akustisch evozierte Potentiale und topische Diagnostik im Zentralnervensystem. EEG-EMG 16:148−154
31. Notermans SLH, Colon EJ (1986) Some comments on the clinical use of evoked potentials. Eur Arch Psychiatr Neurol Sci 235:292−298

32. Pfurtscheller G, Schwarz G, Gravenstein N (1985) Clinical relevance of long-latency SEP and VEP during coma and emergence from coma. Electroencephalogr Clin Neurophysiol 62:88—98
33. Reisecker F, Witzmann A, Löffler W, Leblhuber F, Deisenhammer E, Valencak E (1985) Somatosensorisch evozierte Potentiale bei komatösen Patienten, ein Vergleich mit klinischem Befund, EEG und Prognose. EEG-EMG 16:87—92
34. Reisecker F, Witzman A, Löffler W, Leblhuber F, Deisenhammer E, Valencak E (1987) Zum Stellenwert früher akustisch und somatosensorisch evozierter Potentiale in der Überwachung und prognostischen Beurteilung des Komas unter Barbiturattherapie — vergleichende Untersuchung mit Klinik und EEG. EEG-EMG 18:36—42
35. Rumpl E (1985) Anwendung der SEP in der Intensivmedizin. Akt Neurol 12:53—57
36. Sohmer H, Feinmesser M, Szabor G (1974) Sources of electrocochleographic responses as studied in patients with brain damage. Electroencephalogr Clin Neurophysiol 37:663—669
37. Starr A (1976) Auditory brainstem responses in brain death. Brain 99:543—554
38. Starr A, Achort J (1975) Auditory brainstem responses in neurological disease. Arch Neurol 32:761—768
39. Stockard JJ, Stockard JE, Sharbrough FW (1978) Non pathological factors influencing brainstem auditory evoked potentials. Am J EEG Technol 18:177—187
40. Stöhr M, Dichgans J, Diener HC, Buettner UW (Hrsg) (1982) Evozierte Potentiale. Springer, Berlin Heidelberg New York
41. Stöhr M, Riffel B (1985) Generatoren der somatosensorisch evozierten Potentiale nach Armnervenstimulation. EEG EMG 16:130—133
42. Stöhr M, Trost E, Ullrich A, Riffel B, Wengert P (1986) Bedeutung der frühen akustisch evozierten Potentiale bei der Feststellung des Hirntodes. Dtsch Med Wochenschr 111:1515—1519
43. Trojaborg W, Jørgensen EO (1973) Evoked cortical potentials in patients with "isoelectric" EEGs. Electroencephalogr Clin Neurophysiol 35:301—309
44. Uziel A, Benezech J (1978) Auditory brain-stem responses in comatose patients: Relationship with brain-stem reflexes and levels of coma. Electroencephalogr Clin Neurophysiol 45:515—524
45. Walser H, Keller HM (1983) Short latency median nerve somatosensory evoked potentials and EEG in acute anoxic coma. Intensive Care Med 9:200
46. Walser H, Aebersold H, Gleinz W (1983) Die Prognose des schweren Schädelhirntraumas mit Hilfe von neurophysiologischen Parametern. EEG EMG 13:79—83
47. Walser H, Sutter M (Hrsg) (1986) Koma. Diagnose und Prognose aufgrund evozierter Hirnpotentiale. Thieme, Stuttgart New York

VI. Klassifikation des Komas

1. Einteilung der Komaursachen

Die Ursachen sind nach der Häufigkeit ihres Auftretens geordnet (nach Niemer u. Nemes 1979 [6]):

1. Neurogenes Koma
2. exogenes Koma
   - Vergiftungen
   - Infektionen
   - physikalische Ursachen;
3. endogenes Koma
   - toxisch
   - endokrin
4. kardiovaskuläres Koma
5. Koma durch respiratorische Insuffizienz;
6. Koma durch Wasser-Elektrolyt-Störungen.

2. Störungen des Wachbewußtseins (nach Bröcheler 1986 [1])

Bewußtseinstrübung
- Schläfriger bis schlafähnlicher Zustand − Augen werden spontan oder auf Anruf und/oder leichte Schmerzreize geöffnet.
- Einfache Aufforderungen können befolgt werden (Somnolenz).
- Tiefschlafähnlicher Zustand, der nur mit erheblichen Außenreizen, die zu kurzem Erwachen führen, unterbrochen werden kann (Sopor).

Bewußtlosigkeit (Koma)
- Patient ist unerweckbar, die Augen sind meist geschlossen.
- Reaktionsmöglichkeit auf Schmerzreize, zephale Reflexe, Tonus und Spontanatmung definieren die Komatiefe.

Koma I: Auf Schmerzreize gezielte Abwehrbewegungen in nichtparetischen Extremitäten, keine Pupillenstörungen, Bulbi konjugiert, okulozephaler Reflex deutlich positiv;

Koma II: auf Schmerzreize konstant ungezielte Abwehrbewegungen, Anisokorie möglich, Lichtreaktion erhalten;

Koma III: auf Schmerzreize inkonstante, ungezielte Bewegungen, evtl. Streck-
und Beugesynergismen, erhöhter Muskeltonus, zephale Reflexe ± erhalten; okulozephaler Reflex pathologisch, vestibulookuläre Reflexe
pathologisch, Pupillen variabel, eher eng, Anisokorie möglich,
Lichtreaktion ±)
Koma IV: keine Schmerzreaktion, evtl. seltenes spontanes Strecken, Pupillen
weit und reaktionslos, zephale Reflexe fallen kraniokaudal aus.

3. Innsbrucker Komaskala (nach Gerstenbrand et al. 1984 [3])

Reaktivität auf	Zuwendung	3
akustische Reize	Besser als Streckreaktion	2
	Streckreaktion	1
	Keine Reaktion	0
Reaktivität auf Schmerz	Gerichtete Abwehr	3
(Kneifen Trapeziusrand)	Besser als Streckreaktion	2
	Streckreaktion	1
	Keine Reaktion	0
Körperhaltung/	Normal	3
-bewegung	Besser als Streckstellung	2
	Streckstellung	1
	Schlaff	0
Lidposition	Augenöffnen, spontan	3
	Augenöffnen, akustischer Reiz	2
	Augenöffnen, Schmerz	1
	Kein Augenöffnen	0
Pupillenweite	Normal	3
	Verengt	2
	Erweitert	1
	Weit	0
Pupillenreaktion	Ausgiebig	3
	Unausgiebig	2
	Spur	1
	Fehlend	0
Bulbusstellung und	Optisches Folgen	3
-bewegung	Bulbuspendeln	2
	Divergent wechselnd	1
	Divergent fixiert	0
Orale Automatismen	Spontan	2
	Auf äußere Reize	1
	Keine	0

Maximale Punktzahl 23   Summe

4. Anoxisches Koma

Tabelle 1. Stadieneinteilung. (Nach Silverman 1975 [7])

Komatiefe	EEG-Äquivalente	
I (leichtes Koma)	Überwiegen von Theta/Alpha	
II (mittleres Koma)	Überwiegen von Delta/Theta monomorphe Theta-Wellen	Verschwinden bei extremen Stimuli
III (tiefes Koma)	rhythmische Delta-Wellen triphasische Wellen	monomorphe nieder-amplitudige Wellen iso-elektrische Strecken Nullinien-EEG
IV (tiefstes Koma)	monomorphe langsame Wellen Burst-Suppression Phasen; Spikes	

EEG-Klassifikation nach akuter Anoxie (nach Hockadey et al. 1965 [4])

Grad 1 (in normalen Grenzen:)
    a) Alpha-Rhythmus
    b) Dominierend Alpha mit eingestreutem Theta
Grad 2 (leicht pathologisch):
    a) Dominierend Theta mit eingestreutem Alpha
    b) Dominant Theta mit vereinzeltem Alpha
Grad 3 (mäßig pathologisch):
    a) Delta, gemischt mit Theta und eingestreutem Alpha
    b) Dominierend Delta mit keiner anderen Aktivität
Grad 4 (sehr pathologisch):
    a) Diffuses Delta mit kurzen isoelektrischen Strecken
    b) Verstreutes Delta in einigen Ableitungen, keine Aktivität in anderen
       Ableitungen
Grad 5 (extrem pathologisch):
    a) Nahezu flaches EEG
    b) Isoelektrisches EEG

5. Vigilanzstadieneinteilung der EEG-Beurteilung (nach Kugler 1981 [5])

A_0	Normvariante
A_1	Alpha-Diffusion
A_2	Alpha niedrig, spärlich, langsam
B_0	Theta niedrig
B_1 niedrige Vertexwellen	Delta niedrig, Theta mittelhoch
B_2 hohe Vertexwellen	Delta niedrig, Theta mittelhoch

C_0 K-Komplexe	Theta hoch 31% der Zeit und Delta
C_1	Theta hoch 50% der Zeit und Delta
C_2	Theta langsam, fast konstant
D_0	Delta bis 30% der Zeit, breite K-Komplexe
D_1	Delta bis 50% der Zeit nach Theta
D_2	Delta bis 80% der Zeit
E_0	Delta kontinuierlich
E_1	Delta sehr flach
E_2	Delta sehr langsam und hoch
F	periodisch langsame Gruppen und flache Strecken

6. EEG-Muster im Koma

Tabelle 2. Symptome und Zuordnung zu den einzelnen Stadien. (Nach Fischgold u. Mathis 1959 [2])

Koma-stadien-einteilung	Neurologischer Status	Pupillen-reaktion	Vegetative Parameter	EEG, führende Kennzeichen
Grad I	somnolent schwer erweckbar	normal (Anisokorie)	normal	Alpha-Dominanz mit Auftreten von Beta, Delta, Theta Reaktivität: +
Grad II	nicht ansprechbar gezielte Schmerzreaktion	normal (mindestens) einseitig	normal	Theta-Dominanz mit Anteilen von Delta Reaktivität: +
Grad III	ungezielte Schmerzabwehr (Strecksynergien auf Schmerzreize)	normal (mindestens) einseitig	normal	Delta-Dominanz mit Anteilen von Theta Reaktivität: +
Grad IV	Schrecksynergien auf Schmerzreize oder spontan	noch träge Lichtreaktion (mindestens) einseitig	Atmung Herz-Kreislauf beeinträchtigt Eigenreflexe Cornealreflexe abgeschwächt	Delta − kontinuierlich Reaktivität: (+)
Grad V	keine Schmerz-reaktion	beidseits weit lichtstarr	Arreflexe Atonie Kreislauf-versagen	Delta mit „Suppression" < 3 sec $3-10$ sec > 10 sec Reaktivität: Isoelektrisches EEG (komplette Suppression)

7. Hepatisches Koma

Tabelle 3. Stadieneinteilung

Stadium 1	Stadium 2	Stadium 3	Stadium 4
Prodromalstadium:	Somnolenz:	Koma I und II:	Koma III und IV:
gekennzeichnet durch rasche Ermüdbarkeit und Verlangsamung, Konzentrations- und Merkfähigkeitsstörungen, verwaschene Sprache, Stimmungslabilität und beginnenden Flappingtremor.	Der Patient zeigt eine zunehmende Schläfrigkeit und Apathie. Typisch ist der Flappingtremor. Die Schriftprobe ist auffällig, die Koordination gestört.	Der Patient ist bewußtlos, die Reflexe sind gesteigert, die Kornealreflexe sind erhalten, Reaktionen auf Schmerzreize verzögert. Foetor hepaticus.	Der Patient ist bewußtlos, zeigt keine Reaktion auf Schmerzreize, die Reflexe sind aufgehoben, (Kornealreflexe erloschen). Die Atmung ist vertieft. Flappingtremor fehlt meistens.

Zitierte Literatur

1. Bröcheler J (1986) Schädel-Hirn-Trauma. In: Hacke W (Hrsg) Neurologische Intensivmedizin. Perimed, Erlangen, S 173–188
2. Fischgold HH, Mathis P (1959) Omnibulations, comas et stupeners. Electroencephalogr Clin Neurophysiol 11 [Suppl II]
3. Gerstenbrand F, Hackl JM, Mitterschiffthaler G, Poewe W, Prugger M, Rumpl E (1984) Die Innsbrucker Koma-Skala: Klinisches Koma-Monitoring. Methodik und Ergebnisse bei 102 Patienten einer neurologischen Intensivpflegestation. Intensivbehandlung 9:133–144
4. Hackadey JM, Poth F, Epstein E, Bonacci A, Schwab RS (1965) Electroencephalographic changes in acute cerebral anoxia from cardiac or respiratory arrest. Electroencephalogr Clin Neurophysiol 18:575–586
5. Kugler J (1966, 1981) Elektroenzephalographie in Klinik und Praxis. Thieme, Stuttgart New York
6. Niemer M, Nemes G (1979) Datenbuch Intensivmedizin. Fischer, Stuttgart
7. Silverman D (1975) The electroencephalogram in anoxic coma. In: Harner R, Naquet R (eds) Handbook of electroencephalography and clinical neurophysiology, vol 12. Elsevier, Amsterdam, S 81–94
8. Walser P, Dumermuth R (1983) Elektroencephalographie in der Intensivstation. Biomed Tech (Berlin) 28:145–150

VII. Eignung verschiedener Untersuchungsmethoden zur cerebralen Langzeitüberwachung

Tabelle 1. Vergleich der Untersuchungsmethoden. (Erweitert, nach Walser u. Dumermuth 1983). *EEG* Elektroencephalographie (spontane EEG-Aktivität); *EP* evozierte Potentiale; *ICD* intracranielle Druckmessung; *DS* Doppler-Sonographie erkrankter Gefäße; *CT* Computertomographie des Schädels; *BLA* biochemische Liquoranalyse; *IXCl* intracarotidielle Xenonclearance; *PET* Positronenemissionstomographie; *NST* Nuclear-Spin-Tomographie (Kernspintomographie)

Methode	EEG	EP	ICD	DS	CT	BLA	IXCl	PET	NST
Nicht invasiv	+	+	−	+	+	−	−	+	+
On-line-Resultat	+	+	+	+	+	−	(+)	−	−
Kontinuierl. durchführbar	+	−	+	−	−	−	−	−	−
Am Krankenbett durchführbar	+	+	+	−	−	+	−	−	−
Einfache Parameter	(+)	+	+	(+)	(+)	+	−	−	−
Einfache Wartung	+	+	+	(+)	(+)	+	−	−	−
	6/6	5/6	5/6	4/6	4/6	3/6	1/6	1/6	1/6

VIII. Ausführungen der Bundesärztekammer zur Hirntoddiagnostik

Kriterien des Hirntodes

Entscheidungshilfen zur Feststellung des Hirntodes. Fortschreibung der Stellungnahme des Wissenschaftlichen Beirates „Kriterien des Hirntodes" vom 9. April 1982.

A) Bisherige Erfahrungen und neue Gesichtspunkte

Ein Arbeitskreis des Wissenschaftlichen Beirates der Bundesärztekammer und der Arbeitsgemeinschaft der Wissenschaftlichen Medizinischen Fachgesellschaften (AWMF) hat 1982 Entscheidungshilfen zur Feststellung des Hirntodes veröffentlicht.

Die inzwischen gesammelten Erfahrungen zeigen, daß *die 1982 empfohlenen Entscheidungshilfen sich bewährt haben und weiterhin uneingeschränkte Gültigkeit behalten.*

Dabei gründet sich die Hirntoddiagnose auf den Nachweis

a) des Ausfalls der integrativen und Stammhirnfunktionen *und*
b) der Irreversibilität dieses Ausfalls.

Die genaue Beachtung unabdingbarer Voraussetzungen, die wiederholte Feststellung von Koma, Apnoe und Hirnstammareflexie und eine angemessene Beobachtungszeit oder geeignete Zusatzuntersuchungen geben den beiden Ärzten, die den Hirntod dokumentieren, eine jeden vernünftigen Zweifel ausschließende Sicherheit in der Diagnose des Hirntodes. Es erschien aber angebracht, auf neuere technische Untersuchungsmöglichkeiten in ihrer Brauchbarkeit oder Unbrauchbarkeit für die Hirntoddiagnose hinzuweisen. Dabei wird berücksichtigt, daß auf manchen Gebieten die Entwicklung noch nicht abgeschlossen oder die klinische Erfahrung noch gering ist. Die „Entscheidungshilfen" von 1982 bleiben daher grundsätzlich unverändert und waren nur an wenigen Stellen zu aktualisieren.

Auf folgende Ergänzungen wird besonders hingewiesen:

– Bei primärer Hirnschädigung im infratentoriellen Bereich kann die Apnoe zeitlich einem Nullinien-EEG vorausgehen (s. Anm. 1 und 6).

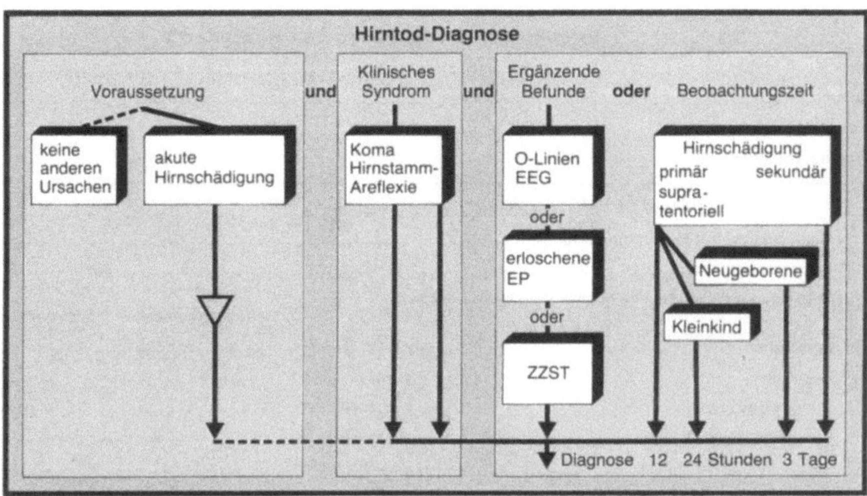

Abb. 1. Ablauf der Hirntoddiagnostik − *EP* evozierte Potentiale; *ZZST* zerebraler Zirkulationsstillstand

− Das Erlöschen der frühen akustisch evozierten Potentiale kann unter bestimmten Bedingungen eine kürzere Beobachtungszeit ermöglichen (s. ergänzende Untersuchungen 3.2 und Anm. 7).
− Bei der digitalen Subtraktionsangiographie sind die methodischen Besonderheiten zu berücksichtigen (s. Anm. 8).
− Die Doppler-Sonographie der hirnversorgenden Gefäße, die intrakranielle Druckregistrierung oder der Herzfrequenzvarianzverlust ermöglichen derzeit keinen Verzicht auf die Beobachtungszeit (s. die einzelnen Abschnitte in der Systematik des Kommentars).
− Zusätzliche Besonderheiten bei Säuglingen und Kleinkindern werden berücksichtigt (s. Anm. 7 und Kommentar).

Das diagnostische Vorgehen ist in Abb. 1 skizziert. Die klinischen Untersuchungsbefunde müssen übereinstimmend durch 2 Untersucher dokumentiert werden (s. Protokoll zur Feststellung des Hirntodes[1], S. 478 und Anm. 5).

B) Praktische Entscheidungshilfen

Der Hirntod ist der vollständige und irreversible Zusammenbruch der Gesamtfunktion des Gehirns bei noch aufrechterhaltener Kreislauffunktion im übrigen Körper. Dabei handelt es sich ausnahmslos um Patienten, die wegen Fehlens der Spontanatmung kontrolliert beatmet werden müssen.

---

[1] Protokollbögen zu beziehen durch den Deutschen Ärzte-Verlag, Dieselstraße 2, 5000 Köln 40 (Lövenich)

Protokoll zur Feststellung des Hirntodes*)

Klinik: ____

Patient: _______________________ Vorname: _________________ geb.: _______________ Alter: _______

Protokoll-Nr: _______________________________

Voraussetzungen:

1.1   Diagnose ____

Primäre supra-tentorielle ☐   infra-tentorielle ☐   Hirnschädigung

Zeitpunkt des Unfalls/Krankheitsbeginns: _______________________________________

Untersuchungsdatum: _______________________________________ Uhrzeit: ____________

Feststellungen und Befunde beantworten mit ja oder nein:**)

		1. Untersucher	2. Untersucher
1.2 Intoxikation	ausgeschlossen	_________	_________
Relaxation	ausgeschlossen	_________	_________
Primäre Hypothermie	ausgeschlossen	_________	_________
Hypovolämischer Schock	ausgeschlossen	_________	_________
Metab. od. Endokr. Koma	ausgeschlossen	_________	_________
Blutdruck, mm Hg syst.		_________	_________

Maßgebliche Symptome des Ausfalls der Hirnfunktion:

	1. Untersucher	2. Untersucher
2.1 Koma	_________	_________
2.2 Ausfall der Spontanatmung	_________	_________
2.3 Pupillen mittelweit/weit	_________	_________
Pupillen-Licht-Reflex fehlt beidseits	_________	_________
2.4 Oculo-zephaler Reflex fehlt (Puppenkopfphänomen)	_________	_________
2.5 Corneal-Reflex erloschen beidseits	_________	_________
2.6 Trigeminus-Schmerzreaktion erloschen	_________	_________
2.7 Pharyngeal-/Tracheal-Reflex erloschen	_________	_________
Untersuchende Ärzte (Druckbuchstaben)	_________	_________
(Unterschrift)	_________	_________

Gegebenenfalls ergänzende Untersuchungen:

3.1   Isoelektrisches (Null-Linien) EEG 30 Min. abgeleitet _________________________ Uhr _______

Arzt ____

3.2   Frühe akustisch evozierte Hirnstammpotentiale Welle III – V beiderseits erloschen   ja ☐   nein ☐

Datum _______________ Uhr _______________ Arzt _______________________________

Medianus-SEP beiderseits erloschen   ja ☐   nein ☐

Datum _______________ Uhr _______________ Arzt _______________________________

3.3   Zerebrale Angiographie: Zirkulationsstillstand beiderseits festgestellt:

Datum _______________ Uhr _______________ Arzt _______________________________

Gegebenenfalls Beobachtungszeit:

4.   Zum Zeitpunkt der hier protokollierten Untersuchungen besteht das eindeutige

Hirntod-Syndrom seit _______________________________ Stunden.

Weitere Beobachtung erforderlich (Lebensalter!)   ja ☐   nein ☐

Zusammen mit den Befunden in den Protokollbogen Nr. _______________________________ wird der

Hirntod und somit der Tod des Patienten diagnostiziert am _________________ um _____________ Uhr

Ärzte   1. _______________________   2. _______________________ (Druckbuchstaben)

_______________________   _______________________ (Unterschrift)

Der Hirntod ist der Tod des Menschen. Der Tod kann daher − außer nach Aufhören von Atmung und Herzschlag − auch dann festgestellt werden, wenn das Vorliegen der nachfolgend aufgeführten Kriterien des Hirntodes in klinischer Symptomatologie, während angemessener Beobachtungszeit und ggf. mit apparativer Zusatzdiagnostik nachgewiesen ist.

Dabei dienen folgende Feststellungen und Untersuchungsbefunde als Entscheidungshilfen.

1. Voraussetzungen

1.1 Vorliegen einer akuten schweren primären oder sekundären Hirnschädigung (Anm. 1).

1.2 Ausschluß von Intoxikation, neuromuskulärer Blockade, primärer Unterkühlung, Kreislaufschock, endokrinem oder metabolischem Koma als mögliche Ursache oder wesentliche Mitursache des Ausfalls der Hirnfunktion im Untersuchungszeitraum (Anm. 2).

2. Maßgebliche Symptome des Ausfalls der Hirnfunktion

Hirntod wird durch den irreversiblen Verlust der Großhirn- und der Hirnstammfunktion gekennzeichnet:

2.1 Bewußtlosigkeit (Koma);

2.2 Ausfall der Spontanatmung (Anm. 3);

2.3 Lichtstarre beider wenigstens mittel-, meistens maximal weiten Pupillen, wobei keine Wirkung eines Mydriatikums vorliegen darf;

2.4 Fehlen des okulozephalen Reflexes;

2.5 Fehlen des Kornealreflexes;

2.6 Fehlen von Reaktionen auf Schmerzreize im Trigeminusbereich;

2.7 Fehlen des Pharyngeal-/Trachealreflexes (Anm. 4).

Das Vorliegen aller dieser Befunde muß übereinstimmend von 2 Untersuchern festgestellt werden (Anm. 5).

3. Ergänzende Untersuchungen

3.1 Wird bei Vorliegen dieser Symptome 2.1 − 2.7 und der Voraussetzungen 1.1 und 1.2 zusätzlich eine EEG-Untersuchung nach den technischen Richtlinien der Deutschen EEG-Gesellschaft durchgeführt und ergibt sich während einer kontinuierlichen Registrierung über mindestens 30 min eine hirnelektrische

Stille (Nullinien-EEG), so kann − außer bei Säuglingen und Kleinkindern −
der Hirntod ohne weitere Beobachtungszeit festgestellt werden.

Bei Säuglingen und Kleinkindern bis zum 2. Lebensjahr muß wegen der
physiologischen Unreife des Gehirns die EEG-Registrierung nach 24 h wieder-
holt werden, bevor der Hirntod festgestellt werden kann (Anm. 6).

3.2 Bei primärer supratentorieller Hirnschädigung kann das in mehrfachen Untersuchungen festgestellte schrittweise bilaterale Erlöschen der intrazerebralen
Komponenten der frühen akustisch evozierten Potentiale (FAEP) − Welle
III−V − die Irreversibilität des Hirnstammfunktionsausfalles beweisen. Ein
solcher Befund kann als ergänzende Untersuchung bewertet werden, die eine
weitere Beobachtungszeit ersetzt. Dies gilt nicht bei Frühgeborenen (Anm. 7).

3.3 Wurde bei einer zur Klärung der Art der Hirnschädigung durchgeführten
beidseitigen Angiographie bei einem ausreichenden Systemblutdruck ein zerebraler Zirkulationsstillstand nachgewiesen, so kann − wenn die Symptome
2.1−2.7 vorliegen − ebenfalls der Hirntod ohne weitere Beobachtungszeit festgestellt werden (Anm. 8).

4. Zeitdauer der Beobachtung

Wenn auf das EEG verzichtet werden muß und wenn auch kein angiographi-
scher Befund vorliegt, müssen die unter 2 aufgeführten Ausfallsymptome *bei
Erwachsenen und bei älteren Kindern*

− nach *primärer* Hirnschädigung während mindestens 12 h,
− nach *sekundärer* Hirnschädigung während 3 Tagen

mehrmals übereinstimmend nachgewiesen werden, bis der Hirntod festgestellt
werden kann.

Bei *Säuglingen und Kindern bis zum 2. Lebensjahr* soll in allen Fällen mit
primärer Hirnschädigung die Beobachtungszeit 24 h betragen.

Nachdem die Kriterien des Hirntodes gemäß 2 mit 3 oder 4 von beiden Untersuchern vollständig dokumentiert worden sind, ist damit der Tod festgestellt.

Anmerkungen

Anm. 1: Art der Hirnschädigung

Primäre Hirnschädigungen mit akuter hochgradiger intrakranieller Drucksteig-
gerung sind insbesondere schwerste Hirnverletzung, (spontane) intrakranielle
Blutung, Hirninfarkt, in seltenen Fällen ein maligner Hirntumor, schließlich
akuter Verschlußhydrozephalus.

*Bei primär infratentoriellen Prozessen wird auf die Besonderheiten der Sym-
ptomfolge hingewiesen.*

Hier sind EEG-Kontrollen zwingend erforderlich (Anm. 6).

Sekundäre Hirnschädigung kann die Folge von Hypoxie, von kardial bedingtem Kreislaufstillstand oder langdauernder Schock sein.

Anm. 2: Einschränkende Voraussetzungen

Vergiftung, Nachwirkung therapeutisch angewandter zentral dämpfender oder neuromuskulär blockierende Medikamente oder andere unter 1.2 genannte Störungen als mögliche Ursache oder Mitursache der Hirnfunktionsstörung müssen u. a. durch Vorgeschichte und Umstände des Syndrombeginns mit einer jeden vernünftigen Zweifel ausschließenden Gewißheit ausgeschlossen werden.

Anm. 3: Prüfung des Atemstillstandes

Die Prüfung des Atemstillstandes kann in folgender Weise vorgenommen werden: Der Ausfall der Spontanatmung ist bewiesen, wenn nach Abnahme des Beatmungsgerätes, bei Vermeidung von Hypoxie, innerhalb einer angemessenen Frist spontane Atemzüge ausbleiben. Vor Unterbrechung der künstlichen Beatmung sollte durch alveolare Hypoventilation mit reinem Sauerstoff eine Hyperkapnie herbeigeführt werden, um einen maximalen physiologischen Atemanreiz zu geben.

Bei Früh- und Neugeborenen sowie bei Patienten mit pulmonalen Diffusions- und Verteilungsstörungen sind die besonderen Gegebenheiten zu berücksichtigen.

Anm. 4: Neurologische Symptomatik

Spinale Reflexe sowie die periphere Leitfähigkeit von Hirnnerven und die periphere Erregbarkeit von Gesichtsmuskeln können im Hirntod vorübergehend noch erhalten bleiben oder wiederkehren, solange der Körperkreislauf und die Beatmung aufrechterhalten werden. (Der über den Hirnstamm verlaufende Blinzelreflex erlischt mit Eintreten der Hirnstammareflexie.)

Anm. 5: Feststellung der Befunde durch 2 Untersucher

Von den beiden Ärzten muß wenigstens einer über mehrjährige Erfahrung in der Intensivbehandlung von Patienten mit schwerer Hirnschädigung verfügen. Im Falle einer in Aussicht genommenen Organentnahme müssen beide Ärzte unabhängig von einem Transplantationsteam sein.

Anm. 6: EEG-Untersuchung

Die Beurteilung des EEG muß durch einen entsprechend erfahrenen Arzt erfolgen. Bei primär infratentoriellen Prozessen kann die elektrische Aktivität im

EEG den Eintritt der Apnoe um mehrere Stunden überdauern. Auch hier kann erst beim Vorliegen eines Nullinien-EEG der Hirntod festgestellt werden.

Bei Frühgeborenen und Neugeborenen bis zur vollendeten 4. Lebenswoche (≙ Gestationsalter von 44 Wochen) kann der Hirntod bei Ausfall der Hirnfunktion und Nullinien-EEG mit Sicherheit nach 3 Tagen festgestellt werden.

Anm. 7: Multimodal evozierte Potentiale

Die Untersuchungen müssen von einem in dieser Methodik erfahrenen Arzt ausgeführt und einwandfrei dokumentiert werden. Zur Bewertung der FAEP muß die Intaktheit des peripheren akustischen Rezeptors durch Verlaufsuntersuchung gesichert sein. Ein schrittweises Erlöschen der bilateral somatosensorisch evozierten kortikalen Potentiale (SEP) nach Medianusstimulation weist auf einen Funktionsausfall des Großhirns hin. Hierbei müssen eine primär intratentorielle Läsion und eine Verletzung des Halsmarks ausgeschlossen sein.

Bei sehr unreifen Frühgeborenen unter der 30. Schwangerschaftswoche müssen die verschiedenen Kurvenvarianten in Abhängigkeit von der Reife des Kindes berücksichtigt werden. Mit abnehmender Reife lassen sich die Hirnstammpotentiale zunehmend schlechter auslösen. Zerebrale und andere Komplikationen, selbst eine Hyperbilirubinämie, können bei Frühgeborenen Ursache einer Beeinträchtigung der Auslösbarkeit der Hirnstammpotentiale darstellen.

Anm. 8: Serienangiographie

Bei der Serienangiographie muß eindeutig ein intrazerebraler Zirkulationsstillstand des injizierten Kontrastmittels erkennbar sein − z.B. bei beidseitiger Karotisangiographie jeweils an der Hirnbasis oder im Anfangsteil der Hirnarterien −, bei röntgenologischem Nachweis einwandfrei intraarterieller Lage der Injektionskanüle bzw. des -katheters. Es muß ein ausreichender Blutdruck, beim Erwachsenen von wenigstens 80 mm Hg systolisch, bestehen.

Bei der digitalen Subtraktionsangiographie kann aus dem Fehlen einer Darstellung der bracheozephalen Gefäße nach intravenöser Kontrastmittelapplikation nicht mit hinreichender Zuverlässigkeit auf den zerebralen Zirkulationsstillstand geschlossen werden, da hier die allgemeine Herz-Kreislauf-Situation − Auswurfvolumen, Pulsfrequenz usw. − eine große Rolle spielt.

Es sind daher wie bisher nur Befunde aus einem intraarteriellen Vorgehen verwertbar. Dabei ist zunächst eine digitale Subtraktionsangiographie mit dünnem Katheter (Charrière 5) und Injektion von 20 ml 60prozentigem, nichtionischem Kontrastmittel in den Aortenbogen mit zu dokumentierender Aufnahme der Hals- und Schädelbasisregion ausreichend. Ergab die Aortenbogenangiographie keine genügende Darstellung, müssen Befunde einer isolierten Prüfung wenigstens des Karotisgebietes beidseitig vorliegen.

Kommentar

Einleitung

Beim gewöhnlichen Sterbevorgang kommt es infolge von Herz- und Atemstillstand unmittelbar zum Tod des gesamten Organismus. In Fällen schwerster Hirnschädigung kann es jedoch zu einem vollständigen und endgültigen Ausfall aller Hirnfunktionen, d. h. zum sog. Hirntod kommen, während unter künstlicher Beatmung das Herz noch weiter schlägt. Erst seit die maschinelle Dauerbeatmung zur Verfügung steht, gibt es also auch den Hirntod.

Der Hirntod wird meistens verursacht durch eine akute hochgradige Drucksteigerung innerhalb des Hirnschädels (sog. Hirndruck), die zum Stillstand der Hirndurchblutung führt, was spätestens nach 10minütiger Dauer den irreversiblen Ausfall der integrativen Hirnfunktion zur Folge hat.

Mit dem Organtod des Gehirns sind die für jedes personale menschliche Leben unabdingbaren Voraussetzungen, ebenso aber auch alle für das eigenständige körperliche Leben erforderlichen Steuerungsvorgänge des Gehirns endgültig erloschen.

Die Feststellung des Hirntodes bedeutet damit die Feststellung des Todes des Menschen. Eine weitere Fortsetzung der Behandlung ist deshalb nach Feststellung des Hirntodes zwecklos.

Während die Todesfeststellung nach allgemeinem Kreislauf- und Atemstillstand allerorts und durch jeden Arzt erfolgen kann, ist die Feststellung des Hirntodes an besondere unumgängliche Bedingungen und eine Reihe von Befunden gebunden.

Internationale Entwicklung

Über die Beobachtung des Hirntodsyndroms liegen seit der ersten Beschreibung von Mollaret u. Goulon (1959)[2] nun über 25jährige Erfahrungen und sehr umfangreiche und eingehende Untersuchungen vor, die in einem umfangreichen Schrifttum niedergelegt sind (s. Literaturverzeichnis bei Penin u. Käufer 1969, Krösl u. Scherzer 1973, Walker 1985, Korein 1978, Pendl 1986).

Mehrfach wurden Kriterienkataloge entwickelt, u. a. die Harvard-Kriterien (Beecher et al. 1968), die Empfehlungen der Deutschen EEG-Gesellschaft (Caspers, Hirsch et al. 1969), der Conference of Royal Colleges and Faculties of the United Kingdom 1976 und des Health Department of Great Britain and Northern Ireland (Smith of Marlow 1979), die Guidelines for the Determination of Death, USA (Lynn 1981) und in der Schweiz (Chiolero et al. 1983).

---

[2] Literaturverzeichnis zu beziehen über den Wissenschaftlichen Beirat der Bundesärztekammer, Herbert-Lewin-Str. 1, 5000 Köln 41.

Systematik der Entscheidungshilfen

Die hier vorgelegte Auflistung der Voraussetzungen und Kriterien zur Feststellung des Hirntodes ergibt sich aus den bisherigen praktischen Erfahrungen und Ergebnissen der eingehenden Untersuchungen, die international zu weiterer Vereinheitlichung führen werden. Sie geben den gegenwärtigen Stand der wissenschaftlichen Erkenntnis wieder.

Diese Richtlinien können nur Entscheidungshilfen für den Arzt sein. Sie sind keine rechtsverbindlichen Vorschriften.

Zur Diagnose „Hirntod" ist sowohl der Nachweis des Ausfalls der Hirnfunktionen als auch die Feststellung der Irreversibilität dieses Zustandes erforderlich. Dabei zeigen das gleichzeitige Vorliegen von Bewußtlosigkeit, zerebraler Areflexie und Atemstillstand den vollständigen Ausfall der Hirnfunktionen an.

Die Irreversibilität dieses Zustandes muß durch weitere Beobachtung während angemessener Zeit oder durch ergänzende Untersuchungen nachgewiesen werden. Als solche ergänzende Untersuchungen kommen in Frage: der Nachweis eines Nullinien-EEG oder das innerhalb der Beobachtungszeit festgestellte Erlöschen zunächst vorhandener evozierter Potentiale oder das Vorliegen eines zerebralen Zirkulationsstillstandes.

Da die Feststellung der Voraussetzungen (1) und der maßgeblichen klinischen Symptome (2) längere Zeit in Anspruch nimmt, wird für die nachfolgenden ergänzenden Untersuchungen kein bestimmter Zeitpunkt angegeben.

In Fällen akuter, hochgradiger (tödlicher) intrakranieller Drucksteigerung ist ein Stillstand der Hirndurchblutung die pathophysiologische Grundlage des vollständigen Ausfalls der Hirnfunktionen. Somit ist der Nachweis des zerebralen Zirkulationsstillstandes für den Hirntod beweisend. Er kann mittels der Serienangiographie der Hirngefäße unmittelbar erkannt oder durch die zerebrale Isotopenangiographie (Korein 1978) nachgewiesen werden.

Für die Diagnose des zerebralen Zirkulationsstillstandes kann die Ultraschall-Doppler-Sonographie nur von einem mit dieser speziellen Problematik vertrauten Untersucher herangezogen werden, wenn im Verlauf der Untersuchungen beidseitig ein Pendelfluß in der A. carotis interna am Hals oder bei transkranieller Beschallung dokumentierbar ist.

Entsprechende Befunde sind an den Aa. carotides communes oder an den Aa. vertebrales zu erheben. Die Methode macht noch eine der ergänzenden Untersuchungen erforderlich.

Bei Säuglingen und Kleinkindern verläuft nach Hirnschädigungen die intrakranielle Druckentwicklung anders als beim Erwachsenen. Die dopplersonographischen Kriterien des Zirkulationsstillstandes des Erwachsenen können daher nicht auf die entsprechende Situation im frühen Kindesalter übertragen werden. Da derzeit größere systematische Untersuchungen fehlen, können bei diesen Kindern die extrakranielle Ultraschall-Doppler-Sonographie und die Untersuchung durch die große Fontanelle nicht als beweiskräftige diagnostische Zusatzmethoden empfohlen werden.

Die zuverlässige Feststellung eines Verlustes der physiologischen Herzfrequenzvariation bei apnoischer Hirnstammreflexe ist an eine EKG-Computeranalyse gebunden und deshalb derzeit nicht allgemein durchführbar.

Das Ausbleiben eines Pulsfrequenzanstiegs im Atropintest (innerhalb 5 min nach zentralvenöser Applikation von 2 mg Atropin) ist als Hinweis auf einen Ausfall der parasympathischen Herzfrequenzregulation zu deuten. Hier fehlen noch zureichende Erfahrungen.

Daher können beide Methoden noch nicht als ergänzende Untersuchungen für die Hirntoddiagnostik herangezogen werden.

Bei der Bewertung des intrakraniellen Druckes in seiner Auswirkung auf die Hirndurchblutung ergeben sich derzeit noch zu große methodische Schwierigkeiten.

Die Voraussetzungen (1.1) unterscheiden ausdrücklich zwischen *primären,* unmittelbar am Gehirn wirksamen Schädigungen einerseits und *sekundären,* indirekten Hirnschädigungen andererseits, weil der Nachweis des Hirntodes im letzteren Falle schwieriger sein kann und ggf. eine längere Beobachtungszeit erforderlich macht.

Etwaige Zweifel an der Eindeutigkeit des einen oder anderen Untersuchungsbefundes erfordern in jedem Falle weitere Beobachtung unter Fortführung der Behandlungsmaßnahmen. Negative Voraussetzungen (1.2) erlauben solange keine Feststellung des Hirntodes, bis die Begleitschädigungen ausgeschlossen oder beseitigt sind. Dies gilt auch bei therapeutischer Anwendung von Barbituraten, Benzodiazepinen und entsprechenden Pharmaka. (Die derzeit vielfach angewandte Therapie mit hochdosierten Barbituraten verhindert die Feststellung des Hirntodes bis nach dem Abklingen der Barbituratwirkung.)

Todeszeitpunkt

Da beim Hirntod der wirkliche Zeitpunkt des Eintritts des Todes nicht eindeutig feststellbar ist, wird der Zeitpunkt, zu welchem die endgültigen diagnostischen Feststellungen getroffen werden, dokumentiert.

Geltungsbereich und Protokollierung

Die Feststellung des Hirntodes und damit des Todes des Menschen nach den hier beschriebenen Kriterien gilt für alle Bedingungen, auch für eine Organentnahme.

Die zur Diagnose des Hirntodes führenden klinischen und apparativen Untersuchungsbefunde sowie alle Maßnahmen, die auf ihre Ausprägung Einfluß nehmen können, müssen dokumentiert werden mit Datum und Uhrzeit sowie den Namen der untersuchenden Ärzte. Die Aufzeichnung der Befunde kann entsprechend dem beiliegenden Protokollbogen oder in anderer zweckentsprechender Form vorgenommen werden. Sie ist dem Krankenblatt beizufügen.

Wenn von „Entscheidungshilfen" zur Feststellung des Hirntodes gesprochen wird, so soll damit ausdrücklich bekundet werden, daß die maßgebliche Grundlage der Diagnostik in der persönlichen Untersuchung und ärztlichen Beobachtung, nicht aber im Einsatz von Apparaten liegt. Die Verantwortung für die Feststellung des Hirntodes bleibt unteilbar beim Arzt.

Mitglieder des Arbeitskreises:

Prof. Dr. K. D. Bachmann, Direktor der Kinderklinik der Westfälischen Wilhelms-Universität Münster

Prof. Dr. G. Friedmann, Direktor des Radiologischen Instituts und Poliklinik der Universität zu Köln

Prof. Dr. R. A. Frowein (federführend), Direktor der Neurochirurgischen Universitätsklinik zu Köln

Prof. Dr. H. Gänshirt, Direktor der Neurologischen Klinik der Universität Heidelberg

Prof. Dr. H. H. Hilger, Direktor der Medizinischen Klinik II der Universität zu Köln

Prof. Dr. H. Künkel, Direktor der Neurologischen Klinik mit Klinischer Neurophysiologie der Medizinischen Hochschule Hannover

Prof. Dr. H. Kuhlendahl, Ehrenpräsident der Arbeitsgemeinschaft der Wissenschaftlichen Medizinischen Fachgesellschaften (AWMF), Erkrath

Prof. Dr. J. Pfeiffer, Direktor des Instituts für Hirnforschung der Universität Tübingen

Prof. Dr. R. Pichlmayr, Leiter der Klinik für Abdominal- und Transplantationschirurgie der Medizinischen Hochschule Hannover

Prof. Dr. G.-M. von Reutern, Abteilung für Klinische Neurologie und Neurophysiologie im Zentrum Psychiatrie, Neurologie und Neurochirurgie der Universität Freiburg

Prof. Dr. jur. H.-L. Schreiber, Juristisches Seminar, Abteilung für Arzt- und Arzneimittelrecht der Universität Göttingen

Prof. Dr. M. Stöhr, Chefarzt der Neurologischen Klinik des Zentralklinikums Augsburg mit Abteilung für Klinische Neurophysiologie

Prof. Dr. J. Wawersik, Direktor der Abteilung Anästhesiologie, Klinikum der Universität zu Kiel

Beratend mitgewirkt:

Prof. Dr. K.-E. Richard, Oberarzt der Neurochirurgischen Klinik der Universität zu Köln

Literaturübersicht

Abramson NS, Safar P, Detre K, Kelsey S et al. (1983) Results of a randomized clinical trial of brain resuscitation with thiopental. Anesthesiology 59 A:101

Buchner H, Ferbert A, Brückmann H, Zeumer H, Hacke W (1986) Zur Validität der frühen akustisch evozierten Potentiale in der Diagnose des Hirntodes. EEG EMG 17:117–122

Ferbert A, Buchner H, Ringelstein EB, Hackie W (1986) Isolated brain stem death with demonstration of preserved visual evoked potentials (VEPs). Electroencephalogr Clin Neurophysiol 65:157–160

Frowein RA (1986) Die Feststellung des Hirntodes. Anaesth Intensivmed 12:383–388

Frowein RA, Gänshirt H, Hamel E, Haupt WF, Firsching R (1987) Hirntod-Diagnostik bei primärer intra-tentorieller Hirnschädigung. Nervenarzt 58:165–170

Frowein RA, Gänshirt H, Richard K-E, Hamel E, Haupt WF (1987) Kriterien des Hirntodes: 3. Generation. Anasth Intensivther Notfallmed 1:17–20

Haupt WF (im Druck) Multimodale evozierte Potentiale und Hirntod. Nervenarzt

Hopf HC (1985) Die Generatoren der AEP-Wellen I–III. Akt Neurol 12:58–61

Pendl G (1986) Der Hirntod. Springer, Wien New York

Shapiro HM (1984) Brain resuscitation: The chicken should come before the egg. Anesthesiology 60:85–87

Stöhr M, Trost E, Ullrich A, Riffel B, Wengert P (1986) Bedeutung der frühen akustisch evozierten Potentiale bei der Feststellung des Hirntodes. DMW 111. Jg. 40:1515–1518

Schlußbetrachtungen

Patienten auf der Intensivstation sind vielen Gefährdungen – mit Auswirkungen auf die cerebrale Funktion – ausgesetzt. Die klinischen Möglichkeiten der cerebralen Überwachung sind beschränkt und oft durch therapeutische und diagnostische Maßnahmen in ihrer Aussage verfälscht. Das Elektroencephalogramm stellt Parameter zur Verfügung, die zur Verlaufsbeobachtung, zur Erkennung von Mangelsituationen oder zur Prognose genutzt werden können. Dabei ist dieses Verfahren nicht invasiv und zur kontinuierlichen Überwachung bei vital gefährdeten Patienten geeignet.

Die cerebrale Leistung nach Intensivtherapie bestimmt als Hauptfaktor die Qualität des Lebens nach schweren Krankheitsverläufen. Zur Verbesserung der Qualität der cerebralen Funktion durch Vermeidung von zusätzlichen Schädigungen kann das Elektroencephalogramm die notwendigen Informationen liefern. Daher sollte diese Überwachungsmöglichkeit auf der Intensivstation gezielt genutzt werden. Zu dem breiten klinischen Einsatz des Elektroencephalogramms werden zunehmende Kenntnisse der klinischen Bedeutung einzelner EEG-Parameter und technische Weiterentwicklungen beitragen.

Sachverzeichnis